Facharztwissen Mund-, Kiefer- und Gesichtschirurgie

Astrid Kruse Gujer
Christine Jacobsen
Klaus W. Grätz
(Hrsg.)

Facharztwissen Mund-, Kiefer- und Gesichtschirurgie

Mit 34 Abbildungen

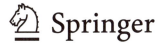

Herausgeber

PD Dr. med. Dr. med. dent. Astrid Kruse Gujer
Klinik und Poliklinik für Mund-, Kiefer- und Gesichtschirurgie
Universitätsspital Zürich
Frauenklinikstraße 24
CH-8091 Zürich
Schweiz

PD Dr. med. Dr. med. dent. Christine Jacobsen
Klinik und Poliklinik für Mund-, Kiefer- und Gesichtschirurgie
Universitätsspital Zürich
Frauenklinikstraße 24
CH-8091 Zürich
Schweiz

Prof. Dr. med. Dr. med. dent. Klaus W. Grätz
Klinik und Poliklinik für Mund-, Kiefer- und Gesichtschirurgie
Universitätsspital Zürich
Frauenklinikstraße 24
CH-8091 Zürich
Schweiz

ISBN 978-3-642-30002-8
DOI 10.1007/978-3-642-30003-5

ISBN 978-3-642-30003-5 (eBook)

Die Deutsche Nationalbibliothek verzeichnet diese Publikation in der Deutschen Nationalbibliografie; detaillierte bibliografische Daten sind im Internet über http://dnb.d-nb.de abrufbar.

SpringerMedizin
© Springer-Verlag Berlin Heidelberg 2013
Dieses Werk ist urheberrechtlich geschützt. Die dadurch begründeten Rechte, insbesondere die der Übersetzung, des Nachdrucks, des Vortrags, der Entnahme von Abbildungen und Tabellen, der Funksendung, der Mikroverfilmung oder der Vervielfältigung auf anderen Wegen und der Speicherung in Datenverarbeitungsanlagen, bleiben, auch bei nur auszugsweiser Verwertung, vorbehalten. Eine Vervielfältigung dieses Werkes oder von Teilen dieses Werkes ist auch im Einzelfall nur in den Grenzen der gesetzlichen Bestimmungen des Urheberrechtsgesetzes der Bundesrepublik Deutschland vom 9. September 1965 in der jeweils geltenden Fassung zulässig. Sie ist grundsätzlich vergütungspflichtig. Zuwiderhandlungen unterliegen den Strafbestimmungen des Urheberrechtsgesetzes.

Produkthaftung: Für Angaben über Dosierungsanweisungen und Applikationsformen kann vom Verlag keine Gewähr übernommen werden. Derartige Angaben müssen vom jeweiligen Anwender im Einzelfall anhand anderer Literaturstellen auf ihre Richtigkeit überprüft werden.

Die Wiedergabe von Gebrauchsnamen, Warenbezeichnungen usw. in diesem Werk berechtigt auch ohne besondere Kennzeichnung nicht zu der Annahme, dass solche Namen im Sinne der Warenzeichen- und Markenschutzgesetzgebung als frei zu betrachten wären und daher von jedermann benutzt werden dürfen.

Planung: Dr. Klaus Richter, Heidelberg
Projektmanagement: Christiane Beisel, Heidelberg
Lektorat: Dr. Gaby Seelmann-Eggebert, Limburgerhof; Dr. Karin Mrugalla, Neulingen
Projektkoordination: Eva Schoeler, Heidelberg
Umschlaggestaltung: deblik Berlin
Fotonachweis Umschlag: © Dr.med.Dr. med.dent. Christine Jacobsen, Klinik für Mund-, Kiefer- und Gesichtschirurgie, Universitätsspital Zürich
Herstellung: Crest Premedia Solutions (P) Ltd., Pune, India

Gedruckt auf säurefreiem und chlorfrei gebleichtem Papier

Springer Medizin ist Teil der Fachverlagsgruppe Springer Science+Business Media
www.springer.com

In Dankbarkeit gewidmet denen, die uns lehrten und denen, die wir lehren.

Vorwort

Ich habe mich selbst vor einigen Jahren auf die Facharztprüfung auf dem weiten Gebiet der Mund-, Kiefer- und Gesichtschirurgie vorbereitet. Damals fiel mir auf, dass es zwar für den Studenten ein großes Angebot zur Wissensvermittlung auf diesem Gebiet gibt, jedoch kein entsprechendes Angebot für den Assistenzarzt. Nach bestandener Prüfung fand ich es bedauerlich, dass ich das Wissen, welches ich mir angeeignet hatte, nicht spontan weitergeben konnte. So entstand die Idee für das vorliegende Buch. Dank der hervorragenden Arbeit der vielen erfahrenen Coautoren, die neben ihrer ausfüllenden Klinik- und Praxistätigkeit mitgewirkt haben, konnte dieses Werk realisiert werden. Ziel dieses Werkes ist es, das umfangreiche Wissen auf dem Gebiet der Mund-, Kiefer- und Gesichtschirurgie in kompakter Weise darzustellen. Es soll aber auch Fachärzten und Ärzten benachbarter Fachrichtungen als Nachschlagewerk dienen.

Die Kapitel vermitteln in komprimierter Form den aktuellen Wissensstand. Am Ende jedes Kapitels wird auf weiterführende Literatur hingewiesen.

Ein ganz besonderer Dank gilt dem Springer-Verlag, insbesondere Herrn Dr. Klaus Richter, Frau Christiane Beisel, Frau Dr. Gaby Seelmann-Eggebert und Frau Dr. Karin Mrugalla. Ohne sie hätte dieses Projekt nicht realisiert werden können.

Ich wünsche Ihnen viel Erfolg für Ihre Facharztprüfung und hoffe, dass dieses Buch auch nach der bestandenen Prüfung Ihnen ein Wegbegleiter für die Praxis sein wird.

PD Dr. med. Dr. med. dent. Astrid Kruse Gujer
Zürich, März 2013

Inhaltsverzeichnis

1 Chirurgiebezogene Anatomie ... 1
M. Bredell und M. Vich

1.1 **Anatomie des Halses im Rahmen einer Neck Dissection (unilateral)** ... 2

1.1.1 Neck Dissection ... 2

1.2 **Nervus facialis im Rahmen einer Parotidektomie und koronarer Zugang** ... 5

1.3 **Orbita im Rahmen einer Orbitatrümmerfraktur** ... 7

1.4 **Kiefergelenk im Rahmen einer offenen Gelenkrevision** ... 11

Literatur ... 13

2 Bildgebung ... 15
H-T. Lübbers, B. Schuknecht und T. Hany

2.1 **Digitale Volumentomographie (DVT)** ... 16

2.1.1 Prinzip ... 16

2.1.2 Vor- und Nachteile ... 16

2.1.3 Spezielle Indikationen ... 17

2.2 **Magnetresonanztomographie (MRT)** ... 17

2.2.1 Prinzip der Magnetresonanztomographie (MRT) ... 17

2.2.2 Vor- und Nachteile der Magnetresonanztomographie ... 18

2.2.3 Spezielle Anwendungen ... 19

2.3 **Computertomographie (CT)** ... 21

2.3.1 Prinzip ... 21

2.3.2 Vor- und Nachteile der Computertomographie ... 22

2.3.3 Spezielle Anwendungen ... 23

2.4 **Positronen-Emissions-Tomographie/Computertomographie (PET / CT)** ... 23

2.4.1 Prinzip der Positronen-Emissions-Tomographie ... 23

2.4.2 Klinischer Einsatz der PET / CT ... 24

2.5 **Intraoperative Navigation** ... 25

2.5.1 Prinzip ... 25

2.5.2 Möglichkeiten und Grenzen ... 28

Literatur ... 28

3 Notfälle in der Mund-, Kiefer- und Gesichtschirurgie ... 31
B. Stadlinger, G. Damerau und T. O. Kneschke

3.1 **Allergische Reaktion** ... 32

3.1.1 Allgemein ... 32

3.1.2 Auslöser allergischer und toxischer Reaktionen ... 33

3.1.3 Allergische und toxische Reaktionen auf Lokalanästhetika ... 33

3.2 **Nichtallergische Anaphylaxie** ... 34

3.3 **Herz-Kreislauf-Beschwerden** ... 35

3.3.1 Vasovagale Synkope ... 35

3.3.2 Hypertensive Krise ... 35

3.3.3 Tachykardie ... 35

3.3.4 Bradykardie ... 36

3.3.5 Angina Pectoris ... 36

3.3.6 Herzinfarkt ... 36

3.4 **Kardiopulmonale Reanimation (Stand November 2010)** ... 36

3.4.1 Basismaßnahmen bei Erwachsenen ... 37

3.4.2 Anwendung des automatisierten externen Defibrillators (AED) ... 37

3.4.3 Advanced life support ... 39

3.4.4	Versorgung bei return of spontaneous circulation (ROSC)	39
3.4.5	Besonderheiten bei Kinderreanimation	39
3.5	**Zerebrale Anfallsleiden**	39
3.5.1	Apoplex	39
3.5.2	Epilepsie	40
3.6	**Atemwegserkrankungen**	40
3.6.1	Hyperventilationstetanie	40
3.6.2	Asthma bronchiale	40
3.7	**Störung der Atmung und Atemwegsmanagement**	41
3.7.1	Störung der Atemwege	41
3.7.2	Atemwegsmanagement	43
3.8	**Diabetes mellitus**	43
3.9	**Verbrennungen**	43
	Literatur	47

4	**Orale Chirurgie**	**49**
	M. Locher	
4.1	**Lokalanästhetika**	50
4.1.1	Grundlagen	50
4.1.2	Techniken	51
4.1.3	Mögliche Komplikationen	54
4.2	**Wurzelspitzenresektion**	54
4.2.1	Diagnose	54
4.2.2	Untersuchungen	55
4.2.3	Entscheidungsfindung	56
4.2.4	Operation	57
4.2.5	Prognose	59
4.3	**Weisheitszahnentfernung**	59
4.3.1	Klassifikation	60
4.3.2	Operative Entfernung	62
	Literatur	64

5	**Implantologie**	**67**
	F. W. Neukam, K. A. Schlegel und R. Lutz	
5.1	**Ätiopathogenese**	68
5.1.1	Zahnverlust	68
5.1.2	Nichtanlage von Zähnen	68
5.1.3	Implantattherapie bei Tumorerkrankungen	69
5.1.4	Implantate im Rahmen der kieferorthopädischen Behandlung	69
5.2	**Einteilungen und Klassifikationen**	69
5.3	**Klinik**	70
5.3.1	Kauvermögen	70
5.3.2	Sprechvermögen	71
5.3.3	Ästhetik	71
5.3.4	Lebensqualität	71
5.4	**Diagnostik**	71
5.4.1	Klinische Diagnostik	71
5.4.2	Bildgebende Diagnostik	71
5.4.3	Evaluation von Risikofaktoren	74
5.5	**Therapie**	74
5.5.1	Aufklärung	74
5.5.2	Planung	74

Inhaltsverzeichnis

5.5.3	Chirurgische Therapie	74
5.5.4	Erhaltungstherapie	79
5.5.5	Dokumentation	79
5.5.6	Komplikationen	79
5.6	**Aktuelle Leitlinien**	80
	Literatur	80

6	**Entzündungen**	**81**
	R. Zwahlen	
6.1	**Ursache und Pathogenese**	82
6.2	**Abszesse**	83
6.2.1	Submandibulärer Abszess	84
6.2.2	Paramandibulärer Abszess	85
6.2.3	Perimandibulärer Abszess	86
6.2.4	Mundbodenabszess	87
6.2.5	Peritonsillärer Abszess	88
6.2.6	Pterygomandibulärer Abszess	88
6.2.7	Masseterikomandibulärer Abszess	89
6.2.8	Fossa-Canina-Abszess	90
6.2.9	Retromaxillärer Abszess	91
6.3	**Antibiotische Therapie**	92
6.3.1	Einteilung der Antibiotika	92
6.4	**Wundlehre**	94
6.4.1	Wundheilung	95
6.4.2	Wundheilungsstörungen	95
6.4.3	Arten des Wundverschlusses	97
	Literatur	98

7	**Zysten**	**99**
	W. Zemann	
7.1	**Kieferzysten**	101
7.1.1	Epitheliale Zysten	101
7.1.2	Nichtepitheliale Zysten	104
7.2	**Zysten der Kieferhöhle**	105
7.3	**Weichteilzysten**	105
7.3.1	Dermoid- und Epidermoidzysten	105
7.3.2	Laterale Halszysten	105
7.3.3	Lymphoepitheliale Zysten	105
7.3.4	Mediane Halszyste (Ductus thyreoglossus Zyste)	105
7.3.5	Anteriore mediane Zungenzyste, Magen-Darm-Schleimhautzysten der Mundhöhle	105
7.3.6	Zystisches Hygrom	106
7.3.7	Nasopharyngeale Zyste	106
7.3.8	Thymuszyste	106
7.3.9	Zysten der Speicheldrüsen (Extravasationszysten, Schleimretentionszysten, Ranula)	106
	Literatur	106

8	**Odontogene Tumoren**	**107**
	C. Jacobsen	
8.1	**Epitheliale Tumoren**	109
8.1.1	Benigne epitheliale Tumoren	109
8.1.2	Maligne epitheliale Tumoren	114
8.2	**Gemischte epitheliale und ektomesenchymale odontogene Tumoren**	117
8.2.1	Benigne gemischte Tumoren	117

8.2.2	Maligne gemischte Tumoren	120
8.3	**Ektomesenchymale Tumoren**	120
8.3.1	Benigne ektomesenchymale Tumoren	120
	Literatur	123

9	**Erkrankungen der Mundschleimhaut**	**125**
	A. Kruse Gujer	
9.1	**Entzündliche Erkrankungen**	126
9.1.1	Virale Erkrankungen	126
9.1.2	Bakterielle Erkrankungen	128
9.1.3	Pilzerkrankungen	128
9.2	**Nichtentzündliche Erkrankungen**	129
9.2.1	Pigmentierungsstörungen	129
9.2.2	Aphthen	130
9.2.3	Zungenveränderungen	132
9.3	**Autoimmunerkrankungen**	133
9.3.1	Pemphigus vulgaris	133
9.3.2	Bullöses Pemphigoid	134
9.3.3	Lupus erythematodes	134
9.3.4	Lichen ruber planus	135
9.4	**Präkanzerosen**	136
9.4.1	Leukoplakien	137
9.4.2	HPV	137
9.4.3	Prämaligne Konditionen	138
	Literatur	140

10	**Tumore**	**143**
	K. W. Grätz und A. Kruse Gujer	
10.1	**Benigne Tumore**	144
10.1.1	Fibrom	144
10.1.2	Peripheres Riesenzellgranulom/Epulis gigantocellularis	144
10.1.3	Peripheres ossifizierendes Fibrom	144
10.1.4	Epulis	144
10.1.5	Pyogenes Granulom	144
10.1.6	Intraorales Lipom	144
10.1.7	Neurinom/Schwannom	145
10.1.8	Neurofibromatose	145
10.1.9	Vaskuläre Veränderungen	145
10.1.10	Lymphangiom	146
10.2	**Maligne Tumore**	146
10.2.1	Sarkome	146
10.2.2	Malignes Melanom der Mundschleimhaut	147
10.2.3	Plattenepithelkarzinom	147
10.3	**Metastasierung**	149
10.3.1	Lymphogene Metastasierung	149
10.3.2	Hämatogene Metastasierung	150
10.4	**Prognostische Parameter**	150
10.5	**Therapie Lymphabflussgebiet**	152
10.5.1	Sentinel-Lymphknoten	152
10.5.2	Elektive Neck Dissection	152
10.5.3	Radikale Neck Dissection	153
10.5.4	Modifiziert radikale Neck Dissection (MRND)	153

Inhaltsverzeichnis

10.5.5	Selektive Neck Dissection (SND)	153
10.5.6	Extended radical neck dissection (ERND)	153
10.6	**Spezielle Patientengruppen**	153
10.6.1	Immunsupprimierte/organtransplantierte Patienten	153
10.6.2	Ältere Patienten	154
10.6.3	Cancer of unknown primary (CUP) Syndrom im Kopf-Hals-Bereich	154
10.7	**Strahlentherapie**	155
10.8	**Tumornachsorge**	156
	Literatur	156

| 11 | **Erkrankungen des Knochens** | 159 |

G. Eyrich, A. Kruse Gujer und C. Jacobsen

11.1	**Fibroossäre Läsionen**	160
11.1.1	(Zemento-)ossifizierendes Fibrom	160
11.1.2	(Zemento-)ossifizierende Dysplasie	160
11.1.3	Fibröse Dysplasie	160
11.1.4	Fibröse Dysplasie in Assoziation mit anderen Erkrankungen	160
11.2	**Zentrales Granulom des Kiefers und Hyperparathyreoidismus**	161
11.2.1	Zentrales Granulom des Kiefers	161
11.2.2	Hyperparathyreoidismus	162
11.3	**M. Paget**	165
11.4	**Weitere Knochenerkrankungen**	165
11.4.1	Echter Riesenzelltumor	165
11.4.2	Langerhans-Zell-Histiozytose (Histiozytose X)	166
11.5	**Osteomyelitisformen und -therapieoptionen**	166
11.5.1	Formen der Osteomyelitis	168
11.5.2	Osteoradionekrose	170
11.6	**Osteonekrose assoziiert mit knochenresorptionshemmenden Medikamenten**	171
11.6.1	Medikamente	171
11.6.2	Bisphosphonatassoziierte Osteonekrose (BRONJ)	172
	Literatur	173

| 12 | **Kieferhöhlenerkrankungen** | 175 |

C. Jacobsen

12.1	**Sinusitis**	176
12.2	**Pilzerkrankungen der Kieferhöhle**	178
12.3	**Syndrom der operierten Kieferhöhle**	180
12.4	**Silent-Sinus-Syndrome**	180
12.5	**Mukozele**	180
12.6	**Sinuszysten**	181
12.6.1	Retentionszyste und Pseudozyste des Sinus	181
12.6.2	»Postoperative« bzw. »posttraumatische« Zyste des Sinus maxillaris	182
12.7	**Neubildungen**	182
	Literatur	183

| 13 | **Erkrankungen der Speicheldrüsen** | 185 |

A. Kruse Gujer

13.1	Allgemein	186
13.2	Entzündungen der Speicheldrüsen	187
13.2.1	Sialolithiasis	188
13.2.2	Küttner-Tumor	189
13.2.3	Sialadenosen	189
13.2.4	Xerostomie	190

13.3	Klinische Syndrome mit Speicheldrüsenbeteiligung	190
13.3.1	Gougerot-Sjörgen-Syndrom	190
13.3.2	Heerfordt-Syndrom	190
13.3.3	Nekrotisierende Sialometaplasie	190
13.3.4	Frey-Syndrom	191
13.4	Tumore der Speicheldrüsen	191
13.4.1	Pleomorphes Adenom	191
13.4.2	Zystadenolymphom	191
13.4.3	Hämangiome der Speicheldrüsen	191
13.4.4	Lymphangiome der Speicheldrüsen	192
13.4.5	Maligne Speicheldrüsentumoren	192
	Literatur	193
14	**Frakturen**	**195**
	R. Zwahlen	
14.1	**Unterkiefer**	196
14.1.1	Korpus	196
14.1.2	Kieferwinkel	198
14.1.3	Kollum / Kondylus	199
14.1.4	Zahnloser atropher Kiefer	200
14.2	**Mittelgesicht**	201
14.2.1	Zentrale Mittelgesichtsfrakturen	201
14.2.2	Laterale Mittelgesichtsfrakturen	206
14.2.3	Zentrolaterale Mittelgesichtsfrakturen	209
14.3	**Sinus frontalis und Frontobasis**	210
14.4	**Panfaziale Frakturen**	211
14.5	**Frakturen bei Kindern**	212
14.5.1	Therapiemöglichkeiten	213
	Literatur	215
15	**Erkrankungen und Operationen der Kiefergelenke**	**217**
	R. H. Reich	
15.1	**Diskopathien**	218
15.2	**Hypermobilitätsstörungen**	218
15.3	**Kiefergelenkarthrose**	219
15.4	**Kiefergelenkarthritis**	220
15.5	**Synoviale Chondromatose des Kiefergelenks**	221
15.6	**Ankylose des Kiefergelenks**	221
15.7	**Tumore des Kiefergelenks**	222
15.8	**Kiefergelenkerkrankungen im Kindesalter**	223
15.9	**Aktuelle Leitlinien**	224
	Literatur	224
16	**Orthognathe Chirurgie**	**227**
	J. Obwegeser und P. Metzler	
16.1	**Dysgnathie – Eugnathie**	228
16.1.1	Klassifikation	228
16.2	**Symmetrische Gesichtsskelettanomalien**	229
16.2.1	Retromandibulie, Mikromandibulie, mandibuläre Retroalveolie	229
16.2.2	Retromaxillie, Mikromaxillie	230
16.2.3	Antemandibulie, Makromandibulie, mandibuläre Antealveolie	231
16.2.4	Oberkieferhyperplasien	231

16.3	**Asymmetrische Gesichtsskelettanomalien**	231
16.3.1	Unilaterale Unterkieferhypoplasien	231
16.3.2	Unilaterale Unterkieferhyperplasien	232
16.3.3	Unilaterale Oberkieferasymmetrien	233
16.4	**Diagnose und Planung**	233
16.4.1	Diagnostische Unterlagen	233
16.4.2	Planungsprinzipien	233
16.4.3	Indikation zur interdisziplinären Behandlung	233
16.4.4	Individuelle interdisziplinäre Planung und Behandlungsablauf	234
16.5	**Operative Verfahren zur Korrektur von Dysgnathien**	235
16.5.1	Prinzipielles	235
16.5.2	Eingriffe am Unterkiefer	236
16.5.3	Eingriffe am Oberkiefer und Mittelgesicht	239
16.5.4	Distraktionsosteoneogenese	240
16.5.5	Komplikationsmöglichkeiten der operativen Therapie	241
16.5.6	Rezidive	242
	Literatur	243

17	**Lippen-Kiefer-Gaumen-Spalten**	245
	W. Gnoinski und C. Jacobsen	
17.1	**Allgemeines**	246
17.2	**Krankheitsbilder**	247
17.2.1	Lippen- und Kieferspalten (Spalten des primären Gaumens)	247
17.2.2	Gaumenspalten (Spalten des sekundären Gaumens)	247
17.2.3	Lippen-Kiefer-Gaumen-Spalten	250
17.3	**Therapieprinzipien**	250
17.3.1	Allgemeines	250
17.3.2	Therapieablauf	251
	Literatur	257

18	**Kraniofaziale Anomalien**	259
	J. Obwegeser und P. Metzler	
18.1	**Kraniosynostosen**	260
18.1.1	Krankheitsbilder	260
18.1.2	Hirndruckzeichen	262
18.2	**Kraniofaziale Fehlbildungen**	262
18.2.1	Krankheitsbilder	263
18.3	**Faziale Fehlbildungen**	266
18.3.1	Krankheitsbilder	266
18.4	**Kraniofaziale Spalten**	270
18.5	**Diagnostik**	273
18.6	**Therapie**	274
18.6.1	Operationsplanung	274
18.6.2	Operations-Timing	274
18.6.3	Chirurgische Korrektur des Neurokraniums	274
18.6.4	Chirurgische Korrektur des frontoorbitalen Komplexes	275
18.6.5	Chirurgische Korrektur des Mittelgesichts	275
18.6.6	Chirurgische Korrektur der Mandibula	275
18.6.7	Chirurgische Korrektur des äußeren Ohres	275
18.6.8	Chirurgische Korrektur der Nervus facialis Parese	276
18.6.9	Chirurgische Korrektur von großen Hart- und Weichgewebedefiziten	276
	Literatur	276

19	**Rekonstruktion**	277
	M. Bredell und C. Maake	
19.1	**Knochenrekonstruktionen**	278
19.1.1	Freie Knochen	278
19.1.2	Gestielt	280
19.1.3	Frei vaskularisiert	281
19.2	**Weichteilrekonstruktion**	288
19.2.1	Gestielt	288
19.2.2	Frei Vaskularisiert	290
19.3	**Intraoraler Weichteillappen**	295
19.3.1	Mucosaler oder musculomucosaler Lappen	295
19.3.2	Fett	296
19.4	**Hautlappen**	296
19.5	**Aspekte der Mikrochirurgie**	296
19.5.1	Präoperative Planung	296
19.5.2	Intraoperativ	296
	Literatur	298
20	**Nervläsionen und Therapiemöglichkeiten**	301
	K. W. Grätz, A. Kruse Gujer	
20.1	**N. alveolaris inferior und N. lingualis**	302
20.2	**Klassifikation der Nervverletzungen**	302
20.3	**Trigeminusneuralgie**	303
20.4	**Facialisparese**	304
20.4.1	Periphere Facialisparese	304
20.4.2	Idiopathische Facialisparese (Bell-Parese)	304
20.5	**Klassifikation der Nervrekonstruktion bei Verletzung des N. facialis**	304
	Literatur	305
21	**Patientenbetreuung auf einer mund-, kiefer- und gesichtschirurgischen Station**	307
	H.-T. Lübbers	
21.1	**Präoperative Maßnahmen**	308
21.1.1	Aufnahmeuntersuchung	309
21.2	**Perioperative Maßnahmen**	310
21.3	**Postoperative Maßnahmen**	310
21.4	**Spezielle Themen**	310
21.4.1	Ästhetische Chirurgie	310
21.4.2	Tumorpatienten	311
21.4.3	Orale Antikoagulation	311
21.4.4	Patienten mit Endokarditisprophylaxe	312
21.4.5	Wasser-Elektrolyt-Haushalt	312
21.4.6	Analgesie nach WHO-Schema	312
21.4.7	Antibiotikagabe	312
21.4.8	Präoperative Indikation für EKG und Rö-Thorax	313
21.5	**Patientenmanagement**	313
	Literatur	313
22	**Differentialdiagnostik**	315
	C. Jacobsen	
22.1	**Enorale Schleimhautschwellung**	316
22.1.1	Diagnostik	316
22.1.2	Weiterführende Diagnostik	317

22.1.3	Ursachen für Volumenzunahme der Mundschleimhaut	318
22.2	**Lymphknotenschwellung**	321
22.2.1	Überblick über mögliche Ätiologie	321
22.2.2	Klassifikation	321
22.2.3	Anamnestische Leit- und Risikofaktoren	321
22.2.4	Anamnese	322
22.2.5	Klinische Befunde	322
22.2.6	Erkrankungen differenziert nach Lokalisation der vergrößerten Lymphknoten	322
22.2.7	Vorgehen zur Diagnosefindung	326
22.2.8	Diagnostische Methoden	326
22.3	**Radiologische, intraossäre Befunde – Differentialdiagnose**	328
22.3.1	Typische Lokalisationen	328
22.3.2	Erscheinungsbild	329
	Literatur	331

23	**Leitlinien**	333
	A. Kruse Gujer	
23.1	**Einteilung**	334
23.2	**Evidenzniveau**	334
23.3	**Empfehlungsgrad**	334
23.4	**Relevante Leitlinien für das Fachgebiet der Mund-, Kiefer- und Gesichtschirurgie**	334
23.5	**Angemeldete Leitlinien**	335
	Literatur	336

24	**Arzt-Patienten-Beziehung und ärztliches Handeln in rechtlicher Perspektive – grundlegende Aspekte**	337
	A. Gujer	
24.1	**Vorbemerkung**	339
24.2	**Grundverhältnis und Problemfelder**	339
24.3	**Aufklärungspflichten**	345
24.3.1	Grundlegendes und Übersicht	345
24.4	**Urteilsfähigkeit als persönliche Voraussetzung**	350
24.4.1	Bei Erwachsenen	350
24.4.2	Bei Kindern und Jugendlichen	351
24.5	**Verweigerung und Unterlassung des Aufklärungsgesprächs (vgl. § 630f Abs. 3 D-BGB)**	351
24.6	**Besonderheit: Aufklärung bei Studien**	351
24.6.1	Good Clinical Practise (GCP)	351
24.7	**Patientenverfügung und Vorsorgevollmacht**	353
24.7.1	Patientenverfügung	353
24.7.2	Vorsorgeauftrag und Vorsorgevollmacht	354
24.8	**Beweislast und Beweismaß**	355
24.8.1	Beweislast im Zivilrecht	355
24.9	**Gutachten als wesentliches Beweismittel**	357
24.10	**Parallelität des Strafverfahrens**	357
24.11	**Rechtserheblicher Kausalverlauf**	358
24.11.1	Natürlicher und adäquater Kausalzusammenhang	358
24.11.2	Atypischer Kausalverlauf	359
24.12	**Haftungssubjekt (Wer haftet?)**	360
24.13	**Sorgfaltspflicht – grundlegende Aspekte**	362
24.14	**Leitlinien und Richtlinien**	363
24.15	**Besonderheit: Der »voll beherrschbare Bereich«**	363
24.16	**Erscheinungsformen der Sorgfaltspflichtverletzung**	363

24.16.1	Behandlungs- und Therapiefehler	363
24.16.2	Diagnosefehler	365
24.16.3	Übernahmeverschulden	365
24.16.4	Organisationsverschulden	366
24.16.5	Fehler bei der therapeutischen Sicherungsaufklärung	366
24.16.6	Fehler bei telefonischen Auskünften	366
24.17	**Leistungserbringung durch die Krankenversicherung**	367
24.17.1	Grundlegendes zu den Vergütungssystemen	367
24.18	**Besonderheiten bei der Vergütung von Leistungen im Bereich der Kieferchirurgie (Schweiz)**	368
24.19	**Exkurs: Health Technology Assessments (HTA)**	369
	Literatur	370
	Stichwortverzeichnis	371

Autorenverzeichnis

Dr. med. Dr. dent. Marius Bredell
Klinik und Poliklinik für
Mund-, Kiefer- und Gesichts-
chirurgie
Universitätsspital Zürich
Frauenklinikstraße 24
CH-8091 Zürich
E-mail: marius.bredell@usz.ch

Dr. med. dent. Georg Damerau
Poliklinik für Orale Chirurgie
Zentrum für Zahnmedizin der
Universität Zürich
Plattenstraße 15
CH-8032 Zürich
E-mail: georg.damerau@zzu.uzh.ch

PD Dr. med. Dr. med. dent. Gerold Eyrich
Facharzt für Mund-, Kiefer-
und Gesichtschirurgie
Oberdorfstraße 41
CH-8853 Lachen
E-mail: MKG-eyrich@bluewin.ch

Dr. med. dent. Wanda Gnoinski
Klinik für Kieferorthopädie
und Kinderzahnheilkunde
Zahnärztliches Institut Universität Zürich
Plattenstrasse 11
CH-8091 Zürich
E-mail: wanda.gnoinski@zzm.uzh.ch

Prof. Dr. med. Dr. med. dent. Klaus W. Grätz
Klinik und Poliklinik für
Mund-, Kiefer- und Gesichts-
chirurgie
Universitätsspital Zürich
Frauenklinikstraße 24
CH-8091 Zürich
E-mail: klaus.graetz@zzm.uzh.ch

RA Dr. iur. LL. M. et VDM Alfred Gujer
Advokatur Zelgli
Postfach 712
CH-8600 Dübendorf
E-mail: gujer@zelglilaw.ch

Prof. Dr. med. Thomas Hany
MRI Stadelhofen
Goethestrasse 18
CH-8001 Zürich
E-mail: www.mri-roentgen.ch

Dr. med. Dr. med. dent. Christine Jacobsen
Klinik und Poliklinik für
Mund-, Kiefer- und Gesichts-
chirurgie
Universitätsspital Zürich
Frauenklinikstraße 24
CH-8091 Zürich
E-mail: christine.jacobsen@usz.ch

Dr. med. Tim-Oliver Kneschke
Institut für Anästhesiologie
Universitätsspital Zürich
Rämistr. 100
CH-8091 Zürich
E-mail: tim-oliver.kneschke@uzh.ch

PD Dr. med. Dr. med. dent. Astrid Kruse Gujer
Klinik und Poliklinik für
Mund-, Kiefer- und Gesichts-
chirurgie
Universitätsspital Zürich
Frauenklinikstraße 24
CH-8091 Zürich
E-mail: astrid.kruse@usz.ch

Dr. med. Dr. med. dent. Michael Locher
Poliklinik für Orale Chirurgie
Zentrum für Zahnmedizin der
Universität Zürich
Plattenstraße 15
CH- 8032 Zürich
E-mail: michael.locher@zzm.uzh.ch

PD Dr. med. Dr. med. dent. Heinz-Theo Lübbers
Klinik und Poliklinik für
Mund-, Kiefer- und Gesichts-
chirurgie
Universitätsspital Zürich
Frauenklinikstraße 24
CH-8091 Zürich
E-mail: heinz-theo.luebbers@usz.ch

Dr. med. Dr. med. dent. Rainer Lutz
Klinik für Mund-, Kiefer- und
Gesichtschirurgie
Universität Erlangen-Nürnberg
Glücksstraße 11
D-91054 Erlangen
E-mail: Rainer.Lutz@uk-erlangen.de

Prof. Dr. Caroline Maake
Anatomisches Institut
der Universität Zürich
Winterthurerstraße 190
CH-8057 Zürich
E-mail: cmaake@anatom.uzh.ch

Dr. med. Dr. med. dent. Philipp Metzler
Klinik und Poliklinik für Mund-,
Kiefer- und Gesichtschirurgie
Universitatshospital Zürich
Frauenklinikstraße 24
CH- 8091 Zürich
E-mail: philipp.metzler@usz.ch

Prof. Dr. med. Dr. med. dent. Friedrich Wilhelm Neukam
Klinik für Mund-, Kiefer- und
Gesichtschirurgie
Universität Erlangen-Nürnberg
Glücksstraße 11
D-91054 Erlangen
E-mail: Friedrich.Neukam@uk-erlangen.de

Prof. Dr. med. Joachim Obwegeser
Klinik und Poliklinik für
Mund-, Kiefer-
und Gesichtschirurgie
Universitätsspital Zürich
Frauenklinikstraße 24
CH-8091 Zürich
E-mail: joachim.obwegeser@usz.ch

Prof. Dr. med. Dr. med. dent. Rudolf Hermann Reich
Klinik für Mund-, Kiefer- und
Gesichtschirurgie
Universitätsklinik Bonn-
Venusberg
D-53105 Bonn
E-mail: rudolf.reich@ukb.uni-bonn.de

Prof. Dr. med. Dr. med. dent. Karl Andreas Schlegel
Facharzt für Mund- Kiefer-
Gesichtschirurgie, Plastische
Operationen
Mund-, Kiefer- und Gesichts-
chirurgische Klinik
Glückstrasse 11
91054 Erlangen
E-mail: andreas.schlegel@uk-erlangen.de

Prof. Dr. med. Bernhard Schuknecht
Bethanien Privatklinik
Toblerstraße 51
CH-8044 Zürich
E-mail: bschuknecht@mri-roentgen.ch

PD Dr. med. Dr. med. dent. Bernd Stadlinger
Poliklinik für Orale Chirurgie
Zentrum für Zahnmedizin
Plattenstr. 11
CH-8032 Zürich
E-mail: bernd.stadlinger@zzm.uzh.ch

Dr. med. Magdalena Vich
Anatomisches Institut
Der Universität Zürich
Winterthurerstraße 190
CH-8057 Zürich
E-mail: mvich@anatom.uzh.ch

Dr. med. Dr. med. dent. Wolfgang Zemann
Klinik für Mund-, Kiefer- und
Gesichtschirurgie
Universitätsspital Zürich
Frauenklinikstraße 24
CH-8091 Zürich
E-mail: wolfgang.zemann@usz.ch

Prof. Dr. med. Dr. med. dent. Roger Zwahlen
Faculty of Dentistry
The University of Hong Kong
34 Hospital Road
Sai Ying Pun
E-mail: zwahlen@hku.hk

Chirurgiebezogene Anatomie

M. Bredell und M. Vich

1.1	Anatomie des Halses im Rahmen einer Neck Dissection (unilateral) – 2
1.1.1	Neck Dissection – 2
1.2	Nervus facialis im Rahmen einer Parotidektomie und koronarer Zugang – 5
1.3	Orbita im Rahmen einer Orbitatrümmerfraktur – 7
1.4	Kiefergelenk im Rahmen einer offenen Gelenkrevision – 11
	Literatur – 13

1.1 Anatomie des Halses im Rahmen einer Neck Dissection (unilateral)

- **Vorbereitung und Lagerung**
- Überstreckter Kopf
- Platzierung eines Keils unter den Schultern
- Nasale Intubation oder Tracheotomie
- Keine Muskelrelaxantien wegen späteren Einsatzes von Nervenstimulatoren

- **Markierungen**
- Kraniale (superiore) Begrenzung
  - Processus mastoideus
  - Unterkieferrand (Basis mandibulae)
  - aufsteigender Ast des Unterkiefers (Ramus mandibulae)
  - symphyseales Gebiet: Symphysis mandibulae bzw. mentalis beim Erwachsenen nicht mehr vorhanden, da Verknöcherung am Ende des ersten Lebensjahres (Holmes 2008, Robbins et al 2008)
- Posteriore und inferiore Begrenzung
  - Vorderrand des M. sternocleidomastoideus
  - Incisura jugularis sterni
  - Clavicula
- Schnittführung
  - gebogene Linie in der Hautfalte ca. 4–6 cm unterhalb der Basis mandibulae vom Processus mastoideus ausgehend bis zur Mittellinie des Unterkiefers

> **❶ Cave**
> **Faden- oder andere Hautmarkierung zur späteren genauen Reposition des Hautlappens**

1.1.1 Neck Dissection

- Unterspritzung mittels Lokalanästhesie mit Adrenalinzusatz ca. 1 : 100.000–1 : 200.000 oder nur Na Cl zur Dehnung der Gewebespalte
- Begrenzung der Neck Dissection im Rahmen eines Dreiecks ◘ Abb. 1.1, ◘ Abb. 1.2:
  - kranial: Unterkieferrand
  - posterior: Vorderrand des M. sternocleidomastoideus
  - anterior: M. omohyoideus, Venter superior und M. digastricus, Venter anterior der Gegenseite (Salgarelli AC et al 2009)

> **Dissektion der kranialen Grenze des Dreiecks**
> - Inzision durch die Haut und subkutanes Fettgewebe bis zum Platysma (oberflächlich zur Lamina superficialis der zervikalen Faszie)

- Darstellung des Platysma mit Faserverlauf von kranial nach kaudal
  - **Cave**: Anterior und posterior (submental und Mastoidgebiet) Platysma sehr dünn und kaum erkennbar
- Durchtrennung des Platysma von der Halsmittellinie ausgehend bis über den M. sternocleidomastoideus
- Identifizierung des N. auricularis magnus und der V. jugularis externa: queren den M. sternocleidomastoideus aufsteigend in Richtung auf den Angulus mandibulae, überqueren Nerv dorsal der Vene
- Verfolgen des N. auricularis magnus und der V. jugularis externa nach kranial bis zur Glandula parotidea unter Schonung des R. marginalis mandibularis nervi facialis (Nervenstimulator)
- Identifikation des Vorderrandes des M. sternocleidomastoideus: posteriore Grenze des Dreiecks
- Dissektion nach kranial unter dem Platysma (dicht unter den Muskelfasern) in der Lamina superficialis fasciae cervicalis bis knapp unter den Unterkieferrand
- Identifizieren des R. marginalis mandibularis mittels eines Nervenstimulators (stufenweise von kaudal nach kranial, nach Funktionsprüfung des Geräts zunächst Testung auf Muskelfasern): Verlauf in der Lamina superficialis bedeckt vom Platysma, Abgabe einiger kleiner Äste zum Platysma
  - Verlauf R. marginalis mandibularis (mehrere Äste möglich):
    - unterhalb des Unterkiefers in ca. 2 cm Entfernung am tiefsten Punkt
    - oberflächlich der V. facialis (überkreuzt sie)
    - oberflächlich der Glandula submandibularis
- R. marginalis mandibularis kann aus mehreren Ästen bestehen
- Ligatur der V. facialis (meist über Glandula submandibularis) und Klappen der Vene nach kranial, hierdurch Schutz des R. marginalis mandibularis (Verlauf lateral der V. facialis)
- Verlagerung des R. marginalis mandibularis in toto nach kranial
- Druchtrennung des Ramus colli nervi facialis (kaudalster Ast des N. facialis)
- Bei Schwierigkeiten der Indentifikation des R. marginalis mandibularis Verfolgung des R. colli n. facialis nach kranial
- Weitere Dissektion in der Lamina superficialis fasciae cervicalis über Glandula submandibularis und tief vom R. marginalis mandibularis
- Leitstruktur anterior: Venter anterior des M. digastricus

1.1 · Anatomie des Halses im Rahmen einer Neck Dissection (unilateral)

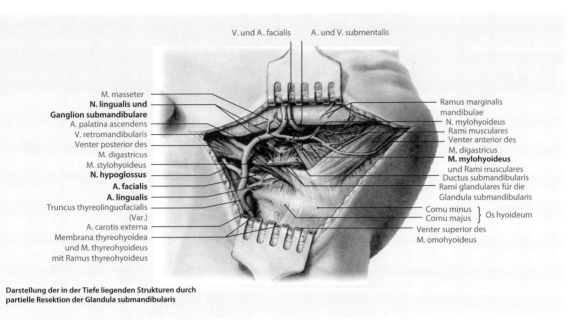

Abb. 1.1 Trigonum submandibulare rechts, Ansicht von lateral

- Leitstruktur posterior: in der Tiefe von Glandula parotidea Venter posterior des M. digastricus
- Präparation bis Unterkieferrand unter Schonung der kleineren Äste des R. marginalis mandibularis
- Ligatur der A. facialis und weiterer Äste der V. facialis
- Dissektion der submandibulären Lymphknoten (Level I b)
- A. submentalis (Ast der A. facialis) kranial der Glandula submandibularis und parallel zum Unterkieferrand: Verwendung als Stiel für den submentalen Lappen
- Digitale Palpation zur Erfassung kranial der Glandula submandibularis gelegener, häufig übersehener Lymphknoten (sog. faziale Lymphknoten)

Dissektion der posterioren Grenze des Dreiecks
- Kraniale Ligatur der V. jugularis externa
- Klappen der Vene nach kaudal mit Schonung des N. auricularis magnus (evtl. Durchtrennung einiger kleinerer anteriorer Äste)
- Dissektion des Vorderrandes des M. sternocleidomastoideus vom Processus mastoideus bis zum M. omohyoideus
- Sorgfältige Hämostase multipler kleiner, zum M. sternocleidomastoideus führender Gefäße
- Retraktion des M. sternocleidomastoideus nach posterior mit Langenbeck-Haken

- In der Tiefe auf Höhe des Kieferwinkels findet sich der N. accessorius (Äste zum M. sternocleidomastoideus und M. trapezius), Identifikation mit Nervenstimulator (rasche Schulterhebung)
    - **Cave**: Bei Verletzung entsteht Störung der Haltung und Bewegung der Scapula mit Folge einer Scapula alata und Behinderung der Elevation des Arms über die Horizontale (90°)
- Tiefe Begrenzung: Lamina praevertebralis fasciae cervicalis über dem M. splenius capitis, dem M. levator scapulae und den Mm. scaleni
- Kraniale Begrenzung: Schädelbasis zwischen dem M. sternocleidomastoideus und dem M. trapezius
- N. accessorius ist sichtbar, Abgabe eines Asts zum M. sternocleidomastoideus (kann den Muskel auch durchbohren), zieht quer über das Dreieck (Trigonum colli laterale) bis zum M. trapezius
- Rami ventrales der Spinalnerven von C 2–5 sind zu sehen
- A. und V. transversa colli, Plexus brachialis sind sichtbar, Lymphknoten kommen hier auch vor (Level V)
- Anterior, unter dem M. sternocleidomastoideus, sind V. jugularis interna, A. carotis communis und N. vagus sichtbar.
- In der Tiefe V. jugularis interna
- Leitstruktur für jugulodigastrische Ketten der Lymphknoten: entlang der V. jugularis interna Level II b und III, posterior Level V (Werner JA 2001)

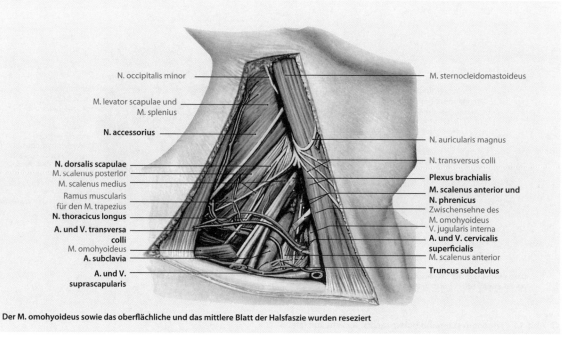

Abb. 1.2 Posteriores Halsdreieck rechts

- Präparation nach posterior entlang des Gefäß-Nerven-Strangs bis zu den Rami ventrales der zervikalen Spinalnerven
- Unter der Lamina praevertebralis fasciae cervicalis in der Tiefe oft N. phrenicus darstellbar (M. scalenus anterior als Leitmuskel)
- Vorklappen des Gewebes in einer Schicht nach anterior bis zu A. carotis communis, N. vagus, V. jugularis interna und Ansa cervicalis profunda
  - Ansa cervicalis profunda führt Äste des Plexus cervicalis, kurzer gemeinsamer Verlauf der Radix superior der Ansa cervicalis profunda mit N. hypoglossus
- Darstellung der Aufteilung der A. carotis communis in A. carotis interna (gibt außerhalb des Schädels keine Äste ab) und A. carotis externa
- Dissektion über Vena jugularis interna, A. carotis und N. vagus von posterior nach anterior unter Schonung der Ansa cervicalis profunda
  - Auf der linken Halsseite evtl. Ductus thoracicus: von medial aufsteigend bis Höhe des 7. Halswirbels, Drehung nach lateral und kaudal, Unterkreuzen der V. jugularis interna, Senkung von lateral in den Venenwinkel
- Klappen des Gewebes nach anterior bis zu den anterior verlaufenden Venen (V. facialis, V. thyroidea superior)
- Identifikation der A. thyroidea superior: kaudalster Ast der A. carotis externa

- Ausräumung der Lymphknoten in Level II b (Werner JA 2001) unter Schonung des N. accessorius
  - Zug der Glandula parotidea nach kranial zur besseren Darstellbarkeit
  - Begrenzung posterior: M. sternocleidomastoideus
  - Begrenzung anterior: Venter posterior des M. digastricus, in der Tiefe Vena jugularis interna
  - Processus transversus atlantis in der Tiefe palpabel

Dissektion der anterioren Grenze des Dreiecks
- Präparation des Venter superior des M. omohyoideus bis zum Venter anterior des M. digastricus der Gegenseite
- Ausräumung der submentalen Lymphknoten (Level I a) im submentalen Dreieck (Trigonum submentale) zwischen Venter anterior des M. digastricus beidseits und der Mandibula mit den Mm. geniohyoidei in der Tiefe
- Anheben der Gewebeschicht von kaudal nach kranial bis Os hyoideum
- Weitere Präparation über dem Venter anterior und Venter posterior des M. digastricus
- M. stylohyoideus über dem Venter posterior sichtbar (Verlauf quer über den M. digastricus), N. hypoglossus medial und kaudal dieser beiden Muskeln

- Mobilisierung der Gewebeschicht von anterior über Venter anterior des M. digastricus und M. mylohyoideus
- Durchtrennung von A. und V. submentalis (Ast der A. facialis) und A. mylohyoidea (Ast der A. alveolaris inferior)
- Darstellung des N. lingualis nach Retraktion des M. mylohyoideus nach anterior und Verlagerung der Glandula submandibularis nach inferior
- Trennung des Ganglion submandibulare vom N. lingualis
  - peripheres parasympathisches Ganglion
  - funktionell verbunden mit Chorda tympani (Ast des N. facialis) mit parasympathischen und gustatorischen Fasern (Bianchi B et al 2011)
- Ligatur und Durchtrennung des Ductus submandibularis (kreuzt den N. lingualis) möglichst weit distal
- Gelegentlich Perforation der Glandula sublingualis durch den M. mylohyoideus sichtbar
- A. facialis Verbindung des mobilen Gewebepakets mit dem Hals
- Ligatur und Durchtrennung der A. facialis im posterioren Anteil der Glandula submandibularis

▪▪ Wiederholung Innervation der Zunge
Motorische Innervation
- N. hypoglossus (N. XII)

Sensible und sensorische Innervation
- Vordere $^2/_3$ der Zunge: N. lingualis
- Hinteres $^1/_3$ der Zunge: N. glossopharyngeus (N. IX)
- Zungenwurzel bis zum Kehlkopf: N. laryngeus superior aus N. vagus (N. X)

▪ Besonderheiten
- Unterschiedliche operative Zugänge mit Vor- und Nachteilen möglich
  - Wahl der Zugänge abhängig von auszuräumenden Lymphknotenlevels, vorbestehenden Narben, Veränderungen durch Narben oder Vorbestrahlungen im Halsbereich und Erfahrung des Operateurs
- Ausführliche Aufklärung des Patienten über mögliche Verletzungen aller in Frage kommenden Strukturen
- Bei Patienten nach Bestrahlung gute Hautdurchblutung wichtig, Zugang daher entsprechend wählen und ggf. andere Nachteile in Kauf nehmen
- Selektive Neck Dissection mit gezielter Entfernung einzelner Levels der Lymphknoten (z. B. Level I–III bei supraomohyoidaler Neck Dissection oder Level V bei einzelner Metastase)

1.2 Nervus facialis im Rahmen einer Parotidektomie und koronarer Zugang

▪ Anatomie Glandula parotidea
- Insgesamt pyramidenförmig
- Kraniales Ende: Arcus zygomaticus
- Posteriores Ende: Meatus acusticus externus, M. sternocleidomastoideus
- Inferiores Ende: Kieferwinkel (Angulus mandibulae), Lobus colli bis zum Halsgebiet
- Anteriores Ende: über den M. masseter reichend
- Tiefer Teil der Drüse in der Fossa retromandibularis gelegen
- In 20 % anteriore akzessorische Drüse
- Ductus parotideus (Ausführungsgang der Glandula parotidea):
  - Austritt im oberen Teil der Glandula am vorderen Rand und Verlauf über den M. masseter (ungefähr in der Mitte zwischen Arcus zygomaticus und Mundwinkel)
  - am Vorderrand des M. masseter Drehung nach medial, Verlauf über das Corpus adiposum buccae (Bichat-Fettpropf)
  - Durchbrechen des M. buccinator, Mündung im Vestibulum oris gegenüber dem zweiten oberen Molaren
- Arterielle Versorgung: Äste der A. carotis externa
- Venöser Abfluss: V. jugularis externa
- Lymphknoten: innerhalb der Glandula und oberflächlich davon
- Parasympathische Innervation:
  - präganglionär über N. glossopharyngeus, N. tympanicus, Plexus tympanicus und N. petrosus minor
  - postganglionär nach Umschaltung im Ganglion oticum über N. auriculotemporalis

▪ Darstellung Glandula parotidea
- Unterschiedliche Zugangsmöglichkeiten
  - Parotidektomie-Zugang (Facelift-Incision)
  - Zugang nach Blair (Bianchi B et al 2011, Nouraei SAR et al 2006, Upile T et al 2010)
  - posteriorer bzw. retroaurikulärer Zugang
- Ausdehnung möglich bis zur Jochbeinebene, zum Processus mastoideus und in submandibuläres Gebiet
- Im subkutanen Gewebe:
  - oberflächliche Faszie
  - A. und V. temporalis superficialis (oft Durchtrennung erforderlich)
  - N. auriculotemporalis
  - Äste des N. auricularis magnus (eher anterior)
  - oberflächliche Lymphknoten (selten sichtbar)

- Dissektion bis zur Kapsel (Fascia parotidea)
  - in der Kapsel Äste des N. auriculotemporalis, bei Streckung oder Spannung der Kapsel daher starke Schmerzen möglich (z. B. bei Parotitis)
- Oberflächliches Blatt der Fascia parotidea:
  - derb und straff
  - Fortsetzung der Lamina superficialis fasciae cervicalis in Kontinuum mit der kranialen Verlängerung des Platysma oder SMAS (superficial muscular aponeurotic system, Nouraei SAR et al 2006, Bonanno PC et al 2000, Meningaud J-P et al 2006)
- Mediales Blatt der Fascia parotidea:
  - kleidet Fossa retromandibularis aus
  - Verbindung mit den Faszien der benachbarten Muskeln (M. masseter, M. sternocleidomastoideus, M. pterygoideus medialis, Venter posterior des M. digastricus, Stylomuskeln)
- Darstellung der am Vorderrand der Glandula parotidea austretenden Äste des N. facialis durch oberflächliche Präparation
- Inferior zwischen M. sternocleidomastoideus, Processus mastoideus und Glandula parotidea N. auricularis magnus aus Plexus cervicalis mit weiteren Nervenästen, möglichst zu erhalten (Hu J et al 2010)

> **Schonung der Nervenäste des N. auricularis magnus ist nicht immer möglich, bei Läsion: Taubheitsgefühl im Bereich der Ohrmuschel**

Aufsuchen N. facialis
- Weitere Präparation zwischen Meatus acusticus externus (Knorpel) und Glandula parotidea, bis sich am Meatus acusticus ein dreieckiger Knorpelvorsprung, sog. Pointer darstellt (Pereira JA et al 2004)
- Von inferior Fortführen der Präparation zwischen Glandula parotidea und M. sternocleidomastoideus bis zur Darstellung des Venter posterior des M. digastricus
- Identifizierung der Fissura tympanomastoidea und des Processus styloideus
- Austritt des N. facialis aus dem Schädelinnern durch Foramen stylomastoideum, ca. 9 mm entfernt von Venter posterior des M. digastricus, ca. 11 mm inferior des Meatus acusticus externus (Pointer) und 4–10 mm inferior der Fissura tympanomastoidea (Pereira JA et al 2004, Babademez MA et al 2010, Pather N und Osman M 2006)
  Abb. 1.3

- **Anatomie N. facialis**
- Abgabe einiger Äste aus dem N. facialis direkt nach Austritt aus Foramen stylomastoideum:
  - N. auricularis posterior nach hinten (Innervation des Venter occipitalis des M. occipitofrontalis)
  - Ramus stylohyoideus nach unten (Innervation des M. stylohyoideus)
  - Ramus digastricus (Innervation des Venter posterior des M. digastricus)
- Direkt nach Eintritt in die Glandula parotidea Aufteilung in einen temporofazialen und einen zervikofazialen Ast, meist knapp medial der V. retromandibularis (entsteht aus Zusammenfluss der V. temporalis superficialis und der V. maxillaris)

> **In diesem Gebiet transparotischer Zugang bei Kiefergelenkfrakturen möglich (Leiggener C et al 2010)**

- Weitere Aufteilung in einen Plexus intraparotideus, verschiedene Varianten möglich
- In der Regel fünf Hauptäste:
  - Rami temporales
    - bestehend aus mehreren, meist 3 Ästen Verbindung mit R. zygomaticus des N. maxillaris und mit N. auriculotemporalis aus N. mandibularis
  - Rami zygomatici
  - Rami buccales
    - meist Netz von Ästen
    - einer davon häufig benutzt als Anschlussnerv bei Rekonstruktion des N. facialis mittels N. suralis als Donornerv (sog. Cross-Face-Nerve-Transplantat, ▶ Kap. 20)
    - Innervation des M. depressor anguli oris
  - Ramus marginalis mandibularis
    - meist 2 Hauptäste
    - Innervation des M. depressor labii inferioris und M. orbicularis oris
  - Ramus colli
- Teilung der Glandula parotidea durch N. facialis in lateralen und kleineren medialen Teil
  - Lateraler Teil: nur durch den N. facialis abgegrenzt, keine deutliche Schichtung; anterior Ursprung des Ausführungsgangs, Verlauf entlang des R. buccalis
  - Medialer Teil: Lage direkt um den R. mandibulae bis in die Fossa retromandibularis reichend

1.3 · Orbita im Rahmen einer Orbitatrümmerfraktur

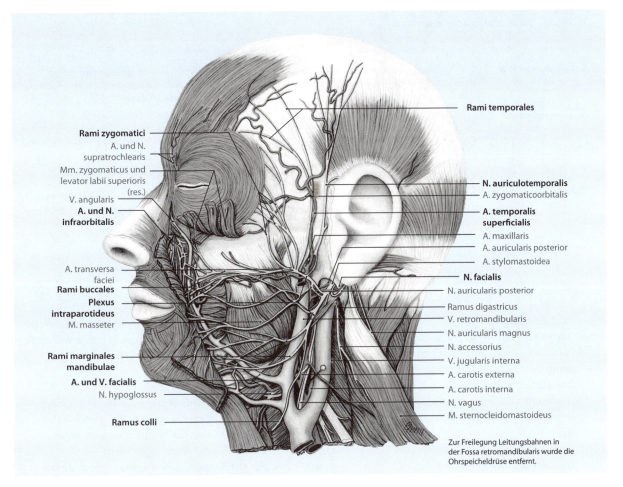

Abb. 1.3 N. facialis: relevante Anatomie in der Fossa retromandibularis

Cave
- Normaler Verlauf des N. facialis kann durch den Druck der Tumoren verändert werden.
- Häufigste Lokalisation von Tumoren ist lateraler Teil der Glandula parotidea
- Tumoren des medialen Anteils der Glandula parotidea sind oft nur von intraoral sichtbar und palpabel als eine Schwellung in der posterolateralen Rachenhinterwand, lateral vom M. constrictor pharyngis superior
- Parotislymphknoten kommen oberflächlich oder im Parotisgewebe vor und drainieren präaurikuläres und temporales Gebiet
- Wenn die normale Funktion des N. facialis erhalten ist, kann der Nerv meistens behalten werden
- Auf Verhinderung eines aurikulotemporalen Syndroms (Frey-Syndrom) achten (Bonanno PC et al 2000)

Wiederholung Fossa pterygopalatina (mod. nach Netter Tab. 1.1)

1.3 Orbita im Rahmen einer Orbitatrümmerfraktur

- **Anatomie Augenlid**
- Besteht aus:
  - Haut
  - subkutanem Gewebe
  - Pars palpebralis des M. orbicularis oculi
  - Tarsus mit Glandulae tarsales
  - Septum orbitale
  - Tunica conjunctiva palpebralis
- Im oberen Augenlid (Palpebra superior) Ansatz der breiten Sehne (Aponeurose) des M. levator palpebrae superioris
- Tarsale Platte (Tarsus superior und inferior):
  - dichtes fibrotisches Bindegewebe

◻ Tab. 1.1 Strukturen Fossa pterygopalatina

Öffnungen	Verbindungen zu	Anatomische Strukturen
Canalis pterygoideus	Basis cranii externa (Unterfläche Schädelbasis)	N. petrosus major (parasympathisch), N. petrosus profundus (sympathisch), A. canalis pterygoidei (A. Vidiani)
Foramen rotundum	Fossa cranii media (mittlere Schädelgrube)	N. maxillaris
Foramen sphenopalatinum	Cavum nasi (Nasenhöhle)	Rr. nasales posteriores superiores (lateral und medial), A. sphenopalatina
Fissura orbitalis inferior	Orbita (Augenhöhle)	A., V., N. infraorbitalis, N. zygomaticus
Canalis palatinus major	Cavum oris (Mundhöhle)	N. palatinus major, Nn. palatini minores, A. und V. palatina descendens (Teilung in A / V. palatina major und Aa. / Vv. palatinae minores)
Fissura pterygomaxillaris	Fossa infratemporalis	A. maxillaris, Aa., Vv., Nn. alveolares superiores posteriores

modifiziert nach Netter

- ca. 2,5 cm lang
- Tarsus superior in der Mitte ca. 10 mm breit
- mediale und laterale Befestigung an der Orbitalwand durch Ligamentum palpebrale mediale und laterale (Gray SS 2005)
- Ligamentum palpebrale laterale:
  - weniger kräftig als Ligamentum palpebrale mediale
  - Lage hinter Septum orbitale und der Sehne des M. levator palpebrae superioris
  - Ansatz am Tuberculum orbitale ossis zygomatici
- Ligamentum palpebrale mediale:
  - kräftig
  - Ansatz an Crista lacrimalis anterior des Processus frontalis maxillae und Crista lacrimalis posterior des Os lacrimale
  - Überquerung des Saccus lacrimalis in der Fossa sacci lacrimalis
- Gemeinsame oder einzelne Mündung der Canaliculi lacrimales in des Saccus lacrimalis (Qin Y et al 2010)
- Saccus lacrimalis: kaudale Fortsetzung in den Ductus lacrimalis

❶ Cave
- **Bei Verletzung oder Abtragung des Ligamentum palpebrale mediale genaue Reposition sehr wichtig**
- **Gleichseitige Kanalisation des Ductus lacrimalis zur Sicherung der Canaliculi erforderlich**

▪ Anatomie Septum orbitale
- Dünne bindegewebige Schicht
- Fortsetzung der Periorbita und des Periosts vom Orbitarand bis zur tarsalen Platte

- Im Oberlid von einem Teil der Sehne des M. levator palpebrae superioris durchzogen (Bremond-Gignac et al 1994)

❶ Cave
- **Postseptaler Infekt in der Orbita ist ein medizinischer Notfall wegen der Möglichkeit der intrakraniellen Ausbreitung und erhöhter Gefahr für das Auge**
- **Für Orbitazugänge wird eine präseptale Dissektion bevorzugt, weil dabei weniger Fettprolaps auftritt**

▪ Orbitafrakturen
- Beteiligung folgender Knochenstrukturen:
  - Os zygomaticum
  - Os frontale
  - Maxilla
  - Os sphenoidale
  - Os ethmoidale
  - Os lacrimale
- Knochen der medialen Orbitawand und des Bodens recht dünn
- Verlauf der infraorbitalen neurovaskulären Bündel (N., A., V. infraorbitalis) im Orbitaboden im Sulcus und Canalis infraorbitalis, Austritt durch Foramen infraorbitale

❶ Cave
Bei Verletzung des neurovaskulären Bündels entsteht klassisches Bild von Hypästhesie oder Anästhesie des infraorbitalen Gebiets (inklusive des lateralen Anteils der Alae nasi (Nasenflügel), der Oberlippe sowie der regionalen Oberkieferzähne)

1.3 · Orbita im Rahmen einer Orbitatrümmerfraktur

- **Operative Zugänge**
- Frontozygomatisch
- Blepharoplastik
- Koronar
- Infraorbital
- Subziliar
- Transkonjunktival
- Transkarunkulär

- **Frontozygomatischer Zugang und Blepharoplastik**
- Schichten: Haut, subkutanes Fettgewebe, M. orbicularis oculi, Periorbita, Knochen

- **Infraorbital und subziliar**
- Schichten: Haut, subkutanes Fettgewebe, M. orbicularis oculi, Periorbita, Knochen

❗ **Cave**
Gefahr der Schädigung des N. infraorbitalis!

- **Transkonjunktival**
- Schichten: Konjunktiva, periorbitales Fettgewebe, Periorbita, Knochen (infraorbitaler Rand)
- Konjunktivale Inzision ca. 2–3 mm posterior der tarsalen Platte

- **Transkarunkulär**
- Auch posterior karunkulär möglich
- Ca. 15 mm lange Inzision mit Dissektion zur Crista lacrimalis posterior, posterior des Horner-Muskels (Pars lacrimalis des M. orbicularis oculi) und des Saccus lacrimalis, Periorbita, Knochen (Os ethmoidale und Os lacrimale)

▶ — **Ermittlung der Mittelwerte der medialen orbitalen Abstände:**
  - **Ausgangspunkt der Messungen ist die Suturenzone zwischen Processus frontalis maxillae, Os nasale und Os frontale, Abstände werden gemessen zum Foramen ethmoidale anterius und posterius und zur Apertura orbitalis des Canalis opticus**
  - **Mittelwerte der Messungen (Abstand vom Ausgangspunkt zu):**
    - **Foramen ethmoidale anterius: 23,4 mm**
    - **Foramen ethmoidale posterius: 36,4 mm**
    - **Apertura orbitalis des Canalis opticus: 41,4 mm**

- **Fissura orbitalis inferior**
- Verbindung der Orbita mit Fossa pterygopalatina und Fossa infratemporalis
- Inhalt:
  - N. infraorbitalis (aus N. maxillaris)
  - N. zygomaticus (aus N. maxillaris)
  - A. und V. infraorbitalis
  - Venenanastomose zwischen V. ophthalmica inferior und Plexus pterygoideus

- **Fissura orbitalis superior**
- Inhalt:
  - N. oculomotorius
  - N. trochlearis
  - N. abducens
  - Äste des N. ophthalmicus (N. frontalis, N. lacrimalis, N. nasociliaris)
  - V. ophthalmica superior
  - sympathische Nervenfasen des Plexus cavernosus
  - R. anastomicus cum A. lacrimalis (Ast des R. frontalis der A. meningea media)

❗ **Cave**
Beim Supraorbitalsyndrom (Kompression der Fissura orbitalis superior) vollständige Einschränkung der Augenmotilität!

- **Muskulatur in der Orbita**
- **Lidmuskeln**
- M. levator palpebrae superioris
  - Ursprung: Anulus tendineus communis (Ala minor ossis sphenoidalis, vor dem Canalis opticus)
  - Ansatz: oberes Augenlid, Haut und Oberrand, Vorderfläche des Tarsus
  - Innervation: Ramus superior des N. oculomotorius
  - Funktion: Elevation des Oberlids (Palpebra superior)

- **Extraokuläre Muskeln**
- Musculi recti bulbi:
  - Ursprung am Anulus tendineus communis
  - Ansatz vor dem Aequator bulbi an Sklera (in der Nähe des Limbus corneae)
- M. rectus superior
  - Innervation: R. superior des N. oculomotorius
  - Funktion: Elevation und Adduktion des Bulbus (Bewegung nach oben und medial), Rotation der oberen Bulbushälfte nach innen
- M. rectus inferior
  - Innervation: R. inferior des N. oculomotorius
  - Funktion: Depression und Adduktion des Bulbus (Bewegung nach unten und medial), Rotation der oberen Bulbushälfte nach außen
  - Unterkreuzung durch den M. obliquus inferior, Vereinigung der Faszien der beiden Muskeln ergibt den zentralen Anteil des Ligamentum sus-

pensorium Lockwood und trägt zur Bildung der Tenon-Kapsel bei (Hollinshead WH 1954)

- M. rectus medialis
  - Innervation: N. oculomotorius
  - Funktion: reine Adduktion (Bewegung nach medial)
- M. rectus lateralis
  - Innervation: N. abducens
  - Funktion: reine Abduktion (Bewegung nach lateral)
- M. obliquus superior
  - Ursprung: medial des Anulus tendineus communis an Durascheide des N. opticus und an Corpus ossis sphenoidalis
  - Ansatz: hinterer temporaler Quadrant des Bulbus
  - Innervation: N. trochlearis
  - Funktion: Abduktion und Depression (Bewegung nach lateral und unten), Rotation der oberen Bulbushälfte nach innen
- M. obliquus inferior
  - Ursprung: medial vorne am Boden der Orbita, knapp posterior des Orbitarandes
  - Ansatz: hinterer temporaler Quadrant des Bulbus
  - Innervation: N. oculomotorius
  - Funktion: Abduktion und Elevation (Bewegung nach lateral und oben), Rotation der oberen Bulbushälfte nach außen

> **Bei Frakturen im Bereich des medialen Orbitabodens (s. Ursprung M. obliquus inferior) ist oft Abtragung des M. obliquus inferior erforderlich**

■ **Gefäße der Orbita**

■■ **Arterien**

- A. ophthalmica (Ast der A. carotis interna): Eintritt in die Orbita durch den Canalis opticus

❗ **Cave**
Einklemmung oder Thrombose der A. ophthalmica führt zur Erblindung!

- Äste der A. opthalmica:
  - muskulär (Rr. musculares)
  - meningeal (A. meningea anterior)
  - ziliär (Aa. ciliares posteriores breves et longae)
  - lakrimal (A. lacrimalis)
  - supraorbital (A. supraorbitalis)
  - A. ethmoidalis anterior und posterior
  - A. centralis retinae
  - medial palpebral (Aa. palpebrales mediales)
  - A. supratrochlearis
  - A. dorsalis nasi

■■ **Venen**

- V. ophthalmica superior und inferior

■ **Nasolakrimales System**

- Glandula lacrimalis:
  - unvollständige Unterteilung durch Sehne des M levator palpebrae superioris in Pars orbitalis und Pars palpebralis
- Lage: in der Fossa glandulae lacrimalis, superolateral in der Orbita
- Ausführungsgänge (Ductuli excretorii, ca. 6–14 Stück): Mündung in den Fornix conjunctivae superior
- Innervation: sekretorisch parasympathisch über N. facialis, N. petrosus major, Ganglion pterygopalatinum, N. zygomaticus, Anastomose zum N. lacrimalis, N. lacrimalis
- Drainage der Tränenflüssigkeit des Auges:
  - Canaliculi lacrimales:
    - Länge ca. 10 mm
    - Beginn an den Puncta lacrimalia auf Papillae lacrimales des Ober- und Unterlids
    - Mündung hinter Ligamentum palpebrale mediale in Saccus lacrimalis
  - Saccus lacrimalis: in der Fossa sacci lacrimalis zwischen Crista lacrimalis anterior (Processus frontalis maxillae) und Crista lacrimalis posterior (Os lacrimale) posterior des Ligamentum palpebrale mediale
  - Ductus nasolacrimalis:
    - Länge ca. 18 mm
    - Mündung: Meatus nasi inferior (Tatlisumak E 2010)

■■ **Wiederholung Nasengänge und Nasennebenhöhle**

Meatus nasi inferior	Ductus nasolacrimalis
Meatus nasi medius	Sinus frontalis (Ductus nasofrontalis) Sinus maxillaris (Hiatus semilunaris) Cellulae ethmoidales anteriores
Meatus nasi superior	Cellulae ethmoidales posteriores

■■ **Wiederholung Pupillenmotorik**

- Retina → Tractus opticus → Westphal-Edinger-Kern → Mittelhirn → Parasympathikus via N. oculomotorius → Ganglion ciliare → M. sphincter pupillae
- Afferenz über N. opticus, Efferenz über N. oculomotorius führt zu Miosis

■■ Knöcherne Begrenzung der Orbita

Wandanteile	Knöcherner Anteil
Dach	Ala minor ossis sphenoidalis Pars orbitalis ossis frontalis
Laterale Wand	Facies orbitalis ossis zygomatici Facies orbitalis alae majoris ossis sphenoidalis Processus zygomaticus ossis frontalis
Boden	Facies orbitalis maxillae Facies orbitalis ossis zygomatici Processus orbitalis ossis palatini
Mediale Wand	Processus frontalis maxillae Os lacrimale Lamina orbitalis ossis ethmoidalis Ala minor ossis sphenoidalis

■■ Orbitainhalt

Obere Etage	N., A., V. lacrimalis N. frontalis mit N. supraorbitalis (R. medialis und lateralis) und N. supratrochlearis A., V. supraorbitalis N. trochlearis
Mittlere Etage	A. ophthalmica, N. opticus N. nasociliaris N. abducens Ramus superior nervi oculomotorii Ganglion ciliare, Nn. ciliares breves et longi Aa. ciliares posteriores breves et longae
Untere Etage	Ramus inferior nervi oculomotorii V. ophthalmica inferior (Beginn) N., A., V. infraorbitalis

■ Klinik
- Extraokuläre Muskeln von Faszie umhüllt
- Fortsetzung der Faszie als Bänder an die Orbitawand, Zwischenraum mit Fettgewebe ausgefüllt (Koornneef L 1982)
- Bewegungseinschränkung bei Fraktur der Orbitawand wegen Einklemmung der Bänder, nicht der Muskeln selbst
- Verletzung des N. oculomotorius: Depression (Senkung) und Abduktion des Bulbus
- Verletzung des N. abducens (längster intrakranialer Verlauf aller Hirnnerven): Adduktion des Bulbus in Kombination mit Horner-Syndrom (Miosis, Ptosis, Enophthalmus) sowie Anhidrose
  - Horner-Syndrom: Ausfall des sympathisch innervierten M. dilatator pupillae

1.4 Kiefergelenk im Rahmen einer offenen Gelenkrevision

■ Operativer Zugang
- Meist präaurikulär, selten postaurikulär
- Kranialer als Zugang für Glandula parotis ► Abschn. 1.2, bis in Temporalgebiet reichend
- Inzisionsbeginn anterior des Lobulus, Ausdehnung bis ca. 1 cm über den Oberrand der Ohrmuschel als sog. Tragusschnittführung (Booth W 2006)

■■ Dissektionsgebiet 1
- In Höhe des Jochbogens (Arcus zygomaticus)
- Orientierung durch Palpation: zwischen der Glandula parotidea und dem Meatus acusticus externus Ohrknorpel palpabel
- Mobilisierung der A. und V. temporalis superficialis nach anterior (Fasern des N. auriculotemporalis teilweise sichtbar)
- Präparation bis zum Periost des Arcus zygomaticus

■■ Dissektionsgebiet 2
- Lage im Temporalgebiet
- Unter der Haut:
  - Galea aponeurotica mit dem M. temporoparietalis und der Fascia temporalis superficialis
  - A. und V. temporalis superficialis (Durchtrennung der posterioren Äste erforderlich)
  - In dieser Schicht auch N. auriculotemporalis und Rami temporales des N. facialis
- Präparation bis zur Fascia temporalis profunda (deutlich glänzende, weißliche, derbe aponeurotische Schicht)

■■ Verbindung Dissektionsgebiet 1 und 2
- Nach den jeweiligen Präparationen Verbindung zwischen Dissektionsgebiet 1 und 2 jetzt möglich
- Schonung der A. und V. temporalis superficialis durch Verlagerung nach anterior
- Oberflächlich der Fascia temporalis profunda dünne Fettgewebsschicht (besser sichtbar durch Retraktion des Gewebes nach anterior)
- Zum Schutz der Rami temporales nervi facialis Schnitt von der Jochbeinwurzel in kraniale Richtung bis ca. 3 cm oberhalb des supraorbitalen Randes, in der Tiefe bis zu dünner Fettgewebsschicht
- Präparation (stumpf und scharf) in inferiorer Richtung über die Kapsel des Kiefergelenks, Glandula parotidea und Rami temporales nervi facialis oberhalb der Präparationsebene
- Gelenkkapsel des Kiefergelenks:
  - relativ weit
  - vorne über das Tuberculum articulare reichend

Kapitel 1 · Chirurgiebezogene Anatomie

- hinten in der Fossa mandibularis bis vor die Fissura petrotympanica reichend
- am Processus condylaris bis zur Knochen-Knorpel-Grenze des Caput mandibulae
- Befestigung am inferioren Teil des Kieferköpfchens
- lateral als Kapselverstärkung Ligamentum laterale (Ligamentum temporomandibulare), medial Ligamentum sphenomandibulare und Ligamentum stylomandibulare

Darstellung Discus articularis
- Kapseleröffnung mit T-Schnitt oder mittels zweier paralleler Schnitte
- Discus articularis:
  - Faserknorpel und straffes kollagenes Bindegewebe mit verdicktem Rand (Anulus) und zentralem dünneren Abschnitt (in der Sagittalebene als posteriore und anteriore Verdickung imponierend)
  - posteriore Verlängerung bis zu gefäß- und nervenreicher bilaminärer Zone reichend, seitliche Befestigung an der Gelenkkapsel

❗ Cave
- **Chirurgie im posterioren Diskusbereich (sog. bilaminäre Zone) oftmals blutig**
- **Oft Keilexzision zur posterioren Reposition der Diskus in der bilaminären Zone**

Blutversorgung und Innervation Kiefergelenk
- Diskus nicht innerviert
- Innervation Kapsel und bilaminäre Zone:
  - Äste des N. massetericus, des. N. auriculotemporalis und des N. temporalis profundus
  - sympathische Nerven
- In der Kapsel Nozizeptoren und Mechanozeptoren
- Lateral des Gelenks A. temporalis superficialis
- Medial des Gelenks A. maxillaris

⊘ Verlauf der A. maxillaris in diesem Gebiet:
- **Terminaler Ast der A. carotis externa**
- **posteriorer Verlauf um den Hals der Kieferköpfchen**
- **Abgang von der A. carotis externa posterior noch innerhalb der Glandula parotidea**
- **Verlauf nach anterior durch Fossa infratemporalis**
- **Durchtritt durch Fissura pterygomaxillaris in Fossa pterygopalatina**

Äste der A. maxillaris
- Pars mandibularis (alle Äste treten in den Knochen ein):
  - A. tympanica anterior
  - A. auricularis profunda
  - A. meningea media
  - R. meningeus accessories
  - A. alveolaris inferior
- Pars pterygoidea (alle Äste sind Muskeläste):
  - Rr. pterygoidei
  - A. temporalis profunda anterior
  - A. temporalis profunda posterior
  - A. masseterica
  - A. buccalis
- Pars pterygopalatina:
  - A. alveolaris superior posterior
  - A. infraorbitalis
  - A. sphenopalatina
  - A. palatina descendens
  - A. canalis pterygoidei (A. Vidiani)

Muskulatur am Diskus
- M. pterygoideus lateralis: Ansatz an Discus articularis, der Kapsel und am Processus condylaris mandibulae (Fovea pterygoidea)

Anatomie koronarer Zugang
- Durch Erweiterung der Schnittführung bis an die Gegenseite koronarer Zugang

Schichten der Kopfhaut
- Haut und stark durchblutetes, dichtes subkutanes Bindegewebe
- M. epicranius mit Galea aponeurotica
  - Galea aponeurotica: flächenhafte Sehne von Venter frontalis und Venter occipitalis des M. occipitofrontalis und des M. temporoparietalis
  - M. epicranius: bestehend aus Venter frontalis und Venter occipitalis des M. occipitofrontalis mit M. temporoparietalis
- Unterhalb der Galea aponeurotica lockere Bindegewebsschicht zur Ermöglichung der Bewegungen der Galea. Präparation in dieser Schicht nach frontal bis ca. 3 cm oberhalb des Margo supraorbitalis schützt A. und V. supraorbitalis, A. und V. supratrochlearis und Äste des. N. frontalis (Gray SS 2005)
- Unterhalb dieser Bindegewebsschicht Perikranium am Knochen

⊘ Das Perikranium kann als gut durchblutetes an der A. supraorbitalis und der A. supratrochlearis gestieltes Gewebe für Durareparaturen oder die Füllung eines Defekts des Sinus frontalis nach Kranialisation genutzt werden

- Gestielter temporoparietaler Lappen (Blutversorgung durch A. und V. temporalis superficialis) mit oder ohne Schädelknochen für intraorale Rekontruktionen verwendbar
- Nasenrekonstruktion mit Hilfe eines auf der A. und V. supratrochlearis gestielten Stirnlappens möglich

Literatur

Anjum K, Revington PJ, Irvine GH (2008) Superficial parotidectomy: antegrade compared with modified retrograde dissections of the facial nerve. British Journal of Oral & Maxillofacial Surgery 46: 433–4

Babademez MA, Acar B, Gunbey E, et al (2010) Anomalous relationship of the retromandibular vein to the facial nerve as a potential risk factor for facial nerve injury during parotidectomy. Journal of Craniofacial Surgery 21:801–2

Bass CB (1979) Medial canthal ligament reconstruction. Annals of Plastic Surgery 3:182–5

Bianchi B, Ferri A, Ferrari S, et al (2011) Improving esthetic results in benign parotid surgery: statistical evaluation of facelift approach, sternocleidomastoid flap, and superficial musculoaponeurotic system flap application. Journal of Oral & Maxillofacial Surgery 69:1235–41

Bonanno PC, Palaia D, Rosenberg M, et al (2000) Prophylaxis against Frey's syndrome in parotid surgery. Annals of Plastic Surgery 44:498–501

Booth P W (2007) Maxillofacial Surgery Vol. 2 Editor: Peter Ward Booth (ed. 2nd Edition). London, Churchhill Livingstone, pp 1760

Bremond-Gignac DS, Deplus S, Cussenot O, et al (1994) Anatomic study of the orbital septum (22.10.93). Surgical & Radiologic Anatomy 16:121–4

Cesteleyn L, Claeys TH, Bremerich A, et al (1992) [Peri-orbital surgical approaches]. Acta Stomatologica Belgica 89:113–28

FCAT (Federative Committee on Anatomical Terminology) (1998) Terminologia anatomica. Stuttgart, Thieme

Gray SS (2005) S S. Gray's Anatomy: The anatomical basis of clinical practice. Section 3 (ed 39th) Editor: Susan Standring, Elsevier Ltd. London, Churchill Livingstone, S 441–647

Griffin CJ, Hawthorn R, Harris R (1975) Anatomy and histology of the human temporomandibular joint. Monographs in Oral Science 4:1–26

Hinsley ML, Hartig GK (2010) Anatomic relationship between the spinal accessory nerve and internal jugular vein in the upper neck. Otolaryngology - Head & Neck Surgery 143:239–41

Hollinshead WH (1954) Anatomy for Surgeons. London, Cassell & Go. Ltd., pp 560

Holmes JD (2008) Neck dissection: nomenclature, classification, and technique. Oral & Maxillofacial Surgery Clinics of North America 20:459–75

Hu J, Ye W, Zheng J, et al (2010) The feasibility and significance of preservation of the lobular branch of the great auricular nerve in parotidectomy. International Journal of Oral & Maxillofacial Surgery 39:684–9

Koornneef L (1982) Current concepts on the management of orbital blow-out fractures. Annals of Plastic Surgery 9:185–200

Langsdon PR, Rohman GT, Hixson R, et al (2010) Upper lid transconjunctival versus transcutaneous approach for fracture repair of the lateral orbital rim. Annals of Plastic Surgery 65:52–5

Lanz Tv, Wachsmuth W (2004) Lanz / Wachsmuth Praktische Anatomie: Praktische Anatomie Sonderausgabe (ed 2004). Heidelberg, Springer, pp 467–468

Leiggener C, Jaquiery C, Kunz C, et al (2010) Transparotid approach for tumor excision from the infratemporal space in temporomandibular joint reconstruction: a 3-year follow-up. Oral Surgery Oral Medicine Oral Pathology Oral Radiology & Endodontics 109:e1–4

Meningaud J-P, Bertolus C, Bertrand J-C (2006) Parotidectomy: assessment of a surgical technique including facelift incision and SMAS advancement. Journal of Cranio-Maxillo-Facial Surgery 34:34–7

Nouraei SAR, Al-Yaghchi C, Ahmed J, et al (2006) An anatomical comparison of Blair and facelift incisions for parotid surgery. Clinical Otolaryngology 31:531–4

Novelli G, Ferrari L, Sozzi D, et al (2011) Transconjunctival approach in orbital traumatology: a review of 56 cases. Journal of Cranio-Maxillo-Facial Surgery 39:266–70

Pather N, Osman M (2006) Landmarks of the facial nerve: implications for parotidectomy. Surgical & Radiologic Anatomy 28:170–5

Pereira JA, Meri A, Potau JM, et al (2004) A simple method for safe identification of the facial nerve using palpable landmarks. Archives of Surgery 139:745-7; discussion 748

Piette E (1993) Anatomy of the human temporomandibular joint. An updated comprehensive review. Acta Stomatologica Belgica 90:103–27

Qin Y, Li D, Chen T (2010) Management of the delayed traumatic medial telecanthal deformity. Aesthetic Surgery Journal 30:516–21

Robbins KT, Shaha AR, Medina JE, et al (2008) Consensus statement on the classification and terminology of neck dissection. Archives of Otolaryngology – Head & Neck Surgery 134:536–8

Salgarelli AC, Landini B, Bellini P, et al (2009) A simple method of identifying the spinal accessory nerve in modified radical neck dissection: anatomic study and clinical implications for resident training. Oral & Maxillofacial Surgery 13:69–72

Tatlisumak E, Aslan A, Comert A, et al (2010) Surgical anatomy of the nasolacrimal duct on the lateral nasal wall as revealed by serial dissections. Anatomical Science International 85:8–12

Upile T, Jerjes WK, Nouraei SAR, et al (2010) Further anatomical approaches to parotid surgery. European Archives of Oto-Rhino-Laryngology 267:793–800

Werner JA (2001) Historical outline on the nomenclature of neck lymph nodes as a basis of neck dissection classification. Laryngo- Rhino- Otologie 80:400–9

Bildgebung

H-T. Lübbers, B. Schuknecht und T. Hany

2.1	**Digitale Volumentomographie (DVT) – 16**	
2.1.1	Prinzip – 16	
2.1.2	Vor- und Nachteile – 16	
2.1.3	Spezielle Indikationen – 17	
2.2	**Magnetresonanztomographie (MRT) – 17**	
2.2.1	Prinzip der Magnetresonanztomographie (MRT) – 17	
2.2.2	Vor- und Nachteile der Magnetresonanztomographie – 18	
2.2.3	Spezielle Anwendungen – 19	
2.3	**Computertomographie (CT) – 21**	
2.3.1	Prinzip – 21	
2.3.2	Vor- und Nachteile der Computertomographie – 22	
2.3.3	Spezielle Anwendungen – 23	
2.4	**Positronen-Emissions-Tomographie/ Computertomographie (PET / CT) – 23**	
2.4.1	Prinzip der Positronen-Emissions-Tomographie – 23	
2.4.2	Klinischer Einsatz der PET / CT – 24	
2.5	**Intraoperative Navigation – 25**	
2.5.1	Prinzip – 25	
2.5.2	Möglichkeiten und Grenzen – 28	
	Literatur – 28	

2.1 Digitale Volumentomographie (DVT)

H.-T. Lübbers

2.1.1 Prinzip

- ▶ Miracle et al 2009
- Synonyme: DVT, Cone Beam Computed Tomography (CBCT)

- **Grundsatz**
- Röntgenröhre und Detektor rotieren um Patientenkopf
- Abgabe gepulster Strahlenbündel
- Rohdatensatz aus 180–360 Einzelaufnahmen
- Aufnahmeposition des Patienten: sitzend, stehend oder liegend
- Aufnahmezeit: 5–45 s
- Errechnung eines dreidimensionalen (3 D) Volumens aus Voxeln (volume elements) durch Computeralgorithmus
- Voxelkantenlänge: 0,007–0,04 mm
  - hohe Auflösung gemessen an anderen 3 D-Verfahren
  - niedrige Auflösung gemessen an konventionellen Röntgenaufnahmen
- Geometrisch korrekte Abbildungsgröße ohne Verzerrungen (nutzbar für virtuelle Planungen aller Art)
- Beliebige Rekonstruktionsebenen möglich
- In aller Regel DICOM-kompatibler Datensatz
- Schlechtes Verhältnis von Nutzdaten und Stördaten, daher deutliches Rauschen
  - größeres Volumen: mehr Rauschen
  - größeres Volumen: erhöhte Strahlendosis
- Mobile Geräte verfügbar
- Intraoperative Geräte verfügbar (z. B. 3 D-C-Bögen)

- ❯ **Strahlenbelastung durch DVT:**
  - **größer als bei konventionellem Röntgen**
  - **niedriger als bei Computertomographie**

- ❗ **Cave**
  Wegen Strahlenexposition korrekte Indikationsstellung erforderlich
  Bewegungsartefakte möglich (v. a. in stehender Position bei langer Aufnahmedauer)

- **Beurteilung und Befundung**
- Daten in gewohnten(!) Bildbetrachter importieren
- Schriftliche Dokumentation von
  - Patientendaten und Aufnahmedatum

- Geräteeinstellung (Röntgenstrahlungsparameter, Voxelgröße, Volumengröße)
- Fragestellung und Indikation
- Befundbeschreibung des gesamten aufgenommenen Volumens
- Formulierung der Diagnose oder Verdachtsdiagnose
- Beurteilung der Befunde
- ggf. Differenzialdiagnosen
- ggf. Nebendiagnosen
- ggf. Archivierung von repräsentativen Bildausschnitten (Messungen etc.)

- ❗ **Cave**
  - **Immer Befundung des gesamten Datenvolumens**
  - **Duchsicht immer mindestens in den drei orthogonalen Hauptebenen (axial, koronar, sagittal)**

- **Zusammenfassung**
- 3 D-Bildgebung mittels Röntgenstrahlen
- Hohe Ortsauflösung
- Niedriger Kontrast
- Kaum Weichteildarstellung
- Keine Kontrastmittelgabe
- Keine definierten Dichtewerte (keine Hounsfield-Einheiten!)
- Geometrisch korrekte Darstellung, damit nutzbar für virtuelle Planungen, 3 D-Modelle und intraoperative Navigation

2.1.2 Vor- und Nachteile

- **Vorteile**
- Niedrige Strahlenbelastung verglichen zum CT
- Hohe Ortsauflösung
- Gute Darstellung von Hartgewebsstrukturen
- Geometrisch korrekt
- Standarddatenformat (DICOM)
- Geringe Kosten
- Hohe Verfügbarkeit

- **Nachteile**
- Hohe Strahlenbelastung verglichen mit konventionellen Röntgenaufnahmen
- Niedriger Kontrast
- Starkes Rauschen
- Schlechte Darstellung von Weichgeweben
- Keine Applikation von Kontrastmitteln
- Bei Nichtverwendung von Standardformat (DICOM) Daten ohne passenden Viewer nicht weiter nutzbar
- Schlechtere Ergebnisse bei Herstellung von SLS-Modellen

2.1.3 Spezielle Indikationen

- **Grundsatz**
- Indikation zur DVT (Horner 2011):
  - Schnittbildgebung erforderlich
  - keine Darstellung von Weichteilen erforderlich
  - Konsequenz aus der Bildgebung wahrscheinlich

- **Traumatologie**
- In der zweidimensionalen Darstellung schwierig oder nicht beurteilbare Situationen:
  - Mittelgesichtsfrakturen (inkl. Orbitawandfrakturen)
  - Kollumfrakturen (exakte Abklärung von OP-Indikation und operativen Optionen)
  - komplizierte Unterkieferfrakturen
- Postoperative Kontrollen (meist keine Fragestellung bzgl. der Weichteile mehr)
- Follow up bei komplexen Situationen

- **Intraoperativ**
- Im Zusammenhang mit Navigationen und zur Referenzierung des Navigationssystems
- Für sofortige Kontrolle und Korrektur z. B. bei Mittelgesichtsosteosynthesen

- **Zahnretention**
- ● **Untere Weisheitszähne**
- Manche Risikofaktoren für Nervläsionen nach operativer Weisheitszahnentfernung nur im 3 D-Bild darstellbar
  - direkter Kontakt von Zahnteilen und Nervkanal
  - Verengung oder Formveränderung des Nervkanals
- Eventuell Modifikation der Therapie:
  - Adaptation des chirurgischen Vorgehens
  - ggf. Veränderung der Entscheidung des Patienten bei elektiver oder prophylaktischer Entfernung
  - ggf. Entscheidung zur Koronektomie (Pogrel et al 2004)

- ● **Andere Zähne, v. a. Eckzähne**
- Beeinflussung der kieferorthopädischen Gesamtplanung bei Darstellung von Resorptionen an Nachbarzähnen

- ● **Periapikale Läsionen**
- Klare klinische Zeichen einer periapikalen Läsion bei unauffälliger konventioneller Radiologie
- Anatomische komplexe Läsionen
- Enge Lagebeziehung zur Kieferhöhle
- Molaren betroffen
- Bei Erfordernis maximaler diagnostischer Sensitivität

2.2 Magnetresonanztomographie (MRT)

B. Schuknecht

2.2.1 Prinzip der Magnetresonanztomographie (MRT)

- Synonym: magnetic resonance imaging (MRI)

- **Funktionsweise**
- Innerhalb eines starken Magnetfelds Anregung von Protonen durch Hochfrequenzimpulse (Radiowellen)
- Hohes Vorkommen von Wasserstoffprotonen (H^+-Ionen) im menschlichen Körper
- Eigendrehimpuls der Protonen um die eigene Achse (sog. Spin) wegen positiver Ladung

- **Wirkung des starken Magnetfelds**
- Parallele und antiparallele Ausrichtung der Protonenachse
  - leichtes Überwiegen der parallelen Ausrichtung, da energieärmer
- Positive Längsmagnetisierung (Differenz zwischen paralleler und antiparalleler Ausrichtung in der Längsachse von Körper und Magnetfeld)
- Zusätzliche Rotation der Protonen um die Längsachse des Magnetfelds (sog. Präzession)
- Präzessionsfrequenz (sog. Larmorfrequenz) der Protonen proportional zur Feldstärke des Magneten

- **Wirkung der applizierten Hochfrequenzimpulse**
- Anregung einiger Protonen und Überführen in den energiereicheren antiparallelen Zustand
- Durch Einstrahlung des Hochfrequenzimpulses im Winkel von 90 ° zur Magnetlängsachse Verlust der Längsmagnetisierung der Protonen
- Synchronisierung der Präzessionsfrequenz der Protonen (Phasenkohärenz)
- Dadurch Entstehung einer Quermagnetisierung (Transversalmagnetisierung)

- **Wirkung der Abschaltung der Hochfrequenzimpulse**
- Rückschwingen der Protonen aus dem antiparallelen in den energiearmen parallelen Zustand
  - Zunahme der Längsmagnetisierung (Längsrelaxation oder T 1-Relaxation), damit Abgabe eines gewebetypischen Hochfrequenzsignals (Bilderzeugung)
  - Abbau der Quermagnetisierung (transversale Relaxation oder T 2-Relaxation), damit weiterer Signalbeitrag zur Bilderzeugung

Tab. 2.1 Wichtung und Darstellung unterschiedlicher Gewebe im MRT

Gewebe	T 1 Signalintensität / Wichtung
Knochen	niedrig / schwarz
Muskel	niedrig / grau
Fett	erhöht / weiß
Knorpel	niedrig / weiß
Gefäße (ohne KM)	niedrig / dunkelgrau

- **Magnetisierung und Relaxation**
- Unterschieden: Längsmagnetisierung (T 1) und Quermagnetisierung (T 2)
- T 1 und T 2 unabhängig voneinander, aber zeitparallel
- Zeiten der T 1- und T 2-Relaxation sind gewebetypische Parameter für Fettgewebe, Muskulatur, graue und weiße Hirnsubstanz
  - Beispiele T 1: Fett 300 ms, Liquor 3.000 ms
- T 2-Zeiten um den Faktor 10 kürzer als T 1-Zeiten
  - Beispiel: T 2 Wasser 300 ms
- Wichtung: Darstellung der Aufnahmen in der Betrachtung
  - T 1-Wichtung: als anatomische Darstellung (Fettgewebe hell) und als Basis für intravenöse Kontrastmitteluntersuchung (Kontrastmittel führt über Verkürzung von T 1 zu hellerem Signal in Tumoren oder Entzündungen)
  - T 2-Wichtung: als anatomische Darstellung (Flüssigkeit, Schleimhaut und Fettgewebe hell, Knochen und Muskulatur dunkel) zur Sichtbarmachung von Ödemen als Hinweis auf Tumoren oder Entzündungen

- **Wichtung nach T 1**
- Gute Darstellung von:
  - Geweben mit kurzer T 1-Relaxationszeit als hyperintense (signalreiche) Strukturen
    - Fett
    - kontrastmittelanreichernde Gewebe
  - Geweben mit langer T 1-Relaxationszeit als hypointense (signalarme) Strukturen
    - Flüssigkeiten
    - Wasser
    - pathologische Gewebe

- **Wichtung nach T 2**
- Gute Darstellung von:
  - Geweben mit langer T 2-Relaxationszeit als hyperintense (signalreiche) Strukturen

    - Flüssigkeiten
    - Wasser
    - pathologische Gewebe (häufig Tumoren)
  - Gewebe mit kurzer T 2-Relaxationszeit als hypointense (signalarme) Strukturen
    - Muskulatur
    - Blut
    - Kortikalis

- **Darstellung unterschiedlicher Gewebe im MRT**
  - Tab. 2.1
- **Kenngrößen der MR- Bildgebung**
- Repetitionszeit (TR): Zeitinterfall zwischen zwei Hochfrequenz-Anregungsimpulsen
  - kurze Repetitionszeit: T 1-Wichtung
  - lange Repetitionszeit: T 2-Wichtung
- Echozeit (TE): Zeitintervall zwischen Hochfrequenzimpuls und Ausleseintervall zur Erfassung des Resonanz-Signals
  - kurze Echozeit: T 1-Wichtung
  - lange Echozeit: T 2-Wichtung

- **Wichtige Faktoren mit Einfluss auf die Bildqualität**
- Effektive Protonendichte: hohe Protonendichte bedeutet hohe Magnetisierbarkeit und damit Signalintensität, Veränderung der Protonendichte (z. B. bei Ödem) sichtbar als Signalveränderung
- Bewegung von Wasserstoffprotonen:
  - makroskopisch: Signalverlust bei hohen Flussgeschwindigkeiten (flow void), z. B. arterielle Blutgefäße oder Liquorpulsationen
  - mikroskopisch: Diffusionseinschränkung durch Einschränkung der Protonenbeweglichkeit bei Einengung des Extrazellulärraums (z. B. zytotoxisches Ödem, zellreiche Tumoren)
- Intravenöse Kontrastmittelgabe (Gadolinium als Kontrastmittel):
  - Verkürzung der T 1-Zeit durch Übertritt in das Gewebe bei Schrankenstörung
  - Intravasal mit entsprechender Gefäßdarstellung für MR-Angiographie, Darstellung der Gewebedurchblutung in Perfusions-MR-Untersuchungen

2.2.2 Vor- und Nachteile der Magnetresonanztomographie

- **Vorteile**
- **Technisch**
- keine Strahlenbelastung
- wenig Artefakte (Zahnfüllungen, Implantate, Grenze Knochen und Weichteilgewebe)

2.2 · Magnetresonanztomographie (MRT)

■■ Anatomisch
- Sehr gute anatomische Weichteildarstellung der Mundhöhle und des Halses
  - Muskulatur
  - Fettgewebe
  - Nerven
  - Gefäße
  - Lymphgewebe
  - spongiöser Knochen

■■ Malformationen
- Lokalisation und Ausdehnung von Missbildungen
  - Kiemenbogenanomalien
  - Keimzellabkömmlinge (Epidermoid, Dermoid, Teratom)
  - Ducts-thyreoglossus-Zyste

■■ Neoplasien
- Initial bei Diagnosestellung:
  - Tumorlokalisation
  - Tumorbegrenzung
  - Binnenstruktur (solide, zystisch)
  - Tumorausdehnung:
    - submukös
    - perineural
    - ossär
    - intra- oder extraglandulär bei Speicheldrüsentumoren
  - sensitive Darstellung der zervikalen Lymphknotenstationen mittels morphologischer Sequenzen (T 1, T 2 und kontrastverstärkt) und MR-Diffusion (als Indikator der Zelldichte und der Molekularbewegung im Extrazellulärraum)
    - MR-Diffusion: spezielle MR-Sequenz zur Darstellung der Beweglichkeit der Wassermoleküle im interstitiellen Gewebe (Brown-Molekularbewegung), Diffusionseinschränkung bei Verengung des interstitiellen Raums durch zelluläre Infiltration (Entzündung, Tumoren)
- Posttherapeutische Kontrolle:
  - gute Darstellung des Resektionsbezirkes des Primärtumors und der Neck Dissection
  - gute Differenzierbarkeit einer Lappenplastik von möglichem Tumorrezidiv
  - Darstellung möglicher Lymphknotenpersistenz oder eines Lymphknotenrezidives
  - Lymphödem
  - Fibrosierung der Speicheldrüsen durch Radiotherapie

■■ Entzündungen
- Darstellung des Ausgangspunkts (dentogen, sinugen, Lymphgewebe, Speicheldrüsen, postoperativ)
- Lokalisation und Ausdehnung
- Differenzierung zwischen phlegmonöser Entzündung und Abszess (morphologisch und mittels Diffusions-MR)

■■ Weichteiltrauma
- Lokale Weichteilverletzungen
- Perforation (Mundboden, Pharynxwand)
- Muskeleinklemmung bei Orbitabodenfraktur
- Kiefergelenk (Diskuslage)

■■ Degeneration
- Kiefergelenk:
  - Diskus: Morphologie, Lage
  - Bandapparat
  - Gelenkkapsel
  - muskuläre Veränderungen

■■ Vaskuläre Läsionen
- Ausdehnung und Blutfluss bei vaskulären Malformationen und Hämagiomen
- Darstellung der Gefäßanatomie und Vaskularisation in MR-Angiographie (auch zeitaufgelöst möglich)

■■ Pathologische ossäre Veränderungen
- Veränderungen des spongiösen Knochens, des Knochenmarks (Schädelbasis, Maxilla und Mandibula) und des Periosts
  - Tumorinfiltration
  - Osteomyelitis
  - Radionekrose

■ Nachteile
- Kontraindikationen: Herzschrittmacher, implantierte Neurostimulatoren
- Artefakte durch Schlucken, Atembewegungen
- Artefakte durch ferromagnetische (magnetisierbare) Stoffe (z. B. Metall zur orthognaten Behandlung (Retainer), Osteosynthese aus Stahl, Titanosteosynthese keine Kontraindikation)
- Relativ lange Untersuchungsdauer (20–30 min, abhängig von Fragestellung und Untersuchungsumfang)
- Kortikaler Knochen schlechter dargestellt als im CT oder DVT
- Kosten höher als CT oder DVT

2.2.3 Spezielle Anwendungen

■ MR-Sialographie
■■ Technik
- Stark T 2 gewichtete Sequenz zur Darstellung der Flüssigkeit innerhalb des Ausführungsgangs mit Signalunterdrückung des übrigen Gewebes

Aussage

- Darstellung des Ausführungsgangs von Glandula submandibularis und Glandula parotis

Anwendung

- Darstellung einer
  - Gangobstruktion (Konkrement, Striktur)
  - Gangdilatation (z. B. intraglandulär bei M. Sjögren)
  - Parotisgangzyste

MR-Angiographie

Technik

- Flusssensitive Technik zur Darstellung von Blutgefäßen mit Signalunterdrückung des stationären Gewebes

Aussage

- Exakte Abbildung der extra- und intrakraniellen Gefäße (bis zur Größe der A. facialis, A. lingualis, A. maxillaris)
- Keine Darstellung der A. labialis, A. sphenopalatina, A. ethmoidalis anterior (zu geringe Größe)

Anwendung

- Darstellung von
  - Gefäßstenosen
  - Aneurysmen
  - arterio-venösen Malformationen
- Ausschluss vaskulärer Tumoren und Malformationen mit hohem Blutfluss (sog. high-flow-Läsionen)

MR-Untersuchung der Kiefergelenke mit Cinemodus (»MR-Movie«)

Technik

- Untersuchung mit T 2 Sequenzen bei geschlossenem und geöffnetem Mund
- Untersuchung mit MR-Sequenzen mit hoher Impulsfrequenz (sog. Cine-Sequenzen)

Aussage

- Darstellung des Kiefergelenkes und der Position des Diskus

Anwendung

- Verdacht auf
  - Diskusluxation mit oder ohne Reposition
  - fixierter Diskus
  - Diskusperforation
- Pathologien des Kiefergelenks:
  - Tumoren
  - Synovialchondromatose

- pigmentierte villonoduläre Synovitis
- Entzündungen (mit intravenöser Kontratmittelgabe)

Navigationsdatensatz für intraoperative Bildgebung

Technik

- Einzelschichten (3 D-Volumendatensatz) von 0,8–1,0 mm Dicke mit hochauflösender Darstellung der Kopf-Hals-Schädel-Region
- Integration potenzieller anatomischer Markierungspunkte (Kinn, Mittelgesicht, Stirn, Gehörgang)

Aussage

- Lokalisation von Läsionen in Relation zu anatomischen Leitstrukturen

Anwendung

- Bildfusion aus MR-Navigationsdatensatz und CT-Datensatz prä- und intraoperativ

MR-Diffusion

Technik

- Basierend auf Darstellung der Bewegung der Wasserstoffprotonen im Gewebe
- Quantifizierung der Flüssigkeitsbewegung durch Messung des ADC (apparent diffusion coefficient)
  - niedriger ADC: eingeschränkte Diffusion bei hoher Zelldichte oder Kompression des Extrazellulärraums

Aussage

- Pathologische Veränderung der Gewebezusammensetzung
- Nachweis von Entzündungen
- Tumorinfiltration
- Zysten mit hohem Zell- und / oder Eiweißgehalt (z. B. Epidermoid, Abszess)

Anwendung

- Nachweis von Entzündung oder Neoplasie
  - Lymphknoten
  - große Speicheldrüsen

MR-Perfusion

Technik

- Darstellung der Durchblutung eines Gewebes anhand
  - bestimmter zeitabhängiger Variablen: mean transit time (MTT), time to peak (TTP)
  - quantitativer Werte: regionales Blutvolumen, regionaler Blutfluss

2.3 · Computertomographie (CT)

■■ Anwendung
— Nachweis einer Veränderung der Gefäßpermeabilität (Leakage)

2.3 Computertomographie (CT)

B. Schuknecht

2.3.1 Prinzip

■ Grundlagen
— Schnittbildverfahren (fächerförmiger Röntgenstrahl)
— Überlagerungsfreie Querschnittbilder der Anatomie mit hoher Auflösung für Weichteilgewebe und Knochen
— Gute Dichteauflösung für Weichteile
— Unbegrenzte Ausdehnung der Untersuchungsregion in Längsachse des Patienten (große Volumenabdeckung (Vorteil in Traumatologie, Onkologie)

■ Unterschiede zu koventionellem Röntgen
— Konventionelles Röntgenbild:
  — Überlagerung aller in einer Ebene durchstrahlten Strukturen (Summationsbild)
  — Aufnahme in zweiter Ebene notwendig
  — auch bei Weichstrahltechnik bessere Auflösung im CT für Weichteile
  — gute Auflösung nur bei Gewebe mit hohem Kontrast (Knochen, Luft)
— DVT:
  — keine Weichteilinfomation

■ Technisches Prinzip
— Röntgenstrahl seitlich eingeblendet (Kollimation)
— Ergebnis eine »Schicht« bei Einzeilen-CT zwischen 0,5 und 10 mm Dicke
— Abgabe des Fächerstrahls von rotierender Röntgenröhre, Durchdringung des Objekts und Auftreffen auf gegenüber angebrachtes Detektorsystem
— Messung der Schwächung der Röntgenstrahlen im Detektorsystem und Erstellung eines Schwächungsprofils in einer Projektion für alle Volumenelemente (sog. Voxel) in einer Schicht
  — Größe der Voxel bestimmt durch Schichtdicke, Bildausschnitt (field of view) und Matrix (Bildauflösung in Bildpunkte, sog. Pixel, meist 512 × 512)
— Schwächung der Ausgangsstrahlung (I 0) exponenziell abhängig von Absorptionskoeffizient (μ) und Dicke (d) nach der Formel: $I = I_0 \times e^{-\mu \times d}$

□ Tab. 2.2 Hounsfield- Einheiten (HU) verschiedener Gewebe

Gewebe	Hounsfield-Einheiten
Luft	-1.000 H U
Wasser	0 H U
Knochenkompakta	250–1.000 H U
Knochenspongiosa	30–230 H U
Weichteilgewebe	35–60 H U
Fettgewebe	-100 H U
Geronnenes Blut	80 H U

— Durch Rotation der Röntgenröhre und des Detektors um den Patienten weitere Projektionen bis zu einem vollen Umlauf des Messsystems um 360 °
— Gesamtzahl dieser Projektionen ergibt einen durchschnittlichen Absorptionskoeffizienten für jedes Voxel innerhalb dieser CT-Schicht
— Errechneter Schwächungskoeffizient eines Voxels einer CT-Zahl zugeordnet
— Bezeichnung als »Hounsfield-Einheit« (H E) oder englisch als »Hounsfield unit« (H U)
— Skala der Hounsfield-Einheiten (H E) von -1.000 bis 3.076 reichend (H U verschiedener Gewebe □ Tab. 2.2)
  — zwei Fixpunkte der Skala:
    – Wasser: 0 H U
    – Luft: − 1.000 H U
— Darstellung der Absorptionskoeffizienten in einem Bildelement (Pixel) des CT-Bildes (in der Regel 512 × 512 Pixel pro CT-Bild)
— Optische Unterscheidbarkeit von ca. 20 Graustufen, diese bei Betrachtung und Auswertung der Bilder auf Ausschnitt der Hounsfield-Skala angewendet (festgelegte Fensterbreite nach der Aufnahme zur Graustufenabdeckung, z. B. 0–300 H U je nach Fragestellung)

■ Prinzip Spiral-CT
— Während Rotation der Röntgenröhre und des Messvorgangs der Absorptionswerte Vorschub des Röntgentisches
— Damit Gewinnung eines spiralförmigen Volumendatensatzes
— Definition des Volumendatensatzes:
  — Zahl der Zeilen des CT × Schichtkollimation × Tischvorschub / Umdrehung (z. B. 64 ×0,6 mm × 48 mm)
— Hieraus Berechnung sekundärer Schichtdicken (z. B. 0,6 mm)

Weitere Sonderformen

- Multidetektor-CT (MDCT): parallele Anordnung mehrerer Detektorreihen
  - Heute Standardverfahren bei größerer Schnelligkeit der Untersuchung (Vorteile in der Traumatologie oder bei Darstellung bewegter Organe wie Lunge oder Herz)
- Überlappende Bildrekonstruktionen (z. B. 0,6 mm mit 0,4 mm Überlappung):
  - Verbesserung des räumlichen Auflösungsvermögens in Längsrichtung des Patienten
  - Verbesserung der Qualität sog. multiplanarer Rekonstruktionen
- Multiplanare Rekonstruktionen:
  - Rekonstruktion verschiedener Ebenen und Schichtdicken aus einem Volumendatensatz
  - Bildberechnung in koronarer, sagittaler oder beliebiger obliquer Ebene möglich

Röntgenkontrastmittel

- Bei intravenöser Anwendung Erhöhung der Dichte innerhalb eines Gefäßes
- Zur Darstellung und Abgrenzung von Blutgefäßen (Nachweis eines Aneurysmas, einer arteriovenösen Malformation)
- Erkennung einer Schrankenstörung des Bindegewebes, Nachweis und Größenbestimmung von Tumoren, Entzündungen, traumatischen Gewebeschädigungen)

Dual source Multidetektor-CT

- Neueste Entwicklung
- Anordnung von 2 Messsystemen im Winkel von 90 °, jeweils bestehend aus einer Röntgenröhre und einem gegenüberliegenden Detektor
- Vorteile:
  - Verkürzung der Aufnahmezeiten (z. B. kardiologische Untersuchungen zur Darstellung der Koronarien)
  - Anwendung unterschiedlicher Röntgenspektren in einer Untersuchung

2.3.2 Vor- und Nachteile der Computertomographie

Vorteile

Technisch

- Kurze Untersuchungszeiten
- Darstellung von Weichteilen und Knochen in einem Untersuchungsgang möglich
- 3 D-Knochendarstellung (Hypoplasien, hemimandibuläre Elongation, dislozierte Frakturen)

- 3 D-Darstellung des Luftraums zur Beurteilung der Weite der Atemwege

Generell

- Gute Verfügbarkeit der Methode
- Keine Kontraindikationen
- Deutlich kostengünstiger im Vergleich zu MRT
- Schnelle Untersuchung (Durchführung in einigen Minuten möglich)

Anatomisch

- Hohe Detailgenauigkeit der Knochendarstellung der Kopf-Hals-Region
- Gute Weichteildarstellung
- Funktionsaufnahmen des Larynx mit Phonation möglich
- Gute Darstellung knöcherner Malformationen
  - Schädelkalotte und Schädelbasis (z. B prämature Nahtsynostosen, Meningoenzephalozelen, Choanalatresie)
  - Mittelgesicht und Unterkiefer
  - Lippen-Kiefer-Gaumen-Spalten
- Gute Darstellung bei Neoplasien
  - Lokalisation und Begrenzung des Tumors
  - Ausbreitung des Tumors in angrenzende Strukturen
  - Differenzierung intra- und extraglandulärer Ausbreitung bei Speicheldrüsentumoren
  - zervikale Lymphknoten (fazial, retropharyngeal, mediastinal) mit kontrastverstärkter Untersuchung gut abzugrenzen

Nachteile

- Strahlenbelastung
- Artefakte in der Mundhöhle durch metallhaltige Restaurationen oder Osteosynthesematerialien (nicht bei Titan)
- Artefakte an der Grenze von Knochen hoher Dichte (z. B. harter Gaumen, Maxilla, Mandibula) mit eingeschränkter Beurteilbarkeit der direkt angrenzenden Weichteile
- Bei erforderlicher Kontrastmittelgabe Allergien möglich (jodhaltige Kontrastmittel), eingeschränkte Verwendbarkeit von Kontrastmitteln bei Niereninsuffizienz

Vergleich CT und MRT

Vorteile CT

- Kostengünstiger als MRT
- Implantierte Metalle oder Herzschrittmacher keine Kontraindikation
- Kürzere Untersuchungszeit als bei MRT (günstiger bei begrenzt kooperierenden Patienten)
- Einfachere Notfalldiagnostik

2.4 · Positronen-Emissions-Tomographie/Computertomographie (PET / CT)

□ Tab. 2.3 Strahlenbelastung bei unterschiedlichen Röntgenaufnahmen

Aufnahme	Strahlenbelastung
Einzelzahnröntgen	0,01 mSv
Konventionelle Schädelaufnahme	0,1 mSv
OPT	0,3–2 mSv
Fernröntgenaufnahme Schädel (FMS)	0,5 mSv
Röntgen-Thorax	0,1 mSv
CT-NNH	0,5 mSv
CT-Thorax	2–5 mSv

■■ Vorteile MRT
- Bessere Auflösung als CT
- Keine Strahlenbelastung
- Möglichkeit der funktionellen Aufnahmen (z. B. Kiefergelenk)
- Möglichkeit der Wahl verschiedener Schichtungsrichtungen

■ Strahlenbelastung
- Vergleich der Strahlenbelastung bei unterschiedlichen Röntgenaufnahmen □ Tab. 2.3

2.3.3 Spezielle Anwendungen

■ CT-Angiographie
- Kontrastmittelbolusgabe intravenös zur Darstellung der Blutgefäße (3 D-Darstellung)

■ CT-Perfusion
- Kontrastmittelbolusgabe intravenös zur Erfassung der Gewebedurchblutung (3 D-Darstelllung der Knochenstrukturen)

2.4 Positronen-Emissions-Tomographie/ Computertomographie (PET / CT)

T. Hany

■ Vorbemerkungen
- PET / CT: Kombinationsgerät aus Positronen-Emissions-Tomograph (PET) und Computertomograph (CT)
- Positronen-Emissions-Tomographie:
  - Verwendung radioaktiver Nuklide mit Positronenzerfall (β+-Zerfall)

- Am häufigsten als sog. Tracer verwendetes Radionuklid: ^{18}F-Fluordesoxyglucose (Darstellung der zellulären Glukoseaufnahme und des Glukosemetabolismus)
  - Möglichkeit der Aufnahme funktioneller Bilder des Körpers mit örtlicher Auflösung von 2–4 mm (bedingt durch Geometrie und physikalische Eigenschaften des Zerfalls
- Gleichzeitig Aufnahme von CT-Bildern (► Abschn. 2.3) der gleichen Region
- Intrinsische Fusion der CT-Bilder mit den PET-Bildern
- Weiterführung der Technik als PET/MRT möglich

2.4.1 Prinzip der Positronen-Emissions-Tomographie

- Verwendung von Radionukliden mit Positronenzerfall (β+-Zerfall)
  - Positronen: Antiteilchen des Elektrons mit gleicher Masse, aber positiver elektrischer Ladung
  - Positronenzerfall: Entstehung eines Positrons, das aus dem Kern geschleudert wird
  - hierbei Zusammentreffen mit ubiquitär vorkommendem Elektron
  - Annihilation: Entstehung von 2 Photonen mit einer Energie von je 511 keV, die sich in entgegengesetzte Richtung bewegen
  - Bestimmung des Ortes des Positronenzerfalls im Körper durch Konizidenzmessung mit Szintillationsdetektoren (Kristalle aus Germanium oder Lutetium) in ringförmiger Anordnung
  - entsprechend der Zahl der Zerfälle erhöhtes Signal
- Ort des erhöhten Positronenzerfalls darstellbar, aber keine genauen anatomischen Grenzen

■ Aufnahmetechnik und Bildrekonstruktion der PET-Bildgebung
- Möglichkeit der 2 D- und 3 D-Bildaufnahmetechnik, in modernen Geräten fast ausschließlich Verwendung von 3 D-Technik
- Verwendung von iterativen Rekonstruktionsalgorithmen
- Attenuationskorrektur wichtig für standardisierte quantitative Bildberechnung (Abschwächung der Photonen im Körper)
- Quantitative Bildauswertung: Messung der Anreicherung (sog. standard uptake value: SUV), Möglichkeit des Vergleichs mit Folgeuntersuchungen
- Neueste Entwicklung: sog. time-of-flight-Technologie

Kapitel 2 · Bildgebung

- ultraschnelle Koinzidenzmessung mit deutlich besserer Berechnung der Flugbahn der Photonen bzw. des Positronenzerfallsorts
- Aufnahmezeit PET (abhängig von Untersuchungsprotokoll) ca. 10–30 min
- Schichtdicke 2–4 mm, Gesichtsfeld 70 cm, Matrix bis 512 × 512

Kombination PET mit CT (PET / CT)
- Verwendete CT-Geräte in PET / CT identisch zu nur als CT genutzten Geräte (► Abschn. 2.3)
- Unterschied: feststehender Kippwinkel zur Untersuchungsliege von 90 °, sog. Röhrenkippung nicht möglich
- PET alleine nicht möglich, immer CT für Attenuationskorrektur der Bilder erforderlich
- Grundsätzlich erst PET und dann CT auf zwei verschiedenen Geräten möglich, heute jedoch kaum noch praktiziert (zwei Untersuchungsgänge, aufwändige Bildfusion)
- Für die Kombination mechanische Verbindung von PET-Ring, CT-Ring und Untersuchungstisch
- Vorteile Kombinationsgerät:
  - gleiche Untersuchungsliege für den Patienten
  - direkte mechanische Fusion der Bilder möglich
  - Integration von kontrastmittelverstärkter CT möglich
  - Nutzung des CT-Geräts als unabhängiges CT möglich mit Erhöhung der ökonomischen Effizienz

PET / MR
- Gleiches Prinzip wie PET / CT als Kombination von PET mit MRT
- Technisch deutlich anspruchsvoller, derzeit noch in klinischer Erprobung
- Vermutung erhöhter Spezifität bezüglich der Unterscheidung Tumor und Entzündung

Radionuklide für PET-Bildgebung
- Produktion der verwendeten Radionuklide in Zyklotron (Teilchenbeschleuniger)
- Medizinische verwendete Nuklide: ^{18}F, ^{11}C, ^{13}N, ^{15}O, ^{82}Rb oder ^{68}Ga
- Charakteristische Halbwertszeit (HWZ) für jedes Nuklid, z. B. ^{18}F 110 min, ^{15}O 2 min, nach dieser Zeit nur noch die Hälfte der ursprünglichen Aktivität in Becquerel (Bq) vorhanden
- Tracer:
  - Radionuklid mit Trägersubstanz verbunden als Radiopharmakon
  - Applikation intravenös

- Am häufigsten verwendet ^{18}F-Nuklid verbunden mit Glucose (^{18}F-Fluordesoxyglucose)
  - durch relativ lange HWZ Transport an Zentren ohne eigenes Zyklotron möglich

2.4.2 Klinischer Einsatz der PET / CT

PET / CT mit ^{18}F-Fluordeoxyglucose (FDG)
- Nüchternheit des Patienten vor der Untersuchung: 4 h
- Verwendete Dosis: 3–5 MBq / kg Körpergewicht (Standarddosis 375 MBq)
- Kontraindikationen: keine, Anwendung auch bei Niereninsuffizienz Grad III möglich, da keine Nephrotoxizität
- Einschränkung: unkontrollierter Diabetes mellitus mit Blutzuckerwerten > 12–15 mmol / l (216–270 mg / dl)
- Vorgehen Diabetes mellitus:
  - bei insulinabhängigem Diabetes mellitus Intervall zwischen letzter Insulingabe und Applikation des FDG mindestens 2 h
  - ebenfalls 4 h Nüchternheit erforderlich
  - Insulin verlagert FDG nach intramuskulär, unerwünschte Aktivität der quergestreiften Muskulatur möglich

Klinische Anwendungen von PET / CT mit FDG
Tumore im Kopf-Hals-Bereich
- Plattenepithelkarzinome deutliche Aufnahme von FDG, daher gut geeignet für PET / CT-Bildgebung mit FDG
- Adenokarzinome (z. B: Parotis) limitiertes Anwendungsgebiet, da häufiger keine FDG-Anreicherung
- Detektion der Anreicherung abhängig von räumlicher Auflösung mit Detektionsgrenze von 5–8 mm
- Direkte Korrelation zwischen Tumorgröße und Detektionsrate (T 1- bzw. T 2-Karzinome häufig nicht nachweisbar)
- Anreicherung in entzündlich veränderten Lymphknoten (falsch positive Resultate)
- Tumorstaging:
  - kein signifikanter Vorteil gegenüber CT oder MRT
  - subjektiv bessere Visualisierung des Primärtumors
- Lymphknotenstaging:
  - keine siginifikanten Unterschiede im Nachweis lokoregionärer Lymphknotenmetastasen zu Ultraschall, ultraschallgesteuerte Feinnadelbiopsie, CT und MRT
  - falsch negative Resultate bei nekrotischen Lymphknotenmetastasen

2.5 · Intraoperative Navigation

- Metastasenstaging:
  - beste Untersuchungsmodalität im Nachweis von Fernmetastasen (Inzidenz abhängig vom Lymphknotenstatus
- Nachweis von Zweitkarzinomen: bei 6–9 % der Patienten mit nachgewiesenen Plattenepithelkarzinomen im Kopf-Hals-Bereich findet sich ein Zweitkarzinom (z. B. Ösophagus, Lunge) im PET / CT
- Nachweis von Primärtumoren bei CUP-Syndrom (cancer of unknown primary) mit höchstem diagnostischen Wert für PET / CT

- **Indikationen für PET / CT mit FDG**
- Keine grundsätzlichen Richtlinien oder Empfehlungen
- Keine Indikation bei oberflächlichen Tumoren ohne Infiltration der Umgebung oder Lymphknotenbefall (sonographisch)
- Tumoren Stadium T 3 und T 4, v. a. Tumoren der Zungen, da hier Mittellinienüberschreitung bzw. Tiefeninfiltration in Kombination mit Kontrastmittel-CT gut beurteilbar
- CUP-Syndrom zur Biopsieführung
- Positiver Nachweis von Lymphknoten unabhängig von Tumorgröße
- Ein- oder Ausschluss von Fernmetastasen (wichtig für Therapiemanagement)
- Kontrolle des Ansprechens auf Radiochemotherapie (frühestens 6 Wochen nach Therapieende) mit hohem negativen prädiktivem Wert
- Nachsorge bei initial fortgeschrittenen Tumoren mit Lymphknotenbefall nach 3, 6 und 9 Monaten nach Therapieende
- In ausgewählten Fällen zur Beurteilung des Ansprechens auf palliative Chemotherapie (2 Wochen nach Therapieende)

2.5 Intraoperative Navigation

H-T. Lübbers

2.5.1 Prinzip

- Synonyme: (intraoperative) Computernavigation, freie Navigation, computer-assisted-surgery (CAS)
- Korrelation von OP-Situs und prä- oder intraoperativem Datensatz mit Darstellung von Positionen innerhalb des OP-Situs im in der Regel dreidimensionalen Datensatz

- Begriff subsummiert im weiteren Sinne:
  - präoperative Evaluation
  - virtuelle Planung der operativen Ziele mit Erstellung eines virtuellen Modells
  - intraoperative Navigation im engeren Sinne
  - ggf. intraoperative Bildgebung
  - postoperative Evaluation bzgl. Erreichen der geplanten Ziele

> - **Intraoperative Navigation ist ein Konzept zur exakten intraoperativen Umsetzung einer virtuellen Planung**
> - **Entscheidend für den Erfolg ist Einbettung in einen kompletten Workflow, mit dem alle verfügbaren (Bild-)informationen optimal ausgeschöpft werden**

- **Ziele**
- Sicherstellen des Erreichens der operativen Ziele
  - verbessertes Outcome
  - Reduktion der Zahl von Korrektureingriffen
- Erhöhung der Sicherheit des Eingriffes
  - Reduktion von Komplikationen
  - Beschleunigung des Eingriffes
- Reduktion der Morbidität
  - kleinerer Eingriff
  - schnellerer Eingriff
- Erhöhung der Genauigkeit des operativen Eingriffs
  - technische Genauigkeit eines infrarotbasierten Systems 0,2–0,3 mm
  - intraoperativ zu erzielende Genauigkeit unter Berücksichtigung aller Umstände 1–2 mm
- Insgesamt möglichst originalgetreue Rekonstruktion der präoperativen Situation (»true to original«) bei möglichst geringer operationsbedingter Morbidität (minimal invasive Chirurgie)

- **Voraussetzungen**
- dreidimensionale digitale Bilddaten
- Softwareplattform
- Navigationshardware (Pointer, Kamerasystem) für intraoperativen Gebrauch

- **Typische Indikationen**
- Traumatologie
  - Laterale Mittelgesichtsfrakturen (Jochbeinfrakturen)
  - Orbitawandfrakturen (medial und Boden)
- Biopsien
- Tumorresektionen (und –rekonstruktionen)
- Sekundärrekonstruktionen jeder Art
- Fremdkörperentfernungen

> **Grundablauf intraoperative Navigation**
> - Fixierung des Patienten (Mayfield-Kopfhalterung) oder Anbringen einer dynamischen Referenz (DRF) am Patientenkopf
> - Erfassung der DRF und der zu navigierenden Instrumente meist mit Infrarot, selten mit Ultraschall
> - Navigierte Instrumente meist Pointer (Zeigeinstrumente), seltener Bohrer oder Sägen, aber grundsätzlich jedes starre Instrument möglich
> - Intraoperativ Referenzierung (Eichung) des 3 D-Datensatzes auf Patientenanatomie
>   - anatomische Landmarken (z. B. Spina nasalis anterior, Foramen infraorbitale)
>   - künstliche Landmarken wie knochen- oder zahngetragene fiducials (künstliche Landmarken)
>   - Oberflächenmatch mit Laserscan
>   - Kombination mit intraoperativer Bildgebung (DVT, CT, MRT)
> - Im OP-Verlauf Navigation im gesamten Datensatz mit Herausrechnung von Bewegungen (Patient, OP-Tisch oder Kamerasystem) durch DRF
> - Regelmäßige Genauigkeitskontrollen an Landmarken
> - Anzustrebende Genauigkeit um 1 mm, ideal sind 0,5–0,7 mm

> **>** Technische Genauigkeit eines infrarotbasierten Systems: 0,2–0,3 mm
> Resultierende Genauigkeit unter Berücksichtigung von Planung, Referenzierung und klinischer Belange: 1–max. 2 mm

- **Referenzierungsmethoden**
- Patientenanatomie
  - anatomische (knöcherne Landmarken)
  - Hautoberfläche (Laserscan)
- Künstliche Landmarken (Fiducial Marker)
  - Hautmarker
  - knochenverankerte Marker (Referenzschrauben, Lübbers et al 2011)
  - zahngetragene Marker (Tiefziehschrauben, Schramm et al 1999)
  - prothesengetragene Marker (direkt montiert oder via Tiefziehschrauben, Lübbers et al 2011)
- Intraoperativer Datensatz (DVT, CT, MRT)

- **Geeignete Bildgebungsverfahren**
- Grundsätzlich jede dreidimensionale Bildgebung möglich, Fusion aller Bildgebungen möglich
- Digitales Volumentomogramm (DVT)
- Computertomogramm (CT)
- Magnetresonanztomogramm (MRT)
- Positronenemissionstomogramm als PET / CT oder PET / MRT
- Sonographie

- **Vorgehen**
- Entscheidung zur virtuellen Planung und intraoperativen Navigation
- Festlegung des operativen Feldes (region of interest)
- Festlegung der erforderlichen Genauigkeit und Referenzierung
- Aufklärung des Patienten und Einholen des »informed consent«
- Evaluation der vorhandenen Bildgebung (Eignung)
  - Abbildung des fraglichen Bereichs
  - Möglichkeit der sicheren Registrierung (Laseroberflächenregistrierung möglicherweise fehlerhaft bei deutlicher Änderung von Schwellungszuständen zwischen Bildgebung und Eingriff)
  - Möglichkeit der ausreichend genauen Registrierung (Überprüfung der anatomischen Landmarken auf Eignung)
- Bei ungeeigneten anatomischen Landmarken:
  - ggf. Setzen von Osteosyntheseschrauben (knochengetragenen fiducials) in Lokalanästhesie
  - ggf. Anfertigung einer zahngetragenen Schiene mit integrierten fiducials
  - Durchführung der zusätzlich erforderlichen Bildgebung
  - ggf. Akquise der Schiene nach Bildgebung

- ■ **Vorbereitung virtuelle Planung**
- Import der Bildgebungsdaten
- Verifikation der Vollständigkeit
- Ausrichtung der Datensätze
- Wenn erforderlich Fusion der verschiedenen Modalitäten
- Wenn erforderlich Markierung der fiducials

- ■ **Virtuelle Planung Tumor**
- Markierung von Tumoren
- Erweiterung der Markierung um Sicherheitsabstände in allen drei Dimensionen
- Planung der Randschnittlokalisationen
- Segmentieren von relevanten Strukturen

- ■ **Virtuelle Planung Rekonstruktion bei einseitiger Pathologie**
- Outlining der gesunden Seite
- Kontrolle des virtuellen Templates und ggf. Ergänzung
- Spiegelung
- Feineinpassung

2.5 · Intraoperative Navigation

Virtuelle Planung Rekonstruktion bei beidseitiger Pathologie
- Import geeigneter STL-Templates (z. B. Titannetze bei Orbitarekonstruktion, Zahnimplantate)
- Wenn erforderlich manuelle Fusion mit Referenz-datensätzen
- Kontrolle des virtuellen Templates und Feineinpassung
- Wenn erforderlich manuelle Ergänzung

Abschluss virtuelle Planung
- Evaluation der Planungsergebnisse und Besprechung im OP-Team
- Ggf. Finalisierung (Anpassung des virtuellen Plans nach Besprechung im Team)
- Datenexport für intraoperative Navigationseinheit (USB-Stick, Netzwerk, etc.)
- Archivierung der Planung
- Besprechung mit dem Patienten (Laptop, Screenshots)

Vorgehen intraoperative Navigation
- Aufstarten des Systems und Kontrolle von Daten-konsistenz und Vollständigkeit
- Patientendesinfektion
- Fixierung des DRF oder Nutzung einer Mayfield-Kopfhalterung
- Abdeckung
- Referenzierung
- Kontrolle der erreichten Genauigkeit in der region of interest
- Erneute Referenzierung falls erforderlich
- OP mit regelmäßigen systematischen Kontrollen der Systemgenauigkeit:
  - ca. alle dreißig Minuten
  - nach größeren Bewegungen bzw. Erschütterungen im OP-Gebiet
  - nach vermuteten Bewegungen am DRF oder der Mayfield-Klemme
  - vor abschließender Kontrolle und OP-Abschluss
- Dokumentation von relevanten Navigationskontrollen mittels Screenshot oder Video
- Ggf. Erfassung von dreidimensionalen Koordinaten (Biopsien, Randschnitte, Fadenmarkierungen am Präparat, belassene Tumorreste bei R2-Situation)
- Rückspielen der erfassten Daten (USB-Stick, Netzwerk, etc.)
- Herunterfahren des Systems und Demontage von DRF bzw. Mayfield-Kopfhalterung
- Ggf. Entfernen der Fiducials
- Ggf. Akquise der Schiene nach OP

Nachbereitung
- Evaluation des OP-Verlaufes mit dem OP-Team
- Archivierung der gewonnenen Screenshots oder Videos und der Logfiles
- Ggf. Archivierung der Schiene
- Erfolgskontrolle mit klinischen Abgleich
- Ggf. Fusion von postoperativen Datensätzen
- Nachbesprechung mit dem Patienten
- Ggf. Weitergabe der gewonnen Daten an weiterbehandelnde bzw. mitbehandelnde Kollegen (Pathologie, Onkologie, Strahlentherapie)

> - **Schlüssel für präzise Navigation ist eine exakte Referenzierung, daher**
>   - **Wahl der entsprechenden Referenzierung-methode**
>   - **regelmäßige Prüfung der Genauigkeit**
>   - **erneute Referenzierung wenn erforderlich**
> - **Verzicht auf intraoperative Navigation unter Beibehaltung der virtuellen Planung durch Nutzung von Insertionshilfen (sog. templates) möglich**
>   - **Reduktion des technischen Aufwands**
>   - **Reduktion der intraoperativen Flexibilität**
>   - **Erhöhung der Präzision**

! Cave
- **Bei navigationsgestützter Kontrolle nie Verlass auf einzelne Kontrollpunkte, immer Kontrolle ganzer Flächen mit dem Pointer**
- **Nie vollständiger Verlass auf Technologie, gesunden Menschenverstand einsetzen**
- **Ersatzplan für eventuellen Ausfall der intraoperativen Navigation bereithalten**

Navigation im Unterkiefer
- Spezialfall der Navigation mit entsprechenden Schwierigkeiten (Brettschart et al 2011, Lübbers et al 2011)

Problemkonstellation
- Mobilität des Unterkiefers gegen den restlichen Schädel
- Ungünstige Situation für eigene dynamische Referenzierung
  - starke Einschränkung des Platzangebots
  - bei ständiger Mobilität »unruhige« Bildschirmdarstellung
  - schneller Präzisionsverlust

Lösung
- Temporäre Fixierung des Unterkiefers gegen den Oberkiefer
- Hiermit auch Fixierung gegen die dynamische Referenz

Besonderheiten
- Präoperative Bildgebung mit identischer Unterkieferposition wie intraoperativ erforderlich
- Alternativ Referenzierung ausschließlich über anatomische Landmarken oder Fiducial Marker am Unterkiefer selbst, Navigation dann ausschließlich im Unterkiefer
- Sinnvolle Unterkieferposition für durchzuführende Bildgebung und Operation
    - Wahl einer einfachen und sicher reproduzierbaren Position (zahngetragene Schiene)
- Deutliche Weichteilverschiebungen bei jeder Bewegung des Unterkiefers

2.5.2 Möglichkeiten und Grenzen

Möglichkeiten virtuelle Planung
- Wahl beliebiger Schnittebenen und Helligkeits- bzw. Kontrasteinstellungen
- Rekonstruktion von 3 D-Modellen
- Ausnutzung der Vorteile und Umgehung der Nachteile von Bildgebungsverfahren durch Fusion aller präoperativ vorhandenen Bildgebungsmodalitäten
- Segmentierung von Teilbereichen mit entsprechender Bearbeitung (Spiegelung, Verschiebung, Verformung)
- Import vorbereiteter 3 D-Daten (Implantate, Titannetze)
- Anlage von Trajektorien (Biopsien)
- Rückwärtsplanung zur Planung knöcherner Rekonstruktionen ausgehend von prothetischen Erfordernissen
- Umsetzung virtueller Planung in reale 3 D-Modelle zur exakten Produktion und Vorbiegung von Platten oder Netzen

Verbessertes Teaching
- Präoperativ intensive Fallplanung und Diskussion
- Intraoperativ verbesserte Orientierung
- Intraoperativ verbesserte Einschätzung von Rekonstruktionen
- Postoperativ kompromisslos genaue Evaluation des Erreichten in Bezug auf gesetzte Ziele

> **Navigation kann OP-Ergebnis intraoperativ verifizieren.**
> **Intraoperative Bildgebung wird somit häufig unnötig.**

Grenzen virtuelle Planung
- Weichteileffekte nur unzuverlässig planbar
- Bei beidseitigen Pathologien oder Pathologien der Mittellinie Rekonstruktion meist nicht möglich wegen fehlender Vorlage (evtl. Standardanatomien als Vorlage)

- Navigation im Unterkiefer aufwändig und teilweise nicht sinnvoll möglich
- Navigation flexibler Instrumente eingeschränkt (keine Erfassung der Instrumentenspitze durch das System)

Postoperative Evaluation
- Korrekte Ausführung der Planung nicht Garantie für Therapieerfolg (Weichteileffekte, funktionelle Aspekte)

Weichteilnavigation
- Einschränkung aufgrund der intraoperativen Bewegung (analog brain shift)
- In fixierten Regionen (z. B. dicht am Knochen) teilweise möglich
- Lösungsansatz: Datenupdate mit intraoperativer Bildgebung

Navigation im Unterkiefer
- Eingeschränkte Möglichkeiten bei Mobilität des Unterkiefers gegen des Restschädel und somit gegen DRF
- Eingeschränkte Möglichkeit für DRF am Unterkiefer selbst (Platzmangel)
- Lösungsansatz: Fixierung des Unterkiefers in definierter Position
    - erhöhter Aufwand
    - operative Einschränkungen

Navigation flexibler Instrumente
- Einschränkung bei Nutzung konventioneller Verfahren (keine Erfassung der Instrumentenspitze durch das System)
- Lösungsansatz: Lokalisation der Spitze z. B. via Magnetfeld (Schramm et al 2007)

Literatur

Zu 2.1 Digitale Volumentomographie

Estrela C, Bueno MR, Leles CR, Azevedo B, Azevedo JR (2008) Accuracy of cone beam computed tomography and panoramic and periapical radiography for detection of apical periodontitis. J Endod 34: 273–279.

Eyrich G, Seifert B, Matthews F, Matthiessen U, Heusser CK, Kruse AL, Obwegeser JA, Lubbers HT (2011) 3-Dimensional imaging for lower third molars: is there an implication for surgical removal? J Oral Maxillofac Surg 69: 1867–1872.

Horner K (2011) Radiation Protection: Cone Beam CT for Dental and Maxillofacial Radiology. Evidence based guidelines. from www.sedentexct.eu.

Low KM, Dula K, Burgin W, von Arx T (2008) Comparison of periapical radiography and limited cone-beam tomography in posterior maxillary teeth referred for apical surgery. J Endod 34: 557–562.

Literatur

Lubbers HT, Matthews F, Damerau G, Kruse AL, Obwegeser JA, Gratz KW, Eyrich GK (2011) Anatomy of impacted lower third molars evaluated by computerized tomography: is there an indication for 3-dimensional imaging? Oral Surg Oral Med Oral Pathol Oral Radiol Endod 111: 547–550.

Lubbers HT, Matthews F, Damerau G, Kruse AL, Obwegeser JA, Gratz KW, Eyrich GK (2011) No plane is the best one-the volume is! Oral Surg Oral Med Oral Pathol Oral Radiol Endod

Miracle AC, Mukherji SK (2009) Conebeam CT of the head and neck, part 1: physical principles. AJNR Am J Neuroradiol 30: 1088–1095.

Miracle AC, Mukherji SK (2009) Conebeam CT of the head and neck, part 2: clinical applications. AJNR Am J Neuroradiol 30: 1285–1292.

de Paula-Silva FW, Wu MK, Leonardo MR, da Silva LA, Wesselink PR (2009) Accuracy of periapical radiography and cone-beam computed tomography scans in diagnosing apical periodontitis using histopathological findings as a gold standard. J Endod 35: 1009–1012.

Pogrel MA, Lee JS, Muff DF (2004) Coronectomy: a technique to protect the inferior alveolar nerve. J Oral Maxillofac Surg 62: 1447–1452.

Zu 2.2 Magnetresonanztomographie

Radeleff B, Stegen P, Kauffmann G (2011) Kapitel 5.1.3 S 79-97 Magnetresonanztomografie in: Kauffmann G, Sauer R, Weber W: Radiologie Bildgebende Verfahren, Strahlentherapie, Nuklearmedizin und Strahlenschutz 4. Auflage Urban & Fischer

Weishaupt D, Köchli VD, Marincek B (2003) Wie funktioniert MRI? Eine Einführung in Physik und Funktionsweise der Magnetresonanzbildgebung. 4. Auflage Springer Heidelberg

Zu 2.3 Computertomographie

Flohr TH (2011) Messprinzip, Bildrekonstruktion, Gerätetypen und Aufnahmetechniken in: Alkadhi H, Leschka, Stolzmnn P, Scheffel H. Wie funktioniert CT? Springer Heidelberg

Radeleff B, Kauffmann G (2011) Kapitel 5.1.3 S 73-79 Computertomografie in:

Kauffmann G, Sauer R, Weber W. Radiologie Bildgebende Verfahren, Strahlentherapie, Nuklearmedizin und Strahlenschutz. 4. Auflage Urban & Fischer

Zu 2.4 Positronen-Emissionstomographie / Computertomographie

von Schulthess GK, Steinert HC, Hany TF (2006) Integrated PET/CT: current applications and future directions. Radiology. Feb, 238(2):405-22. Review

Strobel K, Haerle SK, Stoeckli SJ et al (2009) Head and neck squamous cell carcinoma (HNSCC)–detection of synchronous primaries with 18F-FDG-PET/CT. Eur J Nucl Med Mol Imaging. Jun; 36(6):919–27

Haerle SK, Strobel K, Hany TF et. al (2010) (18)F-FDG-PET/CT versus panendoscopy for the detection of synchronous second primary tumors in patients with head and neck squamous cell carcinoma. Head Neck. Mar; 32(3):319–25

Zu 2.5 Intraoperative Navigation

Bettschart C, Kruse A, Matthews F, Zemann W, Obwegeser JA, Gratz KW, Lubbers HT (2011) Point-to-point registration with mandibulo-maxillary splint in open and closed jaw position. Evaluation of registration accuracy for computer-aided surgery of the mandible. J Craniomaxillofac Surg

Feichtinger M, Pau M, Zemann W, Aigner RM, Karcher H (2010) Intraoperative control of resection margins in advanced head and neck cancer using a 3D-navigation system based on PET/CT image fusion. J Craniomaxillofac Surg 38: 589–594.

Feichtinger M, Zemann W, Karcher H (2007) Removal of a pellet from the left orbital cavity by image-guided endoscopic navigation. Int J Oral Maxillofac Surg 36: 358–361.

Gellrich NC, Schramm A, Hammer B, Rojas S, Cufi D, Lagreze W, Schmelzeisen R (2002) Computer-assisted secondary reconstruction of unilateral posttraumatic orbital deformity. Plast Reconstr Surg 110: 1417–1429.

Lubbers HT, Matthews F, Zemann W, Gratz KW, Obwegeser JA, Bredell M (2011) Registration for computer-navigated surgery in edentulous patients: a problem-based decision concept. J Craniomaxillofac Surg 39: 453–458.

Lubbers HT, Obwegeser JA, Matthews F, Eyrich G, Gratz KW, Kruse A (2011) A simple and flexible concept for computer-navigated surgery of the mandible. J Oral Maxillofac Surg 69: 924–930.

Luebbers HT, Messmer P, Obwegeser JA, Zwahlen RA, Kikinis R, Graetz KW, Matthews F (2008) Comparison of different registration methods for surgical navigation in cranio-maxillofacial surgery. J Craniomaxillofac Surg 36: 109–116.

Schmelzeisen R, Gellrich NC, Schoen R, Gutwald R, Zizelmann C, Schramm A (2004) Navigation-aided reconstruction of medial orbital wall and floor contour in cranio-maxillofacial reconstruction. Injury 35: 955–962.

Schramm A, Gellrich N-C, Schmelzeisen R (2007) Navigational Surgery of the Facial Skeleton. Springer, Berlin Heidelberg New York

Schramm A, Gellrich NC, Gutwald R, Schipper J, Bloss H, Hustedt H, Schmelzeisen R, Otten JE (2000) Indications for computer-assisted treatment of cranio-maxillofacial tumors. Comput Aided Surg 5: 343–352.

Schramm A, Gellrich NC, Naumann S, Buhner U, Schon R, Schmelzeisen R (1999) Non-invasive referencing in computer assisted surgery. Med Biol Eng Comput 37: 644–645.

Zizelmann C, Gellrich NC, Metzger MC, Schoen R, Schmelzeisen R, Schramm A (2007) Computer-assisted reconstruction of orbital floor based on cone beam tomography. The British journal of oral & maxillofacial surgery 45: 79–80.

Notfälle in der Mund-, Kiefer- und Gesichtschirurgie

B. Stadlinger, G. Damerau und T. O. Kneschke

3.1	**Allergische Reaktion – 32**	
3.1.1	Allgemein – 32	
3.1.2	Auslöser allergischer und toxischer Reaktionen – 33	
3.1.3	Allergische und toxische Reaktionen auf Lokalanästhetika – 33	
3.2	**Nichtallergische Anaphylaxie – 34**	
3.3	**Herz-Kreislauf-Beschwerden – 35**	
3.3.1	Vasovagale Synkope – 35	
3.3.2	Hypertensive Krise – 35	
3.3.3	Tachykardie – 35	
3.3.4	Bradykardie – 36	
3.3.5	Angina Pectoris – 36	
3.3.6	Herzinfarkt – 36	
3.4	**Kardiopulmonale Reanimation (Stand November 2010) – 36**	
3.4.1	Basismaßnahmen bei Erwachsenen – 37	
3.4.2	Anwendung des automatisierten externen Defibrillators (AED) – 37	
3.4.3	Advanced life support – 39	
3.4.4	Versorgung bei return of spontaneous circulation (ROSC) – 39	
3.4.5	Besonderheiten bei Kinderreanimation – 39	
3.5	**Zerebrale Anfallsleiden – 39**	
3.5.1	Apoplex – 39	
3.5.2	Epilepsie – 40	
3.6	**Atemwegserkrankungen – 40**	
3.6.1	Hyperventilationstetanie – 40	
3.6.2	Asthma bronchiale – 40	
3.7	**Störung der Atmung und Atemwegsmanagement – 41**	
3.7.1	Störung der Atemwege – 41	
3.7.2	Atemwegsmanagement – 43	
3.8	**Diabetes mellitus – 43**	
3.9	**Verbrennungen – 43**	
	Literatur – 47	

3.1 Allergische Reaktion

B. Stadlinger und G. Damerau

3.1.1 Allgemein

- **Ätiologie**
- Hypersensitivitäts-Reaktion
- Vermittlung durch spezifische immunologische Mechanismen (Ig E)
- Histaminausschüttung aus Mastzellen, daraus resultierend Vasodilatation, Kapillarleck und Ödementstehung

> **Hiervon zu unterscheiden ist die nichtallergische Anaphylaxie (auch pseudoallergische Reaktion, anaphylaktoide Reaktion)** ▶ Abschn. 3.2

- **Ätiopathogenese**
- Unterscheidung von vier Typen der allergischen Reaktion nach Coombs und Gell

- **Typ 1**
- Sofortreaktion, Symptomatik innerhalb von Minuten
- Ig E-vermittelt
- Histaminausschüttung bei Allergenkontakt
- Vasodilatation mit Permeabilitätszunahme von Gefäßen
- Klinisches Bild:
  - Rötung
  - Ödem
  - allergisches Asthma

- **Typ 2**
- Auftreten nach 6–12 h
- Vermittlung durch Ig M und Ig G
- Aktivierung des Komplementsystems
- Beispiele einer Typ 2-Allergie:
  - hämolytische Anämie
  - Thrombopenie
  - Hashimoto-Thyreoiditis
  - Goodpasture-Syndrom

- **Typ 3**
- Auftreten nach 6–12 h
- Vermittlung durch Immunkomplexe
- Klinische Symptome:
  - Auftreten von Exanthemen (z. B. Arzneimittelexanthem)
  - Urtikaria und /oder Fieber
- Beispiele einer Typ 3-Allergie:
  - Glomerulonephritis
  - exogen-allergische Alveolitis (sog. Farmerlunge)

- **Typ 4**
- Spätallergie, Auftreten nach 12–72 h
- Reaktion T-Zell-vermittelt
- Aktivierung des Immunsystems nach Allergenkontakt
- Lokale Abwehrreaktion (z. B. Kontaktdermatitis)
- Beispiel einer Typ 4-Allergie:
  - Stevens-Johnson-Syndrom

- **Einteilung**
- Einteilung nach Klinik in 4 Schweregrade:
  - Grad 1: leichte, meist lokale Reaktion:
    - Juckreiz
    - Erythem
    - Urtikaria
    - Ödem
  - Grad 2: schwere, oftmals systemische Reaktion:
    - Tachykardie
    - Hypotonie
    - Übelkeit und Erbrechen
    - schwere Haut- und Schleimhautreaktionen
  - Grad 3: anaphylaktischer Schock:
    - Bronchospasmus
    - schwerste Dyspnoe
    - Blutdruckabfall
    - Schock
    - evtl. Bewusstlosigkeit
  - Grad 4: Herz-Kreislaustillstand:
    - Bewusstlosigkeit
    - Atemstillstand

- **Therapie**
- Erfolgt je nach Schweregrad der Reaktion

- **Grad 1**
- Unterbrechung der Allergenzufuhr, nochmaligen Kontakt vermeiden
- H_1-Antihistaminikum: z. B. Clemastin (1–2 mg per os)
- H_2-Antihistaminikum: z. B. Ranitidin (300 mg per os)
- Glukokortikoid: z. B. Prednisolon (100 mg per os, Wirkung nach 30–60 min)
- ggf. O_2-Gabe
- lokale Kühlung

- **Grad 2**
- Unterbrechung der Allergenzufuhr
- Schocklagerung
- Legen eines venösen Zugangs
- H_1-Antihistaminikum: z. B. Clemastin (2 mg i. v.)
- H_2-Antihistaminikum: z. B. Ranitidin (50 mg i. v.)

3.1 · Allergische Reaktion

- Glukokortikoid: Methylprednisolon (250–500 mg i. v. als Einmaldosis oder 1–2 mg / kg alle 6 h)
- Infusion: Ringer-Lösung
- O_2-Gabe (4–6 l / min)

■■ Grad 3
- Unterbrechung der Allergenzufuhr
- Schocklagerung
- Freihalten der Atemwege
- O_2-Gabe (4–6 l / min)
- Adrenalin (0,1 mg i. v. oder 0,3–0,5 mg i. m., Kinder: 0,1 mg / 10 kg KG), ggf. Wiederholung nach 5 min

> **❗ Cave**
> **Nie Adrenalin unverdünnt verwenden (schwere kardiale Nebenwirkungen möglich)!**
> **1 Ampulle Adrenalin (=1 mg) verdünnt auf 10 ml mit Na Cl entspricht einer Lösung mit 0,1 mg / ml**

- H_1-Antihistaminikum: z. B. Clemastin (2 mg i. v.)
- H_2-Antihistaminikum: z. B. Ranitidin (50 mg i. v.)
- Glukokortikoid: Methylprednisolon (250–500 mg i. v. als Einmaldosis oder 1–2 mg / kg alle 6 h)
- Infusion: Ringer-Lösung

■■ Grad 4
- Kardiopulmonale Reanimation ▶ Abschn. 3.4

3.1.2 Auslöser allergischer und toxischer Reaktionen

- Medikamente:
  - Lokalanästhetika
  - Penicilline
  - Cephalosporine
  - Novalgin
  - NSAR
  - Heparin
- Materialien:
  - Latex
- Inhaltsstoffe:
  - Jod
- Zu unterscheiden von allergischen oder toxischen Reaktionen sind unerwünschte Arzneimittelwirkungen, z. B.:
  - Metamizol: Agranulozytose, daher Vorsicht bei hämatopoetischen Erkrankungen
  - Heparin: heparininduzierte Thrombopenie (HIT Typ I und II)
  - Penicillin und Cephalosporin: Kreuzallergie in 10–20 %
  - Amoxicillin / Clavulansäure: Dosisanpassung bei Niereninsuffizienz

- NSAR: Nierenschädigung
- Paracetamol: Hepatotoxizität, Dosisanpassung

3.1.3 Allergische und toxische Reaktionen auf Lokalanästhetika

■ Ätiopathogenese
- Allergische Reaktion meist auf Lokalanästhetika vom Ester-Typ (z. B. Procain)
- Deutliche Reduktion allergischer Reaktionen durch Verwendung von Säureamid-Lokalanästhetika (z. B. Articain)
- Allergische Reaktion auf:
  - lokalanästhetischen Wirkstoff (s. oben)
  - beigefügte Substanzen, z. B.
    - Antioxidanzien (Natriumdisulfid) als Stabilisator in adrenalinhaltigen Lösungen
    - Konservierungsmittel (Methylparaben) in Flaschen zur Mehrfachanwendung

> **Prophylaxe**
> - Verwendung von Einmalampullen
> - Verwendung adrenalinfreier Lösungen bei Sulfitallergikern
> - In der Schwangerschaft Verwendung von Articain (hohe Plasmaeiweißbindung und schnelle Biotransformation)

■ Klinik
- Allergische Reaktion wie oben bei den allgemeinen allergischen Reaktionen beschrieben, meist Reaktion vom Soforttyp (Typ 1)
- Davon zu unterscheiden toxische Wirkung der Lokalanästhetika (z. B. bei versehentlicher intravasaler Injektion oder Überdosierung)

■■ Reaktion auf lokalanästhetischen Wirkstoff
- Intoxikationswahrscheinlichkeit steigt bei versehentlicher intravasaler Injektion
- Bei Überdosierung oder intravasaler Injektion zentralnervöse und kardiale Nebenwirkungen möglich
- Zentralnervös: zunächst Stimulation, dann Dämpfung
  - Symptome: z. B. metallischer Geschmack, vermehrter Rededrang, Kaltschweißigkeit
- Kardial: Beeinflussung des Reizleitungssystems und der Kontraktilität
  - Symptome: Bradykardie und Blutdruckabfall, selten Bewusstlosigkeit, Atemstillstand

- Myokarddepression bei normalerweise verwendeten Dosierungen unwahrscheinlich

▪▪ Reaktion auf adrenalinhaltige Lösungen
- Kardiale Reaktion bei versehentlicher intravasaler Injektion möglich (Anstieg von Puls und Blutdruck)
- Zu unterscheiden: allergische Reaktion auf Natriumdisulfid
- Bei kardial vorgeschädigten Patienten auch lebensbedrohliche Komplikationen:
  - Herzrhythmusstörungen
  - Angina pectoris
  - hypertensive Krise
- Bei Patienten mit unbehandeltem Engwinkelglaukom Auslösung eines Glaukomanfalls möglich
- Patienten mit Hyperthyreose:
  - Tachykardie
  - Hypertonie
- Bei Diabetikern:
  - Hypoglykämie bei Stresssymptomatik möglich
  - Gewebsnekrose bei bestehender Mikroangiopathie

▪ Therapie
▪▪ Therapie der Lokalanästhetika-Intoxikation
- Lokalanästhesie abbrechen
- Schocklage
- O_2-Gabe (4–6 l / min)
- Generell selbstlimitierend durch Diffusion (speziell bei Articain wegen hoher Plasmaeiweißbindung und schneller Biotransformation)
- Bei anhaltender zentralnervöser Symptomatik: vorsichtige Gabe von Diazepam oder Clonazepam 1 mg i. v. (**Cave:** Atemdepression !)
- Bei Herz-Kreislaufstillstand: Reanimation
- Möglichkeit der adjuvanten Lipidtherapie (Lipophilie der Lokalanästhetika ausnutzend)
  - Gabe von 100 ml Lipidemulsion (z B. Intralipid® 20 %) rasch als Bolus i. v. über 1 min, Bindung des freien Lokalanästhetikums
  - Infusion von 2 × 250 ml Intralipid® 20 % langsam i. v. über ca. 30 min
  - Kardiopulmonale Reanimation entsprechend Richtlinien aufrechterhalten (Lipid muss zirkulieren!)
  - Entsprechend dem Ansprechen des Patienten Wiederholung der Bolusgabe oder Erhöhung der Infusionsgeschwindigkeit
  - Gabe von mehr als 600 ml Intralipid® ist nicht sinnvoll

▪▪ Therapie der Adrenalin Intoxikation
- Generell selbstlimitierend durch Diffusion
- Lokalanästhesie abbrechen
- Schocklage
- O_2Gabe (4–6 l / min)
- Glyceroltrinitrat Pflaster 5–10 mg
- Kalziumantagonisten bei anhaltender Hypertonie (z. B. Nifedipin Kapsel 5 mg oder retard 10–20 mg p. os)

3.2 Nichtallergische Anaphylaxie

B. Stadlinger und G. Damerau

▪ Ätiologie
- Direkte Freisetzung vasoaktiver Mediatoren
- Aktivierung des Komplementsystems
- Keine immunologische Sensibilisierung

▪ Einteilung
- Wie allergische Reaktionen ▶ Abschn. 3.1.1

▪ Therapie
- Wie allergische Reaktionen ▶ Abschn. 3.1.1

▪ Differenzialdiagnosen
- Unterschiedliche Differenzialdiagnosen zur allergischen und nichtallergischen Anaphylaxie:
- Kardiovaskuläre Erkrankungen:
  - vasovagale Synkope
  - Herzrhythmusstörungen
  - hypertensive Krise
- Endokrinologische Erkrankungen:
  - Hypoglykämie
  - thyreotoxische Krise
- Neuropsychiatrische Erkrankungen:
  - Angst- oder Panikattacken
  - Hyperventilation
  - Epilepsie
  - Apoplex
- Atemwegserkrankungen:
  - Asthma bronchiale
  - Bolusaspiration
- Pharmakologisch-toxische Effekte:
  - intravasale Lokalanästhetikaapplikation
  - Alkohol

3.3 Herz-Kreislauf-Beschwerden

B. Stadlinger und G. Damerau

3.3.1 Vasovagale Synkope

- **Ätiopathologie**
- Vorübergehender Bewusstseinsverlust durch Minderperfusion des Gehirns
- Überwiegen des Vagotonus
- Auslöser:
  - Schmerz
  - Angst
  - Übermüdung

- **Klinik**
- Warnzeichen: Übelkeit, Blässe, Schwitzen
- Blutdruckabfall
- Bradykardie
- Blässe, Kaltschweißigkeit, Übelkeit, Bewusstlosigkeit

- **Therapie**
- Kopf-Tieflagerung, Anheben der Beine (Autotransfusion)
- Freihalten der Atemwege
- O_2-Gabe (4–6 l / min)

- ■■ **Prophylaktische Therapie**
- Beruhigende Behandlungsatmosphäre und suffiziente Analgesie
- Bei Angstpatienten ggf. präoperative Sedierung mittels Benzodiazepinen (z. B. Lorazepam (Tavor) 1 mg per os)
- Bei bekannter Hypotonie: prophylaktische Gabe von Etilefrin (10-20 Tropfen)

> - Differentialdiagnose der vasovagalen Synkope: anaphylaktischer Schock, Apoplex
> - Wichtig zu unterscheiden:
>   - vaskuläre Synkope aufgrund orthostatischer Hypotonie: Blutdruckabfall bei fehlender Kompensation des zerebralen Blutdrucks (z. B. bei plötzlichem Aufstehen), medikamentös induziert oder bei Volumenmangel
>   - kardiogene Synkope aufgrund einer strukturellen Herzerkrankung oder Arrhythmien

3.3.2 Hypertensive Krise

- **Ätiopathologie**
- Meist Entgleisung einer bereits vorbestehenden Hypertonie, evtl. unbehandelt
- Blutdruckkrise durch vermehrte Katecholaminausschüttung
- Auslöser: Stress, Angst oder Schmerz
- Evtl. medikamentös induziert durch Adrenalininjektion

- **Klinik**
- Blutdruckanstieg auf > 230 / 130 mm Hg, evtl.in Verbindung mit Organstörungen
- kardial: Angina pectoris
- zentral: Kopfschmerzen, Schwindel, Sehstörung, Schweißausbruch
- ggf. Atemnot, Lungenödem

❶ Cave
Zerebrale Komplikation: hypertensive Enzephalopathie bis hin zum Apoplex
Kardiale Komplikation: Gefäßruptur, Herzinfarkt, Lungenödem

- **Therapie**
- Oberkörperhochlagerung
- Messung von Puls und Blutdruck
- Nitrolingual®-Spray (Glyceroltrinitrat, 1–3 Hübe)
- O_2-Gabe (4–6 l / min)
- Notarzt rufen
- Nifedipingabe (5 mg sublingual, Kontrolle nach 5–10 min)
  - **Cave:** plötzlicher RR-Abfall möglich; alternativ Nifedipin retard 10–20 mg per os
- ggf. Sedierung mit Benzodiazepinen (z.B. Diazepam 5 mg per os)

3.3.3 Tachykardie

- **Ätiopathologie**
- Gegenreaktion auf Blutdruckabfall oder Volumenmangel (kann zum Volumenmangelschock führen)
- Medikamentös induziert: z. B. Adrenalin
- Endogen induziert: z. B. Schilddrüsenhormone
- Auslöser: Angst, Stress, Schmerz

> Tachykardie bei versehentlicher i. v.-Applikation von adrenalinhaltigen Lokalanästhetika (kurzzeitig, selbstlimitierend)
> Bei anhaltender Tachykardie Übergang in Kammerflimmern und Herzstillstand möglich

- **Klinik**
  - Herzfrequenz > 100 / min
  - Empfindung des Herzjagens
  - Evtl. Angina pectoris
  - Ggf. Bewusstlosigkeit, Blutdruckabfall, Herz-Kreislauf-Stillstand

- **Therapie**
  - Wenn erforderlich Schocktherapie mit Flachlagerung
  - Versuch der Carotis-Massage (einseitig!)
  - Ggf. Volumengabe

3.3.4 Bradykardie

- **Ätiopathologie**
  - Kardiale Ursachen
    - AV-Block
    - akutes Koronarsyndrom (ACS)
    - Myokarditis
  - Nichtkardiale Ursachen
    - vasovagale Reaktion
    - Hypoglykämie
    - Hypothermie
    - medikamentös induziert

- **Klinik**
  - Herzfrequenz < 60 / min (bei Spitzensportlern häufig)
  - Schwindel
  - Bewusstseinstrübung

- **Therapie**
  - Kopftieflage
  - O_2-Gabe (4–6 l / min)
  - Bei entsprechender Symptomatik (Schwindel, Bewusstlosigkeit) Atropin 0,5 mg i. v., Pulskontrolle, wenn nötig wiederholte Gabe nach 5 min., max. 3 mg
  - Etilefrin 10–20 Tropfen
  - Glucagon i. v. bei Auslösung der Bradykardie durch β-Blocker oder Kalziumkanal-Blocker

3.3.5 Angina Pectoris

- **Ätiopathologie**
  - O_2-Mangel des Herzmuskels bei Minderdurchblutung der Koronararterien

- **Klinik**
  - Retrosternaler Schmerz
  - Druck- bzw. Engegefühl auf der Brust
  - Angst

- Schmerzausstrahlung in linken Arm
- Kaltschweißigkeit
- Keine sichere Abgrenzung zu Herzinfarkt

- **Therapie**
  - Notarzt rufen
  - MONA:
    - **M**orphium 3–5 mg i. v., ggf. wiederholen
    - **O**$_2$ 4 l / min
    - **N**itrolingual® Spray (Glyceroltrinitrat 1–2 Hübe)
      - bei Besserung der Symptomatik: Angina pectoris, kein Myokardinfarkt
    - **A**spirin 250–500 mg i. v.
  - Oberkörperhochlagerung
  - Blutdruckkontrolle
  - EKG

3.3.6 Herzinfarkt

- **Ätiopathologie**
  - Ischämie des Herzmuskels aufgrund mangelnder koronarer Durchblutung

- **Klinik**
  - Im wesentlichen wie bei Angina pectoris
  - Vernichtungsschmerz
  - Dyspnoe
  - Todesangst
  - Blutdruckabfall
  - Tachykardie (evtl. unregelmäßiger Puls)

> ❗ **Cave**
> **Gefahr des Kammerflimmerns mit Herzstillstand**

- **Therapie**
  - siehe Angina pectoris
  - Notarzt rufen
  - MONA (Morphium, Oxygen, Nitro, Aspirin)
  - Diazepamgabe (1 mg i. v., bei Bedarf Wiederholung)

> ⊙ **Differenzialdiagnostisch ist bei ausbleibendem Erfolg von Nitro-Spray an einen Herzinfarkt zu denken**

3.4 Kardiopulmonale Reanimation (Stand November 2010)

T. O. Kneschke

- **Ätiologie Herz-Kreislauf-Stillstand**
  - Trauma
  - Elektrischer Schlag

3.4 · Kardiopulmonale Reanimation (Stand November 2010)

Tab. 3.1	Potenziell reversible Ursachen eines Herz-Kreislauf-Stillstands
5 H's	**5 T's**
Hypovolämie	Thorax (z. B. Spannungpenumothorax)
Hypoxie	Tamponade (Perikard)
Hydrogen-Ionen (Azidose)	Toxine
Hypo- oder Hyperkaliämie	Thrombose (pulmonal)
Hypothermie	Thrombose (kardial)

— Medikamente (z. B. Digoxin)
— Potenziell reversible Ursachen ◘ Tab. 3.1

■ **Symptome eines Kreislaufstillstandes**
— Bewusstlosigkeit
— Störung der Atmung, initial bei ca. 40 % der Patienten noch eine Schnappatmung vorhanden
— Pulslosigkeit (Beurteilung durch Laien nicht mehr empfohlen, da nicht zuverlässig)

3.4.1 Basismaßnahmen bei Erwachsenen

— Ansprechen des Patienten, leichtes Rütteln an der Schulter
— Hilfe rufen bei ausbleibender Reaktion
— Freimachen der Atemwege und Prüfung der Atmung
— Wenn keine normale Atmung: Alarmierung des Notrufs und Bereitstellen des Defibrillators
— Beginn Herzdruckmassage ◘ Abb. 3.1

❯ **Der präkordiale Faustschlag bei beobachtetem Herzstillstand hat gemäß neuen Richtlinien an Bedeutung verloren**

■ **Atemwege**
— Reklination des Kopfs, Anheben des Kinns mit den Fingerspitzen (Esmarch-Handgriff)
— Kontrolle der Atmung (nicht länger als 10 s)
    — Sehen: Thoraxbewegung
    — Hören: Ohr an den Mund des Patienten
    — Fühlen: Luftstrom an der Wange spüren

■ **Beatmung**
— Wenn möglich mit Atemmaske
— Insgesamt 2 Beatmungen (sollte nicht länger als 5 s in Anspruch nehmen)
— Wenn keine Atemmaske verfügbar, Mund-zu-Mund-Beatmung:

— Zuhalten der Nase mit Daumen und Zeigefinger
— Reklination des Kopfs
— Verschließen des Munds des Patienten mit eigenen Lippen
— Gleichmäßig über 1 s Luft in den Patienten blasen
— Danach Freigabe des Munds, Abwarten der Ausatmung

❯ **Im Zweifelsfall kann bei Fehlen von Hilfsmitteln auf eine Beatmung verzichtet werden. Die Herzmassage erfolgt dann kontinuierlich mit 100 Kompressionen / min**

■ **Herzkompressionen**
— Verhältnis Kompression zu Beatmung: 30 : 2
— Kompressionspunkt in der unteren Hälfte des Sternums
— Auflegen des Handballens
— Kompressionstiefe 5–6 cm
— Vollständige Entlastung des Thorax nach jeder Kompression, dabei Kontakt jedoch nicht verlieren
— Kompressionsfrequenz: 100 / min

❯ **Unterbrechungen der Herzmassage so kurz wie möglich halten. Bei mehreren Helfern nach Möglichkeit Wechsel alle 2 min (z. B. nach 6 Zyklen 30 : 2)**

3.4.2 Anwendung des automatisierten externen Defibrillators (AED)

— Standard-AED: geeignet für Kinder ab dem 8. Lebensjahr
— Bei Kindern < 8 Jahren Kindermodus oder pädiatrische Klebeelektroden verwenden
— Im Notfall auch Anwendung des AED auch bei Kindern zwischen 1. und 8. Lebensjahr möglich, nicht bei Säuglingen

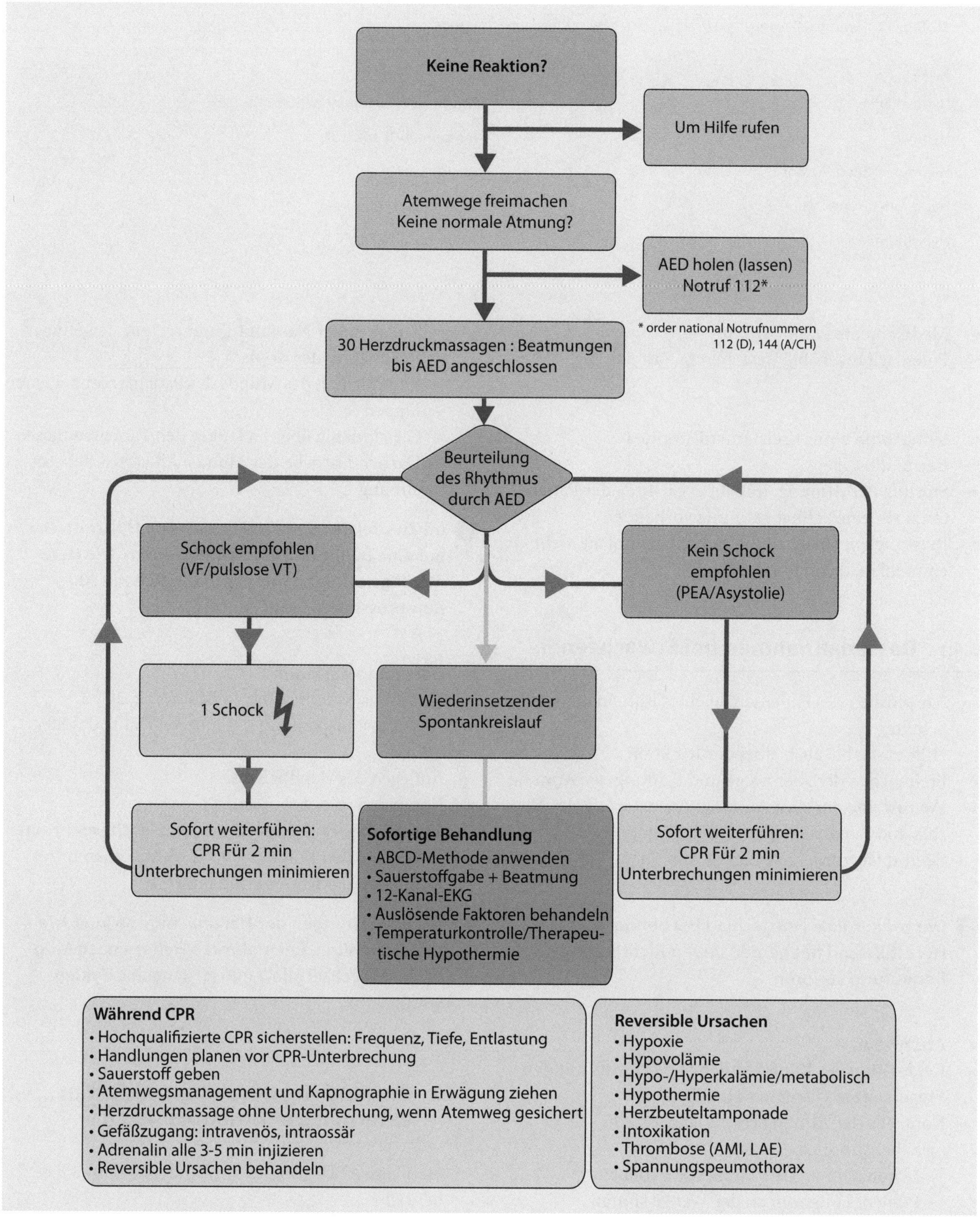

Kapitel 3 · Notfälle in der Mund-, Kiefer- und Gesichtschirurgie

Keine Reaktion?

Um Hilfe rufen

Atemwege freimachen Keine normale Atmung?

AED holen (lassen) Notruf 112*

* order national Notrufnummern 112 (D), 144 (A/CH)

30 Herzdruckmassagen : Beatmungen bis AED angeschlossen

Beurteilung des Rhythmus durch AED

Schock empfohlen (VF/pulslose VT)

Kein Schock empfohlen (PEA/Asystolie)

1 Schock ⚡

Wiedereinsetzender Spontankreislauf

Sofort weiterführen: CPR Für 2 min Unterbrechungen minimieren

Sofortige Behandlung
- ABCD-Methode anwenden
- Sauerstoffgabe + Beatmung
- 12-Kanal-EKG
- Auslösende Faktoren behandeln
- Temperaturkontrolle/Therapeutische Hypothermie

Sofort weiterführen: CPR Für 2 min Unterbrechungen minimieren

Während CPR
- Hochqualifizierte CPR sicherstellen: Frequenz, Tiefe, Entlastung
- Handlungen planen vor CPR-Unterbrechung
- Sauerstoff geben
- Atemwegsmanagement und Kapnographie in Erwägung ziehen
- Herzdruckmassage ohne Unterbrechung, wenn Atemweg gesichert
- Gefäßzugang: intravenös, intraossär
- Adrenalin alle 3-5 min injizieren
- Reversible Ursachen behandeln

Reversible Ursachen
- Hypoxie
- Hypovolämie
- Hypo-/Hyperkalämie/metabolisch
- Hypothermie
- Herzbeuteltamponade
- Intoxikation
- Thrombose (AMI, LAE)
- Spannungspeumothorax

◘ Abb. 3.1 Algorithmus des advanced life support bei Kreislaufstillstand

- **Position der Elektroden**
- Normale Position der Pads:
  - 1. Elektrode rechts parasternal unter Clavicula
  - 2. Elektrode linke mittlere Axillarlinie auf Höhe der EKG-Elektrode V 6

- Alternative Position der Pads:
  - jeweils ein Pad rechts und links seitlich am Thorax
  - ein Pad vordere Thoraxwand, ein Pad hintere Thoraxwand

3.5 · Zerebrale Anfallsleiden

■ **Elektrodenposition bei implantiertem Pacemaker**
- Mindestabstand zum Generator 8 cm (Pacerdraht fungiert als Antenne, Myokardschäden möglich)
- Elektroden-Position: anterior und lateral links oder anterior und posterior

Anwendung AED
- Zunächst Rhythmusdiagnostik mit AED (so früh wie möglich)
- Gerät einschalten
- Klebepads anschließen und der Sprachsteuerung des Gerätes folgen
- Unterbrechung der Herzdruckmassage für Analyse und Schockabgabe so wenig und so kurz wie möglich (nach Richtlinien nicht länger als 5 s)
- Nach einmaliger Schockabgabe sofortige Wiederaufnahme der Herzdruckmassage
- Erneute Rhythmusanalyse erst nach 2 min

■ ■ **Manueller Defibrillator**
- Energie-Wahl:
  - Monophasischer Impuls 360 J
  - Biphasischer Impuls mindestens 150 J

3.4.3 Advanced life support

■ **Medikamente**
- Medikamentengabe i. v. oder intraossär
- Gabe von Medikamenten über den Tubus nicht mehr empfohlen
- Adrenalin 1 mg pro Gabe ab der 3. Schockabgabe, Wiederholung alle 3–5 min
- Amiodaron 300 mg ab 3. Schockabgabe, alternativ 100 mg Lidocain (1–1,5 mg / kg Kg)
- Atropin nicht mehr routinemäßig bei Asystolie oder PEA empfohlen

■ **Intubation**
- Intubation nur durch erfahrene Helfer (keine Verzögerung der Herzdruckmassage durch Intubationsversuche)
- Frühintubation nicht mehr empfohlen
- Zur Überprüfung der Tubuslage und der Effektivität der Reanimation CO_2-Messung empfohlen

3.4.4 Versorgung bei return of spontaneous circulation (ROSC)

- Untersuchungen:
  - EKG

- Blutdruck
- BGA
- Vermeiden einer Hyperoxämie, Ziel SpO_2 94–98 %
- Glucose < 10mmol / l (180 mg / dl)
- Hypothermie bei allen komatösen Patienten unabhängig vom initialen Herzrhythmus, Ziel 32–34 ° für 12–24 h

3.4.5 Besonderheiten bei Kinderreanimation

- Keine initiale Pulskontrolle
- Laienreanimation 30 : 2
- Professionelle Helfer 15 : 2, alleine 30 : 2
- Kompressionstiefe ca. ½ des anterio-posterioren Körperdurchmessers, Säuglinge 4 cm und Kinder 5 cm
- Kompressionsfrequenz 100 / min
- Energielevel bei manuellen Defibrillatoren 4 J / kg KG, vorzugsweise als biphasischer Impuls

3.5 Zerebrale Anfallsleiden

B. Stadlinger und G. Damerau

3.5.1 Apoplex

■ **Ätiologie**
- nicht-hämorrhagisch:
  - bei Gefäßverschluss (z. B. durch Thrombembolie)
  - 80–85 % der Fälle
- hämorrhagisch:
  - nach Hirngefäßruptur
  - 15–20 % der Fälle

■ **Klinik**
- Spontan auftretende Schwäche oder Plegie von Armen, Gesicht oder Beinen
- Gesichtsfeldeinschränkung
- Wortfindungsstörung, Aphasie
- Bulbusabweichung
- Schwindel
- Kopfschmerzen

■ **Therapie**
- Notarzt rufen
  - Möglichst Einweisung in »stroke-unit«
  - Lysetherapie innerhalb von 3 h nach Symptombeginn
  - nach operativen Eingriffen mit letalem Blutungsrisiko Lysetherapie kontraindiziert

- Atemwege freihalten
- Oberkörperhochlagerung
- O_2 Gabe (4–6 l / min)
- Blutdruckkontrolle
- Blutzuckermessung (Ausschluss Hypo- bzw. Hyperglykämie ► Abschn. 3.8)

3.5.2 Epilepsie

- **Ätiologie**
- Krampfanfälle resultierend aus erhöhter zentralnervöser Erregbarkeit
- Dysfunktion des ZNS (passager, plötzlich auftretend)
- Zeitlich begrenzte Entladungsfolgen im ZNS

- **Klassifikation von Anfällen**
- Primär generalisierte Anfälle (tonisch-klonisch)
- Sekundär generalisierte Anfälle (fokal eingeleitet)
- Fokale Anfälle (partiell, lokalisationsbezogen)

- **Klinik**
- Generalisierte Anfälle meist Ablauf in drei Phasen
  - präkonvulsiv mit Aura
  - konvulsiv:
    - initialer Schrei
    - plötzliches Krampfen mit Sturz
    - eventuell Urin- oder Stuhlabgang
  - postkonvulsive Phase:
    - Benommenheit
    - retrograde Amnesie
    - Terminalschlaf
- Absence
  - Aussetzer von wenigen Sekunden
  - Weiterführen von Bewegungen dabei unter Umständen möglich
- Status epilepticus
  - Dauer der tonisch-klonischen Anfälle > 5 min
  - Dauer von fokalen Anfällen und Absencen > 20–30 min
  - Sequenz von Anfällen ohne vollständige interiktale Restitution

- **Therapie**
- Notruf
- Patient vor Verletzungen schützen, nicht festhalten
- Atemwege freihalten
- Entfernung von Zahnersatz soweit möglich
- Diazepam 10 mg i. v.
- Blutzucker kontrollieren (< 3 mmol / l: 100 ml Glucose 20 % i. v.)

- **Differenzialdiagnosen zum epileptischen Anfall**
- Psychogener nichtepileptischer Anfall
- (konvulsive) Synkope
- REM-Schlaf-Verhaltensstörung (Anfälle aus dem Schlaf)

3.6 Atemwegserkrankungen

B. Stadlinger und G. Damerau

3.6.1 Hyperventilationstetanie

- **Ätiologie**
- Respiratorische Alkalose durch gesteigerte CO_2-Abatmung
- Gesteigerte Erregbarkeit der Muskulatur
- Auslöser: oft Angst oder Stress

- **Klinik**
- Schnappatmung
- Atemnot
- Schwindel
- »Pfötchenstellung«

- **Therapie**
- Beruhigung
- Versuch der CO_2-Rückatmung (z. B. Plastiktüte)
- Bei Bedarf Diazepam 5 mg per os

3.6.2 Asthma bronchiale

- **Ätiologie**
- Chronisch entzündliche Erkrankung mit bronchialer Hyperreagibilität
- Kennzeichen: exspiratorische Dyspnoe
- Ursache:
  - Allergie
  - nichtallergisches (intrinsisches) Asthma

- **Klinik**
- Atemnot (häufig anfallsartig)
- Giemen
- Husten
- Brustenge

- ■ ■ **Schwerer Anfall**
- Atemfrequenz ≥ 25 / min
- Puls ≥ 110 / min
- Sprechdyspnoe
- Zyanose (ausgeprägt, lebensbedrohlich)
- silent chest (kein Atemgeräusch auskultierbar)

3.7 · Störung der Atmung und Atemwegsmanagement

- Hypotonie
- Verwirrtheit, Koma

Status asthmaticus
- Lebensbedrohliche Situation
- Nicht selbstlimitierender Asthmaanfall

Therapie
- Asthmaanfall:
  - sitzende Lagerung (Unterstützung der Atemhilfsmuskulatur)
  - β_2-Sympathomimetikum (Fenoterol-Inhalation, 2–4 Hübe, ggf. Wiederholung
  - Muskarinantagonist Ipratropiumbromid (2–4 Hübe)
  - Theophyllin 5 mg / kg i. v. über 20 min
  - Prednisolonäquivalent 25–100 mg per os oder i. v.
  - O_2-Gabe (4–6 l / min)

❗ Cave
Bei prädisponierten Personen Auslösen eines Asthmaanfalls nach NSAR-Gabe möglich!

3.7 Störung der Atmung und Atemwegsmanagement

T. O. Kneschke

3.7.1 Störung der Atemwege

Ätiologie

Atemdepression
- Überhang von Medikamenten, z. B. Opiate
- Erkrankungen des zentralen Nervensystems
- Schädel-Hirn-Traumen

Obstruktion der Atemwege
- Akut
  - Zunge (verminderter Tonus bei Medikamentenüberhang)
  - Fremdkörper, z. B. Erbrochenes, Blutkoagel, Kompressen zum Abstopfen
  - Laryngospasmus
  - Trauma der Atemwege
- Verzögert
  - Schwellung und Ödem, bedingt durch
    - Blutung
    - Inflammation
    - chemische Irritation (z. B. Verätzung)
    - elektrisches Trauma
  - Verbrennung

❗ Cave
Atemwegsobstruktion bei intermaxillärer Fixation: lebensbedrohliche Situation, daher immer eine Drahtschere am Patienten bereithalten!

Einteilungen

Schwierige Atemwege
- Schwierige Maskenbeatmung
- Schwierige Intubation: > 3 Versuche oder > 10 min zum Platzieren eines Tubus
- Schwierige Laryngoskopie: Larynx nicht einsehbar (entsprechend Klassifikation nach Cormack und Lehane Grad III und IV)

Mallampati-Klassifikation als Hinweis auf Intubationsschwierigkeiten ◪ Abb. 3.2
- Untersucher blickt in den maximal geöffneten Mund des Patienten:
  - Grad I: weicher Gaumen, Uvula und seitliche Gaumensegel sichtbar
  - Grad II: seitlicher Gaumen und Spitze der Uvula nicht mehr sichtbar
  - Grad III: weicher Gaumen und Basis der Uvula
  - Grad IV: nur harter Gaumen einsehbar
- Ab Grad III Intubationsschwierigkeiten zumindest einkalkulieren

Klassifikation nach Cormack und Lehane ◪ Abb. 3.3
- Einteilung der Laryngoskopie nach Einsehbarkeit des Larynx
  - Grad I: Glottis komplett einsehbar
  - Grad II: nur posteriore Anteil der Glottis mit Aryregion einsehbar
  - Grad III: nur Epiglottis sichtbar
  - Grad IV: Epiglottis nicht sichtbar, nur weicher Gaumen

Maxillofaziale Traumen mit Störung der Atemwege
- Blockierung des nasopharyngealen Atemwegs durch posterior-inferiore Verschiebung einer Maxillafraktur
- Blockierung des Oropharynx durch bilaterale anteriore Mandibulafraktur mit posteriorer Verschiebung und Verlagerung der Zungenbasis in Rückenlage
- Verlegung der Atemwege
  - Zahn- oder Knochenfragmente
  - Blut
  - Erbrochenes
- Atemwegsobstruktion durch Blutungen
- Weichteilschwellungen durch Traumata an Kopf und Hals
- Zervikale Atemwegsobstruktion durch Traumen an Larynx und Trachea mit Schwellung und Verlagerung

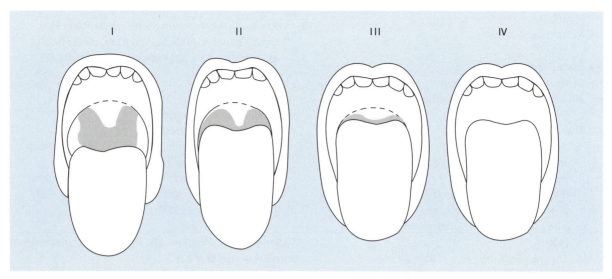

Abb. 3.2 Modifizierte Mallampati-Klassifikation zur Einschätzung einer schwierigen Intubation

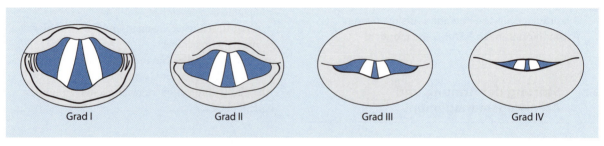

Abb. 3.3 Laryngoskopisches Bild des Larynxeingangs (Klassifikation nach Cormack)

Cave
Traumapatienten haben häufig eine schwierige Maskenbeatmung und Intubation

Symptome
- Einsatz der Atemhilfsmuskulatur
- Giemen und Brummen
- Stridor
- Husten
- Zyanose
- Apnoe
- Bewusstseinstörungen, Agitation

Beurteilung der Atemwege
- Beurteilung der Mundöffnung (Beeinträchtigung z. B. durch Traumen im Temporomaxillargelenk oder im Ramus zygomaticus)
- Beurteilung nach Mallampati
- Beurteilung der Reklination (Immobilisation der Halswirbelsäule bei Verletzungen)
- Suche nach atemwegsbeeinträchtigenden Verletzungen
- Suche nach eventuellen Schwellungen oder Blutungen

Anzeichen für eine zu erwartende schwierige Intubation
- Dicker und kurzer Hals
- Eingeschränkte Reklination der HWS
- Eingeschränkte Mundöffnung (< 2 cm)
- Makroglossie
- Kiefergelenksankylosen
- Prognathie
- Große Struma (evtl. mit Trachealverlagerung)
- Prominente obere Schneidezähne
- Patient mit Ausweis über vorangegangene schwierige Intubation
- Syndrome mit zu erwartender schwieriger Intubation:
  - Trisomie 21: große Zunge, kleiner Mund
  - Goldenhar: mandibuläre Hypoplasie, HWS-Veränderungen
  - Klippel-Feil: eingeschränkte Reklination bei Halswirbelblockbildung
  - Pierre-Robin: Mikrogenie, große Zunge, Gaumenspalte
  - Treacher-Collins: Mikrognathie, Choanalatresie

3.9 · Verbrennungen

— Franceschetti: Mittelgesichtshypoplasie, Mikrognathie, Ohrmissbildung
— Akromegalie: Makroglossie, Progenie

3.7.2 Atemwegsmanagement

— Bei bewusstseinsklaren Patienten zunächst keine Sedierung (Gefahr des Tonusverlusts mit konsekutiver Verlegung der Atemwege)
— Bei spontaner und suffizienter Atmung (fühlbarer Luftstrom über Mund und Nase) Vorbereitung der Atemwegssicherung unter kontrollierten Bedingungen
— Berücksichtigung des Algorithmus für schwierige Atemwege der American Society of Anesthesiologists (ASA) ■ Abb. 3.4
— Freimachen der Atemwege (Esmarch-Handgriff)
— Verhinderung der Obstruktion der Atemwege durch die Zunge durch Einlage eines Wendel- oder Güdel-Tubus (Wendel nasal beim wachen und Güdel oral beim schlafenden Patienten)
— Frühzeitig Hilfe anfordern
— Bei insuffizienter Spontanatmung Beatmung des Patienten mit Maske und Beutel
— Intubation, wenn ohne Probleme möglich
— Alternativen bei schwieriger Intubation:
 — Einlage Larynxmaske bzw. Intubationslarynxmaske
 — Combitubus oder Larynxtubus
 — Fiberoptische Intubation
 — Koniotomie oder Einsatz eines Minitracheotomiesets (z. B.Mini-Trach II)
 — Tracheotomie (evtl. unter Lokalanästhesie)
 — Retrograde Intubation

> Bei tracheotomierten Patienten mit Atemnot immer die Innenkanüle entfernen, da diese möglicherweise mit Sekret verstopft ist.

- **ASA-Algorithmus für schwierige Atemwege**
— Vorgehen bei schwierigen Atemwegen gemäß American Society of Anesthesiologists (ASA) ■ Abb. 3.4

3.8 Diabetes mellitus

B. Stadlinger und G. Damerau

- **Definition**
— Vorliegen erhöhter Blutzuckerwerte nach WHO 2006
— Normwerte: < 110 mg / dl bzw. 6,1 mmol / l
— Erhöhte Werte: ≥ 126 mg / dl bzw. 7,0 mmol / l

- **Klassifikation**
— Typ I-Diabetes: bedingt durch Insulinmangel
— Typ II-Diabetes: bedingt durch Insulinresistenz

- **Klinik**
— Hyperglykämie oder diabetische Ketoazidose (Blutglukose > 250 mg / dl bzw.> 14 mmol / l)
 — Durstgefühl
 — Übelkeit, Erbrechen
 — Muskelkrämpfe
 — Azetongeruch (respiratorisch kompensierte, metabolische Azidose)

❶ Cave
Bewusstseinsstörung bis Coma diabeticum

— Hypoglykämie (Blutglukose ≤ 65 mg / dl bzw. ≤ 3,6 mmol / l)
 — Schwächegefühl
 — Schweißausbruch
 — Hungergefühl
 — Aggressivität
 — Tremor

❶ Cave
Bewusstlosigkeit, hypoglykämisches Koma

- **Therapie**
- ■ **Diabetische Ketoazidose**
— Notruf
— Infusion mit Ringer-Lösung
— O_2-Gabe (2–3 l / min)
— BZ-Kontrolle

- ■ **Hypoglykämie**
— Verabreichung zuckerhaltiger Nahrungsmittel (z. B. Traubenzucker, Kohlenhydrate)
— Glukoselösung i. v. 40 % (25–50 g) oder Glucagon 0,5–1 mg s. c.
— Notruf bei Bewusstseinsverlust
— Bei Bewusstlosigkeit: 20 ml Glucose 50 % als Bolus i. v.
— BZ-Kontrolle

3.9 Verbrennungen

T. O. Kneschke

- **Ätiologie**
— Thermisch
 — Verbrühung (25–30 %)
 — Feuer (50 %)
 — Explosionen (ca. 10 %)

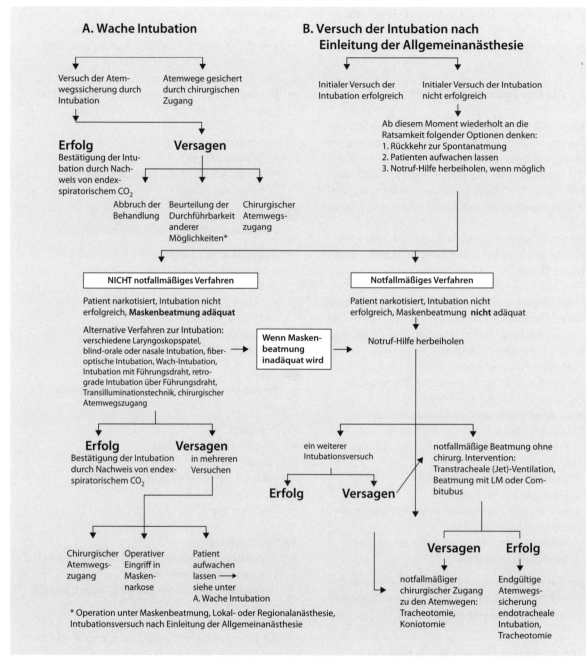

◘ Abb. 3.4 Vorgehen bei schwierigen Atemwegen (ASA: difficult airway management)

- Chemisch durch Säure oder Laugen (2–5 %)
- Elektrisch (ca. 10 %, bei Hochspannung auch innere Verbrennungen)
- Strahlung (Sonne, Solarium, ionisierende Strahlung)
- Mechanische Reibung

- **Einteilungen**
- Nach Tiefe der Hautschädigung
- Nach Größe der betroffenen Körperoberfläche (KÖF)

- **Einteilung nach Tiefe**
- Grad I: oberste Epidermis
- Grad II
  - oberflächlich: Epidermis und oberer Anteil des Coriums
  - tief: bis in die tiefen Schichten des Coriums nahe der Subkutis
- Grad III: alle Hautschichten

3.9 · Verbrennungen

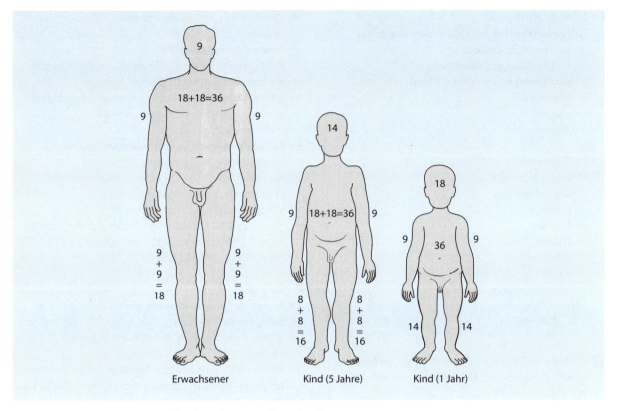

Abb. 3.5 Abschätzung des Ausmaßes der verbrannten KÖF nach Wallace

- **Einteilung nach Ausdehnung**
- Angabe in Bezug auf die Körperoberfläche (KÖF) in Prozent
- Genaue Berechnung über Tabellen der KÖF
- Abschätzung im Notfall anhand der sog. Neunerregel nach Wallace ◘ Abb. 3.5
  - Gewichtung von Grad II und III gleich, Grad I nicht gezählt
  - Verteilung bei Erwachsenen und Kinder unterschiedlich

- **Prognose**
- Erfolgt anhand statistischer Diagramme (z. B. über abbreviated burn severity index, sog. ABSI-Score)
- Den Spezialkliniken vorbehalten
- Endgültige Beurteilung der Ausdehnung erst nach Wunddebridement

> Verbrennungen in geschlossenen Räumen sind häufig mit einem Inhalationstrauma und einer Kohlenmonoxidvergiftung assoziiert

- **Klinik**
- Grad I:
  - Farbe rot
  - wegdrückbar
  - Wundgrund trocken und weich
  - keine Blasen
  - schmerzhaft
  - Haare halten bei Zug
- Grad II (oberflächlich):
  - Farbe rot, evtl. auch blass
  - wegdrückbar
  - Wundgrund feucht mit Blasen, weich
  - schmerzhaft
  - Haare halten bei Zug
- Grad II (tief):
  - Farbe rot
  - schlecht wegdrückbar mit weißen Stellen
  - Wundgrund trocken evtl. auch feucht und dabei weich bis hart
  - schmerzhaft bis schmerzfrei
  - Haare fallen aus
- Grad III:
  - Farbe weiß
  - nicht wegdrückbar
  - Wundgrund trocken und hart
  - schmerzlos
  - Haare und Nägel fallen aus

▪▪ Inhalationstrauma
- Klinische Hinweise auf ein Inhalationstrauma
  - Verbrennung im Gesicht
  - Verbrennung der Nasenhaare
  - Rauchspuren in Nase und Mund
  - Heiserkeit
  - Husten
  - Atemnot

▪▪ Kohlenmonoxidvergiftung (CO)
- Klinische Hinweise auf eine CO-Vergiftung
  - Kopfschmerzen
  - Euphorie
  - Übelkeit
  - Nausea
  - Erbrechen
  - kirschrote Schleimhäute
  - bei CO-Spiegeln über 50 %
    - Koma
    - Krämpfe
    - Tod

> ❯ CO hat eine 210-fach höhere Affinität zum Hämoglobin als O_2 und verdrängt das O_2ohne Auftreten einer Zyanose

▪ Diagnostik
- Anamnese und klinische Untersuchung
- Vorsichtige Nadelstichprobe zur Differenzierung der Verbrennungstiefe möglich
- Suche nach Hinweisen auf ein Inhalationstrauma
  - Bei Verdacht auf Inhalationstrauma Laryngoskopie und Bronchoskopie
- Labor (Hb, Hkt, Eiweiß, Blutgasuntersuchung mit Kohlenmonoxid)
- Gegebenenfalls radiologische Untersuchungen zum Ausschluss von Begleitverletzungen
- Bei Explosionstraumen: Hals-Nasen-Ohren-Spezialist zur Abklärung von Trommelfellrupturen oder Innenohrverletzungen
- Bei Beteiligung der Augen: Augenärztliche Mitbeurteilung

▪ Triage
▪▪ Ambulante Versorgung möglich
- Verbrennungen Grad I und Grad II oberflächlich
- Ausdehnung < 10 % Körperoberfläche (KÖF)
- Alter zwischen 12 und 70 Jahren

▪▪ Stationäre Aufnahme
- Verbrennungen Grad II und III
- Ausdehnung > 10 % KÖF

- Beteiligung von Gesicht, Händen, Füßen, Genitalbereich
- Elektro-und Blitzunfälle
- Patienten nach Bränden in geschlossenen Räumen
- Verbrennungen mit Begleitverletzungen
- Vorerkrankungen, z. B. Herz-Kreislauf-Erkrankungen, Diabetes, Immunsuppression etc.

▪▪ Einweisung in ein Verbrennungszentrum
- Verbrennungsausdehnung > 20 % KÖF
- Verbrennungen Grad II tief an Gesicht und Hals, Händen, Füßen, Genitalbereich
- Verdacht auf Inhalationstrauma
- Säuglinge und Kleinkinder, Kinder < 8 Jahre, alte Patienten (> 60 Jahre) mit Verbrennungen > 10 % KÖF
- Starkstrom- und Blitzunfälle

▪ Therapie
▪▪ Erstversorgung außerklinisch
- Selbstschutz beachten
- Entfernung der Hitzequelle bzw. des Stroms
- Entfernen der heißen Kleidung
- Kühlen für 15–20 min mit Leitungswasser, Temperatur ca. 12–18 ° C (Linderung von Schmerz, Reduktion des sog. Nachbrennens)

> ❯ Bei Kindern mit großflächigen Verbrennungen Auskühlung möglich!
> Bei chemischen Verletzungen mit elementarem Natrium, Kalium und Lithium keine Kühlung (exotherme Reaktion) mit Wasser!

- Analgesie
- Volumentherapie mit balancierten kristalloiden Lösungen, z. B. Ringerlactat, Ringerfundin
  - obligat bei Verbrennung > 15 % KÖF bei Erwachsenen und > 8 % KÖF bei Kindern
- Notfallmäßige Intubation:
  - schwere Verbrennungen über 50 % KÖF
  - Verbrennungen im Gesicht
  - Inhalationstrauma
  - Koma
  - schwere Begleitverletzungen
- Beatmung mit FiO_2 1,0 bei Verdacht auf Kohlenmonoxidvergiftung

▪▪ Erstbehandlung im Spital
- Entkleidung des Patienten, evtl. Umlagerung in steriles Bett
- Legen großlumiger periphervenöser Zugänge
- Eventuell Anlage einer arteriellen Druckmessung
- Wenn erforderlich Intubation
- Anlage eines Dauerkatheters
- Analgesie

Literatur

- Tetanusprophylaxe
- Suche nach Begleitverletzungen, evtl. Notoperation
- Eintrittsbad und Debridement (Escharotomie und Fasziotomie bei Erfordernis)
- Beurteilung der Ausdehnung und Tiefe der Verbrennungen
- Berechnung des Volumenersatzes (Parkland-Formel nach Baxter)
  - 4 ml Ringerlösung × % verbrannte KÖF × kg KG
  - Berechneter Flüssigkeitsbedarf für 24 h ab Ereignis
  - Gabe der ersten Hälfte innerhalb der ersten 8 h, zweite Hälfte über folgende 16 h
  - Urinausscheidung mindestens 1 ml / kg KG
- Erstellen eines Behandlungsplans

■■ Therapie der Brandwunden
- Grad I
  - Applikation von fettenden Salben oder Cremes
  - Analgetika (topisch und oral)
  - Antihistaminika
  - Heilung nach 5–10 Tagen mit Restitutio ad integrum
- Grad II (oberflächlich)
  - Systemische Analgetika
  - Geschlossene Therapie: Verbände mit Fettgaze (z. B. Bactigras) oder Silbersulfadiazin (z. B. Flammazine)
  - Offene Therapie bzw. Exposition: Austrocknen der Wunde mit Fönen oder desinfizierendem Spray bzw. Schaum (z. B. Hexacorton), Anwendung vorwiegend bei Verbrennungen im Gesicht
  - Heilt meist in 10–14 Tagen, Restitutio ad integrum
- Grad II (tief)
  - Analgesie
  - Frühe tangentiale Exzision und Deckung mit Spalthaut
  - Bei Verbrennungen > 30 % KÖF evtl. Deckung mit Allograft oder autologen Keratinozyten
  - Verbände mit Fettgaze und Silbersulfadiazin
  - Abheilung mit Narbenbildung
- Grad III
  - Frühe tangentiale und totale Exzision mit Deckung durch Spalthaut, Allograft, Dermisäquivalent oder autologen Keratinozyten
  - Therapie als ein- oder zweistufiges Schema, bei 2 Stufen 24–72 h nach Exzision Reevaluation des Wundgrunds mit eventuell folgender Deckung

■■ Verbrennungen im Mund-Kiefer-Gesicht-Bereich
- Augen
  - Anstreben eines frühen Lidschlusses, evtl. Deckung

  - Bei Kontrakturen Keratitis und Visusverlust möglich
  - Therapie: Augensalbe und evtl. Tarsorrhaphie
  - Komplikationen: Ektropium bei Narbenbildung
- Mund
  - Bei Komplikationen mit Mikrostomie ggf. sekundäre Lappenplastik
- Nase
  - In der Regel gut erhalten (relativ dicke Haut)
- Ohr
  - Prophylaxe von Druckläsionen durch Lagerung im Ringkissen
  - Therapie: Debridement, Deckung des freiliegenden Knorpels oder Einnähen in Weichteiltasche
- Zunge
  - Gelegentlich Koagulationsnekrosen (weißliches Erscheinungsbild)
  - Gelegentlich Ulzerationen und Verlust der Mukosa (sehr schmerzhaft)
  - Therapie: systemische Analgetika und Topica

> **Keine routinemäßige prophylaktische antibiotische Therapie**

■ Komplikationen
- Organversagen mit Schock, Niereninsuffizienz, Acute Respiratory Distress Syndrom (ARDS), Disseminated Intravascular Coagulopathy (DIC), Ileus, Pankreatitis
- Wundinfektionen (50 % der Todesfälle bei protrahierten Infektionen und anschließender Sepsis)
- Katabolie mit Reduktion der Lean Body Mass
- Keloidbildung
- Entwicklung hypertropher Narben

Literatur

AWMF Leitlinie 030/041 (2008) Erster epileptischer Anfall und Epilepsien im Erwachsenenalter
AWMF Leitlinie 030/079 (2008) Status epilepticus im Erwachsenenalter
AWMF Leitline 053/011 (2006) Schlaganfall
AWMF-Leitlinien: Thermische und chemische Verletzungen, Stand 06.04.2011
AWMF Leitline nvl-002 (2011) Asthma
Averbeck M, Gebhardt C, Emmrich F, Treudler R, Simon JC (2007), Immunologische Grundlagen der Allergien. JDDG 5(11): 1015–1027
Böhm B, Dreyer M, Fritsche A, Füchtenbusch M, Gölz S, Martin S (2011) Leitlinie Deutsche Diabetes Gesellschaft
British Guideline on the Management of Asthma (2009) British Thoracic Society, London
Deakin CD, Nolan JP, Soar J, Sunde J, Koster RW, Smith GB, Perkins GD (2010) Erweiterte Reanimationsmaßnahmen für Erwachsene (»advanced life support«), Notfall Rettungsmed 2010 13:559–620

Deakin CD, Nolan JP, Soar J, Sunde K, Koster RW, Smith GB, Perkins GD (2010) Erweiterte Reanimationsmaßnahmen für Erwachsene. NotfallRettungsmed 13: 559–620

Deakin CD, Nolan JP, Sunde K, Koster RW (2010) Elektrotherapie: automatisierte Defibrillatoren, Defibrillation, Kardioversion und Schrittmachertherapie. NotfallRettungsmed 13: 543–558

Gell PGA, Coombs RRA (1963) Clinical Aspects of Immunology, Blackwell, London

Griffin JER et al. (2005) Management of the maxillofacial burn patient: Current therapy, J Oral Maxillofac Surg 63(2):247–252

Heck M, Fresenius M (2004) Atemwegsmanagement. In: Heck M, Fresenius M Repetitorium Anästhesiologie, 4. Aufl. Springer Berlin Heidelberg New York S 105–121

Johansson SGO, Bieber T, Dahl R, Friedmann PS, Lanier BQ, Lockey RF et al. (2004), Revised nomenclature for allergy for global use: Report of the Nomenclature Review Committee of the World Allergy Organization, October 2003. J Allergy Clin Immunol 113(5):833–836

Johansson, S. G., T. Bieber, et al. (2004) Revised nomenclature for allergy for global use: Report of the Nomenclature Review Committee of the World Allergy Organization, October 2003. J Allergy Clin Immunol 113(5):832–836

Koster RW, Baubin MA, Bossaert LL, Caballero A, Cassan P, Castrén M, Granja C, Handley AJ, Monsieurs KG, Perkins GD, Raffay V, Sandrani C (2010) Basismaßnahmen zur Wiederbelebung Erwachsener und Verwendung automatisierter externer Defibrillatoren. NotfallRettungsmed 13: 523–542

Künzi W, Wedler V (2004) Wegweiser Verbrennungen. Institut biochimique SA

Krausz AA, Abu el-Naaj I, Barak M (2009) Maxillofacial trauma patient: coping with difficult airway. World Journal of Emergency Surgery 4:21

Müller CK, Nentwig GH (2009) Lokalanästhesie bei chronisch Kranken, Quintessenz 60(12):1417–1422

Nardi A, Freire RC, Zin WA (2009) Panic disorder and control of breathing. Respir Physiol Neurobiol 167: 133–143

Richter T, Sutarski S (2009) Tracheostoma. Anaesthesist 58: 1261–1274

Ring J, Brockow K, Duda D, Eschenhagen T, Fuch T, Huttegger I et al. (2007) Akuttherapie anaphylaktischer Reaktionen, AWMF Leitlinie Nr. 061/025

Schälte G, Rex S, Henzler D (2007) Atemwegsmanagement. Anaesthesist 56: 837–857

Schijatschky M, (1992) Lebensbedrohliche Zwischenfälle in der zahnärztlichen Praxis, 5., überarb. Auflage, Quintessenz Verlag, Berlin

Weinberg GL (2012) Lipid emulsion infusion: resuscitation for local anesthetic and other drug overdose. Anesthesiology 117 (1):180–7

World Health Organisation / International Diabetes Foundation (2006) Definition and diagnosis of diabetes mellitus and intermediate hyperglycemia, WHO Document Production Services, Geneva, Switzerland

Ziebart T, Daubländer M (2010) Notfälle in der Zahnarztpraxis, Zahnmedizin up2date 1:71–84

Ziegenfu T (2007) Notfallmedizin, Springer, Berlin

Ziegler A (2009) Die Lokalanästhesie in der Zahnmedizin, Quintessenz 60(12):1407–1414

Orale Chirurgie

M. Locher

4.1 Lokalanästhetika – 50
4.1.1 Grundlagen – 50
4.1.2 Techniken – 51
4.1.3 Mögliche Komplikationen – 54

4.2 Wurzelspitzenresektion – 54
4.2.1 Diagnose – 54
4.2.2 Untersuchungen – 55
4.2.3 Entscheidungsfindung – 56
4.2.4 Operation – 57
4.2.5 Prognose – 59

4.3 Weisheitszahnentfernung – 59
4.3.1 Klassifikation – 60
4.3.2 Operative Entfernung – 62

Literatur – 64

4.1 Lokalanästhetika

4.1.1 Grundlagen

Pharmakologie

- **Einteilung**
- Unterscheidung nach der chemischen Grundstruktur
- Aufbau aus lipophilem und hydrophilem Anteil, die mit einer Ester- oder Amidbindung verbunden sind

- **Ester-Typ**
- Procain
- Tetracain
- Benzocain

- **Amid-Typ**
- Lidocain
- Mepivacain
- Prilocain
- Bupivacain
- Articain
- Ropivacain

- **Wirkungsweise**
- Blockierung der Natriumionenkanäle kommt durch das Kation zustande; dadurch Verhinderung der Depolarisation
- Lokalanästhetikum liegt im infiltrierten Gebiet, abhängig vom pH und der Dissoziationskonstanten pK_a, als Base oder Kation vor
- Axonwand wird nur von der lipophilen Base durchdrungen
- Anteil der Base hängt von der Dissoziationskonstanten pK_a und dem pH Wert ab:
  - je höher der pK_a-Wert, desto weniger Base liegt bei gleichem pH vor
  - bei niedrigem pH-Wert liegt weniger Base vor; damit kann weniger durch die Axonwand in das Zellinnere gelangen, z. B. bei Entzündung
- Lokalanästhetika ohne Vasokonstriktorenzusatz führen in unterschiedlichem Maß zur Gefäßdilatation. Daraus folgen:
  - höherer Plasmaspiegel und Toxizität
  - rascherer Wirkungsabfall
  - vermehrte Blutung
- Vasokonstriktorenzusatz bewirkt:
  - langsameren Abtransport des Lokalanästhetikums
  - längere Wirkungsdauer
  - geringeren Plasmaspiegel und Toxizität
  - verminderte Blutung im Operationsgebiet

- **Verwendete Vasokonstriktoren**
- Epinephrin (Adrenalin)
- Vasopressine (z. B. Felypressin, Octapressin)
- Levodornefrin

> ❗ **Cave**
> **Vasopressine können bei Schwangeren Uteruskontraktionen hervorrufen.**

- **Entzündungen im Gewebe**

Geringere und kürzere Wirkung der Terminalanästhesie, da:
- vermehrte Durchblutung mit schnellerem Abtransport des Lokalanästhetikums
- pH-Wert im Gewebe niedriger
- weniger Base
  Beispiel
  bei Dissoziationskonstante $pK_a = 7{,}9$
  - pH = 7,4   25 % Base
  - pH = 6   1 % Base

- **Wirkungseintritt**

Abhängig von verschiedenen Faktoren:
- pK_a-Wert
- pH-Wert des Gewebes
  - je näher dem physiologischen pH, desto rascher
  - bei niedrigerem pH langsamerer Wirkungseintritt
- Temperatur des Lokalanästhetikums
  - bei Kälte
    - pK_a-Wert steigt
    - langsamerer Wirkungseintritt
- Lokalanästhetikum kann durch Zusatz von $NaHCO_3$ alkalischer werden
  - mehr Base
  - schnellerer Wirkungseintritt

- **Wirkungsdauer**
- Erhöhung der Wirkungsdauer durch
  - höhere Proteinbindung (z. B. Proteinbindung bei Lidocain 64 %, Articain 95 %, Bupivacain 96 %)
  - Zugabe von Vasokonstriktoren
    - Beispiel: Dauer der Pulpenanästhesie
    - mit Lidocain 2 %: ≤ 10 Minuten
    - mit Lidocain 2 % mit 1:100.000 Epinephrin: 60 Minuten
  - Konzentrationserhöhung des Lokalanästhetikums
- Individuell unterschiedliche Wirkungsdauer
  - normale Reaktion: 70 % der Bevölkerung
  - Hyperreaktion: (länger anhaltend): 15 %
  - Hyporeaktion: (kürzer anhaltend): 15 %

4.1 · Lokalanästhetika

Tab. 4.1 Grenzdosis verschiedener Lokalanästhetika (Angaben nach Malamed 2004, außer für Articain ohne Epinephrin)

Lokalanästhetikum	Konzentration (%)	Vasokonstriktor	mg/kg/KG	Maximaldosis mit Vasokonstriktor (mg)	Maximaldosis ohne Vasokonstriktor (mg)
Lidocain Xylestesin-A	2	Epinephrin 1: 67.000	6,6	500 (14 Karpulen)	300
Mepivacain (z. B. Meaverin A 2 % mit Adrenalin)	2	Epinephrin 1: 67.000	6,6	400 (11 Karpulen)	300
Prilocain (Xylonest 3 %)	3	Felypressin 0,03 I.E.	6	400 (7 Karpulen)	400
Articain (z. B. Ultracain D)	4	kein	4		
Articain (z. B. Ultracain DS forte, Ultracain DS)	4	Epinephrin 1: 100.000 1: 200.000	7	500 (7 Karpulen)	500
Bupivacain (z. B. Carbostesin)	0,5	Epinephrin 1: 200.000	1,3	90 (10 Karpulen)	90

Da der Karpuleninhalt zwischen mindestens 1,7 und 1,8 ml variiert, wurde für die Kalkulation die höhere Menge berücksichtigt.

Die folgenden Ausführungen orientieren sich im Wesentlichen an dem von Stanley Malamed 2004 verfassten Standardwerk und können dort ausführlicher nachgelesen werden.

- **Grenzdosis** (Tab. 4.1)

 Cave
Vasokonstriktor im Lokalanästhetikum; Vorsicht bei:
- Hypertonie
- Herzerkrankungen
- Hyperthyreose
- Diabetes mellitus
- Schwangerschaft 3. Trimenon

4.1.2 Techniken

Allgemeines
- Infiltration:
  - injizierte Lösung verdrängt und infiltriert umgebendes Gewebe
- Injektionsgeschwindigkeit auch vom zu infiltrierenden Gebiet abhängig
- Zu schnelle Injektion verursacht:
  - Schmerzen
  - Druckgefühl
- Besonders langsame Infiltration im Bereich des harten Gaumens
- Infiltration sollte oberhalb des schmerzempfindlichen Periostes erfolgen
- Auswahl des Lokalanästhetikums nach geplanter Operationsdauer
  - Eingriff von 10 Minuten benötigt keine Lokalanästhesie von 2 Stunden
- Besonders bei Kindern Gefahr der Bissverletzung
  - Überwachung durch die Eltern bis zum Abklingen der Anästhesiewirkung erforderlich

Anästhesiedauer
- Kurz
  - Lidocain 2 %
  - Mepivacain 3 %
- Mittel
  - Articain HCl 4 % und Epinephrin: 1:100.000 oder 1:200.000
  - Lidocain HCl 2 % und Epinephrin: 1:50.000 oder 1:100.000
  - Mepivacain HCl 2 % und Epinephrin: 1:100.000
- Lang
  - Bupivacain HCl 0,5 % und Epinephrin: 1:200.000

Klinischer Ablauf
Oberflächenanästhesie
- Mit Pellet am geplanten Injektionsort applizieren, statt großflächig zu sprühen
- Mindestens 1–2 Minuten einwirken lassen
- Tetracain (z. B. Gingicain-D), Maximaldosis 20 mg, 25 Sprühstöße
- Lidocain (z. B. Xylocain Pumpspray) Maximaldosis 200 mg, 20 Sprühstöße

Terminalanästhesie/Leitungsanästhesie
- Orientierung der Nadelabschrägung zum Knochen hin
- Gewebe anspannen bei Einstich
- Vor Periostkontakt etwas Lokalanästhetikum abgeben
- Unter Abgabe von wenig Anästhetikum langsam die Nadel zum Zielgebiet vorschieben
- Im Zielgebiet aspirieren, wenn dort eine größere Menge an Lokalanästhetikum appliziert werden soll
- Aspiration in 2 Positionen der Kanüle, die zweite um 90 Grad rotiert zur ersten (Vermeiden der Anlagerung der Nadelöffnung an die Gefäßwand → falsch negative Aspiration)
- Langsame Abgabe, optimal 1 ml/Minute, max. 1 Minute für eine Karpule, da sonst Gefahr der Gewebeschädigung mit postoperativen Beschwerden und größere Komplikationsgefahr
- Bei Kindern und ängstlichen Patienten zuerst Oberflächenanästhesie und evtl. ein elektronisch gesteuertes Injektionssystem (z. B. The Wand) nutzen, das die Injektionsgeschwindigkeit automatisch einhält.

Anästhesie im Oberkiefer
Supraperiostale Injektion

- **Indikation**
- Pulpaanästhesie von 1–2 Zähnen
- Weichteilanästhesie für umschriebenes Gebiet

- **Kontraindikation**
- Lokale Entzündung an der Einstichstelle

- **Vorteile**
- Technisch einfach
- Weitgehend schmerzfrei

- **Nachteile**
- Bei größeren Arealen:
  - mehrfache Injektion erforderlich
  - mehr Lokalanästhetikum erforderlich

- Bei Zähnen mit dicker bedeckender Kortikalis Pulpaanästhesie fraglich erzielbar

PSA (posterior superior alveolar nerve block)

- **Indikation**
- Anästhesie von mehreren OK-Molaren, aber der 1. Molar benötigt in ca. 30 % eine zusätzliche Injektion
- Entzündung im Behandlungsgebiet
- Bei unwirksamer supraperiostaler Injektion

- **Kontraindikation**
- Gerinnungsstörungen

- **Vorteile**
- Kleinere Menge an Lokalanästhetikum erforderlich
- Weniger Injektionen

- **Nachteile**
- Risiko Hämatom
- Orientierung schwierig

ASA (anterior superior alveolar nerve block)

- **Indikation**
- Anästhesie von größeren Arealen (Incisivi bis Prämolaren)
- Entzündung im Behandlungsgebiet

- **Kontraindikation**
- Kleines Behandlungsgebiet von 1–2 Zähnen

- **Vorteile**
- Kleinere Menge an Lokalanästhetikum erforderlich

- **Nachteile**
- Technisch schwieriger
- Keine Hämostase im Operationsgebiet

Leitungsanästhesie N. palatinus major

- **Indikation**
- Anästhesie der Gaumenschleimhaut im Molaren- und Prämolarenbereich

- **Vorteile**
- Kleinere Menge an Lokalanästhetikum

- **Nachteile**
- Keine Pulpaanästhesie
- Keine Hämostase außerhalb des Infitrationsgebietes
- Verletzungsmöglichkeit des N. palatinus major

Leitungsanästhesie N. nasopalatinus

- **Indikation**
- Anästhesie von Eckzahn zu Eckzahn

4.1 · Lokalanästhetika

- **Kontraindikation**
- Anästhesie von nur 1–2 Zahnbreiten erforderlich

- **Vorteile**
- Kleinere Menge an Lokalanästhetikum

- **Nachteile**
- Schmerzhaft

AMSA (anterior middle superior alveolar nerve block nach Friedman und Hochman)

- **Indikation**
- Anästhesie für die OK Zähne 1–5
- Buccale Gingiva dieser Zähne
- Gaumenschleimhaut

- **Kontraindikation**
- Sehr dünnes palatinales Gewebe
- Lokalanästhetika mit Epinephrinkonzentration von ≤ 1:50.000

- **Vorteile**
- Anästhesie mehrerer Zähne mit 1 Injektion
- Kleinere Menge an Lokalanästhetikum
- Keine taube Lippe
- Keine Ausschaltung von mimischen Muskeln

- **Nachteile**
- Lange Zeitdauer der Injektion, da max. 0,5 ml/min
- Ggf. Zusatzinfiltration der Incisivi erforderlich
- Ischämie bei zu schneller Applikation

Leitungsanästhesie des N. maxillaris in der Fossa pterygopalatina

- **Zwei Zugangswege**
1. Über den Kanal des N. palatinus major
2. Hoher Tuberzugang

- **Indikation**
- Anästhesie für Zähne eines OK-Quadranten
- Buccale Gingiva dieser Zähne
- Gaumenschleimhaut
- Wange
- Unterlid
- Oberlippe

- **Kontraindikation**
- Infektion im Gebiet der Punktion
- Patient mit unzureichender Blutgerinnung
- Kinder

- **Vorteile**
- Minimiert Einstichstellen
- Anästhesie mehrerer Zähne und der Weichteile mit einer Injektion
- Kleinere Menge an Lokalanästhetikum

- **Nachteile**
- Hämatomrisiko
- Technisch anspruchsvoll
- Keine Hämostase im Operationsgebiet

Anästhesie im Unterkiefer
Leitungsanästhesie N. alveolaris inferior

Bei beidseitiger Leitungsanästhesie gelegentlich Schluckbeschwerden und erhöhte Gefahr der Selbstverletzung.

- **Indikation**
- Mehrere Zähne eines Quadranten
- Vestibuläre Weichteile vom 2. Prämolaren bis zur Mittellinie
- Linguale Weichteile
- Vordere zwei Drittel der Zungenhälfte

- **Kontraindikation**
- Entzündung im Gebiet der Punktion
- Bei kleinen Kindern und Behinderten besteht erhöhte Gefahr der Selbstverletzung (beaufsichtigen nach dem Eingriff)

- **Vorteile**
- Nur eine Injektion
- Wenig Lokalanästhetikum erforderlich

- **Nachteil**
- Bei lokalisiertem Behandlungsgebiet unnötig großes anästhesiertes Gebiet
- Relativ hohe Versagerrate von 15–20 %
- Höchste Rate an positiven Aspirationen

> **❗ Cave**
> **Bei der Leitungsanästhesie ist zu beachten, dass bei Kindern das Foramen mandibulae kaudaler gelegen ist. Es befindet sich also auf Höhe der Kauebene, so dass die Injektionsrichtung leicht nach kaudal geneigt zu wählen ist.**

Leitungsanästhesie des N. buccalis

- **Indikation**
- Anästhesie der vestibulären Weichteile in der Molarenregion

- **Kontraindikation**
- Entzündung im Punktionsbereich

Leitungsanästhesie des N. mentalis

- **Indikation**
- Anästhesie der buccalen Weichteile anterior des Foramen mentale
- Haut der Unterlippe und des Kinnes (halbseitig)

- **Kontraindikation**
- Entzündung im Einstichbereich

- **Vorteile**
- Technisch einfach und schmerzarm
- Hohe Erfolgsrate

- **Nachteile**
- Hämatombildung möglich

Zusätzliche Techniken

- Intraligamentäre Anästhesie
- Intraossäre Anästhesie

4.1.3 Mögliche Komplikationen

- **Oberflächenanästhetika**
- Intoxikation bei Überdosierung, auch Todesfälle beschrieben (Stadler et al. 1979)
- Überempfindlichkeitsreaktion auf Parabene

- **Lokalanästhetika**
- Zentralnervöse Nebenwirkungen bei intravasaler Injektion. Unruhe, metallischer Geschmack, Verwirrtheit, Unruhe, Erbrechen, Krämpfe, Atemlähmung, Koma, Tod
- Kardiovaskuläre Nebenwirkungen Hypotension, Herzkreislaufversagen
- Allergische Reaktionen selten, durch den Wirkstoff oder durch Disulfite bei Vasokonstriktor enthaltenden Lösungen
- Methämoglobinbildung, bei Prilocain möglicherweise klinisch relevant
- Articain weniger kardiodepressiv als Lidocain oder Bupivacain
- Articain bei Patienten mit Cholinesterasemangel und Hypoproteinämie vorsichtig dosieren

- ■■ **Lokale Komplikationen**
- Direkte Verletzung des Nervs durch die Injektionsnadel oder intraneurale Infiltration
  Cave: Keine erneute Verwendung von Injektionskanülen nach Knochenkontakt, da Kanülenspitze abgebogen sein kann; Nadelbruch!
- Gewebsnekrose durch zu hohen Druck bei der Infiltration

- **Leitungsanästhesie im Unterkiefer**
- Sehr selten
  - passagere Blindheit
  - Mydriasis
  - Ptose Oberlid
  - Ophthalmoplegie nach rascher Leitungsanästhesie im Unterkiefer (Wilkie 2000)

- **Leitungsanästhesie im Oberkiefer**
- Sehr selten
  - Doppelbilder
  - Mydriasis
  - Lidptose
  - Bulbusmotilitätsstörung (Penarrocha-Diago u. Sanchis-Bielsa 2000)

4.2 Wurzelspitzenresektion

- **Historie**
- Methode wurde von C. Partsch 1895 erstmals vorgenommen und später publiziert (Partsch 1899)
- Bereits 1890 durch Rhein »amputation of roots« beschrieben

- **Behandlungsziel**
- Chirurgische Entfernung des periapikalen pathologischen Gewebes
- Beseitigung von apikalen Ramifikationen des Wurzelkanals durch Resektion
- Bakteriendichter Verschluss des oder der Wurzelkanäle

4.2.1 Diagnose

- ■■ **Symptomatik**

Klinisch
- Ggf. Druckschmerz
- Ggf. Schmerzen
- Perkussionsempfindlichkeit
- Fistelbildung intra- oder extraoral

Röntgenologisch
- Periapikale Aufhellung

Differentialdiagnose
- Chronische apikale Parodontitis
- Akute apikale Parodontitis (klinisch Zahn perkussionsempfindlich)
- Radikuläre Zyste

4.2 · Wurzelspitzenresektion

- Selten, z. B.
  - periapikale zementale Dysplasie
  - Ameloblastom
  - maligne Tumoren
  - Metastase
  - Plasmozytom
- Untersuchung von Nair et al. (2004) von 256 periapikalen Proben ergab:
  - in 35 % periapikale Abszesse
  - in 50 % Granulome
  - in 15 % Zysten, davon:
    - 61 % echte Zysten
    - 39 % Taschenzysten

> **Die definitive Diagnose ist erst nach der histologischen Untersuchung möglich.**

> **Cave**
> **Bei röntgenologischer Aufhellung und erhaltener Vitalität an eine periapikale zementale Dysplasie denken, dann Verlaufskontrolle statt Chirurgie.**

4.2.2 Untersuchungen

- **Anamnese**
- **Allgemeine Anamnese**
- Schwere Allgemeinerkrankungen
- Blutgerinnungshemmende Medikation
- Radiatio
- Bisphosphonate
- Immunsuppressiva
- HIV
- Hepatitis
- Maligne Tumore in der Anamnese (Metastase im Kiefer)

- **Spezielle Anamnese**
- Druckgefühl
- Gelegentlich oder ständig Sekretion
- Akute Entzündungsschübe

- **Klinische Untersuchung**
- **Inspektion und Palpation**

Extraoral
- Schwellung
- Sensibilitätsprüfung der Unterlippe
- Extraorale Fistel (sehr selten)

Intraoral
- Mundöffnung, eine eingeschränkte Mundöffnung kann das operative Vorgehen erschweren oder un-

möglich machen, z. B. bei Resektion von palatinalen Wurzeln im Oberkiefer
- Gesamtes Gebiss: Mundhygiene, Lückengebiss, altersadäquater Zahnstatus
- Entzündliche Mundschleimhauterkrankungen im Operationsgebiet
- Apikale Region buccal und lingual/palatinal
  - Schwellung
  - Fistelbildung
- Perkussion horizontal und vertikal an Zahn und Nachbarzähnen
- Palpation
  - Druckdolenz
  - Fluktuation
  - weiche Konsistenz bei Osteolyse des Knochens
- Zahnkrone
  - Karies
  - Restaurationen
  - Vitalitätsprüfung
    - Zahn und Nachbarzähne

Paradont
- Entzündung
- Lockerungsgrad
- Taschensekretion beim Ausstreichen
- Taschenmessung an 6 Stellen am betroffenen Zahn (durchgehende Tasche bei Paro-Endo-Läsion oder Zahnlängsfraktur)
- Messung der Taschen an den Nachbarzähnen

- **Diagnostik**
- **Bildgebung**
- Röntgenologische Darstellung des Zahnes und der umgebenden Strukturen
  - Kieferhöhle
  - Canalis mandibularis
- Verlaufsbeurteilung von röntgenologisch sichtbaren Veränderungen an Hand von Voraufnahmen
  - bestehende periapikale Aufhellung ist bei Verkleinerung im Vergleich zur Voraufnahme ein Hinweis auf eine Ausheilung und berechtigt zur weiteren Verlaufskontrolle
  - über lange Zeit unverändert bestehende periapikale Aufhellung kann einer bindegewebig ausgeheilten Entzündung entsprechen und ebenfalls weiter beobachtet werden, sofern keine klinische Symptomatik vorliegt
  - zunehmende periapikale Aufhellung ist Hinweis auf ein andauernd entzündliches Geschehen und erfordert eine aktive Therapie

4.2.3 Entscheidungsfindung

- **Erhaltungswürdigkeit des Zahnes**

❗ Cave
Eine Wurzelspitzenresektion sollte nur an Zähnen vorgenommen werden, die eine ausreichende Langzeitprognose haben.

Voraussetzungen
- Allgemein
  - Pflegezustand des Gebisses
  - gute Mundhygiene vorhanden oder erzielbar?
- Lokale Faktoren
  - ausreichende Hartsubstanz der Krone
  - keine oder behandelbare Wurzelkaries
  - parodontal suffiziente Zähne
  - bei fortgeschrittener Parodontitis marginalis keine Indikation zur WSR
    - gilt auch für Zähne mit strategischer Funktion als Brückenanker oder Klammerzähne für eine teilprothetische Versorgung
    - durch Belassen eines insuffizienten Zahnes im Brückenverband ggf. Schädigung des/der anderen Pfeilerzahnes/Pfeilerzähne vor allem bei Brücken mit 2 Pfeilern
    - chronische Entzündungen können Knochendestruktion verursachen
- Gegen eine WSR können allgemeinmedizinische Aspekte (ggf. vorübergehend) sprechen:
  - Status nach Radiatio
  - länger dauernde Bisphosphonatbehandlung
  - schlechter Allgemeinzustand
  - nicht umstellbare Antikoagulation
  - Immunsuppression (z. B. laufende Chemotherapie)
  - schlecht eingestellter Diabetes mellitus

- **Indikationen**
Nachfolgende Indikationen nach AWMF-Leitlinien Wurzelspitzenresektion mit Angaben der Evidenzbewertung und des Empfehlungsgrades (Kunkel et al. 2009).

■■ **Erläuterungen zur Evidenzbewertung**
- Ia: Systematische Übersicht randomisierter kontrollierter Studien
- Ib: Mindestens eine randomisierte kontrollierte Studie
- IIa: Mindestens eine gut geplante kontrollierte Studie ohne Randomisierung
- IIb: Mindestens eine gut geplante quasi experimentelle Studie

- III: Gut geplante, nicht experimentelle deskriptive Studien
- IV: Expertenmeinung

■■ **Empfehlungsgrad**
- A: Starker Empfehlungscharakter
- B: Mäßiger Empfehlungscharakter
- O: Güterabwägung im Einzelfall

■■ **Starke Empfehlung**
- Bei persistierender apikaler Parodontitis mit klinischer Symptomatik oder zunehmender radiologischer Osteolyse nach einer vollständigen oder unvollständigen Wurzelkanalfüllung oder Revisionsbehandlung, falls diese nicht oder nur unter unverhältnismässigen Risiken entfernt oder verbessert werden kann (z. B. bei aufwendiger prothetischer Versorgung und insbesondere der Versorgung mit Wurzelstiften). Die radiologische Rückbildung kann hierbei einen Zeitraum von mehreren Jahren beanspruchen. **II A**
- Nach Wurzelkanalfüllung mit überpresstem Wurzelfüllmaterial und klinischer Symptomatik oder Beteiligung von Nachbarstrukturen (Kieferhöhle, Mandibularkanal). **IV A**
- Bei konservativ durchführbarer Wurzelkanalbehandlung bzw. bei erheblichen morphologischen Varianten der Wurzeln, die eine vollständige Wurzelkanalfüllung nicht zulassen. **IV A**
- Bei Zähnen mit obliteriertem, nicht mehr instrumentierbarem Wurzelkanal bei klinischer und/oder radiologischer Symptomatik. **IV A**

■■ **Empfehlung: mögliche Indikationen**
- Bei apikaler Parodontitis als Alternative zur konservativ endodontischen Behandlung, insbesondere bei periapikalem Index > 3 bzw. einer Größe der apikalen Läsion ab ca. 4–5 mm. Bei dieser Ausdehnung der apikalen Parodontitis erreichen Wurzelspitzenresektionen und konservative Endodontie nach der vorliegenden wissenschaftlichen Datenlage vergleichbare Resultate und stellen daher grundsätzlich auf der Basis einer »Evidenz«-gestützten Analyse alternative Behandlungsverfahren dar. **Ib B**
(Unabhängig von dieser Konsensempfehlung raten die Vertreter der endodontologischen Fachgesellschaften auch bei einem periapikalen Index > 3 zu einem Therapieversuch mit einer alleinigen konservativ endodontischen Behandlung)
- Bei persistierender apikaler Parodontitis als Alternative zur konservativ endodontischen Revision. Auch bei der Revisionsbehandlung erreichen Wurzelspitzenresektionen und konservative Endodontie nach der vorliegenden wissenschaftlichen Datenlage

4.2 · Wurzelspitzenresektion

vergleichbare Resultate und stellen daher grundsätzlich auf der Basis einer »Evidenz«-gestützten Analyse alternative Behandlungsverfahren dar. **Ib B**
(Auch bei der Revisionsbehandlung raten die Vertreter der endodontologischen Fachgesellschaften unabhängig von dieser Konsensempfehlung zunächst zu einem Therapieversuch mit einer alleinigen konservativ endodontischen Behandlung)

- Bei einer Fraktur eines Wurzelkanalinstrumentes in Apexnähe, das auf orthogradem Weg nicht entfernbar ist. **III B**
- Bei einer Via falsa in Apexnähe, die auf orthogradem Wege nicht verschlossen werden kann. **IV B**
- Bei Wurzelfrakturen im apikalen Wurzeldrittel, insbesondere wenn es zur Infektion des apikalen Fragmentes bzw. des Frakturspaltes gekommen ist oder das koronale Fragment nur mit Hilfe einer retrograden Füllung versorgt werden kann. **III B**
- Wenn eine Behandlung ausschließlich unter Narkose möglich ist. **IV B**
- Bei persistierender Schmerzsymptomatik auch nach klinisch und radiologisch einwandfreier Wurzelkanalfüllung als Maßnahme zur Ausschaltung einer möglichen Schmerzursache. Grundsätzlich sollte aber in dieser Situation einer endodontischen Revision der Vorzug gegeben werden. **IV O**
- Bei Freilegung oder Verletzung von Wurzelspitzen im Rahmen chirurgischer Eingriffe (z. B. Zystenentfernung, Probeexzision). **IV B**

■ ■ Empfehlung offen/Güterabwägung im Einzelfall
- Persistierende Schmerzsymptomatik
  - auch nach klinisch und radiologisch einwandfreier Wurzelkanalfüllung als Maßnahme zur Ausschaltung einer möglichen Schmerzursache
  - grundsätzlich einer endodontischen Revision den Vorzug geben
- Persistierende apikale Parodontitis ohne klinische Symptomatik, aber radiologisch ausbleibender Rückbildung der Läsion
  - Zeitraum: mehrere Jahre abwarten

■ ■ Ungültigkeit der Leitlinien bei:
- Differentialindikation der Wurzelspitzenresektion gegenüber einer prophylaktischen Zahnentfernung aus übergeordneten medizinischen Gesichtspunkten, z. B.
  - Bestrahlungsbehandlung
  - Chemotherapie
  - Immunsuppression
- Medizinische Indikationsstellung zur Biopsie und histologischen Diagnostik bei anamnestischen, klini-

schen oder radiologischen Hinweisen auf eine nicht-dentogene periradikuläre Osteolyse

4.2.4 Operation

Vorbereitende Maßnahmen
Aufklärung

Patientenzustimmung erfolgt erst nach Risikoaufklärung (mindestens 24 Stunden präoperativ):
- Aufklärung über
  - Behandlungsalternativen und deren Risiken und Kosten
    - Extraktion des Zahnes
    - Brücke
    - Implantat
    - Teil- oder Vollprothese
- Operationsrisiken
  - Allergie
  - Thrombose
  - Blutung, Nachblutung, Hämatombildung
  - Infektion, Wundheilungsstörung
  - Dehiszenz der Wunde
  - Verletzung der Nachbarzähne
  - Wurzelfraktur
  - Dislokation der Wurzelspitze in die umgebenden Strukturen
  - unvollständige Entfernung der Wurzelspitze
  - Rezidiv
  - parodontale Verschlechterung
    - Höhenverlust der Papille
    - Ginigva-Rezession
    - Attachment-Verlust (von Arx et al. 2011)
  - spezifische Risiken »Unterkiefer«
    - Verletzung N. alveolaris inferior
    - Perforation der lingualen Kortikalis Cave: Blutungsgefahr bei Blutung in den Mundboden, nachfolgend Einengung der Luftwege durch Retralverlagerung der Zunge
  - spezifische Risiken »Oberkiefer«
    - Eröffnung Kieferhöhle und/oder Nasenhöhle
    - Dislokation der resezierten Wurzelspitze in die Kieferhöhle

Wurzelfüllung

- **Allgemeines**
- Voraussetzung für Erfolg ist eine möglichst gute Abdichtung des komplexen, oft aufgeästelten Wurzelkanalsystems
  - orthograde Abdichtung
    - vorzugsweise präoperativ
    - intraoperativ, falls präoperativ nicht möglich (nässende Kanäle)

Kapitel 4 · Orale Chirurgie

- retrograde Abdichtung
  - zusätzlich bei bereits vorhandener orthograder Wurzelfüllung
  - bei nicht orthograd aufbereitbaren Wurzelkanälen
- Kritische Punkte bei der Wurzelfüllung sind:
  - Isthmus
  - starke Verzweigung im apikalen Wurzeldrittel
  - Seitenkanäle

Operatives Vorgehen
Lokalanästhesie

- **Allgemeines**
- Infiltration mit Lokalanästhetikum mit hohem Adrenalinzusatz (Articain 4 % mit Adrenalin 1:100.000), sofern keine Kontraindikation vorliegt
- Ausreichend lange Einwirkung des Lokalanästhetikums (10–15 Minuten), um eine möglichst gute Blutstillung zu erreichen

Schnittführungen

- Bei vorbestehender Narbe nach früherer Operation ggf. alte Narbe verwenden

- **Vestibuläre Schnittführung**
- **■ Gingivalrandschnitt**
- Als Standardvorgehen
- Schonung der Papillen (Papilla-preservation-Technik)
- Modifikation: Koronaler Spalt- und apikaler Volllappen (Velvart 2002) mit geringerer Höhenreduktion der Papille
- Entlastungsschnitt vertikal einseitig (Dreieckslappen) oder beidseitig
  Cave: Foramen mentale im Unterkiefer
- Juga alveolaria maxillae und mandibulae als Orientierung nutzen!

Vorteile
- Beste Übersicht
- Wundverschluss besser bei ggf. notwendiger Entfernung des Zahnes
- Gleichzeitige Kürettage möglich, falls erforderlich
- Durch optimale Übersicht leichteres Auffinden der Wurzelspitze
- Im Unterkiefer geringerer Muskelzug und weniger Dehiszenzen
- Im Oberkiefer sicherer Verschluss, falls MAV entsteht

Nachteile
- Bei nur knapp bedeckten Kronenrändern ggf. Retraktion mit sichtbarem Kronenrand (bei Aufklärung berücksichtigen), dann besser paramarginaler Schnitt

- Auch bei Verwendung von Mikroinstrumentarium und Lupenbrille kommt es beim sulculären Volllappen zu einem Höhenverlust der Papille (Velvart et al. 2004)

- **■ Bogenförmige Schnittführungen**
- Nach Partsch in der beweglichen Schleimhaut
- Nach Wassmund, Schnittscheitel in der befestigten Gingiva, sonst wie Partsch
- Nach Pichler, umgekehrt bogenförmige Schnittführung

Vorteile
- Operationszeit kürzer
- Technisch einfacher

Nachteile
- Evtl. Naht über Hohlraum
- Schlechtere Übersicht
- Durchtrennt die vertikal verlaufende Blutversorgung
- Unsicherer Wundverschluss bei ggf. erforderlicher Extraktion des Zahnes
- Sichtbare Narben bei hoher Lachlinie

- **■ Palatinale Schnittführung**
- Schnitt paramarginal
- Technischer Tipp: Lappen mit Naht an den Molaren der Gegenseite aufspannen

---

Technischer Ablauf der Operation
- Lappenbildung
  - bei den Knochen perforierendem Weichgewebe ggf. scharfe Präparation
- Osteotomie und Darstellen der Wurzelspitze
- Gerade Resektion der apikalen 3 mm der Wurzelspitze
  - die früher propagierte schräge Resektion führt zu mehr angeschnittenen Dentinkanälchen
  - zur besseren Übersicht sind miniaturisierte Spiegel erforderlich
- Kürettage des periapikalen Weichgewebes
  - Histologie
- Retrograde Aufbereitung mit Ultraschall oder Piezo Surgery
- Blutstillung
  - ausreichende Anästhesie (möglichst mit Adrenalinzusatz, ausreichend lange Einwirkzeit)
  - ruhige Atmosphäre
  - Elektrokoagulation
  - miniaturisierte Sauger
  - chemische Agentien, z. B. Expasyl, Eisensulfatlösung

4.3 · Weisheitszahnentfernung

- – Verbolzung von kleinen Gefäßen
  Vermeiden:
  - Knochenwachs
  - Luftbläser (Problem Kontamination, Luftemphysem)
- ■ Überprüfen des Wurzelquerschnitts auf:
  - – Risse, ggf. Anfärben mit Methylenblau
  - – Dichtigkeit einer vorhandener Wurzelfüllung, ggf. Anfärben mit Methylenblau
  - – einen vorhandenen Isthmus
  - – Verfärbungen
    Retrograde Aufbereitung ca. 3–4 mm weit mit Ultraschall oder Piezo Surgery
- ■ Trocknen der Kavität (Papierspitzen steril)
- ■ Retrograde Füllung
  - – MTA
  - – Super-EBA
  - – IRM
    Voraussetzung: gute Übersicht über den Wurzelquerschnitt
    - OP-Mikroskop
    - Endoskop
    - Lupenbrille
    - miniaturisierte Spiegel
- ■ Wundverschluss durch Nähte

Röntgenkontrolle postoperativ

- ▬ Meist Einzelzahnröntgen (Zahnfilm) ausreichend
- ▬ Nach Eröffnung der Kieferhöhle, weit überstopftem Wurzelfüllmaterial
  - ▬ OPG (Fremdkörperausschluss)
- ▬ Verlaufskontrolle 1 Jahr postoperativ

4.2.5 Prognose

> ❯ **Zur Beurteilung eines Erfolges mindestens 1 Jahr Nachkontrolle erforderlich.**

- ■ **Studien**
- ▬ Von Arx 2011:Intraoperative Befunde bei der WSR (n=168):
  - ▬ Isthmus am häufigsten beim ersten UK Molaren (88,5 %)
  - ▬ Isthmus in 44,1% aller Prämolaren und Molaren
  - ▬ Spaltbildung zwischen Wurzelfüllung und Dentin (79,8 %)
  - ▬ Areale mit einer Opazität des Dentins (»frosted dentine«) 79,8 %
  - ▬ Risslinie (9,5 %).

- ▬ Tischendorf 2006: prospektive Studie (1993–2003) über 1.667 WSR an Molaren. Erfolgsrate 88 % nach 1–10 Jahren Nachbeobachtung
- ▬ Ursachen für einen Misserfolg, Reihenfolge nach Häufigkeit:
  - ▬ Probleme bei intraoperativen orthograden Wurzelfüllungen
  - ▬ Zahnkronenfrakturen
  - ▬ Via falsa (intraoperativ nicht erkannt) oder zusätzliche Wurzelkanäle
  - ▬ progredienter marginaler Knochenabbau
  - ▬ Zahnwurzelfrakturen
  - ▬ Knochenwachs
  - ▬ unvollständige Wurzelfüllung von unter 50 %
- ▬ Tsesis et al. 2009: Metaanalyse
  - ▬ Erfolgsrate 91,6 %
  - ▬ 4,7 % Misserfolg
  - ▬ 3,7 % fragliche Heilung

- ■ **Heilungserfolg optimiert durch**
- ▬ Anwendung moderner Techniken
  - ▬ Vergrößerung
    - – Operationsmikroskop
    - – Lupenbrille
    - – Endoskop
  - ▬ gerade Resektion der apikalen 3 mm der Wurzelspitze
  - ▬ retrograde Aufbereitung mit Ultraschall oder Piezo Surgery
  - ▬ retrograde Abdichtung mit modernen Materialien
    - – MTA
    - – Super-EBA
    - – IRM

4.3 Weisheitszahnentfernung

- ■ **Ätiologie**

> ❯ **Der Weisheitszahn ist am häufigsten von allen Zähnen retiniert.**

- ■ **Ursachen**
- ▬ Missverhältnis zwischen Zahngröße und der Kiefergröße verhindert reguläre Einstellung des Weisheitszahnes
- ▬ Ektope Lage des Zahnkeims
- ▬ Durchbruchsbehinderung z. B. durch Tumoren, Zysten

> ❯ ▬ **Vollständige Ausbildung der Wurzeln der unteren Weisheitszähne ist etwa zwischen 19,5 und 22 Jahren erreicht.**
> ▬ **Bei Frauen etwa 1 Jahr früher als bei Männern.**

Begriffsbestimmungen

- Retiniert
  - Zahnkrone unterhalb der Okklusionsebene
- Teilretiniert
  - Verbindung des Zahnes zur Mundhöhle
- Vollständig retiniert
  - keine Verbindung des Zahnes zur Mundhöhle
- Impaktiert
  - vollständig von Knochen umgeben
- Verlagert
  - Lageabweichung von mehr als 45° von der Durchbruchsrichtung des Zahnes, kann teilretiniert oder vollretiniert sowie horizontal oder quer verlagert sein
- Mesioangulär retiniert/teilretiniert
  - Achsabweichung nach mesial, wobei die Achsabweichung unter 45° liegt
- Distoangulär retiniert/teilretiniert
  - Achsabweichung nach distal, wobei die Achsabweichung unter 45° liegt
- Aberriert
  - Lage außerhalb der regulären Durchbruchsrichtung

4.3.1 Klassifikation

Lageeinteilung (◘ Abb. 4.1)

- Nach Sailer und Pajarola(1996) erfolgt die Lageeinteilung in 7 Typen:
  - Retentionstyp 1
    - Zahnkeim mit mineralisierter Krone
  - Retentionstyp 2
    - Wurzelwachstum zu etwa zwei Dritteln abgeschlossen
  - Retentionstyp 3
    - abgeschlossenes Wurzelwachstum
    - Retention in der Durchbruchsrichtung
  - Retentionstyp 4
    - Zahn ist nach mesial gekippt
  - Retentionstyp 5
    - Zahn ist nach distal gekippt
  - Retentionstyp 6
    - Zahn liegt quer im Alveolarfortsatz
  - Retentionstyp 7
    - Zahn ist aberriert, d. h. er befindet sich außerhalb der normalen Durchbruchsrichtung, z. B im aufsteigenden Ast oder unterhalb des Canalis mandibularis
- Nach Frenkel (1997):
  - A: Zahn retiniert, achsengerechte Stellung
  - B: mesioanguläre Verlagerung
  - C: distoanguläre Verlagerung
  - D: horizontale Verlagerung, Krone mesioangulär
  - E: horizontale Verlagerung, Krone distoangulär
  - F: transversale Verlagerung

Anamnese

- Allgemeinanamnese und spezielle Anamnese
- Wichtige Fragen
  - gehäufte Infektionen im Weisheitszahnbereich
  - Antikoagulation
  - Allergie
- vermehrte Einnahme von Schmerzmitteln, z. B. Acetylsalicylsäure
- bei Frauen: erhöhte Blutungsneigung zur Zeit der Menstruation

Klinische Untersuchung

- Inspektion und Palpation
  - Extraoral
    - Schwellung
    - Sensibilitätsprüfung Unter- und Oberlippe
    - Lymphknotenvergrößerung
  - Intraoral
    - Mundöffnung ausreichend
    - Sensibilität N. lingualis
    - Mundhygiene, falls schlecht, MH-Instruktion und Aufklärung des Patienten über erhöhtes Infektionsrisiko
    - Schwellung, Entzündung
    - Karies
    - Elongation
    - Zahnkippung
    - Taschenbildung
  - Nachbarzahn
    - Lockerungsgrad
    - Vitalität
    - Perkussionsempfindlichkeit
    - parodontaler Zustand
    - Entzündung
    - Taschensekretion
    - Taschenmessung Nachbarzahn
    - Restaurationen, falls beschädigt: Dokumentation und Aufklärung des Patienten

Röntgenuntersuchung

- Röntgenologische Darstellung des Zahnes und der umgebenden Strukturen
  - Kieferhöhle
  - Canalis mandibularis
  - Nachbarzahn
- Bei Überlagerung der Wurzeln des Weisheitszahnes mit dem Canalis mandibularis ist weitere röntgenologische Abklärung durch ein dreidimensionales

4.3 · Weisheitszahnentfernung

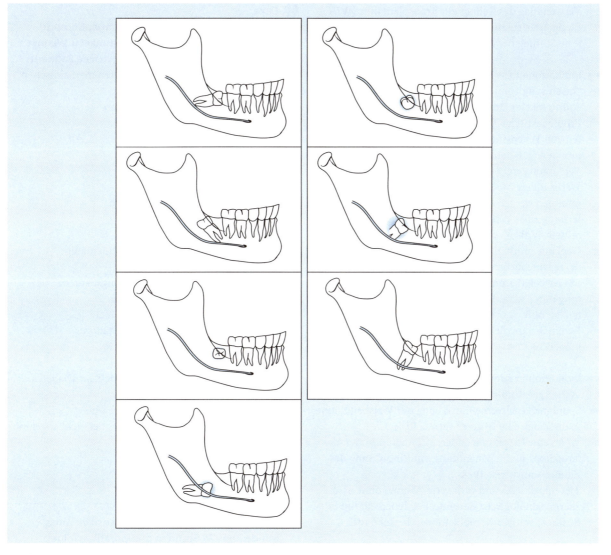

Abb. 4.1 Schematische Darstellung der Lageeinteilung der Weisheitszähne im Unterkiefer

Röntgenverfahren (DVT) zu erwägen, v. a. bei abgeschlossenem Wurzelwachstum
- Pathologien im Röntgenbild
  - Zystenbildung
  - Knochenresorption distal 2. Molar
  - Resorption am Nachbarzahn
  - Karies am Weisheitszahn oder Nachbarzahn

- **Indikationen**
- **Indikationen zur Entfernung von Weisheitszähnen mit Evidenzbewertung und Empfehlungsgrad (Gültigkeit der Leitlinie abgelaufen, wird z. Zt. überprüft) (Kunkel u. Wagner 2006)**
- Akute oder chronische Infektionen (Dentitio difficilis). **IV/A**
- Pulpaexposition durch Zahnkaries (**IV/A**)
- Nicht restaurierfähige kariös zerstörte Zähne oder nicht behandelbare Pulpitis. **IV/A**
- Hinweise, dass Weisheitszahn relevante Schmerzursache darstellt. **VI/B**
- Nichtbehandelbare periapikale Veränderungen. **IV/A**
- Manifeste pathologische Strukturen in Zusammenhang mit Zahnfollikeln (z. B. Zyste, Tumor) oder dem Verdacht auf derartige Veränderungen. **IV/A**
- Resorptionen an benachbarten Zähnen. **IV/A**
- Parodontale Erkrankungen. **IV/A**
- Zähne, die bei kieferorthopädischer und rekonstruktiver Chirurgie stören. **IV/B**
- Zähne im Bruchspalt, die die Frakturbehandlung erschweren. **IV/B**

- Verwendung des Zahnes zur Transplantation. **IV/A**
- Elongierter/gekippter Weisheitszahn stellt eine manifeste Störung der dynamischen Okklusion dar. **IV/B**

■■ **Indikationen zur Entfernung klinisch und radiologisch symptomloser Weisheitszähne unter Abwägung lokaler Operationsrisiken**
- Prophylaktische Zahnentfernung aus übergeordneten, der Lebensführung zuzuordnenden Gesichtspunkten (z. B. fehlende Verfügbarkeit medizinischer Versorgung etc.). **IV/B**
- Wenn andere Maßnahmen unter Narkose vorgenommen werden und eine erneute Narkose zur Entfernung eines Weisheitszahnes durchgeführt werden müsste. **IV/B**
- Geplante prothetische Versorgung, wenn ein sekundärer Durchbruch aufgrund der weiteren Atrophie des Alveolarkammes bzw. aufgrund der Druckbelastung durch herausnehmbaren Zahnersatz zu erwarten ist. **IV/B**
- Vereinfachung der kieferorthopädischen Behandlung. **IV/B**

■■ **Indikationen zum Belassen klinisch und radiologische symptomloser Weisheitszähne**
- Spontane, regelrechte Einstellung der Weisheitszähne in die Zahnreihe ist zu erwarten. **III/A**
- Wenn eine Extraktion anderer Zähne und/oder kieferorthopädische Behandlung mit Einordnung des Zahnes sinnvoll ist. **IV/A**
- Tief impaktierte und verlagerte Zähnen ohne assoziierte pathologische Befunde, bei denen ein hohes Risiko operativer Komplikationen besteht. **IV/B**

■ **Evidenzbewertung**
- Ia: Systematische Übersicht randomisierter kontrollierter Studien
- Ib: Mindestens eine randomisierte kontrollierte Studie
- IIa: Mindestens eine gut geplante kontrollierte Studie ohne Randomisierung
- IIb: Mindestens eine gut geplante quasi experimentelle Studie
- III: Gut geplante, nicht experimentelle deskriptive Studien
- IV: Expertenmeinung

■ **Empfehlungsgrad**
- A: Starker Empfehlungscharakter
- B: Mäßiger Empfehlungscharakter
- O: Güterabwägung im Einzelfall

❶ Cave
- **Indikationen zur Weisheitszahnentfernung gemäß Leitlinien der BZÄK (Kunkel u. Wagner 2006), gilt nicht für prophylaktische Zahnentfernungen aus übergeordneten medizinischen Gesichtspunkten**
  - **Bestrahlungsbehandlungen**
  - **Chemotherapie**
  - **Immunsuppression**
  - **Fokuserkrankungen etc.**

■ **Therapie**
■■ **Therapie bei akuter Entzündung**
- Lokale antiseptische Maßnahmen
- Inzision und Drainage
- Antibiotikaprophylaxe nicht routinemäßig!
- Ausnahmen:
  - akute Infektion mit Ausbreitungstendenz
  - Status nach Radiatio
  - immunkompromittierte Patienten
    - Status nach Organtransplantation
    - AIDS
    - Chemotherapie
  - Patienten mit nicht gut eingestelltem Diabetes mellitus
  - Patienten mit Bisphoshonattherapie
  - Entfernen des Weisheitszahnes bei nicht abgeklungener Entzündung

4.3.2 Operative Entfernung

❯ Die Aufklärung über Operationsrisiken muss mindestens 24 Stunden präoperativ erfolgen.

Aufklärung
Über mögliche Komplikationen
- Allgemein
  - Schmerzen
  - Schwellung
  - Mundöffnungseinschränkung
  - Blutung, Nachblutung, Hämatom
  - Dehiszenz der Wunde
  - Allergie
  - Thrombose
- Infektion
  - Abszess
  - Dolor post
- Beschädigung
  - Nachbarzahn
  - Restaurationen am Nachbarzahn
- Spezielle Komplikationen

4.3 · Weisheitszahnentfernung

Tab. 4.2 Lage des N. lingualis im Unterkieferquerschnitt

Autoren	Horizontal (mm)	Vertikal (mm)	Knochenkontakt (%)
Kiesselbach et al. (1984)	0,58 ± 0,9	2,28 ± 1,9	62
Pogrel et al (1995)	3,45 ± 1,48	8,32 ± 4,05	
Hölzle et al. (2001)	0,86 ± 1,0	7,83 ± 1,65	57,4
Miloro et al. (1997)	2,53 ± 0,67	2,75 ± 0,97	25,0

- Fraktur von Wurzelspitzen, die ggf. belassen werden
- Unterkiefer
  - Hyp- oder Anästhesie N. alveolaris Inferior
  - Hyp- oder Anästhesie N. lingualis
  - Frakturgefahr, deswegen für 6 Wochen
    - weichere Kost
    - keine Sportarten mit rauerem körperlichen Kontakt betreiben
  - Osteomyelitis
- Oberkiefer
  - Eröffnung Kieferhöhle und/oder Nasenhöhle, Kieferhöhlenentzündung
  - Dislokation des Zahnes oder von Wurzelanteilen in die Kieferhöhle oder Weichteile

Anatomie

- **Benachbarte Strukturen**
- **Unterkiefer**

Nervenversorgung
- N. alveolaris inferior: Sensible Versorgung Unterlippe
- N. lingualis: Sensibilität vorderes zwei Drittel der Zunge, erhält noch sensorische und sekretorische Fasern über die Chorda tympani vom N. facialis

Lage
- Der N. lingualis zeigt eine weite Variation des Verlaufes
- Kann in sehr seltenen Fällen auch distal des 2. Molaren auf dem Kieferkamm verlaufen
- Gefahr der Nervschädigung bei einer nicht nach vestibulär orientierten Schnittführung oder beim Abschieben der Weichteile
- Den horizontalen und vertikalen Abstand sowie den prozentualen Anteil des N. lingualis mit Knochenkontakt zum Unterkiefer zeigt ◨ Abb. 4.2 und ◨ Tab. 4.2

Operatives Vorgehen
- Schleimhautdesinfektion (z. B. Chlorhexidindigluconat 0,2 %)
- Ggf. Oberflächenanästhesie
- Lokalanästhesie
  - Lokalanästhetikum mit Adrenalinzusatz (z. B. Ultracain DS forte), wenn keine Kontraindikation
  - Leitungsanästhesie des N. alveolaris inferior und N. buccalis
  - Infiltrationanästhesie, um Blutung im Operationsgebiet zu minimieren
- Schnittführung im Unterkiefer
- Mehrere Varianten bekannt, z. B.:
  - Gingivalrandschnitt beim 2. Molaren und dann unter Knochenkontakt von distal 2. Molar nach distal vestibulär weiterschneiden
    - wenn erforderlich, vertikale Entlastung beim 2. Molaren mesial zur Verbesserung der Übersicht
  - Winkelschnitt (häufig propagiert)
    - vertikaler Schnitt distal des 2. Molaren ins Vestibulum und zweiter Schnitt nach distal und vestibulär
    - Schnittführung technisch einfacher Cave: Wundverschluss liegt nahe bei oder über der Ostektomie, bei Dehiszenz Knochenkante freiliegend, schwierigere Erweiterungsmöglichkeit nach mesial
- Abpräparieren Mucoperiostlappen und Darstellen des Knochens
- Präparation muss unter Knochenkontakt erfolgen
  - keine unnötig weite Ablösung
- Bei Einsatz von rotierenden Instrumenten Schutz der lingualen Weichteile mit Raspatorium oder schmalem Hirnspatel
- Vestibuläre Ostektomie unter Flüssigkeitskühlung
- Darstellen der Krone
- Falls erforderlich, Teilung des Zahnes, immer Separation der Wurzeln bei Überlagerung der Wurzeln mit dem Canalis mandibularis

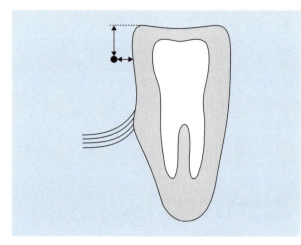

Abb. 4.2 Schematische Darstellung der Lagebeziehung des N. lingualis zum Unterkiefer

- Entfernen Zahnsäckchen
- Ausnahmsweise können Wurzelanteile nicht entzündeter Zähne belassen werden, falls bei Entfernung hohes Risiko der Nervverletzung besteht
- Ausgiebiges Spülen zur Entfernung von Bohrspänen etc.
- **Oberkiefer:**
  - Schnittführung bei retinierten Zähnen
    - Schnitt beim 7er mesial und Gingivalrandschnitt bis distal 7er, dann weiterer Schnitt auf Kamm retromolar
  - Schnittführung bei teilretinierten Zähnen
    - Schnitt distal 17 anterior der Papille und regio 18 distal ins Vestibulum, auf breite Lappenbasis achten
- Überprüfen auf Mund-Antrum-Verbindung (Nasenblasversuch, vorsichtige stumpfe Sondierung)
- Wundverschluss:
  - Einlegen Drainagestreifen im Unterkiefer, keine Tamponade
  - Fadenentfernung nach ca. 7 Tagen
- Verhaltensmaßnahmen postoperativ:
  - nicht rauchen
  - kühlen für 1–2 Tage
  - Mundspülung mit Chlorhexidin Lösung ab 1. postoperativen Tag
  - keine klebrige Nahrung während 24 Stunden
  - keine mechanische Reinigung der Wunde
  - bei MAV: Schneuzverbot für 3 Wochen
  - kein Sport für 1 Woche
  - 6 Wochen kein Kampfsport und keine sehr harte Nahrung nach Entfernung unterer Weisheitszähne

> **Cave**
> - Schnittführung im Unterkiefer nicht nach distal in der Achse der Okklusionsebene, sondern immer unter Knochenkontakt nach vestibulär, da sonst Gefahr der Verletzung des N. lingualis.
> - Teilweise falsche Darstellung in Lehrbüchern.

Literatur

von Arx T, Salvi GE (2008) Incision techniques and flap designs for apical surgery in the anterior maxilla. Eur J Esthet Dent 3(2):110–26

von Arx T, Alsaeed M, Salvi GE (2011) Five-year changes in periodontal parameters after apical surgery.J Endod 37(7):910–8. Epub 2011 May 18

von Arx T, Steiner RG, Tay FR (2011) Apical surgery: endoscopic findings at the resection level of 168 consecutively treated roots. Int Endod J 44(4):290–302

Frenkel G (1997) Klinik und Therapie retinierter Zähne. In: Frenkel G, Aderhold L, Lambrecht JT, Raetzke P (Hrsg) Die ambulante Chirurgie des Zahnarztes, 2. Aufl. Carl Hanser, München Wien

Knell B, Ruhstaller P, Prieels F, Schmeling A (2009) Dental age diagnostics by means of radiographical evaluation of the growth stages of lower wisdom teeth. Int J Legal Med 123:465–469

Kunkel M, Wagner W (2006) Leitlinie Entfernung von Weisheitszähnen. Koordination durch Zahnärztliche Zentralstelle Qualitätssicherung, Stand 29.06.2006

Kunkel M, Hülsmann M et al. (2009) AWMF-Leitlinien Wurzelspitzenresektion, Kurzfassung

Malamed SF (2004) Handbook of Local Anesthesia, Elsevier Mosby, 5th Edition. St. Louis

Nair PNR (2004) Pathogenesis of apical Periodontitis and the causes of endodontic failures. Crit Rev Oral Biol Med, 15, (6), 348–381

Penarrocha-Diago M, Sanchis-Bielsa JM (2000) Ophalmic complications after intraoral local anesthesia with articain. Oral Surg Oral Med Oral Pathol Oral Radiol Endod 90:21–4

Ramachandran Nair PN, Pajarola G, Schroeder HE (1996) Types and incidence of human periapical lesions obtained with extracted teeth. Oral Surg Oral Med Oral Pathol Oral Radiol Endod 81: 93–102

Sailer HF, Pajarola GF (1996) Orale Chirurgie. In: Rateitschak KH, Wolf HF (Hrsg) Farbatlanten der Zahnmedizin Bd 11.Thieme, Stuttgart

Stadler FX, Herold R, Kistler HJ (1979) Lidocain-Intoxikation, Beobachtung bei 5 Patienten mit letalem (2 Patienten) und reversiblem Verlauf. Schweiz-Med-Wochenschrift 109: 1941–5

Tischendorf L(2006) Wurzelspitzenresektion versus Implantation im Molarenbereich nach erfolgloser Endodontie. Dtsch Zahnarztl Z 61;3: 58–59

Tsesis I, Faivishevsky V, Kfir A, Rosen E (2009) Outcome of surgical endodontic treatment performed by a modern technique: A Meta-analysis of literature, JOE Volume 35, Number 11, Nov 2009; 1505–1511

Literatur

Velvart P (2002) Papilla base incision: a new approach to recession-free healing of the interdental papilla after endodontic surgery. Int Endod J 35(5):453–60

Velvart P, Ebner-Zimmermann U, Pierre Ebner J (2004) Papilla healing following sulcular full thickness flap in endodontic surgery.Oral Surg Oral Med Oral Pathol Oral Radiol Endod 98(3):365–9

Wilkie GJ (2000) Temporary uniocular blindness and opthalomoplegia associated with a mandibular block injection. A case report. Australian Dental Journal 45:(2): 131–133

Implantologie

F. W. Neukam, K. A. Schlegel und R. Lutz

5.1 Ätiopathogenese – 68
5.1.1 Zahnverlust – 68
5.1.2 Nichtanlage von Zähnen – 68
5.1.3 Implantattherapie bei Tumorerkrankungen – 69
5.1.4 Implantate im Rahmen der kieferorthopädischen Behandlung – 69

5.2 Einteilungen und Klassifikationen – 69

5.3 Klinik – 70
5.3.1 Kauvermögen – 70
5.3.2 Sprechvermögen – 71
5.3.3 Ästhetik – 71
5.3.4 Lebensqualität – 71

5.4 Diagnostik – 71
5.4.1 Klinische Diagnostik – 71
5.4.2 Bildgebende Diagnostik – 71
5.4.3 Evaluation von Risikofaktoren – 74

5.5 Therapie – 74
5.5.1 Aufklärung – 74
5.5.2 Planung – 74
5.5.3 Chirurgische Therapie – 74
5.5.4 Erhaltungstherapie – 79
5.5.5 Dokumentation – 79
5.5.6 Komplikationen – 79

5.6 Aktuelle Leitlinien – 80

Literatur – 80

5.1 Ätiopathogenese

5.1.1 Zahnverlust

- **Ursachen**
- Parodontale Erkrankung
- Kariöse Zerstörung

Veränderung des Alveolarfortsatzes nach Zahnentfernung

- **Alveolarfortsatzknochen**
- Struktur des Alveolarknochens durch Zähne und Zahnhalteapparat generiert
- Knochenabbau nach Zahnverlust physiologisch und individuell nicht voraussagbar
- Horizontaler und vertikaler Knochenabbau des Alveolarfortsatzes
- Zahnextraktion:
  - Umbau des Blutkoagels innerhalb der ersten 6 Wochen durch Geflechtknochen
  - im weiteren Verlauf Umbau in lamellären Knochen
- Knochenresorption (vertikal und horizontal) oral geringer ausgeprägt als bukkal
- Resorption des Bündelknochens (Anteil des Alveolarknochens in den parodontale Fasern inserieren) durch chirurgische Maßnahmen (»socket preservation« ▸ Abschn. 5.5.3) nicht vollständig zu verhindern
- Sofortimplantation in Extraktionsalveole verhindert nicht Knochenresorption des Alveolarfortsatzes
- Daher vor Implantation augmentative Maßnahmen erforderlich

- **Weichgewebe**
- **■ Weichgewebsverlust**
- Traumatisch bedingt
- Entzündlich bedingt
- Durch Atrophie der Kieferknochen
- Stützung des periimplantären Weichgewebes durch die darunterliegende Knochenstruktur

- **■ Weichgewebsqualitäten**
- Dünner gingivaler Biotyp (≤ 2 mm)
  - geringer Anteil befestigter Gingiva
  - dünne bukkale Knochenlamelle (im Extremfall nur Bündelknochen)
  - klinisches Zeichen: Durchschimmern der Parodontalsonde durch die Parodontalimplantattasche bei Sondierung
  - Weichgewebsrezession durch Resorption der knöchernen bukkalen Lamelle
  - daher präimplantalogisch Augmentation von Hart- und Weichgewebe erforderlich

- Dicker gingivaler Biotyp (≥ 3 mm)
  - dickes, fibröses Weichgewebe
  - Tendenz zur Narbenbildung
  - geringe Tendenz zur Weichgewebsrezession
  - klinisches Zeichen: kein Durchschimmern der Parodontalsonde durch die Parodontalimplantattasche bei der Sondierung
  - daher gute Planbarkeit und gute Langzeitstabilität der periimplantären Weichgewebe, nur selten präimplantologische Augmentation des Hart- und Weichgewebes erforderlich
- Möglichkeit der Modifizierung des gingivalen Biotyps von dünnem zu dickem Biotyp durch Bindegewebstransplantation
  - Entnahme eines subepithelialen Bindegewebstransplantats palatinal
  - subepitheliale Transplantation in die Empfängerregion

Kieferatrophie beim zahnlosen Patienten

- **Resorptionsvorgänge**
- Inaktivitätsatrophie durch fehlende Übertragung der Kaukräfte über die Zahnwurzeln in den Alveolarfortsatz des Kieferknochens
- Knochenresorption durch unphysiologische Druckbelastung (z. B. schleimhautgelagerte Prothese)
  - vertikaler und horizontaler Knochenabbau
- Resultat: Veränderung der sagittalen und transversalen Kieferrelation (Oberkiefer in Relation kleiner, Unterkiefer in Relation größer)
  - zentripetaler Knochenabbau im Oberkiefer von bukkal nach oral
  - Kaudalverlagerung des Bodens des Sinus maxillaris
  - daraus resultierend Verschmelzung der dünnen Kompakta des Sinusbodens mit dem atrophierten Alveolarknochen
  - zentrifugaler Knochenabbau im Unterkiefer von oral nach bukkal

- **Resorptionsklassen**
- Einteilung ▸ Abschn. 5.2

5.1.2 Nichtanlage von Zähnen

- Vorkommen: als Oligodontie, Hypodontie oder Anodontie
  - idiopathisch
  - im Rahmen von Syndromen (z. B. ektodermale Dysplasie)
  - im Rahmen von Kieferspalten, hier zusätzlich Knochendefekt im Spaltbereich

5.2 · Einteilungen und Klassifikationen

- Wachstum der Pars alveolaris des Alveolarfortsatzes durch fehlende Impulse beim Zahndurchbruch stark eingeschränkt

5.1.3 Implantattherapie bei Tumorerkrankungen

Intraorale Implantate

- Implantologische Versorgung nach Tumoroperationen Teil der medizinischen Gesamtbehandlung
- Ausnahmeindikation: Sozialgesetzbuch SGB V § 28 Abs. 2 Satz 9
  - konventionelle prothetische Versorgung ohne Implantate nicht möglich
  - in diesen Fällen Übernahme der Kosten für Implantate und Supraversorgung von der Krankenkasse
- Chirurgische Tumortherapie: Zahn-, Kieferknochen- und Weichgewebeverlust
- Aufbau dieser resektionsbedingten Defekte durch umfangreiche Rekonstruktion von Hart- und Weichgewebe

- **Vorteile**
- Oft einzige Möglichkeit der Verankerung von Zahnersatz
  - Xerostomie und Strahlenfibrose der Schleimhaut nach Radiotherapie, daher konventionelle Prothese oft nicht toleriert
- Vermeidung hoher Folgekosten
- Prävention von Druckulzera (mit Gefahr der Osteoradionekrose) durch konventionelle Prothese

- **Nachteile**
- Erhöhte Gefahr der Periimplantitis bei erschwerter Mundhygiene durch
  - verminderte Selbstreinigung bei Xerostomie
  - Einschränkung der Mundöffnung
- Verwendung von Haut als Schleimhautersatz für periimplantäres Weichgewebe erforderlich
- Intraoral eingeschränkte Platzverhältnisse durch ausgedehnte Rekonstruktion von Hart- und Weichgewebe

Extraorale Implantate (Epithetik) im Gesichtsbereich

- **Indikationen**
- Verlust von Auge, Ohr oder Nase bei ablativer Tumorchirurgie
- Aufwändiger chirurgischer Ersatz
- Kontrainidikationen für plastisch-rekonstruktive Maßnahmen:
  - schlechter medizinischer Allgemeinzustand
  - Kontraindikation gegen anstehende OP

- eingeschränkte Lebenserwartung des Patienten
- Ablehnung plastisch-chirurgischer Rekonstruktion durch den Patienten

- **Vorteile**
- Verbesserung der Lebensqualität des Patienten durch Ermöglichung eines möglichst unauffälligen Erscheinungsbildes (soziale Reintegration)
- Bewegungsunabhängige Fixation der Epithesen durch Ankopplung über Knopfanker oder Magnetattachments
- In Kombination mit Brille weitere ästhetische Verbesserung möglich

- **Nachteile**
- Implantatverankerung möglicherweise schwierig bei begrenztem Knochenangebot in den Rahmenstrukturen des Mittelgesichts

5.1.4 Implantate im Rahmen der kieferorthopädischen Behandlung

- Skelettale Verankerung mit Hilfe temporärer Implantate
  - Miniimplantate
  - Gaumenimplantate

5.2 Einteilungen und Klassifikationen

- **Klassifikation der Resorptionsgrade des zahnlosen Kiefers nach Lekholm und Zarb**
- **A**: fast vollständiger Alveolarkamm
- **B**: geringfügige Resorption des Alveolarkamms
- **C**: fortgeschrittene Resorption des Alveolarkamms (bis Basalbogen)
- **D**: beginnende Resorption des Basalbogens
- **E**: extreme Resorption des Basalbogens

- **Einteilung der Resorptionsklassen nach Cawood und Howell**
- Klasse 1: bezahnter Kieferkamm
- Klasse 2: Alveole unmittelbar nach der Extraktion
- Klasse 3: Alveole verheilt, Alveolarfortsatz hoch, breit und abgerundet
- Klasse 4: hoher, scharfer Kieferkamm (messerschneidenartig)
- Klasse 5: mäßig breiter, jedoch deutlich höhenreduzierter Alveolarfortsatz
- Klasse 6: vollständig resorbierter Processus alveolaris maxillae (im Extremfall bildet der Kieferkamm eine Ebene mit hartem Gaumen)

Tab. 5.1 CIST-Protocol zur Behandung von Mukositis bzw. Periimplantitis nach Lang

Erhobene Parameter	Therapie
TT ≤ 3 mm, Plaque (–), BOP (–)	Keine Therapie
TT 3 mm, Plaque (+), BOP (+)	A
TT 4–5 mm, Plaque (+), BOP (+)	A und B
TT > 5 mm, Knochenabbau ≤ 2 mm, BOP (+)	A, B und D, C erwägen
TT > 5 mm, Knochenabbau > 2 mm, BOP (+)	A, B, C und D

- **Einteilung der Knochenqualität nach Lekholm und Zarb**
- D 1: fast ausschließlich kompakte Knochensubstanz
- D 2: breite Kortikalis, dichte Spongiosa
- D 3: dünne Kortikalis, dichte Spongiosa
- D 4: dünne Kortikalis, weitmaschige Spongiosa

- **SAC–Klassifikation in der Implantologie**
- Einteilung der Patientenfälle in die Kategorien
  - einfach (**s**traightforward)
  - fortgeschritten (**a**dvanced)
  - komplex (**c**omplex)
- Schnelle Einteilung möglich über das «ITI SAC Assessment Tool« auf der Homepage des ITI: http://www.iti.org/var/external/sac-tool/default-1000.htm

- **Pink Esthetic Score (PES) nach Fürhauser**
- Evaluation von 7 Parametern im Vergleich zu einem natürlichen Referenzzahn
  - mesiale Papille
  - distale Papille
  - Niveau der Weichgewebe
  - Form der Weichgewebe
  - Alveolarkammdefizit
  - Farbe der Weichgewebe
  - Struktur der Weichgewebe
- Vergabe von Werten zwischen 0 (schlechtester Wert) und 2 (bester Wert), Maximalscore 14 Punkte

- **White Esthetic Score nach Belser**
- Beurteilung der restaurativen Aspekte der Zahnkrone (Qualität des Zahntechnikers)
  - Zahnform
  - Umfang/Volumen
  - Zahnfarbe
  - Oberflächentextur
  - Transluzenz

- **Cumulative Interceptive Supportive Therapy (CIST)-Protocol zur Behandlung einer Mukositis bzw. Periimplantitis nach Lang**
- Evaluierte Parameter
  - Taschentiefe (TT)
  - Plaque
  - Blutung auf Sondieren (»bleeding on proping«, BOP)
  - periimplantärer Knochenabbau
- Therapie
  - A: professionelle Zahnreinigung, Unterweisung und ggf. Korrektur der häuslichen Zahpflege
  - B: Spülung oder Gelapplikation von Chlorhexidindigluconat 0,1–0,2 % ige Lösung für ca. 60 s zweimal pro Tag für 3–4 Wochen
  - C: systemische Antibiose (z. B. Kombination von Amoxicillin (375 mg 3 mal täglich) mit Metronidazol (250 mg 2 mal täglich) für 10 Tage) Erfolgskontrolle mittels mikrobiologischer Diagnostik (RT-PCR)
  - D: mechanische oder laserassistierte Implantatdekontamination, operative Maßnahmen durch resektive und / oder augmentative Eingriffe
- Therapie nach Parametern **Tab. 5.1**

5.3 Klinik

5.3.1 Kauvermögen

- Subjektive Beurteilung durch den Patienten
- Objektive Beurteilung:
  - Kaueffektivität
  - Partikelgröße der Nahrung
  - Anzahl der Kauzyklen
- Einschränkung des Kauvermögens durch Zahnverlust führt zur Zunahme von Magen- und Darmerkrankungen und ernährungsbedingten Mangelerscheinungen

Einzelzahnverlust

- Kaueffektivität eingeschränkt
- Verbesserung der Kaueffektivität durch Ersatz eines Molaren mit Einzelzahnimplantat belegt

Zahnlose Patienten

- Bevorzugung weicher Nahrungsmittel
- Wenig Ballaststoffe in der Nahrung aufgenommen
- Veränderung der oralen Perzeptionsvorgänge
- Häufigkeit der Nahrungsaufnahme eingeschränkt
- Trotz konventioneller prothetischer Versorgung häufig Beibehalten ernährungsphysiologisch ungünstiger Gewohnheiten

Tumorpatienten

- ▶ Abschn. 5.1.3

5.3.2 Sprechvermögen

- Befunderhebung durch auditive Erfassung (abhängig von der Erfahrung des Untersuchers)
- Objektive Beurteilung durch computergestützte automatische Spracherkennungssysteme
- Änderung des Sprechmusters bei Zahnverlust
- Sprachproduktion bei zahnlosen Patienten ohne prothetische Versorgung signifikant eingeschränkt
- Verbesserung durch prothetische Versorgung (Implantate besser als konventionelle prothetische Versorgung)

5.3.3 Ästhetik

- Relevant bei
  - Zahnverlust im sichtbaren Bereich
  - ausgedehnten Hart- und Weichgewebsverlusten im Rahmen von Traumata oder Tumorchirurgie
- Veränderung des Gesichtsprofils (»Greisengesicht«) durch Atrophie der Kieferknochen

5.3.4 Lebensqualität

- Verbesserung von
  - Kaufunktion
  - Sprechfunktion
  - Gesichtsästhetik
- Verbesserung durch Implantate (auch Einzelzahnimplantate) von
  - Wohlbefinden
  - Ausstrahlung
  - Attraktivität

- Evaluation durch Fragebögen
  - Oral Health Impact Profile (OHIP) oder deutsche Version OHIP-G zur Erfassung der mundgesundheitsbezogenen Lebensqualität SF–36 zur Erfassung der allgemeinen gesundheitsbezogenen Lebensqualität
  - individuelle Fragebögen zur Patientenzufriedenheit mit Zahnersatz

5.4 Diagnostik

5.4.1 Klinische Diagnostik

- **Anamnese**
- Beurteilung des allgemeinen Gesundheitszustandes
- Behandlungserwartung des Patienten
- Beurteilung der individuellen Belastbarkeit des Patienten
- Außer bei Implantation vor Abschluss des Kieferwachstums Alter von untergeordneter Bedeutung

- **Intra- und extraorale Befunderhebung**
- Zahnstatus
  - mit Beurteilung der Erhaltungsfähigkeit der Restbezahnung
- Intraoraler Hygienezustand
- Achten auf Hinweise für Bruxismus (Abrasionen, Schlifffacetten)
  - ggf. Anpassung einer protektiven Schiene für die Nacht
- Beurteilung von
  - Weichgewebestruktur
  - Qualität und Quantität der Gingiva
  - gingivalem Biotyp ▶ Abschn. 5.1.1
  - Papillenform
  - Prävalenz von Entzündungen
  - Veränderungen der Mundschleimhaut (benigne Veränderungen, Präkanzerosen, Neoplasien)
  - Hinweise auf vorangegangene Operationen
  - mögliche Narbenstrukturen
  - Verlauf der Lachlinie

5.4.2 Bildgebende Diagnostik

- **Präoperative Röntgendiagnostik**
- ■ **Beurteilung der knöchernen Strukturen**
- Erfassung anatomisch relevanter Strukturen
- Erfassung des Parodontalstatus (PA-Status) der Restzähne:
  - Taschentiefe
  - Blutung der Zahnfleischtaschen bei Sondierung

- Rezessionen
- Zahnlockerung
- Furkationsbefall
- Darstellung horizontaler oder vertikaler Knochendefekte durch
  - parodontale Erkrankungen
  - Traumata
- Erfassung der möglichen Resorption der bukkalen oder oralen Lamelle nach Zahnextraktion
- Beurteilung der Notwendigkeit einer Augmentation (intraoperativ oder präimplantologisch)
- Beurteilung eventueller pathologischer Prozesse des Kieferknochens
- Beurteilung der Kieferrelation (Veränderung durch Atrophieprozesse bei zahnlosen Patienten)
- Darstellung von Resektionsdefekten nach ablativer Tumorchirurgie
- Beurteilung eines möglichen Knochendefizits bei Lippen-Kiefer-Gaumen-Spalten

- **Strahlenbelastung**
- **Allgemein**
- Strahlenbelastung durch jede radiologische Untersuchung, daher
  - genaue Indikationsstellung
  - Doppeluntersuchungen vermeiden
  - eindeutige Definition der klinischen Fragestellung
  - möglichst Reduktion der Dosis
- Abschirmung strahlensensibler Organe (z. B. Schilddrüse, Gonaden)
  - Eingrenzung des Strahlenfeldes
  - Bleischürze

- **Dosisreduktion**
- Befolgen der »Guidelines for the use of Diagnostic Imaging in Implant Dentistry: Update of the E.A.O«
- ALARA-Prinzip: »as low as reasonably achievable« (so niedrig wie vernünftigerweise erreichbar) unter http://www.eu-alara.net/
- Guidelines ► SEDENTEXCT 2011: http://www.sedentexct.eu/files/guidelines_final.pdf

- **Dreidimensionale Bildgebung**
- Höhere Strahlenbelastung als konventionelles Röntgen
- Strenge Indikationsstellung
  - Fragestellung nicht mit konventioneller Bildgebung zu beurteilen
  - keine Bildgebung vor klinischer Anamnese und Untersuchung
- Wählen des kleinstmöglichen Sichtfeldes (Field of View) in Abhängigkeit von der Fragestellung

- Einbeziehung des Patientenfaktors (Erwachsener, Kind, Geschlecht) für Anpassung der Auflösung und Scanzeit

> ❶ **Cave**
> - **Keine Routinebildgebung**
> - **Grundsätze auch bei Bildgebung für Überweiser beachten**

Konventionelle Röntgendiagnostik
- Orthopantomographie (OPG)
- Zahnfilm
- Fernröntgenseitenbild (FRS)
- Nasennebenhöhlenaufnahme (NNH)

- **Indikationen**
- Ausreichend bei Einschätzung eines suffizienten Knochenmaterials in der klinischen Untersuchung und dieser Bildgebung
- Ausreichend für lokal begrenzte Knochendefekte (z. B. eine Zahneinheit), die mit lokaler Knochenaugmentation behandelbar sind
- Postoperativ zur Lagekontrolle der Implantate oder des Augmentats in Relation zu Nachbarstrukturen (benachbarte Zahnwurzeln, Kieferhöhle, Canalis mandibularis)

- **Zahnfilm bzw. Zahnstatus**
- **Vorteile**
- Hohe Detailauflösung
- Beurteilung der Erhaltungswürdigkeit einzelner Zähne

- **Nachteile**
- Kleines Sichtfeld
- Relativ hohe Strahlenbelastung

- **Orthopantomogramm**
- **Vorteile**
- Übersichtliche Darstellung von
  - Ober- und Unterkiefer
  - Restbezahnung
  - pathologischen Prozessen
- Geringe Strahlenbelastung
- Hohe Verfügbarkeit

- **Nachteile**
- Ausschließlich Beurteilung des vertikalen Knochenangebotes möglich
- Unterschiedlicher Vergößerungsfaktor innerhalb des Bildes

5.4 · Diagnostik

- Überlagerungsartefakte im Frontzahnbereich (Wirbelsäule)
  - hier Ergänzung mit Zahnfilm möglich

> ❗ **Cave**
> Sinusbodenelevation: Die ortsständige Knochenhöhe wird oft unterschätzt und daher die Indikation zum Sinuslift zu häufig gestellt!

- **Fernröntgenseitbild**
- **Vorteile**
- Beurteilung der sagittalen Kieferrelation und der interalveolären Distanz
- Markierung vorhandener Prothesen mit röntgenopaken Strukturen möglich
- Alternativ Anfertigung einer entsprechenden Zahnaufstellung

- **Nachteile**
- Aussagekraft bei zahnlosen Patienten ohne Prothese eingeschränkt
- Keine Beurteilung des Kieferknochens im Hinblick auf Implantationen möglich

- **Nasennebenhöhlenaufnahme**
- **Indikationen**
- Geplante Implantation in der Nähe der Kieferhöhle mit Gefahr der Perforation der Kieferhöhlenschleimhaut
- Vor Sinusbodenelevation bei Verdacht auf pathologische Prozesse der Kieferhöhle
- Nach vorausgegangenen Kieferhöhlenoperationen (geringere Strahlenbelastung als 3 D-Bildgebung)

- **Vorteile**
- Beurteilung der Pneumatisierung der Kieferhöhle möglich
- Geringe Strahlenbelastung im Vergleich zu dreidimensionaler Bildgebung

- **Nachteile**
- Knöcherner Kieferhöhlenboden nur eingeschränkt beurteilbar
- Eingeschränkte Aussagekraft nach vorangegangenen Entzündungen oder Operationen der Kieferhöhle

Dreidimensionale Bildgebung

- **Computertomographie und digitale Volumentomographie**
- **Indikationen**
- Beurteilung der Lagebeziehung anatomischer Strukturen zum geplanten Implantationsort (z. B. Kieferhöhle, N. alveolaris inferior)
- Beurteilung entzündlicher Kieferhöhlenbefunde

- Schleimhautretentionszyste
- Schleimhautverdickung
- Flüssigkeitsspiegel
- chronische Sinusitis
- Postoperative Lagekontrolle bei Auftreten von Komplikationen
  - Hypästhesie N. alveolaris inferior
  - linguale Perforation Unterkiefer

- **Vorteile**
- Sichere Beurteilung des ortsständigen Knochenangebots
  - Planung und Positionierung des Implantats orientiert sich am Restknochenangebot und der vorgesehenen prothetischen Versorgung
- Beurteilung, ob Implantationsverfahren im ortsständigen Knochen durchführbar oder vorherige Augmentation erforderlich
- Ggf. Vermeidung einer Sinusbodenelevation
  - ausreichendes Restknochenangebot in alternativer Implantatlokalisation
  - Beurteilung von Kieferhöhlensepten (in $\frac{1}{3}$ aller Sinus am Kieferhöhlenboden)
- Möglichkeit des Datenexports zur dreidimensionalen computergestützten Implantatplanung
- Möglichkeit der navigierten Implantatchirurgie
  - Zeitvorteil intraoperativ bei transgingivaler Implantatinsertion
  - höhere Genauigkeit der Implantatposition im Gegensatz zur Freihandpositionierung (< 1 mm versus 2–3 mm)

- **Nachteile**
- Im Vergleich zu konventioneller Röntgendiagnostik höhere Strahlenbelastung

Postoperative Bildgebung

- Konventionelle Bildgebung (OPG, Zahnfilm):
  - Lagekontrolle der Implantate in Relation zu anatomisch relevanten Strukturen
  - Durchführung unmittelbar nach prothetischer Versorgung (Gewinnung eines Referenzwerts für den periimplantären Knochenlevel)
  - lebenslang jährliche radiologische Kontrolle des periimplantären Knochenlevels, bei klinischem Hinweis auf periimplantäre Infektion (z. B. Blutung bei Sondierung) auch häufiger
- Dreidimensionale Bildgebung:
  - keine Routinebildgebung zur Kontrolle des periimplantären Knochenabbaus
  - Abklärung von Komplikationen (Nervverletzung, postoperative Sinusitis)
  - Beurteilung augmentierter Areale

5.4.3 Evaluation von Risikofaktoren

- **Bekannte Risikofaktoren**
- Rauchen
- Parodontopathien
- Entzündungen des Kieferknochens (akut oder chronisch)
- Kompromittierte Wundheilung durch systemische Erkrankungen (z. B. schlecht eingestellter Diabetes mellitus)
- Bisphosphonattherapie (AWMF-Leitlinien Mund-Kiefer-Gesichtschirurgie: Bisphosphonat-assoziierte Kiefernekrosen http://www.awmf.org/leitlinien/detail/ll/007-091.html)
- Zustand nach Bestrahlung

> Risikopatienten sollten – abhängig von der individuellen Erfahrung des Operateurs – an spezialisierte Zentren überwiesen werden.

5.5 Therapie

5.5.1 Aufklärung

- Elektiver Eingriff, daher umfassende Aufklärung
  - operative Risiken
  - postoperative Komplikationen
  - Anzahl der Eingriffe
  - Gesamtbehandlungsdauer
  - Kosten (auch für Erhaltungstherapie)
- Aufzeigen von Behandlungsalternativen, auch von nicht selbst durchgeführten Behandlungen (z. B. konventionelle prothetische Versorgung, augmentative Verfahren)
- Dokumentation der Aufklärung
- Prä- und postoperative Fotodokumentation (hilfreich zum Nachweis einer kunstgerechten Behandlung bei forensischen Fragestellungen)

5.5.2 Planung

- Bestimmung der chirurgisch und prothetisch geeigneten Implantatpositionen
- Festlegung der Anzahl der Implantate und deren Längen und Durchmesser
- Übertragung der Planung auf die intraoperative Situation mittels Bohrschablone
  - auf Restzahnbestand fixiert
  - schleimhautgetragen
  - temporäre Implantate zur Fixierung möglich (evtl. hilfreich bei Sofortversorgung zahnloser Kiefer)
  - knochengetragen

 Cave
Intraoperativ auf sichere Fixation der Bohrschablone achten, bei sicherer Fixierung Übertragungsungenauigkeit < 1 mm

5.5.3 Chirurgische Therapie

Präimplantologische Maßnahmen

- Primäres Ziel: Erhalt von Knochen- und Weichgewebe
- Keine Verhinderung, jedoch Verringerung einer Knochenresorption durch unten aufgeführte chirurgische Maßnahmen

- **Erhalt von Knochen und Weichgewebe**
- Gewebeschonende Zahnentfernung
  - Einsatz von Periotom bzw. Desmodontom
  - Teilung mehrwurzeliger Zähne
  - Einzelentfernung der Wurzeln bei mehrwurzeligen Zähnen
  - Erhalt der knöchernen Strukturen (bessere Regenerationskapazität bei mehrwandigen Knochendefekten)
  - Erhalt der bukkalen Knochenlamelle bei Extraktion oder Osteotomie
  - Knochenabbau des Alveolenfachs vestibulär am stärksten ausgeprägt
  - Vermeidung der Bildung eines Mukoperiostlappens (Resorptionsvorgänge durch Nutritionsverlust der vestibulären Knochenlamelle verstärkt)

- **Socket-Preservation**
- Auffüllung der Alveole
  - mit autogenem Knochen
  - mit Knochenersatzmaterial
- Transplantation von Weichgewebe
  - freie Gingiva
  - Bindegewebe des Gaumens

- **Vorbeugung eines Weichgewebekollapses über der Extraktionsalveole**
- Stabilisierung der Extraktionsalveole mit einem Knochenersatzmaterial oder Kollagenflies
- Abdeckung der Extraktionsalveole mit freiem Gingiva- oder Bindegewebstransplantat oder Kombination aus beidem

- **Orthodontische Zahnextrusion**
- Knochen- und Weichgeweberegeneration durch »Distraktionsosteogenese eines Zahnes« unter Mitnahme des Weichgewebes

5.5 · Therapie

Vorteile
- Minimalinvasive Maßnahme
- Keine Donormorbidität
- Keine Narbenbildung
- Generation von Weich- und Knochengewebe

Nachteile
- Hoher zeitlicher Aufwand
- Kein Standardverfahren, da nur in ausgewählten Fällen erfolgversprechend
- Nicht durchführbar bei ankylosierten Zähnen

Anästhesie
- Lokalanästhesie für Implantation, Sinusbodenelevation und Augmentation mit oraler Knochenentnahme ausreichend
- Intubationsnarkose bei extraoraler Knochenentnahme (z. B. aus dem Beckenkamm) empfehlenswert

Implantation
Implantationsverfahren

Subgingivale Implantation
- Schnittführung auf dem Kieferkamm krestal, leicht nach oral verschoben (damit kommen Nähte nicht direkt über dem Implantat zu liegen)
- Schnittführung entsprechend der Vaskularisierung der Schleimhaut

Vorteile
- Gute Übersicht
- Gute intraoperative Beurteilung des Knochenangebots

Nachteile
- Narbenbildung
- Längere Operationsdauer
- Postoperative Schwellung und Schmerzen größer als bei transgingivaler Implantatinsertion
- Vermehrte Resorption der bukkalen Knochenlamelle durch Ablösung des Periosts

Transgingivale Implantatinsertion
Vorteile
- Vermeidung der Ablösung eines Mukoperiostlappens
- Reduktion der knöchernen Resorptionsvorgänge durch erhaltene Vaskularisation der bukkalen Knochenlamelle
- Kürzere Operationsdauer
- Geringere Schwellung und Schmerzen postoperativ

Nachteile
- Wenig Übersicht über das Implantationsfeld
- Zusätzliche Kosten durch präoperativ erforderliche dreidimensionale Bildgebung, Planung und Bohrschablone
- Mögliche Platzprobleme im Seitenzahnbereich durch Bezahnung im Gegenkiefer bei Aufbereitung der Implantatstollen durch Bohrschablone

❗ Cave
Gefahr der Verletzung der bukkalen Lamelle bei der Implantatbettaufbereitung infolge fehlender Sichtkontrolle!

Vorgehen bei subgingivaler und transgingivaler Insertion
- Übertragung der geplanten Implantatposition mit der Bohrschablone
- Formschlüssige Aufbereitung des Implantatbetts mit genormtem Präparationsset des eingesetzten Implantatsystems
- Vermeidung thermischer Schäden:
  - Präparation mit niedrigem Anpressdruck und kontinuierlicher Spülung (sterile Kochsalzlösung)
- Bei Implantatinsertion auf Primärstabilität achten (Eindrehmoment ≥ 0,35 Nm)
- Spannungsfreier Wundverschluss der Schleimhaut (z. B. nichtresorbierbares Nahtmaterial)

Implantationszeitpunkt

Sofortimplantation
- Zeitpunkt: unmittelbar bis 72 Stunden nach Zahnextraktion
- Aufbereitung des Implantatlagers mit genormtem Instrumentarium des verwendeten Implantatsystems
- Primärstabile Verankerung des Implantates im ortsständigen Knochen (Kriterium: Eindrehmoment ≥ 0,35 Nm)
- Implantatinsertion nach oral versetzt zum Erhalt einer bukkalen Knochenlamelle mit ausreichender Dicke (> 1,5 mm)

Vorteile
- Einzeitiges Vorgehen von Zahnextraktion und Implantation
  - Reduktion der Anzahl der Eingriffe
  - Reduktion der Behandlungsdauer
- Psychologischer Vorteil im ästhetischen Bereich in Kombination mit Sofortversorgung mit provisorischer Krone (Lückenschluss, Vermeidung herausnehmbaren Zahnersatzes)

- Überbrückung eines periimplantären bukkalen Spalts ≤ 2 mm (sog. jumping distance) durch periimplantäres Knochenwachstum

▪▪ Nachteile
- Sinnvoll ohne simultane Augmentation nur bei Patienten mit niedrigem Risikoprofil (dicke bukkale Knochenlamelle, dicker gingivaler Biotyp)
- Kein Resorptionsschutz für die bukkale Knochenlamelle
- Mögliche fehlende Primärstabilität oder ungünstige Implantatposition bei nicht optimaler Morphologie der Extraktionsalveole

❗ Cave
Schonung der vestibulären Lamelle bei Implantation durch geeignete Auswahl des Implantatdurchmessers (orovestibulärer Durchmesser einer ovalen Extraktionsalveole sollte nicht vollständig ausgefüllt sein)

- **Verzögerte Sofortimplantation**
- Zeitpunkt: 6–8 Wochen nach Zahnextraktion

▪▪ Vorteile
- Intakte Schleimhautdecke zum Zeitpunkt der Implantation
- Zusätzliches Weichgewebe zum spannungsfreien Wundverschluss
- Zusätzliches Weichgewebevolumen für besseres ästhetisches Ergebnis
- Ausheilung von parodontalen Entzündungen nach Zahnextraktion gegeben

▪▪ Nachteile
- Verlängerte Behandlungszeit im Vergleich zur Sofortimplantation
- Knochenresorption mit ggf. ungünstiger Morphologie

- **Spätimplantation**
- Zeitpunkt: mehr als 3 Monate nach der Zahnextraktion
- Indikation:
  - zahnloser atrophischer Ober- und Unterkiefer
  - Seitenzahnbereich
  - ästhetischer Bereich nur in Ausnahmefällen, z. B. bei Persistenz entzündlicher Prozesse oder verspäteter Vorstellung des Patienten zur implantologischen Versorgung
- Oft in Kombination mit präimplantologischer Hart- und / oder Weichgewebsaugmentation

▪▪ Vorteile
- Knochenheilung der Alveolenfächer erlaubt primärstabile Implantatinsertion
- Zusätzliches Weichgewebe zum spannungsfreien Wundverschluss (verglichen mit Sofortimplantation)
- Ausheilung pathologischer Kieferprozesse nach Zahnextraktion gegeben

▪▪ Nachteile
- Längere Behandlungsdauer
- Stärker ausgeprägte Resorptionsvorgänge der Extraktionsalveole

Augmentation
Hartgewebe
- **Materialien**
- Autogener Knochen
- Knochenersatzmaterial (KEM)

▪▪ Autogener Knochen
- Vorteile:
  - osteokonduktiv
  - osteoinduktiv
  - osteogenetisch
  - keine Gefahr der Übertragung von Infektionskrankheiten
- Nachteile:
  - begrenzte Verfügbarkeit
  - Donormorbidität
- Entnahmestellen intraoral:
  - Unterkiefer retromolar
  - zahnlose Kieferabschnitte
  - Tuber maxillae
  - Unterkiefer interforaminal (Sicherheitsabstand Wurzelspitzen und N. mentalis beachten)
- Entnahmestellen extraoral:
  - Beckenkamm anterior oder posterior
  - Tibiakopf

▪▪ Knochenersatzmaterial
- Herkunft:
  - allogen
  - xenogen
  - synthetisch
- Vorteile:
  - unbegrenzte Verfügbarkeit
  - osteokonduktiv
  - osteoinduktiv
- Nachteile:
  - keine Osteoneogenese
  - potenzielle Übertragung von Infektionskrankheiten bei allogenem oder xenogenem Material

Verfahren

An- und Auflagerungsosteoplastik
- Durchschnittliche Augmentationshöhe 4–8 mm
- Einsatz bei vertikalen und / oder horizontalen Knochendefekten
- Je nach Defektmorphologie Einsatz von autogenem Knochen, KEM oder Kombination
- Verwendung als Blocktransplantat (Knochen) oder partikuliert (KEM oder Knochen)
  - raumschaffende Defekte: KEM oder Kombination Knochen und KEM
  - horizontale Defekte: Knochen, KEM oder Kombination
  - vertikale Defekte: Knochenblöcke und Knochenpartikel und / oder KEM (partikuliert)

Gesteuerte Geweberegeneration (guided bone regeneration) mit Membranen
- Durchschnittliche Augmentationshöhe 2–4 mm
- Membran:
  - resorbierbar (z. B. Kollagenmembran)
  - nichtresorbierbar (z. B. ePTFE-Membran = expandiertes Polytetrafluorethylen)
- Augmentationsmaterial:
  - autogener Knochen
  - KEM
  - Kombination
- Vorteile:
  - Gute Barrierefunktion der nichtresorbierbaren Membran
- Nachteile:
  - kurze Standzeiten der resorbierbaren Membranen
  - Gefahr der Membranexposition (v. a. bei nichtresorbierbaren Membranen)
  - Zweiteingriff bei Verwendung nichtresorbierbarer Membranen erforderlich

Sinusbodenelevation
- Therapieverfahren mit hoher Voraussagbarkeit und hoher therapeutischer Effektivität
- Indikation:
  - Schaffung eines Implantatlagers in der posterioren Maxilla durch Einlagerungsosteoplastik der Kieferhöhle ohne Einengung des interalveolären Raums

Laterale Sinusbodenelevation
- Häufigstes und am besten dokumentiertes Verfahren
- Zugang über faziale Kieferhöhlenwand
- Elevation der Kieferhöhlenmembran und Einlagerung von

  - autogenem Knochentransplantat (z. B. Spongiosachips)
  - Knochenersatzmaterial
  - Kombination von Knochenersatzmaterial mit autogenem Knochentransplantat
- Implantatinsertion:
  - simultan bei gewährleisteter primärstabiler Insertion der Implantate im Restknochen möglich
  - alternativ 3–4 Monate nach Osteoplastik
- Vorteile:
  - rasche Durchführung möglich
  - Durchführbarkeit gegeben auch bei geringer Restknochenhöhe (< 4 mm) mit zweizeitiger Augmentation und Implantation
  - übersichtliches Operationsgebiet, daher gute Therapierbarkeit möglicher Komplikationen

Transalveoläre Sinusbodenelevation
- Durchführung bei Knochenhöhe ≥ 5 mm
- Über den Implantatstollen Einbringung von
  - autogenem Knochen
  - Knochenersatzmaterial
  - Kombination
- Vorteile:
  - minimalinvasiv, da Verzicht auf laterales Knochenfenster
  - Augmentation auf Ort der Implantation begrenzt
  - Möglichkeit der simultanen Augmentation und Implantation
- Nachteile:
  - Gefahr der Perforation der Kieferhöhlenschleimhaut mit Dislokation des Augmentatmaterials in die Kieferhöhle
  - fehlende Sichtkontrolle (außer bei simultaner Endoskopie der Kieferhöhle)
  - hoher technischer, zeitlicher und personeller Aufwand bei endoskopischer Kontrolle
  - erforderliche Restknochenhöhe ≥ 5 mm

Perforation der Kieferhöhlenschleimhaut:
- Ohne endoskopische Kontrolle bei transalveolärer Technik nicht auszuschließen
- Bei Perforation Wechsel zur externen Sinusbodenelevation möglich
- Bei externer Sinusbodenelevation mit Perforation:
- Abdeckung der Perforation mit Kollagenmembran oder Naht der Kieferhöhlenmembran zur Vermeidung der Dislokation der Augmentats
- Bei adäquater Therapie kein negativer Einfluss auf Überlebensrate des Implantats

Weichgewebe

- Erhalt des periimplantären Knochenniveaus Voraussetzung für Abstützung des periimplantären Weichgewebes und für Erzielung ästhetischer Verhältnisse
- Bei Defektsituationen oder dünnem gingivalem Biotyp Möglichkeit der Augmentation des Weichgewebes

- **Weichgewebsaugmentation**
- Erfolgt durch
  - gestielte Bindegewebslappen
  - freie Bindegewebstransplantate
  - Schleimhaut
  - gesplittete Mukosalappen
  - freie Weichgewebstranplantate

- **Gestielter Bindegewebslappen**
- Meist als palatinal gestielter Lappen
- Vorteile:
  - Möglichkeit der platischen Deckung der Extraktionsalveole bei Sofortimplantation
  - Möglichkeit des mehrschichtigen Wundverschlusses bei präimplantologischer Hartgewebsaugmentation
  - Rekonstruktion von Weichgewebsdefiziten
- Nachteile:
  - limitierte Verfügbarkeit
  - wegen Stiel keine unabhängige Positionierung möglich

- **Freies Bindegewebstransplantat**
- Gewinnung durch epiperiostale Präparation (z. B. aus Gaumen)
- Vorteile:
  - Verbreiterung des bukkalen Weichgewebes
  - Verdickung der krestalen Schleimhaut
  - Kombination mit Schleimhauttransplantat möglich
- Nachteile:
  - Entnahmedefekt
  - Gefahr der Verletzung der A. palatina

- **Schleimhaut**
- Meist Verwendung als gestielte Lappen
  - Rolllappenplastik bei Implantatfreilegung
  - vestibulär gestielt durch epiperiostale Präparation, evtl. als Kombination mit Bindegewebslappen
- Vorteile:
  - Möglichkeit der Verdickung der bukkalen Schleimhaut bei kleineren Weichgewebsdefiziten
  - horizontale Verbreiterung der periimplantären Gingiva

- Nachteile:
  - wegen Stiel keine unabhängige Positionierung möglich
  - begrenzte Verfügbarkeit

- **Gesplitteter Mukosalappen**
- Als vestibulär-apikale Transposition
- Verwendung v. a. im seitlichen Oberkiefer
- Vorteile:
  - Möglichkeit der vertikalen Verbreiterung der periimplantären Gingiva
- Nachteile:
  - meist auf den Oberkiefer beschränkt, im Unterkiefer nur, wenn lingual ausreichend fixierte Gingiva vorhanden

- **Freie Weichgewebstransplantate**
- Entnahmestellen:
  - Gaumen zwischen Eckzahn und Molarenbereich
  - Wange

> **⊘ Cave**
> **Abstand zum palatinalen Gingivarand ≥ 3 mm!**

- Vorteile:
  - Erhöhung der Stabilität der periimplantären Weichgewebe
  - beste Vorhersagbarkeit zur Vermehrung der keratinisierten Gingiva
- Nachteile:
  - Entnahmedefekt
  - Gaumenschleimhaut im ästhetischen Bereich wegen anderer Farbe und Textur nicht verwendbar

Implantateinheilung

- **Gedeckte Implantateinheilung**
- Vorteile:
  - Kombination mit Hartgewebeaugmentation zur Abdeckung des Implantats möglich
  - Möglichkeit der Weichgewebskorrektur im Rahmen der Freilegung
- Nachteile:
  - operativer Zweiteingriff zur Freilegung der Implantate erforderlich

- **Offene (transgingivale) Implantateinheilung**
- Vorteile:
  - Reduktion der Zahl der Eingriffe (keine Freilegung erforderlich)
  - bei Primärstabilität des Implantats provisorische Sofortversorgung möglich
- Nachteile:
  - Gefahr der Rezession der Gingiva

5.5.4 Erhaltungstherapie

- Synonym: Maintenance
- Im ersten Jahr nach Implantation vierteljährliche klinische Kontrolle
- Ab dem zweiten Jahr jährliche klinische und radiologische Kontrollen (bei Vorliegen periimplantärer Entzündungen häufiger, je nach klinischem Befund bis zur Ausheilung)
- Okklusionskontrolle
- Kontrolle der Funktion des Zahnersatzes
- Regelmäßiger Recall und Prophylaxe zur Verhinderung von Mukositis und Periimplantitis
  - Intervalle abhängig von der Hygienefähigkeit des Patienten zwischen 3 und 6 Monaten

■ **Risikofaktoren für periimplantäre Entzündungen**
- Rauchen
- Parodontitis in der Anamnese
- Schlechte Mundhygiene
- Schlecht eingestellter Diabetes mellitus
- Einschränkung der Reinigungsmöglichkeiten durch Design der Prothese (nicht hygienefähiges Design)
  - Anpassung der prothetischen Planung an die Fähigkeiten des Patienten

■ **Mukositis**
- Definition: Entzündung der periimplantären Weichteilgewebe ohne Knochenbeteiligung (potenziell reversibel)
- Therapie in der Regel nichtchirurgisch nach CIST-Protokoll (▶ Abschn. 5.2, ☐ Tab. 5.1)

■ **Periimplantitis**
- Definition: Entzündung des periimplantären Weichteilgewebes mit Knochenbeteiligung, teilweise periimplantärer Knochenverlust
- Therapie in der Regel chirurgisch nach CIST-Protokoll (▶ Abschn. 5.2, ☐ Tab. 5.1)
  - Entfernung des periimplantären Granulationsgewebes
  - Dekontamination der Implantatoberfläche
    - mechanisch (**Cave**: Verwendung geeigneter Instrumente, z. B. Kunststoffküretten, um Oberflächenmorphologie des Implantats nicht zu zerstören)
    - Spülung (sterile Na Cl-Lösung, Wasserstoffperoxid 3 %)
    - Laser (photodynamische Therapie)
  - regenerative Maßnahmen:
    - autogenes Knochentransplantat
    - guided bone regeneration
    - Knochenersatzmaterial

■ **Therapieziele**
- Entzündungsfreiheit
- Reosseointegration der Implantatoberfläche (klinisch und radiologisch nur Regeneration des periimplantären Knochendefektes nachweisbar)
- Primär chirurgische Therapie der Periimplantitis anstreben, Implantatverlust nicht die zwangsläufige Folge
- Bei fortschreitender Periimplantitis unter adäquater chirurgischer Therapie Explantation zur Verhinderung eines fortschreitenden periimplantären Knochenverlusts

■ ■ **Behandlungsprotokolle**
- Cumulative Interceptive Supportive Therapy (CIST)-Protocol zur Behandlung von Mukositis bzw. Periimplantitis (☐ Tab. 5.1)
- Lang et al 2003

5.5.5 Dokumentation

- Standarddokumentation: Krankenblatt mit Anamnese, Aufklärung, Befunden und Verlauf
- Dokumentation der implantierten Materialien mit Chargen-Nr. und LOT-Nr. nach Medizinproduktegesetz
- Fotodokumentation
  - Ausgangssituation
  - Behandlung
  - Fertigstellung

5.5.6 Komplikationen

■ **Perioperativ**
- Blutung
- Kieferfraktur (v. a. im stark atrophen Unterkiefer)
- Verletzung von Nachbarzähnen
- Nervverletzungen

■ **Postoperativ**
- Infektion Kieferhöhle
- Periimplantitis
- Narbenbildung
- Implantatverlust
- Augmentatverlust
- Implantat prothetisch nicht zu versorgen
- Fistelbildung

5.6 Aktuelle Leitlinien

- ITI: The SAC Classification in Implant Dentistry
- http://www.iti.org/var/external/sac-tool/default-1000.htm
- ADA-Center for Evidence-Based Dentistry: Systematische Reviews Implantologie
- http://ebd.ada.org/SystematicReviewsCategories.aspx?IndexId=e13fb9f1-c581-4ec6-8e64-015eb14eed9e%20&srTitle=Implantology
- www.bdiz.de/service/oav10/grafik/awu05111441-2.pdf
- E.A.O. guidelines fort he use of diagnostic imaging in implant dentisting: www.ncbi.nlm.nih.gov/pubmed/22432473

Literatur

Cacaci, Neugebauer, Schlegel, Seidel (2006) Orale Implantologie. Thieme, Stuttgart

Cochran DL, Morton D, Weber HP (2004) Consensus statements and recommended clinical procedures regarding loading protocols for endosseous dental implants. Int J Oral Maxillofac Implants 19 Suppl:109–13

Cochran DL, Schou S, Heitz-Mayfield LJ, Bornstein MM, Salvi GE, Martin WC (2009) Consensus statements and recommended clinical procedures regarding risk factors in implant therapy. Int J Oral Maxillofac Implants 24 Suppl:86–9

Hämmerle CH, Chen ST, Wilson TG jr (2004) Consensus statements and recommended clinical procedures regarding the placement of implants in extraction sockets. Int J Oral Maxillofac Implants 19 Suppl:26–8

Harris D, Quirynene M (2012) Guidelines for the use of Diagnostic Imaging in Implant Dentistry: Update of the E.A.O. Clinical oral implants research

Jokstad A (2009) Osseointegration and Dental Implants. Edited by Asbjorn Jokstad (University of Toronto)., Wiley-Blackwell

Lang NP, Berglundh T (2011) On Behalf of Working Group 4 of the Seventh European Workshop on Periodontologiy: Periimplant dieseases: where are we now? Consensus oft he Seventh European Workshop on Periodontology. J Clin Periodontol; 38 (Suppl. 11): 178–181, doi: 10.1111/j.1600-051X.2010.01674.x.

Lang NP, Lindhe J (2003) Maintenance of the implant patient. In: Lindhe J, Karring T, Lang N, Eds. Clinical Periodontology and Implant Dentistry. 4th ed. Oxford: Blackwell Munksgaard

Lutz R, Neukam FW (2012) Chirurgische Aspekte der Implantologie in: Hausamen JE, Machtens E, Reuther J Mund- Kiefer- und Gesichtschirurgie, 4. überarb. Aufl., Springer, Heidelberg

Maurizio S, Tonetti C, Hämmerle HF (2008) On behalf of the European Workshop on Periodontology Group C (Abrahamsson, J. Becker, J. Blanco, D. Botticelli, N. Donos, W. Giannobile, C. Hämmerle, R. Jung, N. Mardas, E. Neukam, A. Parlar, B. Pjetursson, I. Rocchietta, M. Simion, A. Stavropoulos, D. Thoma, M. Tonetti) Advances in bone augmentation to enable dental implant placement: Consensus Report of the Sixth European Workshop on Periodontology J Clin Periodontol. 35 (8 Suppl):168–72.

http://www.thecochranelibrary.com/details/browseReviews/577941/Implantsprosthesis.html

http://ebd.ada.org/SystematicReviewsCategories.aspx?IndexId=e13fb9f1-c581-4ec6-8e64-015eb14eed9e%20 & srTitle= Implantologyn

Entzündungen

R. Zwahlen

6.1 Ursache und Pathogenese – 82

6.2 Abszesse – 83
6.2.1 Submandibulärer Abszess – 84
6.2.2 Paramandibulärer Abszess – 85
6.2.3 Perimandibulärer Abszess – 86
6.2.4 Mundbodenabszess – 87
6.2.5 Peritonsillärer Abszess – 88
6.2.6 Pterygomandibulärer Abszess – 89
6.2.7 Masseterikomandibulärer Abszess – 89
6.2.8 Fossa-Canina-Abszess – 90
6.2.9 Retromaxillärer Abszess – 91

6.3 Antibiotische Therapie – 92
6.3.1 Einteilung der Antibiotika – 92

6.4 Wundlehre – 94
6.4.1 Wundheilung – 95
6.4.2 Wundheilungsstörungen – 96
6.4.3 Arten des Wundverschlusses – 97

Literatur – 98

6.1 Ursache und Pathogenese

- **Definitionen**

Entzündung
- Jede Abwehrreaktion des lebenden Organismus gegen unterschiedliche Gewebeschädigungen
- Anhäufung von zellulären und azellulären Blutbestandteilen im Gewebe durch Reaktionen in Gefäßsystem und Bindegewebe

Infektion
- Die zur Entzündung führende Gewebeschädigung ist durch Mikroorganismen verursacht

- **Ätiologie**
- Physikalische Reize
- Chemische Reize
- Fremdkörper
- Allergene
- Mikroorganismen (Bakterien, Viren, Pilze, Protozoen)

- **Einteilung**
- **Nach zeitlichem Verlauf**

Akute Entzündung
- Beginn: plötzlich
- Dauer: < 3 Wochen
- Verlauf: kurz und in Schüben
- Restitutio ad integrum möglich
- Zellbild: Neutrophile Granulozyten

Perakute Entzündung
- Beginn: plötzlich
- Dauer: Tage
- Verlauf: sehr kurzer und dramatischer Verlauf
- Meist keine Heilung, oft letaler Verlauf

Subakute Entzündung
- Beginn: nicht genau bestimmbar
- Dauer: mehrere Wochen
- Verlauf: länger dauernd (Wochen)
- Heilung unsicher
- Zellbild: gemischtes Bild (Granulozyten, Lymphozyten, Monozyten)

Chronische Entzündung
- Beginn: meist mit akuter Entzündung
- Dauer: > 4 Monate
- Verlauf: langwierig
- Defektheilung möglich
- Zellbild: Monozyten, Lymphozyten, Plasmazellen

Primär chronische Entzündung
- Beginn: nicht genau bestimmbar
- Dauer: Jahre
- Verlauf: langwierig, progredient und in Schüben
- Meist keine Heilung

- **Nach Entzündungsphasen**

Alteration
- Verschiedenartige Schädigung lebenden Gewebes
- Fehlende Entzündungszeichen, Vorherrschen von Nekrosen
- Beispiele: Diphtherie, Verätzung

Kreislaufstörung
- Morphologisches Bild durch Störung der Mikrozirkulation bestimmt
- Zu Beginn kurzzeitige Arteriolenkonstriktion bei Ausschüttung von Katecholaminen
- Im Verlauf Vasodilatation nach Freisetzung von Prostaglandinen, Bradykinin, Histamin und Serotonin
- Beispiele: Röteln, Scharlach, erstgradige Verbrennung

Exsudation
- Austritt von Plasma und Blutzellen infolge erhöhter Gefäßpermeabilität
- Margination und Emigration von Granulozyten
- In der Folge Chemotaxis und Phagozytose
- Von diesem Stadium aus
  - Rückbildung und Restitutio ad integrum oder
  - Fortschreiten und Proliferation und Narbenbildung

Proliferation
- Bildung von Granulationsgewebe durch Faserneubildung und Kapillarsprossung
- Kennzeichnend für den subakuten und chronischen Verlauf
- In der reparativen Phase nach akuter Entzündung (jede normale Wundheilung), führt hier zu vollständiger Abheilung oder Defektheilung mit Narbenbildung
- Bei gestörter Auflösung von fibrinreichem Exsudat proliferative Entzündung mit bindegewebigem Umbau
- Bei chronischen Entzündungen (z. B. rheumatischer Formenkreis) steht proliferative Reaktion im Vordergrund

Narbenbildung
- Bildung von faserreichem, gefäß- und zellarmem Bindegewebe
- Verschwinden von Entzündungszellen

6.2 · Abszesse

■ ■ Nach morphologischen Gesichtspunkten
Seröse Entzündung
- Exsudat besteht in der Hauptsache aus Serum
- Oft am Beginn und als Durchgangsstadium zu anderen Formen
- Eigenständige Form an serösen Häuten und Schleimhäuten (z. B. Cholera)

Serös-schleimige Entzündung
- Exsudat besteht aus Serum und Schleim
- Findet sich nur an Schleimhautoberflächen
- Beispiel: Rhinitis, Sinusitiden

Fibrinöse Entzündung
- Exsudat aus Serum und Fibrinogen
- Fibrinogen wird im Gewebe zu Fibrin umgewandelt (pseudomembranöse Entzündung)
- Findet sich im Bereich seröser Höhlen oder Schleimhäute
- Beispiele: Tracheitis (pseudomembranöse Entzündung), Diphtherie (pseudomembranös-nekrotische Entzündung)

Eitrige Entzündung
- Exsudat besteht in der Hauptsache aus Granulozyten, kaum Serum und Fibrin
- Granulozyten verfetten und sterben im Rahmen der Abwehrtätigkeit, hieraus rahmig-gelber Eiter
- Fast ausschließlich durch Bakterien verursacht
- Formen:
  - Empyem: Eitrige Entzündung in vorbestehendem anatomischem Hohlraum
  - Abszess: Eiteransammlung in Hohlraum, der durch Gewebezerfall infolge Proteolyse durch Granulozytenreaktion entstanden ist
  - Phlegmone: Diffus-eitrige Entzündung in interstitiellem Bindegewebe, enzymatische Auflösung der Interzellularsubstanz z. B. durch Streptokokken

Hämorrhagische Entzündung
- Rötlich-bräunliches Exsudat aus Serum, Fibrinogen, Granulozyten und Erythrozyten
- Verursacht durch massive Gefäßschädigung
- Ursachen:
  - Allergisch: Purpura Schönlein-Henoch
  - Bakteriell-toxisch: Diphtherie
  - Medikamentös: Vaskulitiden, z. B. durch Metamizol

> ❯ Die fünf Entzündungsphasen sind unabhängig von der Art der Schädigung
> Verhältnis Resistenzlage versus Aggressor entscheidet über Verlauf und Intensität der Entzündung

■ Klinik
■ ■ Fünf Kardinalsymptome der Entzündung

Symptom	Ursache
Rubor	Hyperämie
Calor	Hyperämie
Dolor	Gewebedruck durch Exsudat oder direkte Wirkung von Bradykinin auf Nervenendigungen
Tumor	Volumenzunahme des Gewebes durch Exsudat
Functio laesa	Schmerzbedingte Funktionseinschränkung

■ ■ Weitere Symptome
- Regionäre Lymphadenitis mit oder ohne Lymphangitis
- Fieber durch Temperatursollwertverstellung im Zwischenhirn durch
  - Endogene Pyogene (aus neutrophilen Granulozyten freigesetzte Lipoproteine)
  - Exogene Pyogene (Lipopolysaccharide aus Bakterien)
- Tachykardie: durch Steigerung der Durchblutung vermehrter Antransport von Antikörpern und Zellen
- Leukozytose (Leukozytenzahl > 10.000/mm^3 im peripheren Blut mit Linksverschiebung infolge Ausschwemmung nicht ausgereifter Zellen)
- BSG-Beschleunigung:
  - Eiweißverschiebungen im Plasma führen zu erhöhter spezifischer Dichte der Blutzellen
  - Ballung der Erythrozyten durch Ausbildung von Agglomerinen an der Zelloberfläche

■ Diagnostik
- Anamnese und klinische Untersuchung
- Laborkontrolle (Blutbild mit ggf. Differenzialblutbild wegen Linksverschiebung, BSG)
- Bildgebende Verfahren (Sonographie, Radiologie je nach Lokalisation)

■ Therapie
- Symptomatisch und entsprechend dem Typ der zugrundeliegenden Gewebeschädigung

6.2 Abszesse

■ Definition
- Infektion des Weichgewebes mit Eiteransammlung in einem durch Gewebezerfall entstandenen Hohlraum

- **Ätiologie**
- Im Mundhöhlenbereich meist durch odontogene Ursachen
- Bakterielle Infektionen (meist durch Staphylo- oder Streptokokken) führen zu Exsudat mit Granulozyten
- Proteolyse des Gewebes und Verfettung der Granulozyten bildet gelblichen Eiter

- **Klinische Symptome**
- Palpatorisch gut abgrenzbare Schwellung (Wall aus Granulationsgewebe)
- Meist prallelastische, fluktuierende Schwellung (fehlt z. B. bei Logenabszessen)
- Reduzierter Allgemeinzustand
- Erhöhung von Temperatur und Herzfrequenz möglich

- **Diagnostik**
- Klinik
- Labor: Blutbild, BSG, CRP
- Radiologie:
  - Übersichtsaufnahme: im Bereich des Abszesses tief kariöse Zähne oder Zahnwurzeln als Infektionsherde
  - CT bzw. MRT: bei tiefen Logenabszessen nahe der Schädelbasis, ▶ Abschn. 6.2.9

- **Therapie**
- Grundsätzlich gilt: »Ubi pus, ibi evacua«
- Bei Patienten mit Gerinnungsstörungen oder unter Antikoagulation Stichinzision möglich
- Herdsanierung bzw. Zahnextraktion, sobald Spülung klar wird

- ■ **Subperiostale und submukosale Abszesse**
- Entlastung kann meist ambulant erfolgen
- Inzision und Pusevakuation in Lokalanästhesie
- Drainage und offene Wundbehandlung mit regelmäßigen Spülungen während 3–5 Tagen
- Begleitende antibiotische Therapie: Antibiose per os für 3–5 Tage
- ■ **Logenabszesse**
- Behandlung in der Regel stationär
- Inzision und Pusevakuation unter Vollnarkose
- Drainage und offene Wundbehandlung mit regelmäßigen Spülungen während 3–5 Tagen
- Begleitende antibiotische Therapie: Antibiose i. v. für ca. 2–3 Tage, danach Umstellung auf orale Antibiose für insgesamt 5 Tage

- ■ **Adjuvante Therapie**
- Reflektorische Einschränkung der Mundöffnung mit resultierender Muskelverkürzung, daher aktive Prophylaxe erforderlich
- Mundöffnung durch Schwellung limitiert (morgens geringere Mundöffnung als abends)
- Direkt postoperativ Beginn der Verbesserung der Mundöffnung durch Spatelübungen, Anleitung des Patienten zur eigenverantwortlichen Durchführung
- Motivation des Patienten zu häufigen Wiederholungen
- Anlage eines Protokolls mit Angabe der Mundöffnung in cm

6.2.1 Submandibulärer Abszess

- **Ätiologie**
- Meist ausgehend von odontogenen Infektionen
- Meist (> 2/3 der Fälle) vor Zahnextraktion, selten danach (< 1/3)
- Meist (2/3 der Fälle) ausgehend von den unteren Molaren
- Häufigkeit: Zweithäufigster Logenabszess im Gesichtsbereich

- **Topographische Besonderheiten**
- Medialer Anteil der perimandibulären Loge
- Unterkieferunterrand als Grenze zur lateral liegenden paramandibulären Loge
- Vorderer Anteil des M. digastricus als Grenze zur submentalen Loge

- **Klinik**
- Dysphagie
- Fieber
- Krankheitsgefühl
- Unterkieferrand palpabel
- Fehlende Wangenschwellung, besonders der tiefen Anteile

- **Diagnostik**
- Exakte Anamnese (Spritzenabszess, Fremdkörper, Unterkieferfraktur)
- Klinische Untersuchung zur Abschätzung der Ausbreitung:
  - Ausbreitung nach sublingual: geröteter und gewölbter Mundboden
  - Ausbreitung nach parapharyngeal: vorgewölbte Gaumenbögen
- Bildgebung: Sonographie, Orthopantomographie (OPT), CT bei unklarer Ausdehnung

6.2 · Abszesse

- **Therapie**
- Chirurgische Inzision unter Vollnarkose, meist als nasale fiberoptische Intubation bei wachem Patienten bei zu erwartenden Intubationsproblemen infolge reduzierter Mundöffnung
- Extraktion des verursachenden Zahnes nur, wenn bereits die initiale Spülung klar ist
- Antibiotische Therapie
  - Bei Patienten in reduziertem Allgemeinzustand
  - Bei ausgeprägtem Lokalbefund (Knochenmitbeteiligung, Phlegmone, Erysipel)
  - Bei präoperativ bereits begonnener Antibiose

Chirurgisches Vorgehen submandibulärer Abszess

- Inzision:
  - unterhalb des Unterrandes der Mandibula
  - in gedachter kaudaler Verlängerung des aufsteigenden Hinterrandes der Mandibula
  - ca. 3 cm nach anterior (in Hautfalte, Ausnützen der Schnittführung!)
  - ca. 2 Querfinger breit
- Durchtrennen des Platysmas, dann stumpfe Präparation mit geschlossener Arterienklemme hinauf zum Kieferwinkel unter Schonung des Ramus marginalis mandibulae in der davor liegenden antegonial notch
- Nach Knochenkontakt Durchscheuern des Periosts am Kieferwinkel mit geschlossener Arterienklemme
- Vorschieben der Klemme (geschlossen) auf die Innenseite des Unterkiefers
- Führen der weiterhin geschlossenen Klemme unter stetem Knochenkontakt nach vorne zur submandibulären Loge (intraorale palpatorische bimanuelle Kontrolle!)
- Vorstoßen der Klemme durch die Abszesskapsel mit Beginn von Sekretabfluss
- Abstrichentnahme für mikrobiologische Untersuchung
- Spreizen und Zurückziehen der geöffnet gehaltenen Arterienklemme
- Erweiterung des Drainagekanals mit größerer Arterienklemme oder Kornzange unter dauernder palpatorischer Kontrolle von intraoral
- Einlage einer Drainage (8–10 mm Dicke) in die submandibuläre Loge
- Ausgiebige Spülung mit sterilem Wasser (hypotone Lösung zur Denaturierung der Bakterien), bis Spülung klar

- Fakultativ Annähen der Drainage an die Haut (bei korrekter Platzierung in der Regel nicht erforderlich)
- Verband mit Gazekompressen ohne zusätzliche Kompression

6.2.2 Paramandibulärer Abszess

- **Ätiologie**
- Meist odontogen durch eitrige Entzündung der Prämolaren oder Molaren des Unterkiefers
- Selten (ca. 20 %) durch eitrige Entzündung der Molaren des Oberkiefers (Wangenabszesse)
- Meist (> 2/3 der Fälle) vor Zahnextraktion, selten danach (< 1/3)
- Sehr selten nichtodontogene Ursachen (z. B. infiziertes Wangenatherom)

- **Topographische Besonderheiten**
- Lateraler Anteil der perimandibulären Loge, durch den M. buccinator Loge in den lateralen bukkalen Anteil und den medialen submukösen Anteil geteilt
- Vom lateralen bukkalen Logenanteil mögliche Ausbreitung nach retromandibulär oder subkutan
- Vom medialen submukösen Logenanteil Ausbreitung in die Tonsillenloge möglich
- Unterkieferunterrand Grenze zur medial gelegenen submandibulären Loge

- **Klinik**
- Maximale Schwellung auf Höhe des Corpus mandibulae
- Allgemeinzustand meist unbeeinträchtigt
- Falls Ausbreitung nach retromandibulär eingeschränkte Mundöffnung
- Kollateralödem bis in Höhe der Orbita möglich
- Unterkieferunterrand immer palpabel
- Pralle Vorwölbung des bukkalen Unterkiefervestibulums

- **Diagnostik**
- Klinische Untersuchung, meist hierdurch odontogene Ursache zu identifizieren
- Bildgebung: OPT ▶ Abschn. 6.2.1

Therapie

> **Chirurgisches Vorgehen paramandibulärer Abszess**
> - Leitungsanästhesie und Schleicher-Infiltration im Bereich des betroffenen Vestibulums
> - Vorsichtige Inzision senkrecht durch die Mukosa
> - Nach Mukosadurchtrennung Inzisionsrichtung senkrecht zum darunterliegenden Knochen
> - Präparation subperiostal mit dem Septumelevator (Freer) auf Länge der Inzision
> - Einführen einer geschlossenen Moskitoklemme, danach Spreizen der Klemme unter Beachtung der vitalen Strukturen in der Tiefe
> - Abstrichentnahme für mikrobiologische Untersuchung
> - Spülung mit sterilem Wasser bis Spülung klar
> - Einlage einer Gummilasche
> - Erneute Spülung am ersten postoperativen Tag, danach jeden zweiten Tag

- Gesamtdauer der Therapie ca. 7 Tage bei komplikationslosem Verlauf
- Extraktion des verursachenden Zahnes nur, wenn bereits die initiale Spülung klar ist
- Antibiotische Therapie (orale Antibiose mit Breitspektrumantibiotikum für 3–5 Tage nach Inzision):
  - bei schlechtem Allgemeinzustand
  - bei ausgeprägtem Lokalbefund (Knochenmitbeteiligung, Phlegmone, Erysipel)

6.2.3 Perimandibulärer Abszess

Ätiologie
- Sehr häufiger Abszess im Gesichts- und Halsbereich
- Meist odontogen bedingt, ca. 90 % durch eitrige Entzündung der Molaren des Unterkiefers
- Meist (3/4 der Fälle) vor Zahnextraktion, selten danach
- Selten nichtodotogene Ursachen (Infektionen im Frakturspalt, Tumoren, Fremdkörper, entzündliche Lymphknotenerkrankungen)

Topographische Besonderheiten
- Das den Unterkiefer medial, kaudal und lateral umgebende Areal
- Nach medial und kaudal Anschluss an die submandibuläre Loge
- Ausbreitung wie bei paramandibulärem Abszess ► Abschn. 6.2.2, jedoch insgesamt weiter nach kaudal reichend

Klinik
- Massiv reduzierter Allgemeinzustand
- Fieber und Tachykardie
- Schluckbeschwerden, Vorwölbung des Mundbodens
- Knöcherner Unterkieferrand nicht mehr palpabel
- Keine exakte Abgrenzung der unteren Wangen- und Halsanteile möglich
- Eingeschränkte Mundöffnung (Abstand der Inzisiven < 2 cm)
- Komplette Kieferklemme möglich
- Bei Ausbreitung nach submassetär/pterygomandibulär Mundöffnung mit Shift zur betroffenen Seite
- Bei Ausbreitung nach parapharyngeal ipsilaterale Vorwölbung des Gaumensegels mit Shift der Uvula zur gesunden Seite (flaches Auflegen des Zahnarztspiegels auf die Zunge, Phonation des Patienten, trotz Kieferklemme möglich)

Diagnostik
- Exakte Anamnese (Spritzenabszess, Fremdkörper, Unterkieferfraktur)
- Klinische Untersuchung zur Abschätzung der Ausbreitung:
  - Ausbreitung nach sublingual; geröteter und gewölbter Mundboden
  - Ausbreitung nach parapharyngeal: vorgewölbte Gaumenbögen
- Bildgebung: Sonographie, OPT, CT bei unklarer Ausdehnung

Therapie
- Simultane intra- und extraorale Inzision zur Gewährleistung des Abflusses erwägen
- Chirurgische Inzision unter Vollnarkose, meist als nasale fiberoptische Intubation bei wachem Patienten bei zu erwartenden Intubationsproblemen infolge reduzierter Mundöffnung
- Extraktion des verursachenden Zahnes nur, wenn bereits die initiale Spülung klar ist
- Antibiotische Therapie
  - bei Patienten in reduziertem Allgemeinzustand
  - bei ausgeprägtem Lokalbefund (Knochenmitbeteiligung, Phlegmone, Erysipel)
  - bei präoperativ bereits begonnener Antibiose

> **Chirurgisches Vorgehen perimandibulärer Abszess**
> - Inzision:
>   - unterhalb des Unterrandes der Mandibula
>   - in gedachter kaudaler Verlängerung des aufsteigenden Hinterrandes der Mandibula
>   - ca. 3 cm nach anterior (in Hautfalte, Ausnützen der Schnittführung!)

- ca. 2 Querfinger breit
- Durchtrennen des Platysmas, dann stumpfe Präparation mit geschlossener Arterienklemme hinauf zum Kieferwinkel unter Schonung des Ramus marginalis mandibulae in der davor liegenden antegonial notch
- Nach Knochenkontakt Durchscheuern des Periosts am Kieferwinkel mit geschlossener Arterienklemme
- Vorschieben der Klemme (geschlossen) auf die Innenseite des Unterkiefers
- Bei Ausbreitung nach parapharyngeal (vorgewölbter Gaumenbogen) Vorschieben der geschlossenen Klemme unter stetigem Knochenkontakt medial entlang des aufsteigenden Unterkiefers bei gleichzeitiger intraoraler palpativer Kontrolle auf Höhe des vorderen Gaumenbogens
- Vorstoßen der Klemme durch die Abszesskapsel mit Beginn von Sekretabfluss
- Abstrichentnahme für mikrobiologische Untersuchung
- Spreizen und Zurückziehen der geöffnet gehaltenen Arterienklemme
- Eröffnen der submandibulären Loge ▶ Abschn. 6.2.1
- Eröffnen der paramandibulären Loge ▶ Abschn. 6.2.2, hierbei auf stetigen Knochenkontakt der Klemme (Drehen) bei Übertritt vom medialen zum lateralen Kompartiment der perimandibulären Loge achten (Vermeidung einer Schädigung des N. marginalis mandibulae)
- Erweiterung der Drainagekanäle mit größerer Arterienklemme oder Kornzange unter dauernder palpatorischer Kontrolle von intraoral
- Einlage einer Drainage (8–10 mm Dicke) in die submandibuläre, parapharyngeale und ggf. bukkale Loge
- Ausgiebige Spülung mit sterilem Wasser (hypotone Lösung zur Denaturierung der Bakterien), bis Spülung klar
- Fakultativ Annähen der Drainage an die Haut (bei korrekter Platzierung in der Regel nicht erforderlich)
- Verband mit Gazekompressen ohne zusätzliche Kompression
- Bei Ausbreitung nach sublingual zusätzlich intraorale Inzision
  - marginale Inzision am Unterkiefer in Höhe der maximalen Vorwölbung des Mundbodens
  - subperiostale Präparation mit dem Freer
  - Eröffnen der Loge durch Vorschieben einer geschlossenen Moskitoklemme

- Öffnen und Rückziehen der geöffneten Klemme
- Einlage einer Gummilasche und Fixierung mit Naht

6.2.4 Mundbodenabszess

- **Ätiologie**
- Odontogen bedingt, meist durch apikal entzündete Zähne
- Nichtodontogene Ursachen:
  - Pfählungsverletzungen
  - Tumore
  - Zysten (Retentions- oder Epidermoidzysten ▶ Kap. 7
  - Übergreifende Infektionen benachbarter Logen
  - Speichelsteine

- **Topographische Besonderheiten**
- Am kranialen Anteil des suprahyoidalen Raums
- Am Ende des M. mylohyoideus breite Verbindung zur submandibulären Loge

- **Klinik**
- Glasig gerötete Schwellung der Mundbodenmukosa
- Ödematöse Schwellung des Mundbodens
- Eingeschränkte Zungenbeweglichkeit mit kloßiger Sprache
- Oft reduzierter Allgemeinzustand mit Fieber
- Trübes Sekret bei Sialadenitis als Ursache

- **Diagnostik**
- Klinische Untersuchung zur Identifizierung eines entzündeten Zahnes mit angrenzender Rötung des Zahnfleischs und Übergang in die Mundbodenschwellung
- Bildgebung: Sonographie, OPT, CT bei unklarer Ausdehnung

- **Therapie**
- Chirurgische Inzision unter Vollnarkose, meist als nasale fiberoptische Intubation bei wachem Patienten bei zu erwartenden Intubationsproblemen infolge reduzierter Mundöffnung
- Extraktion des verursachenden Zahnes nur, wenn bereits die initiale Spülung klar ist
- Antibiotische Therapie
  - bei Patienten in reduziertem Allgemeinzustand

- bei ausgeprägtem Lokalbefund (Knochenmitbeteiligung, Phlegmone, Erysipel)
- bei präoperativ bereits begonnener Antibiose

> **Chirurgisches Vorgehen Mundbodenabszess**
> - Bei Beschränkung auf sublinguale Loge intraorale Inzision
>   - marginale Inzision am Unterkiefer in Höhe der maximalen Vorwölbung des Mundbodens
>   - subperiostale Präparation mit dem Freer
>   - Eröffnen der Loge durch Vorschieben einer geschlossenen Moskitoklemme
>   - Abstrichentnahme für mikrobiologische Untersuchung
>   - Öffnen und Rückziehen der geöffneten Klemme
>   - Spülung mit sterilem Wasser bis Spülung klar
>   - Einlage einer Gummilasche und Fixierung mit Naht
> - Bei Verbindung mit anderen Logen Vorgehen wie unter Procedure ▶ Abschn. 6.2.3 beschrieben

6.2.5 Peritonsillärer Abszess

- **Ätiologie**
- Meist nichtodontogen bedingt (akute Tonsillitis oder Exazerbation bei chronischer Tonsillitis)
- Selten odontogen (Entzündung der oberen oder unteren Molaren)

- **Topographische Besonderheiten**
- Verbindung nach ventral zur Wangenloge oder retromandibulären Loge (v. a. bei odontogen bedingten Infektionen)
- Bei Überschreiten der Tonsillenkapsel
  - Nach kaudal Verbindung zur Mediastinum
  - Nach kranial Verbindung zur Fossa infratemporalis und Schädelbasis

- **Klinik**
- Schwerkranker Patient in deutlich reduziertem Allgemeinzustand
- Schluckbeschwerden
- Extraoral
  - Geschwollene Lymphknoten
  - Selten Kieferklemme (bei Beteiligung des M. pterygoideus med.)
- Intraoral

- geröteter, stark vorgewölbter lateraler Gaumenbogen mit angeschwollener lateraler Pharynxwand
- Ventilationsstörungen der Tube
- möglicherweise Eiter in den Tonsillen

- **Diagnostik**
- Klinische Untersuchung des Halses und intraorale Inspektion v. a. der Gaumenbögen und Tonsillen
- Bildgebung:
  - intraorale Sonographie (Sensitivität 89 – 95 %; Spezifität 79 – 100 %)
  - OPT, CT bei unklarer Ausdehnung

- **Therapie**
- Ambulante Inzision unter Mukosainfiltration möglich
- Antibiotische Therapie mit Penicillin und Metronidazol per os

> **Chirurgisches Vorgehen peritonsillärer Abszess**
> - Infiltrationsanästhesie der Mukosa nach Schleicher im Bereich der maximalen Vorwölbung
> - Punktion mit Kanüle in der Mitte einer von der Uvula zum oberen Weisheitszahn gedachten Linie
> - Gewinnung von Aspirat zur mikrobiologischen Untersuchung
> - Nicht zu tiefe (nur Mukosa), ca. 2 cm lange Inzision um den Aspirationspunkt von oben medial nach unten lateral
> - Spreizen des Abszesses in die Tiefe mit langer Arterienklemme oder Kornzange
> - Spülung mit sterilem Wasser bis Spülung klar
> - Einlage einer Gummilasche und Fixierung durch Naht
> - Offene Behandlung wie in ▶ Abschn. 6.2.2 beschrieben

6.2.6 Pterygomandibulärer Abszess

- **Ätiologie**
- Dentitio difficilis der unteren Weisheitszähne (< 2/3 vor, > 1/3 nach Zahnextraktion)
- Durch Leitungsanästhesie im Bereich des Foramen mandibulare

- **Topographische Besonderheiten**
- Begrenzungen:
  - nach lateral: innere Kortikalis der Mandibula
  - nach medial: M. pterygoideus medialis (Ausbreitung zur parapharyngealen Loge möglich)
  - nach kaudal: Lig. stylomandibulare

6.2 · Abszesse

- nach anterior: M. buccinator (Ausbreitung zur masseterikomandibulären Loge möglich)
- nach posterior: Parotisloge (Ausbreitung in Parotisloge, retromandibuläre oder masseterikomandibuläre Loge möglich)
- nach kranial: temporale Loge (Ausbreitung zur Fossa infratemporalis oder temporalen Loge möglich)
- Inhalt der Loge: A. / V. alveolaris inferior, N. alveolaris inferior, N. lingualis
- Venen drainieren in den pterygoidalen Sinus und in die Fossa pterygopalatina

- **Klinik**
- Meist deutlich reduzierter Allgemeinzustand mit Fieber
- Kieferklemme durch entzündliche Infiltration des M. pterygoideus medialis
- Schluckbeschwerden bei Ausdehnung auf lateralen Gaumenbogen
- Bei Mundöffnung Abweichen des Unterkiefers zur gesunden Seite (Schuchardt-Zeichen)
- Intraoral bei Reklination Schwellung und / oder Rötung der Plica pterygomandibularis, Ausdehnung auf die angrenzende laterale Pharynxwand und den weichen Gaumen möglich

- **Diagnostik**
- Anamnese (vorangegangene Leitungsanästhesie am Foramen mandibulare, Plexusanästhesie des N. buccalis)
- Klinische Untersuchung
- Bildgebung: OPT, falls unauffällig meist CT zur Bestimmung der Abszessausbreitung

- **Therapie**
- Wegen Gefahr der Ausbreitung (auch nach intrakraniell, s. oben) so früh wie möglich Inzision
- Simultane intra- und extraorale Inzision zur Gewährleistung des Abflusses erwägen
- Chirurgische Inzision unter Vollnarkose, meist als nasale fiberoptische Intubation bei wachem Patienten bei zu erwartenden Intubationsproblemen infolge reduzierter Mundöffnung
- Extraktion des verursachenden Zahnes nur, wenn bereits die initiale Spülung klar ist
- Antibiotische Therapie
  - bei Patienten in reduziertem Allgemeinzustand
  - bei ausgeprägtem Lokalbefund (Knochenmitbeteiligung, Phlegmone, Erysipel)
  - bei präoperativ bereits begonnener Antibiose

> **Chirurgisches Vorgehen pterygomandibulärer Abszess**
> - Wie unter chirurgisches Vorgehen ▶ Abschn. 6.2.3 beschrieben mit Eröffnung der pterygomandibulären Loge
> - Zur Sicherstellung des Sekretabflusses intraorale Inzision erwägen
>   - 2–3 cm lange Inzision in der intermaxillären Falte bis zum Periost des aufsteigenden Asts
>   - mediale subperiostale Präparation mit dem Freer
>   - Eröffnen der Loge durch Vorschieben einer geschlossenen Moskitoklemme
>   - Abstrichentnahme für mikrobiologische Untersuchung
>   - Öffnen und Rückziehen der geöffneten Klemme
>   - Spülung mit sterilem Wasser bis Spülung klar
>   - Einlage einer Gummilasche und Fixierung mit Naht

6.2.7 Masseterikomandibulärer Abszess

- **Ätiologie**
- Meist Dentitio difficilis der unteren Weisheitszähne (ca. 50 % vor und 50 % nach Extraktion)
- Komplikation nach Leitungsanästhesie am Foramen mandibulare oder Plexusanästhesie des N. buccalis

- **Topographische Besonderheiten**
- Begrenzungen:
  - nach lateral und kaudal: M. masseter
  - nach medial: äußere Kortikalis des Unterkiefers
  - nach posterior: retromandibuläre Loge (Übergreifen möglich)
  - nach kranial: temporale Loge (Ausbreitung zur Fossa infratemporalis oder temporalen Loge möglich)

- **Klinik**
- Meist deutlich reduzierter Allgemeinzustand mit Fieber
- Kieferklemme als Leitsymptom
- Bei Mundöffnung Abweichen des Unterkiefers zur gesunden Seite (Schuchardt-Zeichen)
- Zeitweise kollaterales weiches Ödem in der Fossa infratemporalis
- Intraoral Schwellungsmaximum im Bereich der intermaxillären Falte und am Vorderrand des M. masseter

- **Diagnostik**
- Klinische Untersuchung

- Anamnese: Leitungsanästhesie Foramen mandibulare oder Plexusanästhesie N. buccalis
- Bildgebung: OPT, falls unauffällig meist CT zur Bestimmung der Abszessausbreitung

- **Therapie**
- Wegen Gefahr der Ausbreitung (auch nach intrakraniell, s. o.) so früh wie möglich Inzision
- Intraorale Inzision meist ausreichend
- Inzision in Allgemeinanästhesie wegen bestehender Kieferklemme
- Extraktion des verursachenden Zahnes nur, wenn bereits die initiale Spülung klar ist
- Antibiotische Therapie bei deutlich reduziertem Allgemeinzustand und je nach Gefahr der Ausbreitung

> **Chirurgisches Vorgehen masseterikomandibulärer Abszess**
> - Ca. 2 cm lange Inzision lateral der intermaxillären Falte
> - Durchtrennung des Periost und Ablösen des M. masseter vom Knochen mit dem Freer
> - Eröffnen der Loge durch Vorschieben einer geschlossenen Moskitoklemme
> - Abstrichentnahme für mikrobiologische Untersuchung
> - Öffnen und Rückziehen der geöffneten Klemme
> - Spülung mit sterilem Wasser bis Spülung klar
> - Einlage einer Gummilasche und Fixierung mit Naht

6.2.8 Fossa-Canina-Abszess

- **Ätiologie**
- Odontogen bei parodontalen apikalen Erkrankungen der oberen Inzisiven, Eckzähnen und gelegentlich der ersten Prämolaren
- Nichtodontogen bei Infektionen regionaler Weichteile, bei Furunkeln, infizierten Atheromen

- **Topographische Besonderheiten**
- Begrenzungen:
  - nach dorsal: Vorderwand der Kieferhöhle
  - nach ventral: Wange
  - nach medial: Nase
  - nach lateral: Verbindung zur bukkalen Loge
- Vorsicht wegen der Nähe der V. angularis (Gefahr der intrakraniellen Ausbreitung durch Verbindung zum Sinus cavernosus)

- **Klinische Symptome**
- Extraoral
  - Derbe, schlecht abgrenzbare Schwellung über der Fossa canina
  - Kollaterales Ödem bis in Oberlippe und Augenunterlid
  - Teilweise periorbitales Ödem mit Lidschluss, besonders nach Flachliegen während der Nacht
- Intraoral
  - Auf betroffener Seite Vestibulum stark gerötet und vertrichen, teilweise gewölbt

- **Diagnostik**
- Klinische Untersuchung
- Bildgebung: OPT, Oberkiefer halbaxial (Nasennebenhöhlendarstellung)

- **Therapie**
- Meist intraorale Inzision (Vermeidung äußerer Narben)
- Extraorale Inzision:
  - Abszess kurz vor spontaner Perforation
  - weit fortgeschrittene Abszessbildung mit Gefahr der Verschleppung via V. angularis nach intrakraniell
- Extraktion des verursachenden Zahnes nur, wenn bereits die initiale Spülung klar ist
- Antibiotische Therapie per os für 5 Tage je nach Ausbreitung und bei Druckschmerzhaftigkeit über dem medialen Augenwinkel (Verbindung V. angularis zu Sinus cavernosus)

> **Intraorale Inzision Fossa-Canina-Abszess**
> - Infiltrationsanästhesie der Mukosa nach Schleicher
> - 1–2 cm lange Inzision im Vestibulum (entsprechend später geplanter Maßnahmen am betroffenen Zahn vertikal oder horizontal)
> - Durchtrennung des Periosts und Ablösen mit dem Freer
> - Eröffnen der Loge durch Vorschieben einer geschlossenen Moskitoklemme
> - Abstrichentnahme für mikrobiologische Untersuchung
> - Öffnen und Rückziehen der geöffneten Klemme
> - Spülung mit sterilem Wasser bis Spülung klar
> - Einlage einer Gummilasche und Fixierung mit Naht

6.2 · Abszesse

> **Extraorale Inzision Fossa-Canina-Abszess**
> - Hautinzision am kaudalen Teil der Schwellung (Sekretabfluss schon jetzt möglich)
> - Eröffnen der Abszesskapsel mit geschlossener Moskitoklemme
> - Abstrichentnahme für mikrobiologische Untersuchung
> - Öffnen und Rückziehen der geöffneten Klemme
> - Spülung mit sterilem Wasser bis Spülung klar
> - Einlage einer Drainage und Fixierung mit Naht
> - Steriler Verband mit Gaze und Klebefixierung

6.2.9 Retromaxillärer Abszess

- **Ätiologie**
- Odontogen ausgehend von hinteren oberen Molaren (ca. 50 % vor und 50 % nach Extraktion)
- Nichtodontogen:
  - iatrogen (z. B. Spritzenabszess nach Tuberanästhesie)
  - maligne Tumoren (z. B. Ethmoidalzelltumoren) der Kiefer- oder Augenhöhle
  - Infektionen (Sinusitiden, Orbitainfektionen, Infektion nach Orbitafraktur)

- **Topographische Besonderheiten**
- Begrenzungen:
  - nach dorsal: Mm. pterygoidei lateralis und medialis
  - nach ventral: Maxilla
  - nach medial: Verbindung zur Fissura pterygopalatina und Fissura orbitalis inferior
  - nach lateral: Proc. muscularis mandibulae, untere Anteile des M. temporalis
  - nach kranial: Fossae infratemporalis und temporalis
  - nach kaudal: M. temporalis
  - Boden: Schleimhaut der intermaxillären Falte
- Inhalt: Fettgewebe, Blutgefäße, Nerven

- **Klinische Symptome**
- Meist stark reduzierter Allgemeinzustand
- Hohes Fieber (teilweise > 40 °C)
- Lymphadenitis
- Schwellung mit Zentrum oberhalb des Jochbogens
- Zunehmende Kieferklemme durch Infiltration der Mm. pterygoidei medialis und temporalis
- Kollaterales Ödem bis hin zur Orbita mit konsekutivem Verschluss der Lidspalte

- Druckschmerz in der Tuberregion
- Verstrichenes Vestibulum im Bereich der Crista zygomaticoalveolaris

- ❗ **Cave**
  Verstärkte Kieferklemme, Schluckbeschwerden und vorgewölbtes Gaumensegel als Zeichen für eventuell nach unten gerichtete Ausbreitung mit der Gefahr der Ausbreitung in die parapharyngeale Loge und noch weiter ins Mediastinum

- **Diagnostik**
- Anamnese (Tuberanästhesie, Spülung der Kieferhöhle)
- Klinische Untersuchung mit Blick auf kariöse Zähne
- Bildgebung: OPT, CT und ggf. MRI zur Bestimmung von genauer Lage und Größe

- **Therapie**
- Entlastung über zwei extraorale Zugänge obligat
- Bei Möglichkeit der Verbindung der extraoralen Zugänge intraorale Entlastung nicht erforderlich, sonst zusätzlich intraorale Eröffnung
- Intravenöse antibiotische Therapie mit Breitspektrumantibiotikum obligat

> **Extraorale Inzision retromaxillärer Abszess**
> - Von **kranial** 2 cm lange Inzision ca. 2 cm oberhalb des Jochbogens parallel zum Verlauf des Stirnastes des N. facialis
> - Blutstillung und stumpfe Präparation zur Temporalisfaszie (silbern schillernd), ggf. Unterbindung von Ästen der A. temporalis superficialis
> - Vorschieben einer langen Arterienklemme unter stetigem Knochenkontakt in Richtung des retromaxillären Raums
> - Eröffnen des Abszesses mit geschlossener Klemme
> - Abstrichentnahme für mikrobiologische Untersuchung
> - Von **kaudal** Zugang und Vorgehen wie unter Chirurgisches Vorgehen ▶ Abschn. 6.2.3 beschrieben
> - Vorschieben der geschlossenen Klemme entlang der Innenseite des aufsteigenden Asts der Mandibula in Richtung des retromaxillären Raums
> - Verbindung der beiden Zugänge mittels einer großen Arterienklemme in der Regel möglich
> - Spreizen der Zugänge und Spülung mit sterilem Wasser bis Spülung klar
> - Einführen einer zuvor gefensterten Gummidrainage von kranial und kaudale Ausleitung zur weiteren Spülung der Abszesshöhle
> - Nichtelastischer steriler Verband

> **Intraorale Inzision retromaxillärer Abszess**
> - Infiltrationsanästhesie der Mukosa nach Schleicher auf der Höhe des Tuber im Bereich des Vestibulums
> - 1–2 cm lange Inzision im Bereich des Tuber bis zum Periost
> - Ablösen des Periosts mit dem Freer
> - Vorschieben einer geschlossenen Moskitoklemme unter stetigem Knochenkontakt bis zum Proc. pterygoideus
> - Eröffnen des Abszesses und Rückzug der gespreizt gehaltenen Klemme
> - Falls noch nicht erfolgt, Abstrichentnahme zur mikrobiologischen Untersuchung
> - Spülung mit sterilem Wasser bis Spülung klar
> - Einlage einer Gummilasche und Fixierung mittels Naht
> - Nach Spreizen der Klemme diese keinesfalls mehr schließen wegen Verletzungsrisiko von Plexus und A. maxillaris!

6.3 Antibiotische Therapie

6.3.1 Einteilung der Antibiotika

Einteilung nach Wirkung
- **Bakteriostatisch**
- Hemmung von Wachstum und Vermehrung der Bakterien
- Keine Zerstörung der Erreger

- **Bakterizid**
- Primär: Zerstörung auch nicht proliferierender Bakterien
- Sekundär: Zerstörung nur proliferierender Bakterien

Einteilung nach Gruppen und Wirkungsort
- **Zellwandsynthesehemmer**
- **β-Lactamantibiotika**
- Alle bakterizid
- Hemmung der Peptidoglykansynthese bei der Zellteilung

Penicilline
- Penicillin G (i. v.) und Oralpenicilline (Penicillin V, Propicillin, Azidocillin) gegen
  - grampositive Kokken (Streptokokken, Pneumokokken)
  - grampositive Stäbchen (Clostridien, Bacillus)
  - gramnegative Kokken (Neisserien)

- Anaerobier (außer Bacteroides fragilis und Treponema)
- Isoxazolylpenicilline: Oxacillin(i. v.), Dicloxacillin (per os), Flucloxacillin (i. v. oder per os) gegen
  - grampositive Kokken und Stäbchen, speziell β-Lactamasebildende Staphylokokken
  - kaum wirksam gegen gramnegative Erreger
- Aminopenicilline: Ampicillin(i. v.), Amoxicillin (per os) gegen
  - Spektrum Penicillin G und V
  - Istripstäbchen (Listerien)
  - grampositive Kokken (Enterokokken)
  - einige gramnegative Erreger (Haemophilus infl., Meningokokken, Helicobacter pylori, Salmonellen, Proteus mir., E. coli)
  - Hauptindikation: Sinusitis, Otitis media
- Penicilline mit β-Lactamaseinhibitoren: Piperacillin + Tazobactam (i. v.), Amoxicillin + Clavulansäure (i. v. oder per os), Ampicillin + Sulbactam (i. v. oder per os) gegen
  - grampositive Erreger, inklusive Enterokokken
  - gramnegative Erreger mit β-Lactamproduktion (z. B. Pseudomonas)
- Acylaminopenicilline: Mezlocillin, Piperacillin, Azlocillin (alle i. v.) gegen
  - grampositive Erreger, inklusive Enterokokken
  - gramnegative Erreger ohne β-Lactamproduktion

Cephalosporine i. v.
- Gruppe 1: Cefazolin, Cefalotin gegen
  - grampositive Kokken (auch penicillinasebildende Staphylo- und Streptokokken)
  - wenig gegen gramnegative Erreger
- Gruppe 2: Cefuroxim, Cefotiam gegen
  - grampositive Kokken (Penicillinase und β-Lactamasestabil)
  - gramnegative Erreger (Haemophilus infl., E. coli)
- Gruppe 3 a: Cefotaxim, Ceftriaxon
  - schwächer als Gruppe 1 und 2 gegen grampositive Erreger
  - besser als Gruppe 1 und 2 gegen gramnegative Erreger
- Gruppe 3 b: Ceftazidim, Cefepim
  - wie Gruppe 3 a, zusätzlich Pseudomonas

Cephalosporine per os
- Gruppe 1: Cefalexin, Cefaclor, Cefadroxil gegen
  - grampositive Erreger (Penicillinasestabil bei Staph. aureus)
  - gramnegative Erreger (Haem. infl.)
- Gruppe 2: Loracarbef, Cefuroxim-Axetil gegen
  - wie Gruppe 1, zusätzlich größeres Spektrum gramnegative Erreger (Proteus etc.)

6.3 · Antibiotische Therapie

- Gruppe 3: Cefpodoxim-Proxetil, Cefixim, Ceftibuten
  - kaum auf grampositive Kokken (Staphylokokken)
  - wie Gruppe 2, zusätzlich gramnegative Stäbchen (Serratia, Proteus)

Carbapeneme
- Imipenem, Meropenem, Ertapenem (alle i. v.) gegen
  - breites Spektrum grampositive und gramnegative Bereich
  - Anaerobier
  - **Reserveantibiotika** bei lebensbedrohlichen nosokomialen Infektionen, schweren polybakteriellen Infekten, Infektionen mit β-Lactamantibiotika-resistenten Keimen

Monobactame
- Aztreonam (i. v.) gegen
  - fast alle gramnegative Erreger (inkl. Pseudomonas)
  - nicht bei grampositive Erregern und Anaerobiern (primäre Resistenz)

■■ **Glykopeptide**
- Bakterizid
- Vancomycin, Teicoplanin (beide i. v.) gegen
  - grampositive Erreger (Staphylokokken inkl. MRSA, Streptokokken, Enterokokken)

■■ **Fosfomycin**
- Bakterizid
- Analogon einer Vorstufe in der Zellwandsynthese (i. v. oder per os) gegen
  - grampositive und gramnegative Erreger
  - **Reserveantibiotikum** mit breitem Spektrum bei Multiresistenz

■ **Proteinsynthesehemmer**
■■ **Aminoglykoside**
- Bakterizid
- Tobramycin, Gentamycin, Amikacin, Streptomycin, Neomycin, Promycin (alle i. v.), Neomycin / Kanamycin (topisch) gegen
  - eingeschränkt grampositive Erreger (Staph. aureus, Pseudomonas, Mykobakterien, in Kombination mit Penicillinen auch Streptokokken, Enterokokken)
  - gramnegative Stäbchen
  - keine Anaerobier!

■■ **Makrolide**
- Bakteriostatisch
- Erythromycin, Clarithromycin, Roxythromycin, Azithromycin (alle i. v. oder per os) gegen

- grampositive Erreger (Streptokokken, Mykobakterien)
- gramnegative Erreger (Neisserien, Bordetella, Haemophilus, Helicobacter, Legionellen, Chlamydien, Mykoplasmen, Borrelien)
- Hauptindikationen: Atemwegsinfekte, Borreliose, STD, Helicobactereradikation

■■ **Ketolide**
- Telithromycin (i. v. oder per os) gegen
  - Spektrum wie Makrolide
  - Hauptindikation: Pneumonie, als 2. Wahl, falls andere Medikamente wegen Resistenz oder Allergie nicht möglich

■■ **Lincosamide**
- Bakteriostatisch
- Lincomycin, Clindamycin (beide i. v. oder per os) gegen
  - grampositive Erreger (aerob und anaerob), aber keine Wirksamkeit gegen Enterokokken, Corynebakterien, Actinomyces, Clostridien
  - gramnegative Erreger (Bacteroides, Fusobakterium, Veilonella)
  - Hauptindikation: β-Lactamallergie, Osteomyelitis
  - Gefahr der pseudomembranösen Colitis!

■■ **Tetrazykline**
- Bakteriostatisch
- Oxytetracyclin, Tetracyclin, Doxycyclin, Minocyclin (alle i. v. oder per os) gegen
  - grampositive Stäbchen (Nocardien, Propionibakterien)
  - gramnegative Stäbchen (Brucellen, Vibrionen, Yersinien, Plasmodium)
  - atypische Erreger (Borrelien, Chlamydien, Rickettsien, Mykoplasmen, Treponema)
  - nicht wirksam bei Proteus, Serratia, Kokken häufig resistent
  - Hauptindikation: atypische Pneumonie, Lyme-Borreliose, Adnexitis, Akne

■■ **Chloramphenicol**
- Bakteriostatisch
- Chloramphenicol (per os oder topisch) gegen
  - grampositive Stäbchen (Corynebakterium)
  - gramnegative Stäbchen (Salmonellen, Yersinien, Vibrionen)
  - Hauptindikation: Typhus, Paratyphus, Pest, Fleckfieber, Ruhr, Diphterie, Malaria

■■ **Streptogramine**
- Bakteriostatisch

Kapitel 6 · Entzündungen

- Quinupristin, Dalfopristin (beide i. v.) gegen
  - grampositive Kokken, v. a. Staphylokokken
  - Hauptindikation: schwere Staphylokokkeninfektion

- ■■ **Oxazolidinone**
- Bakterizid
- Linezolid, Cycloserin (beide i. v. oder per os) gegen
  - grampositive Kokken, nicht wirksam gegen Enterokokken und Pseudomonas
  - Hauptindikation: nosokomiale Pneumonie, Haut- und Weichteilinfektionen

- ■ **Nukleinsäurehemmer**
- ■■ **Gyrasehemmer (Chinolone)**
- Bakterizid
- Gruppe 1: Norfloxacin (per os) gegen
  - gramnegative Erreger
  - Hauptindikation: unkomplizierte Harnwegsinfekte
- Gruppe 2: Ciprofloxacin, Ofloxacin, Enoxacin (alle i. v. oder per os) gegen
  - grampositive Kokken
  - gramnegative Erreger (E. coli, Klebsiella, Proteus, Serratia, Haem. infl.)
  - nicht wirksam bei atypischen Erregern
  - Hauptindikation: Ciprofloxacin bei schweren gramnegative Infektionen (Pseudomonas, Serratia)
- Gruppe 3: Levofloxacin (i. v. oder per os) gegen
  - wie Gruppe 2, aber erweitertes Spektrum im grampositiven Bereich und bei atypischen Erregern
- Gruppe 4: Moxifloxacin (per os) gegen
  - wie Gruppe 3, aber besser gegen Anaerobier

- ■■ **Nitroimidazole**
- Bakterizid
- Metronidazol (i. v., per os, topisch) gegen
  - Anaerobier, Gardnerella, Trichomonas, Giardia lamblia, Entamoeba

- ■■ **Sulfonamide**
- Bakteriostatisch
- Sulfamethoxazol, Sulfadoxin, (beide i. v. oder per os), Trimethoprim + Sulfamethoxazol (per os, als Cotrimaoxazol bakterizid) gegen
  - grampositive Erreger
  - gramnegative Erreger
  - atypische Mykobakterien, Nocardien, Chlamydien, Yersinien
  - Hauptindikation: Pneumonie mit Pneumocystis, Nocardiose, Harnwegsinfekte

---

> **Grundsätzlich gilt:**
> - Breiter Beginn, dann gezieltes Umsetzen zur Verminderung von Selektion und Steigerung der Effizienz
> - Nie Kombination bakteriostatisch und bakterizid
> - In der Schwangerschaft Amoxicillin und Erythromycin meist möglich

6.4 Wundlehre

- ■ **Definition von Wunde**
- Äußere Einwirkung (physikalisch, chemisch, entzündlich oder ischämisch) führt zu Defekt von schützendem Deckgewebe mit oder ohne Substanz- und Gewebeverlust

- ■ **Ätiologie von Wunden**
- ■■ **Mechanisch**
- Schürfwunden: auf die Haut begrenzt
- Schnittwunden: glatte Wundränder
- Stichwunde: glatte Wundränder, tiefer schmaler Kanal, Infektion in der Tiefe möglich
- Schusswunde: Kombination mit knöcherner Verletzung möglich (Fraktur), Projektil u. U. noch in der Wunde
- Bisswunde: kein primärer Verschluss, Säuberung der Wundränder erforderlich
- Riss- oder Quetschwunde: keine glatten Wundränder, stumpfe Gewalteinwirkung, z. B. Kopfplatzwunde
- Decollement: Ablederungsverletzung, obere Hautschicht gelegentlich intakt
- Amputationsverletzung: vollständige oder unvollständige Abtrennung
- Pfählungsverletzung: Fremdkörper erst unter klinischen Bedingungen entfernen
- ■■ **Chemisch**
- Laugenverätzung: Kolliquationsnekrose, diffuse Ausbreitung
- Säureverätzung: Koagulationsnekrose, begrenzte Ausbreitung

- ■■ **Thermisch**
- Verbrennung und Verbrühung: drei Schweregrade, Narbenbildung möglich
- Elektrische Verbrennung: geringe Infektionsgefahr
- Erfrierung: drei Schweregrade

- ■■ **Strahlung**
- UV-Strahlung
- radioaktive Strahlung

6.4.1 Wundheilung

- **Primäre Wundheilung**
- »Sanatio per primam intentionem«: Normale und erwünschte Heilung nach einer Operation
- Geringe Narbenbildung, da nur minimale Bindegewebsbildung erforderlich
- Primäre Adaptation der Wundränder
- Wundverschluss mittels epithelialem Überzug nach 6 – 8 Tagen

- **Sekundäre Wundheilung**
- »Sanatio per secundam intentionem«
- Bildung von Granulationsgewebe erforderlich
- Sekundäre Adaptation der Wundränder durch Zusammenziehen der Wunde
- Defektheilung nach Auffüllen mit Granulationsgewebe und epithelialem Überzug

- **Tertiäre Wundheilung**
- Mischform aus beiden obengenannten Heilungstypen (Granulationsgewebebildung und anschließende Hauttransplantation mit primärer Wundheilung)

- **Wundheilungsphasen**
- **Exsudative Phase (1. Tag)**
- Hämostase durch Einwanderung von Thrombozyten und Bildung von Fibrin
- Freisetzung von Zytokinen

- **Resorptionsphase (1.–3. Tag)**
- Auch als Entzündungsphase bezeichnet
- Einwanderung von Granulozyten, Makrophagen und Lymphozyten
- Entzündungsreaktion im Gewebe (► Abschn. 6.1), beginnende Phagozytose
- Stimulation der Kollagensynthese durch Freisetzung von Wachstumsfaktoren

- **Proliferationsphase (4.–7. Tag)**
- Auch Kollagen- oder Granulationsphase
- Einsprossung von Fibroblasten und Kapillaren
- Kontraktion der Wundränder (Fibroblasten differenzieren zu Myofibroblasten)
- Synthese von Kollagen und Bildung von Granulationsgewebe

- **Reparationsphase (8.–12. Tag)**
- Auch Narbenphase
- Weitere Ausbildung der Kollagenfasern und Wundkontraktion
- Ausfüllen eventueller Defekte mit Bindegewebe

- Epithelialisierung der Wunde und zunehmende Reißfestigkeit

- **Ab 2.–3. Woche bis zu 1 Jahr**
- Weitere Gewebereifung und -differenzierung
- Remodelling von spezifischem Gewebe und Narben möglich, daher Narbenkorrektur frühestens nach 6 Monaten

- **Einflussfaktoren auf die Wundheilung**
- Dauer, Intensität und Art der Einwirkung einer bestimmten Schädigung
- Unterlage am Ort der einwirkenden Schädigung: Muskel- oder Fettgewebe können einwirkende Kräfte dämpfen
- Wundverlauf parallel zu Hautspaltlinien (bei elektiver Chirurgie) begünstigt geringere Narbenbildung wegen geringeren Klaffens der Wundränder

- **Störfaktoren der Wundheilung**
- **Generell**
- Ernährungszustand (Eiweißmangel, Kachexie, Adipositas)
- Vitamin C-Mangel (Vitamin C wichtig für Kollagensynthese)
- Alter (Allgemeinzustand im höheren Alter)
- Blutarmut, Leukopenie, Gerinnungsstörungen
- Begleit- und Systemerkrankungen (Diabetes mellitus, Arteriosklerose)
- Katabole Prozesse (Tumoren, Tuberkulose)
- Hyperurikämie
- Nikotin
- Hormone, Medikamente
- Schlechte O_2-Versorgung
- Stete mechanische Reize (Prothesen, Parafunktion, Zahnkonfiguration)

- **Lokal**
- Wundverunreinigungen, Infektionen, Nekrosen
- Minderperfusion, Wundödem, Hämatom, Serom
- Traumatisierende Operationstechnik
- Vorgeschädigtes Gewebe (Voroperation, Bestrahlung)
- Mangelnde Ruhigstellung (Dehiszenz)
- Fremdkörper
- Spannung an Wundrändern

6.4.2 Wundheilungsstörungen

- **Wundinfektion**
- **Definition**
- Wundinfektion durch Mikroorganismen oder Parasiten

■ ■ Ätiologie
- Nicht iatrogen: verschmutzte Bisswunden, Fremdkörper (Piercing), stark kariöse Zähne
- Iatrogen nach Operationen, als Spritzenabszess, bei Venenverweilkanüle

■ ■ Differenzialdiagnose
- Wundhämatom oder Wundserom

■ ■ Klinische Symptome
- 5 Kardinalsymptome der Entzündung: Calor, Rubor, Dolor, Tumor, Functio laesa (▶ Abschn. 6.1)

■ ■ Therapie
- »Ubi pus, ibi evacua!«
- Entfernung von eventuellen Fremdkörpern, Wundreinigung, offene Wundbehandlung
- Systemische antibiotische Therapie falls Fieber und Leukozytose

■ Wunddehiszenz
■ ■ Definition
- Sekundäres Auseinanderweichen der Wundränder einer primär durch Naht oder Klammern verschlossenen Operationswunde

■ ■ Ätiologie
- Mangelnde Ruhigstellung
- Störungsfaktoren der Wundheilung (s. oben)
- Unzureichende Adaptation der Wundränder
- Zu starke Adaptation der Wundränder mit Ödembildung im Wundbereich
- Allergie auf verwendetes Nahtmaterial
- Infektionen
- Gestörte Kollagensynthese
■ ■ Differenzialdiagnose
- Wundhämatom oder Wundinfektion

■ ■ Therapie
- Ohne Infektionszeichen: Exzision der Wundränder, Nekrosenabtragung, Sekundärnaht
- Infektionszeichen: Entfernung von Nahtmaterial, offene Wundbehandlung mit Drainage und Spülung
- Bei Vorliegen einer Infektion Gabe von Antibiotikum erwägen (Abstrichentnahme, blinder Beginn, bei Vorliegen des Ergebnisses gezielte Umstellung)

■ Hämatom
■ ■ Definition
- Ansammlung von Blut im Wund- und / oder Operationsgebiet

■ ■ Ätiologie
- Unzureichende intraoperative Blutstillung
- Störung der Blutgerinnung
- Postoperative Blutdrucksteigerung (intraoperativ spastische Gefäße erweitern sich postoperativ mit steigendem Blutdruck)

■ ■ Klinik
- Teilweise fluktuierende, schmerzhafte, bläuliche Schwellung
- Austritt von blutigem Sekret zwischen den Nähten bei Druck

■ ■ Diagnostik
- Sonographie
- Labor: INR, Quick, PTT

■ ■ Differenzialdiagnose
- Infektion, Serom

■ ■ Therapie
- Akute Entlastung: Punktion oder Öffnen einiger Wundnähte
- Konservativ: bei geringer Ausprägung spontane Resorption möglich
- Medikamentös: Heparinsalbe bei eher diffus verbreiteten abgrenzbaren Hämatomen
- Operative Entlastung: bei ausgedehnten Hämatomen zur Verhinderung von Problemen der Luftwege im Kopf- und Halsbereich, Vermeidung druckbedingter Schäden an Nerven und Muskulatur

■ Serom
■ ■ Definition
- Sekretverhalt mit Ansammlung von Lymphe in Hohlräumen im Wundgebiet
■ ■ Klinik
- Fluktuierende Schwellung ohne Verfärbung oder Druckschmerz

■ ■ Diagnostik
- Sonographie

■ ■ Differenzialdiagnose
- Hämatom, Abszess

■ ■ Therapie
- Akute Entlastung: Punktion oder Öffnen einiger Wundnähte
- Konservativ: Kompressionsverband
- Medikamentös: Antibiotische Abdeckung erwägen
- Operativ:

6.4 · Wundlehre

- zur Prophylaxe: Intraoperatives Anbringen von Ligaturen bei Lymphknotenausräumung des lateralen Halsdreieckes vor kaudaler Durchtrennung des Lymphknotenpakets
- zur Entlastung: bei ausgedehnten Seromen Wundrevision, Debridement der Wundhöhle und Einlage von Redondrainagen

- **Narbenkeloid**
- **Definition**
- Anlagebedingtes, überschießendes Fibroblastenwachstum nach Verletzungen, Operationen oder spontan

- **Ätiologie**
- Postuliert wird ein Missverhältnis zwischen Synthese und Abbaus von dermalem Kollagen, genaue Ätiologie noch unklar

- **Klinik**
- Über dem Hautniveau erhabene wulstige, hart-elastische Narbe mit rosa bis roter Verfärbung
- Juckreiz
- Vorkommen: v. a. im Nacken, Ohrläppchen, retroaurikulär, Rücken, Brust und Schulter

- **Therapie**
- Operativ: Exzision mit Injektion von Kortikosteroiden oder Interferon
- Medikamentös
  - Instillation von Triamcinolonacetonid (Kenacort® A 10 / A 40) in die Keloidnarbe
  - Salbenbehandlung (Keli-med®, Betamethasonsalben, z. B. Celestone®)
  - Zytostatika, z. B. Bleomycin
- Lasertherapie
  - unreife Keloide: langgepulste Laser mit vasokontriktivem Effekt
  - reife Keloide: CO_2-Laser für Skinresurfacing
- Kryotherapie: Einfrieren und Abtragen des Narbengewebes in mehreren Schritten, führt zur Depigmentierung
- Kompressionsbehandlung: Anpassen von Kunststoffmasken oder Silikonfolien und Tragen über 6 Monate bis zu 2 Jahren
- Strahlenbehandlung: bei Therapie mit ionisierenden Strahlen innerhalb der ersten 6 Monate nach Keloidbildung maligne Entartung selten

6.4.3 Arten des Wundverschlusses

- **Grundlagen**
- **Für Wundbehandlung bestimmende Faktoren**
- Art und Lokalisation der Wunde
- Alter und Allgemeinzustand des Patienten
- Ort der Erstversorgung

- **Ziele der Wundbehandlung**
- Definitive Wundbehandlung ist anzustreben
- Falls wegen einiger Faktoren nicht möglich, Basis für die spätere definitive Versorgung legen
  - Infektionsprophylaxe
  - Herstellen der Tansportfähigkeit
- Primärnaht bei sauberen Wunden und Alter der Wunde bis zu 6 h
- Verzögerte Primärnaht (z. B. bei Polytrauma nach Stabilisierung
- Sekundärnaht nach Abklingen von Infekten
- Primär offene Behandlung bei allen infizierten, gekammerten Wunden oder Bisswunden mit Sekundärnaht am 3. – 7. Tag

Chirurgische Wundversorgung nach Friedrich
- Reinigung und Desinfektion in ausreichendem Bereich um die Wunde
  - Kurzhaarfrisur erlaubt
  - Augenbrauenhaare nicht schneiden, da in der Regel kurz genug, um nicht in die Wunde zu gelangen (außerdem Risiko der Verletzung bei Anwendung von Rasierern in dieser Region)
- Lokal- oder Leitungsanästhesie
- Sterile Abdeckung
- Inspektion
  - Entfernen von Fremdkörpern (z. B. Glassplitter)
  - Abschätzen der Tiefe (Mitbeteiligung Gefäße oder Nerven)
- Exzision des Wundrands mit Debridement
  - im Gesicht zurückhaltend, da gut durchblutetes Gewebe
  - Wundtoilette durch Spülung mit H_2O_2 und Nachspülen mit sterilem Wasser
- Spannungsfreie Adaptation der Wundränder
  - bei initial verschmutzten oder gekammerten Wunden zusätzlich subkutane Nähte
- Steriler Wundverband
- Prüfen des Impfausweises auf Tetanusschutz, im Zweifel kombinierte Gabe von Toxoid und Immunglobulin
- Tollwutimpfung bei entsprechenden Bissverletzungen, Antidotgabe bei Schlangenbissen

■ Materialien zum Wundverschluss

■■ Steristrips
- Verschiedene Breiten und Farben (auch hautfarben)
- Wundrandadaptation oberflächlicher Schnittwunden

■■ Gewebekleber
- Cyanoacrylate (z. B. Dermabond®) bei Kindern und kleinen Wunden
- Sehr teuer

■■ Hautklammern
- Mit speziellem Gerät (Stapler) applizierte Metallklammern
- Teuer
- Im Skalpbereich schnell und einfach anzuwenden bei guten kosmetischen Ergebnissen

■■ Nähte
Resorbierbares Nahtmaterial
- Synthetisches Material
    - Polyglykolsäuren (Vicryl®, Dexon®)
- Polydioxanon (PDS)

Nichtresorbierbares Nahtmaterial
- Synthetisches Material
    - Monofile Kunststoffe (Prolene®, Ethilon®, Seralon®)
    - Gezwirnte Kunststoffe (Mersilene®)
    - Seide
    - Draht (Edelstahl)

■■ Verwendung der Nahtmaterialien
Resorbierbares Nahtmaterial
- Vicryl® oder Dexon®: Ligaturen, Faszie, Muskel, subkutan, intraoral
    - Resorption nach ca. 6 Wochen
- PDS: Bandnaht
    - Resorption nach ca. 12 Wochen

Nichtresorbierbares Material
- Prolene®, Ethilon®, Seralon®), Mersilene®: Hautnähte, Intrakutannaht
- Seide: Hautnähte
- Draht: Cerclagen (Sternum, Patella, früher bei orthognather Chirurgie

Literatur

Behm B, Babilas P, Landthaler M, Schreml S (2011) Cytokines, chemokines and growth factors in wound healing. J Eur Acad Dermatol Venereol Dec 26. doi: 10.1111/j.1468-3083.2011.04415.x. [Epub ahead of print]

Fend F, Thomas C (2003) Entzündungen. In: Büttner R, Thomas C (Hrsg.) Allgemeine Pathologie, Schattauer, Stuttgart S 141–157

Flynn TR, Shanti RM, Hayes C (2006) Severe Odontogenic Infections, Part 2: Prospective Outcomes Study. J Oral Maxillofac Surg 64: 1104–1113

Flynn TR, Shanti RM, Levi MH, Adamo AK, Kraut RA, Trieger N (2006) Severe Odontogenic Infections, Part 1: Prospective Report. J Oral Maxillofac Surg 64: 1093–1103

Grieb G, Steffens G, Pallua N, Bernhagen J, Bucala R (2011) Circulating fibrocytes – biology and mechanisms in wound healing and scar formation. Int Rev Cell Mol Biol. 291:1–19

Hochberg J, Meyer KM, Marion MD (2009) Suture choice and other methods of skin closure. Surg Clin North Am 89(3):627–641

Levi ME, Eusterman VD (2011) Oral infections and antibiotic therapy. Otolaryngol Clin North Am 44(1):57–78 Einteilung der Abszesse nach Ausbreitung

Zysten

W. Zemann

7.1 Kieferzysten – 101
7.1.1 Epitheliale Zysten – 101
7.1.2 Nichtepitheliale Zysten – 104

7.2 Zysten der Kieferhöhle – 105

7.3 Weichteilzysten – 105
7.3.1 Dermoid- und Epidermoidzysten – 105
7.3.2 Laterale Halszysten – 105
7.3.3 Lymphoepitheliale Zysten – 105
7.3.4 Mediane Halszyste (Ductus thyreoglossus Zyste) – 105
7.3.5 Anteriore mediane Zungenzyste, Magen-Darm-Schleimhautzysten der Mundhöhle – 105
7.3.6 Zystisches Hygrom – 106
7.3.7 Nasopharyngeale Zyste – 106
7.3.8 Thymuszyste – 106
7.3.9 Zysten der Speicheldrüsen (Extravasationszysten, Schleimretentionszysten, Ranula) – 106

Literatur – 106

Definition
- In sich geschlossene pathologische Hohlräume
- Lage im Knochen oder im Weichteilgewebe
- Inhalt: Flüssige, halbflüssige oder gasförmige Substanzen (Horch 2005)
- Meist innen mit Epithel ausgekleideter Zystenbalg
- Pseudozysten: keine innere Epithelauskleidung (Shear und Speight 2007)

Häufigkeit
- Männer > Frauen
- Oberkiefer > Unterkiefer
- Lokalisation im Oberkiefer: meist Frontzahnregion
- Lokalisation im Unterkiefer: meist Seitenzahn- und Kieferwinkelbereich
- Am häufigsten radikuläre Zysten (ca. 50 %), gefolgt von follikulären Zysten (15 – 20 %), andere seltener (Horch 2005)
- Kieferzysten > Weichteilzysten

Klinik
- Oft per Zufall entdeckt, da langsam verdrängendes Wachstum
- Hinweise: Knochenauftreibungen, Veränderungen der Zahnstellung, ausbleibender Zahndurchbruch
- Schmerzen (Druckgefühl, neuralgiforme Schmerzen): selten und spät oder bei sekundär entzündeten Zysten
- Ausdünnung des umgebenden Knochens, äußere Knochenlamelle teilweise papierdünn und eindrückbar → Pergamentknistern, sog. Dupuytren-Zeichen (Neff und Horch 2012)

Klassifikation
- Nach der WHO-Klassifikation von 2005 bzw. 1992

> **Die Keratozyste wird seit 2005 als keratozystisch odontogener Tumor bezeichnet und zu den odontogenen Tumoren gezählt (▶ Kap. 8)**

Einteilung
- Abb. 7.1

Therapie
Zystektomie
- Vollständige Entfernung des Zystenbalgs
- Therapie der Wahl (v.a. bei Zysten bis 2 cm, oder wenn die Zyste allseits von Knochen umschlossen ist)
- Schnellerer Heilungsverlauf
- Vollständige Knochenregeneration bei großen Zysten: 2 - 5 Jahre
- Zysten > 2 cm: In der Knochenhöhle kein bindegewebiger Ersatz durch einwandernde Mesenchymzellen möglich, da retraktionsbedingt Fibrinfäden von der

Wand abreißen, randständig abgepresstes Serum, damit Isolierschicht

Chirurgisches Vorgehen
- Vestibulärer Zugang (Inzision des Mukoperiosts und Abschieben des Mukoperiostlappens)
- Osteotomie über der Zyste
- Ausschälen des Zystenbalgs
- ggf. Behandlung eines ursächlichen Zahnes (radikuläre Zyste): Extraktion, Wurzelspitzenresektion etc.
- Versorgen der Knochenhöhle (fakultativ je nach Größe xeno-, allo-, autogene oder alloplastische Materialien)
- Primärer Wundverschluss

Carnoy-Lösung
- Zur Fixierung u. Elimination von Epithelresten
- Zusammensetzung:
  - 96 %iger Alkohol
  - ein Teil Eisessig
  - drei Teile Chloroform
- nicht in allen Ländern mehr zugelassen

Zystostomie
- Teilweise Entfernung des Zystenbalgs und Offenhalten der Zyste
- Langer Heilungsverlauf
- Schonung von Zähnen, Nerven etc.
- Zystenbalg metaplasiert nach 3 – 6 Wochen zu Epithel der Mundschleimhaut
- Druck auf den Knochen durch diese OP direkt genommen

Chirurgisches Vorgehen
- Vestibulärer Zugang (Inzision des Mukoperiostes und Abschieben des Mukoperiostlappens)
- Osteotomie über der Zyste
- Teilentfernung des Zytenbalgs
- ggf. Behandlung eines ursächlichen Zahnes (radikuläre Zyste): Extraktion, Wurzelspitzenresektion etc.
- Vernähen der oralen Schleimhaut mit dem Restzystenbalg
- Offenhalten des Zystenhohlraums (Tamponaden, Obturatoren o. ä.)

❗ Cave
Sowohl bei der Zystektomie als auch bei der Zystostomie muss der entfernte Zystenbalg histologisch untersucht werden, um eine exakte Diagnose stellen zu können.

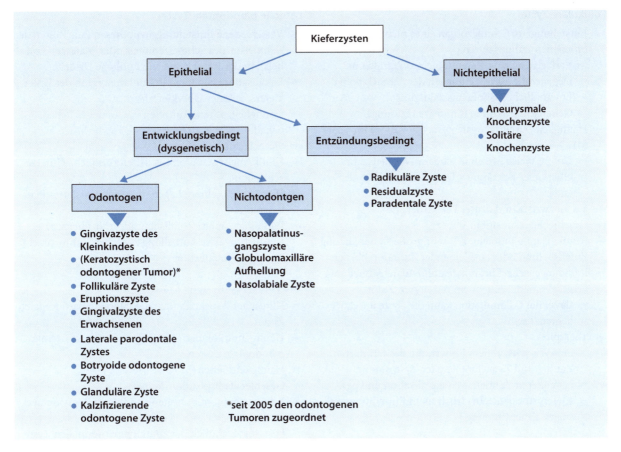

◻ Abb. 7.1 Einteilung der Kieferzysten

■■ Antrozystektomie
- Vollständige Entfernung einer Oberkieferzyste
- Die Knochenhöhle wird zu einer Nebenbucht der Kieferhöhle durch Entfernung der knöchernen Trennwände
- ggf. Anlage eines Knochenfensters im unteren Nasengang

■■ Antrozystostomie
- Teilweise Entfernung einer Oberkieferzyste
- Die Knochenhöhle wird zu einer Nebenbucht der Kieferhöhle durch Entfernung der knöchernen Trennwände
- ggf. Anlage eines Knochenfensters im unteren Nasengang

■■ Marsupialisation
- Bei Extravasationszysten (Ranula, Schleimzysten)
- Eröffnung der Zyste
- Vernähen des verbleibenden Zystenbalgs mit der Mundschleimhaut

7.1 Kieferzysten

7.1.1 Epitheliale Zysten

Dysgenetische Zysten, bedingt durch Entwicklungsstörungen
Odontogene Zysten
- Entstehung aus odontogenem Gewebe

Gingivazyste des Kleinkindes (Epstein pearls)
- Entstehung: aus Epithelresten der Zahnanlage, der Gingiva, oder aus heterotopem Drüsengewebe
- Häufigkeit: relativ häufig beim Neugeborenen, selten nach dem 3. Lebensmonat
- Geschlechtsdisposition: keine
- Klinik: weißlich-gelbliche Knötchen im Durchmesser von 2 – 4 mm
- Therapie: bei Säugling und Kleinkind keine Therapie erforderlich

Follikuläre Zyste

- Entstehung: im Schmelzorgan eines nicht durchgebrochenen Zahnes durch:
  - Verlagerung bzw. Retention eines Zahnkeims
  - Degenerationserscheinungen der Schmelzpulpa
  - Entzündliche Zahnkeimschädigung
  - Genetische Faktoren (familiäre Häufung)
- Häufigkeit: Zweithäufigste Zyste (15 – 20 %) im MKG-Bereich
  - Untere Weisheitszähne > obere Weisheitszähne > Oberkiefer Eckzähne > Unterkiefer Eckzähne > andere
- V.a. in zweiter und dritter Lebensdekade
- Geschlechtsdisposition: ♀ < ♂
- Klinik: Häufig indolent, z.T. sehr große Zysten, häufig Zufallsbefund oder ausbleibender Zahndurchbruch
- Radiologie: scharf begrenzte unilokuläre Aufhellung, vergesellschaftet mit einem retinierten Zahn
  - **Cave**: Bei Inflammation kann die Zyste unscharf begrenzt sein!
- Therapie:
  - bei Weisheitszähnen: Entfernung des retinierten Zahnes und Zytstektomie oder Zystostomie
  - bei anderen Zähnen: Marsupialisation und ggf. Kieferorthopädie, bei frustranem Einreihungsversuch Zahnentfernung

Eruptionszyste (Durchbruchszyste)

- Sonderform einer follikulären Zyste
- Häufigkeit: selten, vor allem im Kindesalter (erste Lebensdekade)
- Geschlechtsdisposition: keine
- Klinik: Oberhalb der Zahnkrone eines durchbrechenden Zahnes
- Radiologie: Lokalisation hauptsächlich in der Gingiva, selten Knochenbeteiligung
- Histologie: oberflächlich keratinisiertes Epithel, evtl. Inflammationszeichen
- Therapie: bei Beschwerden ggf. Marsupialisation

Gingivalzyste des Erwachsenen

- Meist Epithelreste der Zahnentwicklung
- Häufigkeit: sehr selten, Auftreten vor allem zwischen der 5. und 6. Lebensdekade
- Geschlechtsdisposition: ♀ : ♂ = 3 : 1
- Klinik: weißlich-gelbliche indolente Knötchen von 3 – 10 mm, ggf. an Größe zunehmend, selten größer als 10 mm
- Häufiger im Unterkiefer als im Oberkiefer
- Radiologie: evtl. rundliche Verschattung
- Therapie: bei Beschwerden ggf Enukleation

Laterale parodontale Zyste

- Verschiedene Entstehungshypothesen (aus Resten der Zahnleiste, des Schmelzepithels oder Malassez-Epithels), in der Regel keine entzündliche Ursache
- Lokalisation: vor allem Prämolarenregion des Unterkiefers, seltener Oberkieferfront
- Häufigkeit: selten, Auftreten v. a. in der 6. Lebensdekade
- Geschlechtsdisposition: ♂ > ♀
- Klinik: meist symptomlos, selten rundliche Gingivaschwellung
- Histologie: mehrere Lagen nicht keratinisiertes Plattenepithel
- Radiologie: meist Zufallsbefund, scharf begrenzte rundlich/ovaläre Aufhellung zwischen Zahnwurzeln
- Therapie: Enukleation

Botryoide odontogene Zyste

- Klinischer Aspekt ähnlich der lateralen parodontalen Zyste
- Häufig multilokulär, tendenziell größer als laterale parodontale Zysten
- Häufigkeit: selten
- Geschlechtsdisposition: keine
- Klinik: symptomlos, selten rundliche Gingivaschwellung
- Histologie: ähnlich der lateralen parodontalen Zyste, aber multizystisch
- Radiologie: multilokuläre scharf begrenzte Aufhellungen
- Therapie: Zystektomie

> **❗ Cave**
> **Hohe Rezidivrate nach Enukleation!**

Glanduläre Zyste

- Synonyme: glanduläre sialo-odontogene Zyste, mukoepidermoid-odontogene Zyste
- Häufigkeit: sehr selten (ca. 60 beschriebene Fälle), Auftreten v.a. in der 4.–6. Lebensdekade
- Ätiologie: unbekannt
- Häufiger im anterioren Unterkiefer als im Oberkiefer, aber v. a. in bezahnten Kieferbereichen
- Geschlechtsdisposition: ♂ > ♀
- Klinik: häufig indolente, teilweise erhebliche Schwellung, aggressives Wachstum
- Histologie: nichtkeratinisiertes Plattenepithel, z. T. zilientragende, schleimproduzierende Epithelanteile
- Histologisch schwierig von der botryoiden odontogen Zyste und dem Low-grade-Mukoepidermoidkarzinom zu unterscheiden
- Radiologie: In 62 % multilokulär, evtl. Wurzelresorptionen

7.1 · Kieferzysten

- Differenzialdiagnose: low-grade Mukoepidermoidkarzinom, botryoide odontogene Zyste
- Therapie: Zystektomie, einige Autoren empfehlen auch Anwendung von Carnoy-Lösung

ⓘ Cave
Wegen hoher Rezidivneigung langes Follow Up empfohlen!

Kalzifizierende odontogene Zyste (COC)
- Synonym: Gorlin-Zyste (Erstbeschreiber 1962)
- Auftreten als odontogene kalzifizierende Geisterzellzyste oder in Kombination mit kalzifizierenden zystischen odontogenen Tumoren (Odontome, Ameloblastome, ameloblastische Fibrome etc.)
- Häufigkeit: sehr selten, Auftreten v. a. zwischen der 2. und 4. Lebensdekade
- Lokalisation: am häufigsten intraossär in Ober- oder Unterkiefer, seltener extraossär gingival
- Geschlechtsdisposition: keine
- Klinik: Schwellung, meist indolent, selten Zahnverschiebungen oder knöcherne Auftreibungen
- Histologie: typische »Geisterzellen« (in der Zellfärbung fehlende Kernfärbung), evtl. Verkalkungen
- Radiologie: teils scharf, teils unscharf begrenzte unizystische Läsion, üblicherweise Verkalkungen unregelmäßiger Gestalt und Größe, selten mit retiniertem Zahn
- Differenzialdiagnosen: odontogene kalzifizierende Geisterzelltumoren (benigne und maligne Formen)
- Therapie: Enukleation

Nichtodontogene Zysten
Nasopalatinusgangszyste
- Erstmals beschrieben durch Meyer (1914) »paranasaler Sinus«, Entstehung aus Epithelresiduen des Ductus incisivus
- Häufigkeit: häufigste der nichtodontogenen Zysten, Auftreten v. a. zwischen 3. und 6. Lebensdekade, sehr selten auch bei Kindern
- Geschlechtsdisposition: $\male : \female = 2 : 1$
- Klinik: mediane Schwellung unmittelbar palatinal der Frontzähne
- Histologie: v. a Plattenepithel, bei Ausdehnung bis zum Nasenboden evtl. Flimmerepithelanteile
- Radiologie: Rundlich-ovaläre, evtl. »herzförmige« Aufhellung zwischen den zentralen Oberkieferschneidezähnen, gelegentlich Verdrängung der Frontzahnwurzeln
- Therapie: Zystektomie, ggf. Marsupialisation bei größeren Zysten
  - Komplikationen: selten Rezidive oder bleibende Parästhesie des N. nasopalatinus

Globulomaxilläre Aufhellung
- Synonym: globulomaxilläre Zyste, laterale fissurale Zyste
- Von vielen nicht als eigene Entität betrachtet, Bezeichnung der anatomischen Lokalisation einer radiologisch zystisch im ponierenden Läsion
- Lokalisation: fissurale Zyste zwischen seitlichen oberen Schneidezähnen und Eckzähnen
- Entstehung: unklar
- Häufigkeit: sehr selten
- Geschlechtsdisposition: keine
- Klinik: evtl. Schwellung, benachbarte Zähne in der Regel vital
- Histologie: nichtkeratinisiertes Plattenepithel, selten Anteile von Flimmerepithel
- Radiologie: Wurzeln von lateralem Schneidezahn und Eckzahn typisch divergierend
- Therapie: Zystektomie oder Kürettage

Nasolabiale Zyste
- Synonym: Nasoalveoläre Zyste
- Entstehung: Vermutlich aus Epithelresten der Hochstetter-Epithelmauer oder durch ektopes Gewebe des Ductus nasolacrimalis
- Wegen der subperiostalen Lage den epithelialen Kieferzysten zugerechnet (eigentlich Weichteilzyste)
- Häufigkeit: sehr selten, Auftreten v. a. zwischen der 2. und 7. Lebensdekade
- Geschlechtsdisposition: $\female : \male = 2 : 1$
- Klinik: Schwellung im Bereich der Nasolabialfalte bzw. Fossa canina, Zähne vital
- Radiologie: unilaterale Aufhellung im Bereich der Schneidezähne durch druckbedingte Resorption der vestibulären Spongiosa
- Therapie: Enukleation
- Sehr geringe Rezidivrate

Entzündlich bedingte Zysten
- Entstehung aus entzündlich bedingten Epithelproliferationen, Ursachen der Entzündungen vielfältig

Radikuläre Zyste (apikale und laterale)
- Entstehung aus parodontalen Epithelresten (Malassez-Epithelreste)
  - chronische apikale Parodontitis führt zu Epithelproliferationen mit intraepithelialer Zystenbildung oder zur epithelialen Auskleidung vorbestehender Abszesshöhlen
- eine mögliche Prädisposition wird diskutiert (ggf. mehrere radikuläre Zysten)
- Häufigkeit: häufigste entzündlich bedingte Zyste (ca. 50 % aller Kieferzysten und 62 % aller odontogenen

Zysten), Auftreten v. a. zwischen der 2. und 7. Lebensdekade
- Geschlechtsdisposition: keine
- Klinik: anfangs meist symptomlos, je nach Größe indolente Schwellung, Schmerzen meist nur bei infizierter Zyste
- Zur Diagnosesicherung muss ein avitaler Zahn vorhanden sein
- Histologie: mehrschichtiges nichtkeratinisiertes Plattenepithel
- Radiologie: scharf begrenzte rund-oväläre Aufhellung, sehr selten Wurzelresorptionen
- Therapie: je nach Größe Zystektomie oder Zystostomie, im Oberkiefer ggf. Antrozystostomie

Residualzyste
- Synonym: entzündliche kollaterale Zyste, Craig-Zyste
- Von vielen Autoren zu den radikulären Zysten gezählt
- Entstehung aus infizierten Malassez-Epithelresten
- Reste einer radikulären Zyste, wenn der ursächliche Zahn entfernt, die Zyste aber belassen wurde
- Häufigkeit: siehe radikuläre Zysten
- Geschlechtsdisposition: keine
- Klinik, Radiologie und Therapie siehe radikuläre Zysten

Paradentale Zyste
- Lokalisation: nur im Unterkiefer (mandibular infected buccal cyst)
- Häufigkeit: selten
  - ca. 60 % von den 3. Molaren ausgehend dann v. a. Erwachsene betroffen
  - ca. 35 % sind sog. juvenile paradentale Zysten, betreffen den 1. oder 2. Molaren und kommen v. a. bei Kindern zwischen dem 8. und 10. Lebensjahr vor
- Geschlechtsdisposition: ♂ > ♀
- Klinik: zystenassoziierter Zahn ist vital
- Histologie: vergleichbar mit infizierter radikulärer Zyste
- Radiologie: häufig die distale Wurzel des betroffenen Zahnes überlagernd, keine radiologische Erweiterung des Parodontalspaltes, scharf begrenzt
- Therapie:
  - bei paradentalen Zysten ausgehend von Weisheitszähnen: Entfernung von Zyste und Weisheitszahn
  - bei juvenilen paradentalen Zysten: Enukleation der Zyste unter Belassung des Zahnes

7.1.2 Nichtepitheliale Zysten

- Sog. Kieferpseudozysten, oder nicht-neoplastische Knochenläsion

Aneurysmale Knochenzyste
- Entstehung: unklar, aber vermutlich reaktiv, evtl. traumatisch bedingt
- Häufigkeit: Auftreten im Kiefer sehr selten, in 90 % Unterkiefer (v. a. posteriorer Anteil), meist sind die langen Knochen des Körpers und die Wirbelsäule betroffen
- Auftreten v. a. in den ersten 3 Lebensdekaden, selten später
- Geschlechtsdisposition: keine
- Klinik: schmerzhafte, teilweise massive schnell zunehmende Schwellungen, evtl. Okklusionsstörungen, evtl. Allgemeinsymptome wie Fieber
- Histologie: blutgefüllte Kavernen und Kapillaren, Spindelzellen und Fibroblasten
- Radiologie: typische »blow-out« Kontur evtl. »Seifenblasenaspekt«
- Differenzialdiagnosen: Ameloblastom, keratozystischodontogener Tumor (KOT); teleangiektatisches Sarkom
- Therapie: bei kleineren Läsionen Kürettage, ja nach Lokalisation und Größe auch Resektion
- Calcitonin Nasenspray (100 IE 1-0-1 über 1 Woche) zur Rezidivprophylaxe, präoperative Gabe zur Verbesserung der Operabilität möglich und in der Diskussion
  - Wirkung: Hemmung der osteoklastischen Aktivität, Förderung der Neubildung trabekulären Knochens

Cave
Nach Kürettage hohe Rezidivraten (> 30 %), v. a. bei Ausdehnung in das umgebende Weichteilgewebe

Einfache Knochenzyste
- Synomym: solitäre, traumatische, hämorrhagische Knochenzyste
- Flüssigkeitsgefüllte oder leere intraossäre Läsion
- Entstehung: unklar
- Häufigkeit: insgesamt sehr selten, v. a. bei Kindern, nach dem 20. Lebensjahr sehr selten
- Geschlechtsdisposition: keine
- Klinik: häufig symptomlos, selten Schmerzen oder Schwellung, meist Zufallsbefund im Röntgen
- Histologie: fibrovaskuläres Gewebe ohne Epithel
- Radiologie: evtl. Ausläufer zwischen die Zahnwurzeln, zarter kortikaler Randsaum
- Therapie: Eröffnung des Hohlraumes in der Regel ausreichend (meist als diagnostischer Eingriff durchgeführt), evtl. Kürettage

7.2 Zysten der Kieferhöhle

- Genaueres ▶ Kap. 12
- Mukozele
- Retentionszyste
- Pseudozyste
- Postoperative maxilläre Zyste

7.3 Weichteilzysten

7.3.1 Dermoid- und Epidermoidzysten

- Entstehung: aus ektodermalen Resten (Epitheleinschlüssen) der embryonalen Gesichtsfurchen
- Häufigkeit: selten, Auftreten v. a. zwischen dem 10. und 35. Lebensjahr
- Lokalisation: v. a. Mundboden
- Geschlechtsdisposition: ♂ > ♀
- Klinik: Schwellung des Mundbodens mit hochstehender Zunge, je nach Größe: Sprech-, Schluck-oder Atembehinderung und Doppelkinn
- Histologie: keratinisiertes Plattenepithel evtl. mit Drüsenanteilen
- Therapie: Exstirpation

7.3.2 Laterale Halszysten

- Entstehung: unvollständige Obliteration des Ductus cervicalis, Ätiopathogenese noch unklar
- Häufigkeit: selten, Auftreten zwischen der 1. und 6. Lebensdekade
- Geschlechtsdisposition: ♂ > ♀
- Klinik: Auftreten als Fistel, Zyste oder Sinus vor dem M. sternocleidomastoideus, Schwellung, evtl. Schmerzen, Dysphagie, ggf. auch Sekundärinfekt
- Diagnostik: Sonographie
- Differenzialdiagnose: Halsabszess, Halslymphknoten (z. B. Tuberkulose, Metastase)
- Histologie: Plattenepithelzyste umgeben von lymphatischen Gewebe mit Lymphfollikel
- Therapie: Vollständige Entfernung inkl. Fistelgang

7.3.3 Lymphoepitheliale Zysten

- Entstehung: Epitheleinschlüsse in lymphatischem Gewebe, evtl. Drüsenepitheleinschlüsse von Speicheldrüsen während der Embryonalentwicklung
- Häufigkeit: selten, v. a. Auftreten zwischen der 3. und 6. Lebensdekade
- Geschlechtsdisposition: ♂ > ♀

- Lokalisation: v. a. vorderer Mundboden und Zunge
- Klinik: häufig symptomlos
- Histologie: Plattenepithelzyste, umgeben von lymphatischem Gewebe mit Lymphfollikeln
- Therapie: Exstirpation

> **Branchiogene Zysten und lymphoepitheliale Zysten zeigen eine gleiche Histologie und werden daher häufig als eine Entität zusammengefasst. Zumal die Entstehung unterschiedlich ist, werden sie hier separat angeführt (Shear und Speight, 2007)**

7.3.4 Mediane Halszyste (Ductus thyreoglossus Zyste)

- Entstehung: Epithelreste des Ductus thyreoglossus, evtl. entzündlicher Proliferationsreiz
- Häufigkeit: häufigste entwicklungsbedingte Weichteilzyste (70 %), Auftreten v. a. in den ersten 3 Lebensdekaden
- Geschlechtsdisposition: keine
- Lokalisation: v. a. über dem Hyoid, selten Mundboden oder Foramen caecum der Zunge
- Klinik: Schwellung, selten Dysphonie oder Dyspnoe
- Differenzialdiagnose: Dermoidzyste, Lymphknoten, Lipom
- Histologie: Plattenepithel, evtl. mit Anteilen von Flimmerepithel und Schilddrüsenepithel
- Therapie: komplette Entfernung bis zum Foramen caecum unter Resektion des mittleren Zungenbeinanteils (ansonsten Rezidivrisiko)
  - Komplikationen: häufig Infektionen

7.3.5 Anteriore mediane Zungenzyste, Magen-Darm-Schleimhautzysten der Mundhöhle

- Entstehung: Epithelreste des Stomatodeums
- Häufigkeit: selten, Auftreten v. a. in den ersten 3 Lebensdekaden
- Geschlechtsdisposition: ♂ > ♀
- Lokalisation: Zunge und Mundboden
- Klinik: indolente Schwellung
- Histologie: Einschlüsse von gastrointestinalen Epithelien, evtl. respiratorisches Epithel
- Therapie: Exstirpation

7.3.6 Zystisches Hygrom

- Häufigkeit: selten, v. a. Säuglinge und Kleinkinder
- Geschlechtsdisposition: ♂ > ♀
- Klinik: komprimierbare, schmerzlose Schwellung
- Histologie: dilatierte, zystische, endothelausgekleidete Kavernen
- Therapie: Exstirpation

7.3.7 Nasopharyngeale Zyste

- Entstehung: evtl. aus Epithel der Rathke-Tasche oder der Bursa pharyngea
- Häufigkeit: selten
- Geschlechtsdisposition: keine
- Klinik: schmerzlose Schwellung
- Histologie: Flimmerepithel- und Plattenepithelanteile, häufig Lymphfollikel
- Therapie: Exstirpation

7.3.8 Thymuszyste

- Entstehung: aus Resten von Thymusgewebe
- Häufigkeit: selten, v. a. in der ersten Lebensdekade, selten nach dem 30. Lebensjahr
- Geschlechtsdisposition: ♂ > ♀
- Lokalisation: Auftreten im gesamten Halsbereich möglich
- Klinik: indolente Schwellung
- Histologie: kubisches Epithel mit Anteilen von Thymusgewebe
- Therapie: Exstirpation

7.3.9 Zysten der Speicheldrüsen (Extravasationszysten, Schleimretentionszysten, Ranula)

- Entstehung: Extravasationszysten (v.a. traumatisch) oder Retentionszysten durch Obstruktion des Drüsenausführungsganges
- Häufigkeit: sehr häufig
- Geschlechtsdisposition: keine
- Klinik: indolente, fluktuierende Schwellung, bei oberflächlicher Lage bläuliche Verfärbung
- Histologie:
  - Extravasationszysten: keine epitheliale Auskleidung
  - Retentionszysten: epitheliale Auskleidung

- Therapie:
  - kleine Zysten (bis 1,5 cm) Exstirpation
  - große Zysten (> 1,5 cm) Marsupialisation

Literatur

Barnes L, Eveson JW, Reichart P, Sidransky D (2005) World Health Organization, classification of tumors, pathology and genetics. Head and neck tumors, IARC Press, Lyon

Kramer IRH, Pindborg JJ (1992) Epithelial cysts, In: Kramer IRH, Pindborg JJ (eds) Histological typing of odontogenic tumors. Springer, Berlin Heidelberg New York

Horch HH (2005) Zysten im Mund-Kiefer-Gesichtsbereich. In: Horch HH (Hrsg) Zahnärztliche Chirurgie, 4. vollst. überarb. Aufl., Elsevier Urban & Fischer, München, Wien, Baltimore: S 294–340

Neff A, Horch HH (2012) Chirurgie der Zysten im Kiefer- und Gesichtsbereich. In: Hausamen, Machtens, Reuther, Eufinger, Kübler, Schliephake (Hrsg) Mund-, Kiefer- und Gesichtschirurgie Operationslehre und - atlas, 4. Auflage, Springer Berlin, Heidelberg S 67–93

Reichart PA, Philipsen HP, Sciubba JJ (2006) Die neue WHO-Klassifikation der Tumoren des Kopfes und des Halses, Mund Kiefer Gesichtschir 10:1–2

Shear M, Speight PM (2007) Cysts of the Oral and Maxillofacial Regions, Blackwell Munksgaard 4th edition

Odontogene Tumoren

C. Jacobsen

8.1 Epitheliale Tumoren – 109
8.1.1 Benigne epitheliale Tumoren – 109
8.1.2 Maligne epitheliale Tumoren – 114

8.2 Gemischte epitheliale und ektomesenchymale odontogene Tumoren – 117
8.2.1 Benigne gemischte Tumoren – 117
8.2.2 Maligne gemischte Tumoren – 120

8.3 Ektomesenchymale Tumoren – 120
8.3.1 Benigne ektomesenchymale Tumoren – 120

Literatur – 123

Pathogenese
- Maligne oder benigne Neubildungen aus epithelialen, ektomesenchymalen oder gemischten (epithelial und ektomesenchymal) Anteilen des zahnbildenden Apparats
- Vorkommen nur im maxillofazialen Bereich
  - intraossär (zentral)
  - extraossär (peripher)

Ätiologie
- Meist unbekannt
- Geographische Unterschiede in der Häufigkeit:
  - häufigster Tumor in USA und Kanada: Odontom
  - häufigster Tumor in Afrika, Asien und Teilen Europas: Ameloblastom
- Diskussion, ob maligne Tumoren eher ein Kontinuum benigner Entsprechungen sind als eigenständige Tumorentitäten (bisher keine Evidenz für diese Theorie)

Klassifikation
WHO-Klassifikation 2005
- nach Art des odontogenen Ursprungsgewebes und Dignität ◘ Tab. 8.1

Klinik
Benigne Tumoren
- Schwellung: langsam, neu auftretend
- Schmerzen (gelegentlich)
- Lockerung oder Verschiebung von Zähnen (gelegentlich)

Maligne Tumoren
- Schwellung: schnell zunehmend, neu auftretend
- Schmerzen (meist Erstsymptom)
- Ausfall anatomischer Strukturen (z. B. Sensibilitätsstörungen)
- Bei intraossärem Auftreten Durchbruch oder Infiltration der Weichteile
- Lockerung von Zähnen
- Wurzelresorptionen

Diagnostik
- In der Regel als Kombination aus Klinik, Bildgebung und Histologie nach Probengewinnung

Bildgebung
- Konventionelles OPT zur Beurteilung der beteiligten dentalen Strukturen
- Schichtaufnahmen (DVT, CT, MRT)

◘ **Tab. 8.1** WHO-Klassifikation odontogener Tumoren

Ursprungsgewebe	Benigne	Maligne
Epithelial	Amelobastom – solide / multizystisch – peripher – unizystisch – desmoplastisch	Metastasierendes Ameloblastom
	Squamöser odontogener Tumor	Ameloblastisches Karzinom
	Kalzifizierender epithelialer odontogener Tumor	Primär intraossäres Karzinom
	Adenomatoid odontogener Tumor	Hellzelliges odontogenes Karzinom
	Keratozystisch odontogener Tumor	Geisterzellhaltiges odontogenes Karzinom
Gemischt epithelial und ektomesenchymal	Amelobastisches Fibrom	Ameloblastisches Fibrosarkom
	Ameloblastisches Fibrodentinom	Ameloblastisches Fibrodentinosarkom
	Odontom – komplex – zusammengesetzt	
	Odontoameloblastom	
	Kalzifizierender zystischer odontogener Tumor	
	Dentinogener Geisterzelltumor	
Ektomesenchymal	Odontogenes Fibrom – zellreich – zellarm	
	Odontogenes Myxom	
	Zementoblastom	

Pathohistologische Beurteilung
- Je nach individuellem Fall Exzisionsbiopsie, Probebiopsie oder Feinnadelpunktionsbiopsie (FNP) möglich

8.1 · Epitheliale Tumoren

Tab. 8.2 Einteilung der Ameloblastome

	SMA	PA	DA	UA
Typologie	Lokal invasiv Rezidivneigung (25 %)	Nichtinvasiv Rezidive (ca. 17 %)	Lokal invasiv	(weniger) aggressiv (Cave intramurales) Rezidive (< 25 %)
Epidemiologie	♀ = ♀ Ca. 40 Jahre, nicht < 18 Jahre	Mehr Männer Ca. 50 Jahre	Wie SMA	Follikulär: mehr Männer Nichtfollikulär: mehr Frauen Ca. 16 Jahre mit Zahn (follikulär) Ca. 35 Jahre ohne Zahn
Lokalisation	Posteriorer Unterkiefer	Mehr Unterkiefer	Anteriorer Unterkiefer	Meist Unterkiefer, follikulär mit Molar

▪ Therapie
▪▪ Ziele
- Vollständige Entfernung des Tumors
- Verhinderung von Rezidiven bei aggressiv wachsenden und malignen Tumoren
- Schonung von Nachbarstrukturen (soweit möglich)
- Rekonstruktion von resezierten Strukturen (z. B. Kieferanteile)
- Adjuvante Therapie soweit vorhanden und wirksam

▪▪ Möglichkeiten der chirurgischen Therapie
- Enukleation
- Kürettage
- Erweiterte Enukleation: Enukleation in Kombination mit zusätzlichen Maßnahmen (Ausfräsen, chemische oder thermische Fixation)
- Resektion mit variablem Sicherheitsabstand, evtl. anschließende Rekonstruktion

▪ Prognose
- Prognose der malignen odontogenen Tumoren ist grundsätzlich eher schlecht

8.1 Epitheliale Tumoren

8.1.1 Benigne epitheliale Tumoren

Ameloblastom
- Definition: langsam wachsender, rein epithelialer odontogener Tumor
- Klassifikation: nach
  - Lokalisation
  - Altersstruktur
  - Prognose
- Häufigkeit:
  - ca. 11 % der odontogenen Tumoren
  - ca. 1 % aller oralen Tumoren

- Selten Metastasierung oder Transformation in maligne Variante (metastasierendes Ameloblastom, ameloblastisches Karzinom) möglich

▪ Einteilung
- **Tab. 8.2**
- Solides multizystisches Ameloblastom (SMA)
- Peripheres Ameloblastom (PA)
- Desmoplastisches Ameloblastom (DA)
- Unizystisches Ameloblastom (UA)
  - follikuläres UA: assoziiert mit impaktiertem Zahn (meist Molar)
  - nichtfollikuläres UA

▪▪ Solides multizystisches Ameloblastom
- Typologie:
  - lokal invasives Wachstum
  - Rezidivneigung ca. 25 %
- Epidemiologie:
  - ♂ = ♀
  - meist um 40 Jahre
  - nicht unter 18 Jahre
- Lokalisation: posteriorer Unterkiefer

▪▪ Peripheres Ameloblastom
- Typologie:
  - nicht invasives Wachstum
  - Rezidivneigung ca. 17 %
- Epidemiologie:
  - ♂ > ♀
  - meist um 50 Jahre
- Lokalisation: eher Unterkiefer

▪▪ Desmoplastisches Ameloblastom
- Typologie: lokal invasives Wachstum
- Epidemiologie: wie SMA
- Lokalisation: anteriorer Unterkeifer

Unizystisches Ameloblastom

- Typologie:
  - Aggressives Wachstum (cave intramurales UA!)
  - Rezidivneigung < 25 %
- Epidemiologie:
  - follikulär: ♂ > ♀
  - nichtfollikulär: ♀ > ♂
  - follikulär: um 16 Jahre
  - nichtfollikulär: um 35 Jahre
- Lokalisation: meist Unterkiefer

Ätiologie

- Ursprung im Schmelzorgan: Expression von Amelogenin (Schmelzvorläufer) durch Epithel des Schmelzorgans
- SMA:
  - evtl. Dysregulation der Gene der Zahnentwicklung
  - Überentwicklung von Protein
  - Mutation Chromosom p 53
- PA:
  - Gegenstück zum intraossären Ameloblastom
  - Ursprung aus Epithelresten oder Serres-Perlen (Überreste der Zahnleiste)
  - evtl. identisch mit Basalzellkarzinom der Gingiva
- DA: 4–13 % aller Ameloblastome
- UA:
  - von Bindegewebe umgebener epithelausgekleideter oder –ausgefüllter zystischer Hohlraum
  - Ursprung bisher nicht vollständig geklärt
    - de novo aus Epithel
    - aus odontogener Zyste mit Epitheltransformation
    - aus SMA durch zystische Degeneration

Epidemiologie

- Häufigeres Vorkommen auf afrikanischem Kontinent
- Afrika:
  - 50 % aller Kopf-Hals-Tumoren
  - Altersgipfel 20–30 Jahre
  - keine Geschlechtsdisposition
- Europa und USA:
  - seltener (0,3 von 1 Mio Fälle)
  - Altersgipfel ca. 40 Jahre
  - keine Geschlechtsdisposition

❗ Cave

- **Schnellere, weitere und destruierende Ausbreitung der Ameloblastome im Oberkiefer (dünnere Kortikalis als Unterkiefer, daher wohl aggressiveres Verhalten und schlechtere Prognose als Ameloblastome des Unterkiefers**
- **Ausbreitung bis in ZNS möglich**

Klinik

- SMA:
  - zu Beginn symptomarm
  - später unspezifisch: Schmerzen, Schwellung
- PA:
  - exophytisches Wachstum (Oberfläche papillär oder glatt)
  - teilweise wannenartige Eindrücke am Alveolarfortsatz
- DA: wie SMA
- UA:
  - häufig Imitation einer follikulären Zyste (Auftreibung, Schmerzen)
  - Sekundärinfekt möglich
  - Symptome und Klinik

Diagnostik

Allgemein

- Diagnosestellung durch Kombination von Klinik, Bildgebung und Histologie

❗ Cave

Bei Verdacht auf UA histologische Aufarbeitung des kompletten Zystenbalgs erforderlich!

Bildgebung

- Standardschichtbildverfahren: CT, DVT
- Kombination mit OPT oder Zahnfilm zur Beurteilung der dentalen Situation wenn erforderlich
- SMA:
  - unilokuläre oder multilokuläre (ca. 80 %) Aufhellung (wie Zyste imponierend)
  - häufig Assoziation mit nicht durchgebrochenen Zähnen
  - Beschreibung des Aussehens: seifenblasenartig (»soap bubble«), honigwabenartig (»honeycomb«) oder tennisschlägerartig (»tennis racket«)
- DA:
  - im Gegensatz zu SMA unscharfe Begrenzung
  - in ca. 50 % der Fälle Osteolyse und Sklerose
  - häufig Resorption von Zahnwurzeln
  - wichtige DD: fibroossäre Läsion

Histologie

- SMA: Klassifikation nach Typen der Epithelanordnung, charakteristisch Palisadenstellung des Epithels
  - plexiform: netzförmige Verbindung der Epithelstränge
  - follikulär: Inseln und Follikel
  - akanthomatös: Verhornungsanteile

8.1 · Epitheliale Tumoren

- granularzellig: wie follikulär, jedoch starke Granulierung wegen erhöhter Apoptose
- basalzellig: basaloide Charakteristika der Zellen (sehr selten)
- hämangiomatös: blutgefüllte Räume oder Kapillarisierung (v. a. Entstehung durch Trauma bei Zahnextraktion)
- PA: wie SMA
- DA:
  - odontogenes Epithel in Inseln und Strängen in Bindegewebsstroma
  - in Peripherie kubisches Epithel mit teilweise hyperchromatischen Kernen
  - ausgeprägte Desmoplasie (Bindegewebsbildung, namengebend)
  - keine Kapsel
- UA: epithelausgekleideter oder epithelausgefüllter Hohlraum, Einteilung in Subtypen nach Proliferationsart
  - luminal: Epithelauskleidung mit peripheren Palisaden und subnukleären Vakuolen
  - intraluminal: papillomatöse oder polypoide Proliferation von plexiformem intrazystischem Epithel in den Hohlraum
  - intramural: Epithelproliferation nach außen, durch die Zystenwand mit höherer Rezidivneigung
- Hybridtumor: Mischung aus SMA und DA

- **Therapie**
- ■ ■ **Allgemein**
- Therapieverfahren Empfehlungen aus klinischen Beobachtungen, kein Standardverfahren (nach RCTs) vorhanden

- ■ ■ **SMA**
- Enukleation wegen hoher Rezidivrate (60–80 %) obsolet, Vorhandensein von Ameloblastomzellen bis 8 mm an makroskopischem und bildgebendem Tumorrand
- Empfohlen daher Resektion mit Sicherheitsabstand von 1–1,5 cm um den sichtbaren Tumorrand (teilweise auch größere Sicherheitsabstände empfohlen)
  - bei Knochendurchbruch Mitresektion von Periost
  - bei Weichteilmitbefall Mitresektion Weichteilschicht
  - Mitresektion von Nerven, wenn Lokalisation in der Läsion oder im Grenzbereich
- Intraoperative Kontrolle
  - Bildgebung intraoperativ (Resektat)
  - Schnellschnittuntersuchung der Resektionsränder

- ■ ■ **PA**
- Eher konservativer Therapieansatz

- Supraperiostale Exzision, v. a. bei Kindern

- ■ ■ **UA**
- Abhängig vom Subtyp
  - luminal und intraluminal Enukleation
  - intramural: radikales Vorgehen (bei einfacher Enukleation Rezidivrate bis 60 %)
- Mehrstufiges Vorgehen:
  - Enukleation mit vollständiger Entfernung des Zystenbalgs
  - vollständige histologische Aufarbeitung des Zystenbalgs
  - im Falle eines intramuralen UA Nachresektion
- Alternative:
  - Enukleation
  - Kombination mit physiochemischem Verfahren (Kryotherapie oder Carnoy-Lösung) oder peripherer Ostektomie

> **Sorgfältige Nachkontrolle aller Ameloblastompatienten für mindestens 10 Jahre inklusive Bildgebung!**

Squamöser odontogener Tumor

- Definition: seltener, lokal invasiv wachsender Tumor aus gut differenziertem Plattenepithel in fibrösem Stroma
- Lokalisation: uni- oder multizystisch intraossär im Bereich des Parodonts bleibender Zähne
- Altersgipfel um 40 Jahre
- Geschlechtsdisposition: etwas häufiger bei Männern

- **Ätiologie**
- Entstehung vermutlich aus Resten des Malassez-Epithels
- Assoziation mit impaktierten Zähnen möglich
- Geringe Rezidivneigung

- **Klinik**
- Schwellung
- Zahnlockerungen

- **Diagnostik**
- ■ ■ **Bildgebung**
- Unilokuläre Aufhellung, häufig zwischen Zähnen lokalisiert

- ■ ■ **Histologie**
- Inseln aus Plattenepithel in fibrösem Stroma ohne Palisadenstellung

- **Therapie**
- Enukleation

Kalzifizierender odontogener Tumor

- Synonym: Pindborg-Tumor, KEOT
- Definition (Pindborg 1955): lokalinvasiver, epithelialer, odontogener Tumor mit amyloidartigem Material, Kalzifizierung möglich
- Häufigkeit: 0,4–3 % aller odontogenen Tumoren
- Altersgipfel meist um 40 Jahre
- Geschlechtsdisposition: keine
- Lokalisation: meist Prämolaren- oder Molarenregion im Unterkiefer (Unterkiefer ca. doppelt so häufig wie Oberkiefer)
- Assoziation in 53 % mit Odontomen oder retinierten Zähnen

- **Ätiologie**
- Ursprung wahrscheinlich aus Epithelresten der Zahnleiste

- **Klassifikation**
- nach Lokalisation:
    - intraossär
    - peripher

- **Klinik**
- Meist keine Schmerzen
- Langsames Wachstum
- Peripherer Typ imponiert als in der Gingiva gelegene fibröse Hyperplasie

- **Diagnostik**
- **Bildgebung**
- Uni- oder multilokuläre Aufhellungen mit möglicher Radioluzenz oder Radioopazität

- **Histologie**
- Inselförmig angeordnetes Epithel mit Bildung und Ausscheidung von Amyloid (Kalzifikation)
- Ausgeprägte Pleomorphie des Epithels (Riesenkerne)
- Im Stroma evtl. zementartiges Material oder Klarzellen, bei Klarzellen höhere Rezidivrate möglich
- Kombination von KEOT und AOT (adenomatoider odontogener Tumor) möglich

- **Therapie**
- Lokale Resektion, da lokalinvasiv

Adenomatoider odontogener Tumor

- Definition: langsam wachsender Tumor aus odontogenem Epithel in Bindegewebsstroma eingebettet
- Altersgipfel: zwischen 20. und 30. Lebensjahr
- Geschlechtsdisposition: etwas häufiger Frauen

- **Klassifikation**
- Nach Lokalisation:
    - intraossär
        - extrafollikulär: ohne Assoziation zur Zahnkrone, ca. 25 %
        - follikulär: mit Assoziation zur Zahnkrone, ca. 70 %
    - peripher: am seltensten, ca. 5 %

- **Klinik**
- Meist unspezifisch
- Schwellung
- Zahnverdrängung, Zahnlockerung

- **Diagnostik**
- **Bildgebung**
- Bei follikulärem Typ unilokuläre Aufhellung, imponierend wie follikuläre Zyste
- Verschattungen möglich

- **Histologie**
- In Stroma eingebettetes Epithel, teilweise mit Dentinoid oder anderem kalzifizierendem Material
- Anordnung des Epithels in Strängen oder Knoten
- Ausbildung tubulärer drüsenförmiger Strukturen möglich

- **Therapie**
- Enukleation, da kein invasives Wachstum

Keratozystisch-odontogener Tumor (KOT)

- Definition (Philipsen 1956):
    - benigner uni- oder multilokulärer Tumor odontogenen Ursprungs, ausgekleidet von parakeratotisch verhornendem Plattenepithel
    - potenziell infiltrativ aggressives Wachstum
    - hohe Rezidivrate

> **Cave**
> **In ca. 0,12 % maligne Transformation möglich**

- **Spezielles**
- Seit 2005 zu den odontogenen Tumoren gezählt (WHO-Klassifikation von 2005), vorher zu den odontogenen Zysten gerechnet ▶ Kap. 7
- Gründe:
    - lokal destruierendes Wachstum
    - hohe Rezidivrate
    - Einwachsen der Basalzellschicht in die Umgebung
    - Vorhandensein von Mitosen in den suprabasalen Schichten

8.1 · Epitheliale Tumoren

- Mutationen im Tumorsuppressorgen PTCH auf Chromosom 9 q

- **Epidemiologie**
- Altersgipfel zwischen 30. und 60. Lebensjahr
  - bei Auftreten im Rahmen des Basalzellnävussyndroms ca. 27 Jahre
- Geschlechtsdisposition: ♂ : ♀ ca. 2 : 1
- Häufig Rezidive (5–70 %) wegen Epithelauskleidung und Satelliten- oder Tochterzysten
- Lokalisation: uni- oder multilokulär, meist im Unterkiefer (70 %), v. a. im Kieferwinkelbereich (50 %)

- **Ätiologie**
- Erhöhter Umsatz von Epithel, daher Ausbreitung
- Involvierung des Tumorsuppressorgens (PTCH-Gen)
- Exzessive Produktion von PCNA, Kie 67 und p 53 (Molekulargenetik)

- **Klassifikation**
- Evtl. genetische Unterscheidung möglich, bisher aber noch nicht nachgewiesen
- Nach klinischen Auftreten:
  - sporadisch
  - Rezidiv
  - im Rahmen eines Syndroms, z. B. Gorlin-Goltz-Syndrom
- Nach Histologie:
  - parakeratotischer KOT (aggressiv, rezidivfreudig)
  - orthokeratotischer KOT (weniger rezidivfreudig, wenig aggressiv)
  - in WHO-Klassifikation nur parakeratotische Form beschrieben
  - Kombination beider Varianten
- Nach Lokalisation
  - zentral
  - peripher
  - nur zentrale Form in der WHO-Klassifikation enthalten

- **Klinik**
- Häufig Zufallsbefund
- Schmerzen, Schwellung
- Sekundäre Superinfektion mit entsprechender Symptomatik möglich
- Sensibilitätsstörung des N. alveolaris inferior
- Keine Auftreibung des Kiefers

- **Diagnostik**
- ■ **Bildgebung**
- Im OPT uni- oder multilokuläre, scharf begrenzte Osteolysen (Seifenblasen)

- Multilokularität stark assoziiert mit Diagnose eines KCOT (Basalzellnävussyndrom)
- oft bogenförmiger Rand
- Wachstum eher longitudinal, meist keine Auftreibung des Kiefers
- Verlagerung von Zahnwurzeln möglich, selten Wurzelresorptionen
- CT, wenn mehrdimensionale Beurteilung erforderlich
  - Beurteilung der Weichteile bei Kortikalisdurchbruch
  - Verlauf des N. alveolaris inferior
- MRT zur Weichteilbeurteilung, Abgrenzung zu Amleoblastom möglich

- ■ **Histologie**
- Dünnschichtiges (5–8 Schichten), gefaltetes, keratinisiertes Plattenepithel
- Deutliche Basalzellschicht
- Palisadenartige Kernanordnung (basophile Kerne)
- Parakeratose (bei Orthokeratose Einordnung laut WHO zu den Zysten wegen geringerer Aggressivität)
- Subepitheliale Mikrozysten (Satelliten- oder Tochterzysten)
- Dysplasie möglich (Indikator für maligne Transformation)

- **Therapie**
- Bisher kein evidenzbasierter Standard existent (in Cochrane-Review von 2010 keine RCT für Therapie von KOT)
- Generell eher aggressive Therapie empfohlen
- Rezidivrate bei Enukleation und Kürettage 30–60 %, daher nicht empfohlen
- Marsupialisation allein ebenfalls hohe Rezidivraten, daher nicht empfohlen
- Erweiterte Enukleation und Entfernung von Mikrozysten, Sicherheitsabstand 0,5–1 cm (empirische Daten)
  - Carnoy-Lösung (obsolet und teilweise nicht mehr zugelassen)
  - Ausfräsen des Zystenlumens nach Markierung mit Methylenblau
  - Kryotherapie (wegen hoher Rezidivraten nicht empfehlenswert)
- In Einzelfällen Marsupialisation mit späterer erweiterter Enukleation
  - bei Kindern zum Erhalt der Zahnkeime
  - Schonung anatomisch wichtiger Strukturen in komplexen Fällen

> ❗ **Cave**
> **Wichtig ist die Entfernung der über dem Tumor liegenden Schleimhaut!**

- **Nachsorge**
- In den ersten 5 Jahren postoperativ einmal pro Jahr
- In den folgenden Jahren alle 2–3 Jahre
- Rezidive auch noch nach 25 Jahren postoperativ beschrieben

- **Besonderheiten**
- Ca. 4–5 % der KOT im Rahmen von Syndromen, v. a. dem Basalzellnävussyndrom

- **Basalzellnävussyndrom**
- Synonym: Gorlin-Goltz-Syndrom, naevoid-basal-cell-syndrome
- Autosomal-dominanter Erbgang
- Mutation auf dem PTCH-Gen (Tumorsuppressorgen), daher auch eher bei den Tumoren einzuordnen
- Charakteristika:
  - sehr häufig (> 50 %)
    - multiple Basalzellkarzinome
    - Auftreten von KOT (90 % bis zum 40. Lebensjahr)
    - Zahndurchbruchsstörung im Wechselgebiss als erstes Zeichen
    - Epidermiszysten
    - verkalkte Falx cerebri
    - Grübchen im Bereich der Handflächen und Fußsohlen (palmar bzw. plantar pits)
    - Anomalien im Bereich der Rippen
    - vergrößerter Kopfumfang
    - Spina bifida occulta im Bereich der HWS / BWS
    - milder Hypertelorismus
  - häufig (15–49 %)
    - verkalkte Ovarialfibrome
    - Strabismus
    - Verkürzung des Metacarpale IV
    - Kyphoskoliose oder andere Anomalien der Wirbelsäule
    - Trichterbrust (Pectus excavatum oder carinatum)
  - weniger häufig (< 15 %)
    - Medulloblastome, Meningeome
    - lymphomesenteriale Zysten
    - Hypogonadismus
    - fetale Rhabdomyosarkome
    - kardiale Fibrome
    - Lippen-Kiefer-Gaumenspalten
    - mentale Retardierung

8.1.2 Maligne epitheliale Tumoren

Metastasierendes Ameloblastom
- Diagnosestellung immer retrospektiv
- In Histologie benignes Ameloblastom mit Metastasen, Histologie der Metastasen ebenfalls typische Histologie des Ameloblastoms
- Insgesamt selten, bisher ca. 70 publizierte Fälle mit Durchschnittsalter 34 Jahre

- **Ätiologie**
- Risikofaktoren:
  - großer Primärtumor
  - viele Rezidive
  - viele vorhergehende chirurgische Interventionen

- **Klinik**
- wie Metastasen sonstiger Tumore
- Lokalisation in absteigender Häufigkeit:
  - Lunge
  - Skelett
  - Lymphknoten
  - Leber
  - Gehirn

> ❶ **Cave**
> **Auftreten häufig erst lange nach Auftreten des Primärtumors (ca. 18 Jahre)**
> **Lange Nachbeobachtungszeit für Ameloblastompatienten, v. a. bei Vorliegen der oben genannten Risikofaktoren**

Amelobastisches Karzinom
- **Ätiologie**
- Bisher wenig publizierte Fälle (v. a. aus China)

- **Klassifikation**
- Primär: bei Diagnosestellung Vorliegen nur dieser malignen Läsion, vorbestehendes Ameloblastom fraglich
- Sekundär: Entstehung aus vorbestehendem benignen Ameloblastom
  - intraossär: meist aus lange vorbestehendem Ameloblastom
  - peripher: Entstehung evtl. auch aus Basalzellkarzinom der Gingiva

- **Klinik**
- Insgesamt unspezifisch
- Metastasierung meist pulmonal

8.1 · Epitheliale Tumoren

- **Diagnostik**
- ■■ **Bildgebung**
- Teilweise dystrophe Kalzifikationen, Darstellung als Radioopazität
- Unscharf begrenzt
- Kortikalis teilweise perforiert (Invasion in umliegendes Gewebe)

- ■■ **Histologie**
- Histologisch Vorliegen eines Ameloblastoms in Kombination mit Charakteristika der Malignität
- Hoher Proliferationsindex
- Amplifikation 5 q 13
- Invasion perineural, endoneural oder vaskulär möglich
- Differenzialdiagnosen (Verwechslung möglich):
  - primär intraossäres Karzinom
  - Klarzellkarzinom

- **Therapie**
- Radikale Resektion im Gesunden
- Adjuvante Radiotherapie empfohlen
- Erwägung einer Carbon-Ionen-Therapie o. ä.

Primär intraossäres Karzinom

- **Ätiologie**
- Unklar
- Entstehung vermutlich aus intraossären Resten odontogenen Epithels, evtl. aus Resten den Malassez-Epithels (v. a. solider Typ)
- Häufigkeit: insgesamt selten
- Altersgipfel: meist zwischen 50 und 60 Jahren
- Lokalisation: meist posteriorer Unterkiefer
- Prognose: schlecht, 3–Jahres-Überlebensrate 38 %

- **Klassifikation**
- ■■ **Nach WHO**
- 3 Typen unterschieden:
  - Solider Tumor mit Infiltration des Knochenmarks und Resorption von Knochen
  - Epithelzellkarzinom, entstanden aus epithelialer Auskleidung einer odontogenen Zyste
    - Assoziation mit weiterer odontogener Zyste (häufigster Typ)
    - Assoziation mit KOT (selten)
  - Epithelzellkarzinom, assoziiert mit anderem benignem odontogenem Tumor

- **Klinik**
- Schmerzen (schon zu relativ frühem Zeitpunkt
- Sensibilitätsstörungen (z. B: Parästhesien)
- Zahlockerung

- **Diagnostik**
- ■■ **Bildgebung**
- Unregelmäßige Begrenzung des Tumors
- Zu Beginn oft als Zyste imponierend (unilokulär)
- Im späteren Stadium Kortikalisdestruktion

- ■■ **Histologie**
- Plattenepithelkarzinom in Verbindung mit jeweiliger anderer Entität
- Entstehung aus Zysten:
  - meist gut differenziert
  - Diagnose oft erst nach Primärtherapie
  - Überlebensrate nach 2 Jahren 53–80 %
  - Vorhandensein mehrerer, mit gut differenziertem Epithel ausgekleideter Zysten: Beschreibung als »Carcinoma cuniculatum« in Literatur
- Entstehung aus KOT (insgesamt sehr selten):
  - in 50 % der Fälle Lymphknotenmetastasen
- Solider Typ:
  - Überlebensrate nach 2 Jahren 30–40 %
  - Rezidivrate 20 %
  - Metastasierung in regionale Lymphknoten in 30 %

- **Therapie**
- Radikale chirurgische Resektion mit Neck Dissection
- Kombination mit adjuvanter Radiochemotherapie wohl besser als alleinige Radiotherapie

Klarzellhaltiges Karzinom

- Frühere Bezeichnungen: klarzellhaltiges Ameloblastom, klarzellhaltiger odontogener Tumor
- Klassifizierung als maligne (WHO 1992) wegen
  - aggressiven Wachstums
  - Tendenz zur Rezidivierung
  - Metastasierung

- **Epidemiologie**
- Insgesamt eher selten
- Altersgipfel ab 50. Lebensjahr
- Geschlechtsdisposition: ♀ > ♂
- Lokalisation: häufiger im Unterkiefer

- **Klinik**
- Eher symptomarm
- Zahnlockerungen
- Meist keine Schmerzen

- **Diagnostik**
- ■■ **Bildgebung**
- Expansiv wachsende Läsion mit unscharfer Begrenzung

- Wurzelspitzenresorptionen möglich
- Weichteilinfiltration möglich (Darstellung im MRT)

Histologie
- Beurteilung insgesamt schwierig, da Klarzellen in verschiedenen Tumoren vorkommend
- Polygonale Zellen mit hellem Zytoplasma
  - Anordnung meist in Gruppen oder palisadenartig
  - umgeben von fibrösem Bindegewebe
- Teilweise auch dunkle, basaloide Zellen
- Selten Nachweis von Tumornekrosen oder Mitosen
- Differenzialdiagnosen:
  - Metastase Nierenzellkarzinom: Einblutungen, Entzündungen
  - Mukoepidermoidkarzinom: Schleimbildung, epidermoide Differenzierung
  - hellzellige Melanommetastase: Melan A, HMB 45 und Tyrosinase positiv

Histochemie
- Immunprofil:
  - Zytokeratin positiv (13, 14, 19, 8, 18 und EMA)
  - sehr gering Protein S 100
  - negativ für Vimentin, Desmin, SMA u. a.

Therapie
- Resektion sicher im Gesunden
- Erwägung Neck dissection (Metastasierungspotenzial in regionäre Lymphknoten ca. 25 %)
- Erwägung adjuvante Radiatio nach Befund der Resektionsränder (bisher keine Evidenz bezüglich Effizienz)

Geisterzellhaltiges Karzinom

Ätiologie
- Zusammenhang zu CCOT bzw. zur soliden benignen Variante (dentinogener schattenzellhaltiger Tumor, DGCT) postuliert

- Wohl malignes Pendant des kalzifizierenden odontogenen zystischen Tumors (CCOT)

Epidemiologie
- Sehr selten, Publikation von 25 Fällen (die meisten davon in Asien)
- Geschlechtsdisposition: $\male > \female$
- Lokalisation: eher im Oberkiefer
- In 50 % der Fälle Metastasierung oder Rezidive, daher Langzeitkontrollen erforderlich

Klinik
- Schmerzhafte Auftreibung des Kiefers
- Parästhesien
- Teilweise örtliche Assoziation mit CCOT oder DGCT

Diagnostik
Bildgebung
- Nachweis von Läsionen mit Osteolysen oder mit Verkalkungen (sog. dystrophische Kalzifikationen)
- Unscharfe Begrenzung
- Osteodestruktionen möglich (meist zum Sinus maxillaris oder der Nase, evtl. auch zur Orbita)
- Wurzelresorptionen möglich
- Gelegentlich Impaktierung von Zähnen

Histologie
- Nebeneinander von typisch malignen Anteilen und CCOT
- Schattenzellen
- Dysplastisches Dentin
- Invasion in die Spongiosa bzw. in umgebendes Gewebe

Therapie
- Resektion im Gesunden
- Adjuvante Radiotherapie

Tumor	Epidemiologie	Lokalisation	Therapie	Sonstiges
Metastasierendes Ameloblastom	$\male > \female$	Lunge > Skelett > Lymphknoten > Leber > Gehirn	Resektion Metastasen	Retrospektive Diagnose
Ameloblastisches Karzinom	$\male > \female$	Posteriorer Unterkiefer		Primäres – sekundäres
Primär intraossäres Karzinom	$\male > \female$	Posteriorer Unterkiefer	Radikale Resektion und Neck Dissection	
Klarzellhaltiges karzinom	$\female > \male$	Posteriorer Unterkiefer	Radikale Resektion und Neck Dissection	
Schattenzellhaltiges Karzinom	$\male > \female$	Eher Maxilla	Resektion	

Sklerosierendes odontogenes Karzinom

- Bisher keine offiziell anerkannte Tumorentität
- Im Jahr 2008 3 Fälle beschrieben
- Ausgedehnte Lokalinfiltration von Muskulatur und Nerven

8.2 Gemischte epitheliale und ektomesenchymale odontogene Tumoren

8.2.1 Benigne gemischte Tumoren

Ameloblastische Tumoren

- Tumoren mit odontogenem Epithel und Ektomesenchym
- In der Literatur Diskussion, ob Tumoren zusammengehörig (verschiedene Entwicklungsstufen desselben Tumors) oder eigenständige Entitäten

Ameloblastisches Fibrom

- Keine Bildung von Hartsubstanz

- **Epidemiologie**
- Assoziation mit impaktierten Zähnen möglich
- Altersgipfel: 0–20 Jahre
- Geschlechtsdisposition: eher Männer
- Lokalisation: posteriorer Unterkiefer
- Rezidivrate ca. 40 %

- **Diagnostik**
- **Bildgebung**
- Uni- oder multilokuläre Radioluzenz
- Differenzialdiagnose: follikuläre Zyste

- **Histologie**
- 2–3 Schichten kubisches odontogenes Epithel in Inseln oder Strängen
- Epithelreiches Bild
- Um das Epithel evtl. zellfreie Zone
- Ektomesenchymal: runde oder anguläre Zellen mit wenig Kollagen
- Keine Kapselbildung
- Verschiedene Typen:
    - granularzellig: statt des ektomesenchymalen Anteils GRanularzellen
    - papilliformes (Existenz diskutiert)

- **Therapie**
- Enukleation und Kürettage bei Patienten unter 20 Jahren, da eher nicht aggressives Verhalten

> **❶ Cave**
> **Entartung in ameloblastisches Fibrosarkom möglich (11 %), eher bei Patienten > 20 Jahren**

Ameloblastisches Fibrodentinom

- Dentinbildung

- **Epidemiologie**
- Geschlechtsdisposition: ♂ : ♀ = 3 : 1
- Lokalisation: posteriorer Unterkiefer
- Keine Rezidive beschrieben

- **Diagnostik**
- **Bildgebung**
- Osteolysen
- Diskrete Verschattung möglich

- **Histologie**
- Wie ameloblastisches Fibrom mit Dentinoid- bzw. Osteodentinbildung

- **Therapie**
- Enukleation

Ameloblastisches Fibroodontom

- Dentin- und Schmelzbildung
- Entartung beschrieben (ameloblastisches Odontosarkom)

- **Epidemiologie**
- Vorstufe des komplexen Odontoms
- Altersgipfel: < 20 Jahre (Kinder und Jugendliche)
- Geschlechtsdisposition: eher Männer
- Lokalisation: posteriorer Unterkiefer
- Selten Rezidive beschrieben

- **Diagnostik**
- **Bildgebung**
- Wie komplexes Odontom

- **Histologie**
- Unregelmäßige Verteilung von Dentin, Schmelz und ektomesenchymalem Gewebe

- **Therapie**
- Primär Enukleation
- Bei Rezidiv Resektion

	Ameloblastisches Fibrom	Ameloblastisches Fibrodentinom	Ameloblastisches Fibroodontom
	Keine Hartsubstanzbildung	Dentinbildung	Dentin- und Schmelzbildung
Alter	0–20 Jahre		< 20 Jahre (Kinder bzw. Jugendliche)
Geschlecht	Eher Männer	$\male : \female = 3:1$	Eher Männer
Lokalisation	Posteriorer Unterkiefer	Posteriorer Unterkiefer	Posteriorer Unterkiefer
Spezielles	Assoziiert mit impaktierten Zähnen		Vorstufe des komplexen Odontoms
Möglicher Reifegrad	Jung	Mittelalt	Reifer
Rezidiv	Möglich (ca. 40 %)	Keine beschrieben	Selten
Cave	Entartung möglich: Ameloblastisches Fibrosarkom (11 %)		Entartung beschrieben: Ameloblastisches Odontosarkom

Odontome

- Tumorähnliche Läsionen, damit Hamartome
- In Amerika und Mitteleuropa häufigster odontogener Tumor, seltener in Asien und Afrika (Ursache nicht geklärt)

Odontom komplexer Typ (CO)

- **Ätiologie**
- Lokales Ereignis wie Trauma oder Infekt
- Genetische Mutation fraglich

- **Epidemiologie**
- Zusammensetzung aus Schmelz, Dentin und Zement
- Altersgipfel: 20 Jahre
- Geschlechtsdisposition: keine
- Lokalisation: zahntragender Kieferbereich, Unterkiefer > Oberkiefer
- Selbstlimitierendes Wachstum (meist < 3–6 cm Durchmesser)
- Keine Rezidive beschrieben (bei vollständiger Entfernung)

- **Klinik**
- Fehlender Zahndurchbruch

- **Diagnostik**
- **Bildgebung**
- Je nach Entwicklungsstadium zunehmende Radioopazität mit scharfem Randbereich (sphärisch oder ovoid)
- Umgebende radioluzente Zone

- Differenzialdiagnostisch Unterscheidung zu zusammengesetztem Odontom und ameloblastischem Fibroodontom schwierig

- **Histologie**
- Schmelz, Dentin und Zement mit Resten odontogenen Epithels
- Dünne Kapsel
- In frühem Stadium großer Anteil von Ektomesenchym, damit große Ähnlichkeit zu ameloblastischem Fibrom und ameloblastischem Fibrodentinom

- **Therapie**
- Enukleation

Odontom zusammengesetzter Typ (ZO)

- **Ätiologie**
- Auftreten im Rahmen des Gardener-Syndroms möglich

- **Epidemiologie**
- Zusammensetzung: odontoide (zahnähnliche) Strukturen
- Altersgipfel: eher Kinder bzw. Jugendliche, um 17 Jahre
- Geschlechtsdisposition: keine
- Lokalisation: anteriorer Oberkiefer
- Oft Assoziation mit verlagertem Zahn
- Selbstlimitierendes Wachstum (meist 1–2 cm Durchmesser)
- Rezidivneigung: keine

8.2 · Gemischte epitheliale und ektomesenchymale odontogene Tumoren

- **Klinik**
- Fehlender Zahndurchbruch

- **Diagnostik**

- **Bildgebung**
- Ungeordnete zahnähnliche Radioopazität

- **Histologie**
- Odontoide (zahnähnliche) Strukturen

- **Therapie**
- Enukleation

	Komplexes Odontom (CO)	Zusammengesetztes Odontom (ZO)
Zusammensetzung	Schmelz, Dentin, Zement	Odontoide (zahnähnliche) Strukturen
Alter	Im Durchschnitt 20 Jahre	Im Durchschnitt 17 Jahre (eher Kinder / Jugendliche)
Lokalisation	Im zahntragenden Kieferbereich – meist posteriorer Unterkiefer – anteriorer Oberkiefer	Anteriorer Oberkiefer, oft mit verlagertem Zahn assoziiert
Typisches Symptom	Fehlender Zahndurchbruch	Fehlender Zahndurchbruch
Wachstum	Selbstlimitierend (meist< 3–6 cm Durchmesser)	Selbstlimitierend (meist 1–2 cm Durchmesser)
Rezidive	Keine beschrieben Nur bei inkompletter Entfernung	Keine beschrieben
Spezielles		Teil des Gardener-Syndroms möglich

> **Gardener-Syndrom**
> - Trias:
>   - **Polyposis coli**
>   - **multiple Osteome**
>   - **mesenchymale Tumoren von Haut und Weichgewebe**
> - Ursache: Mutation auf Chromosom 5 q 22, APC-Gen (adenomatöse Polyposis coli)

- In ca. 50 % Odontome
- Odontom-Dysphagie-Syndrom (sehr selten): Überexpression von FGF3 und FGF4 durch Mutation (autosomal-dominant)

Odontoameloblastom

- Synonym: ameloblastisches Odontom, Odontoblastom
- Definition: Kombination der Eigenheiten Ameloblastom und Odontom
- Keine Kapsel

- **Epidemiologie**
- Häufigkeit: sehr selten
- Altersgipfel: meist vor dem 30. Lebensjahr
- Lokalisation: Ober- und Unterkiefer posterior der Eckzähne

- **Klinik**
- Assoziation mit verlagerten Zähnen
- Fehlender Zahndurchbruch

- **Diagnostik**
- **Bildgebung**
- Läsion gut abgrenzbar, uni- oder multilokulär
- Verlagerung von Zähnen
- Radioopazität

- **Histologie**
- Odontogenes Epithel in Inseln
- Umgekehrte Polarität (wie Ameloblastom)
- Reifes fibröses Stroma
- Hartsubstanzablagerungen (wie beim komplexen Odontom)
- Dysplastisches Dentinoid und Schmelzanteile

- **Therapie**
- Da lokal aggressiver Tumor, lokal radikale Therapie mit langfristigem Follow up (wie Ameloblastom)

Kalzifizierender zystischer odontogener Tumor

- Synonym: CCOT
- Frühere Bezeichnung: keratinisierende (und / oder) kalzifizierende odontogene Zyste, Gorlin-Zyste
- Definition: ameloblastomähnliche epitheliale Anteile mit Geister- oder Schattenzellen, Kalzifikation möglich

- **Epidemiologie**
- Häufigkeit: sehr selten
- Lokalisation: sowohl Oberkiefer wie Unterkiefer, meist im Bereich der Front- und Eckzähne

- **Klassifikation**
- Nach Lokalisation:
  - intraossär: Rezidive beschrieben
  - extraossär: keine Rezidive beschrieben

- **Klinik**
- Wurzelresorptionen
- Verdrängung von Zähnen

- **Diagnostik**
- **Bildgebung**
- Intraossär: unilokuläre, scharf begrenzte Aufhellung mit Kalzifikationen (ca. 50 % der Fälle)
- Extraossär: Arrosion des Kieferknochens

- **Histologie**
- Epithelauskleidung des Zystenbalgs (ameloblastomähnlich) mit Schattenzellen (häufig Verkalkung)
- Zellen des Schmelzorgans nachweisbar
- Unter den Basalzellen dsplatisches Dentin möglich

- **Therapie**
- Enukleation

Dentinogener Geisterzelltumor

- Synonym: Schattenzelltumor, DGCT
- Frühere Bezeichnung: solide Variante der kalzifizierenden odontogen Zyste
- Maligne Transformation in odontogenes schattenzellhaltiges Karzinom beschrieben
- Definition: ameloblastomähnliches Epithel in Inseln, Bindegewebsstroma mit Geisterzellen bzw. Schattenzellen, dysplastisches Dentin

- **Epidemiologie**
- Wachstum lokal invasiv
- Geschlechtsdisposition: eher Männer
- Lokalisation: in Ober- und Unterkiefer

- **Klassifikation**
- Nach Lokalisation:
  - intraossär:
    - eher im Seitenzahnbereich
    - Rezidive beschrieben
  - extraossär:
    - eher im anterioren Kieferbereich
    - keine Rezidive beschrieben

- **Klinik**
- Zahnlockerungen
- Zahn "wanderung"
- Auftreibung des Kiefers
- Schwellung im Gingivabereich

- **Diagnostik**
- **Bildgebung**
- Radioluzenz unilokulär
- Hartsubstanzbildung im Bereich der Radioluzenz in unterschiedlicher Menge
- Wurzelresorptionen
- Verdrängung von Zähnen
- Muldenbildung im Knochen bei extraossärem Typ
- Invasives Wachstum in umliegendes Weichteilgewebe möglich (Nachweis in MRT oder CT)

- **Histologie**
- Ameloblastomähnliches Epithel in Inseln oder Strängen mit Schattenzellen
- Verkalkung der Schattenzellen möglich
- Dysplastisches Dentin (eher wenig)

- **Therapie**
- Intraossär: radikale Resektion
- Extraossär: Enukleation
- Bei beiden Typen langes klinisches Follow up bei Rezidivneigung

8.2.2 Maligne gemischte Tumoren

Ameloblastisches Fibrosarkom
- Synonym: AFS
- Definition: maligner Gegentumor des ameloblastischen Fibroms

Ameloblastisches Fibrodentinosarkom bzw. Fibroodontosarkom
- Definition: maligner Gegentumor des ameloblastischen Fibrodentinoms bzw. Fibroodontoms

8.3 Ektomesenchymale Tumoren

8.3.1 Benigne ektomesenchymale Tumoren

Odontogenes Fibrom
- Definition: Nicht infiltrativ wachsender Tumor mit odontogenem Epithel, eingebettet in fibrösem Stroma
- Weißer, fester Tumor

8.3 · Ektomesenchymale Tumoren

- **Ätiologie**
- Unbekannt

- **Epidemiologie**
- Häufigkeit: sehr selten
- Geschlechtsdisposition: ♀ : ♂ = 3 : 1
- Lokalisation: meist Prämolaren des Unterkiefers
- Langsames Wachstum

- **Klassifikation**
- - **Nach Histologie**
- Epithelarmer Typ:
  - früher »enfacher Typ«
  - Aussehen wie Zahnfollikel
- Epithelreicher Typ:
  - früher »komplexer Typ«
  - Verkalkungen möglich (Schmelz, Dentin)

- - **Nach Lokalisation**
- Peripheres odontogenes Fibrom
- Zentrales odontogenes Fibrom

- **Klinik**
- In der Regel unspezifisch
- Kortikale Ausbreitung häufig

- **Diagnostik**
- - **Bildgebung**
- Kleine Tumore:
  - unilokuläre Osteolyse
  - Lokale Beziehung zu Zahnwurzel möglich
- Große Tumore:
  - Sklerosesaum (langsames Wachstum) mit bogenförmigem Rand
  - Verkalkungen möglich
  - oft multilokulär

- - **Histologie**
- Epithelstränge in bindegewebigem Stroma
  - epithelarmer Typ: wenig Epithel, lockeres Bindegewebe mit Kollagenfasern
  - epithelreicher Typ: viel Epithel, Nester im Stroma
- Inaktives Epithel ohne Palisadenbildung (DD Ameloblastom)
- Verkalkungen möglich (Hartsubstanz wie Zement, Knochen, dysplastisches Dentin)
- Differenzialdiagnosen: verkalkender epithelialer odontogener Tumor, desmoplastisches Fibrom

- **Therapie**
- Enukleation

Odontogenes Myxom

- Definition: den Knochen diffus infiltrierender Tumor ohne Begrenzung
- Maligne Transformation beschrieben

> ❗ **Cave**
> **Diffuse Infiltration des Knochens mit 25 % Rezidiven!**

- **Epidemiologie**
- Vierthäufigster odontogener Tumor
- Häufig Assoziation mit Zahnkeim
- Altersgipfel: um 30 Jahre
- Geschlechtsdisposition: ♀ > ♂
- Lokalisation:
  - Kinder: eher im Bereich der anterioren Maxilla
  - Erwachsene: eher Unterkiefer

- **Klinik**
- Tumor nicht eindeutig abgrenzbar
- Makroskopisch gelatineartige Konsistenz

- **Diagnostik**
- - **Bildgebung**
- Konventionelle Radiologie:
  - Seifenblasenartige Osteolyse, scharf begrenzt
  - meist multilokulär
  - Zahnverdrängung möglich (v. a. bei Assoziation mit retinierten Zähnen)
  - Trabekulierung (v. a. im DVT darstellbar): imponierend wie Tennisschlägersaiten, »radiating trabecular pattern«
  - Sonnenstrahlartige Periostreaktion möglich (sog. sunray appearance), auch bei Osteosarkom zu finden
- MRT:
  - T 1: mittelmäßige Signalintensität
  - T 2: hohe Signalintensität

- - **Histologie**
- Sternförmige spindelige Zellen in myxoider extrazellulärer Matrix
- Epithelnachweis eher selten
- Sarkomatöser Anschein möglich
- Immunhistochemie: Nachweis von Nestin (Intermediärfilament) bei ektomesenchymaler Herkunft

- **Therapie**
- Keine Evidenz für notwendige Radikalität der Therapie
- Erwachsene: aggressivere Therapie empfohlen, Enukleation mit Ausfräsen der Tumorhöhle
- Kinder: Enukleation mit vorsichtiger Nachkürettage oder Ausfräsen, Schädigung der Zahnkeime vermeiden
- Rezidive: Resektion mit entsprechendem Sicherheitsabstand

Zementoblastom

- Definition: odontogener Tumor mit Zementablagerungen
- Immer Assoziation mit Zahnwurzel

- **Ätiologie**
- Entstehung aus parodontalem Ligament

- **Epidemiologie**
- Altersgipfel: meist zwischen 20. und 30.Lebensjahr
- Geschlechtsdisposition: eher Männer
- Lokalisation: ca. 80 % Unterkiefer, meist im Bereich der Molaren und Prämolaren
- Rezidivneigung: hoch, ca. 25 %

- **Klinik**
- Schmerzen (häufiger als andere odontogene Tumoren)
- Lage immer an Zahnwurzel, Zahn meist vital

- **Diagnostik**
- **Bildgebung**
- Beginn: scharf begrenzte expansive Osteolyse, Assoziation mit Zahnwurzeln
- Späteres Stadium: zunehmende homogene Verdichtung, umgeben mit osteolytischem Halo
- Obliteration des Parodontalspalts
- Wurzelresorptionen möglich
- Differenzialdiagnose Osteoblastom:
    - keine Assoziation mit Zahnwurzeln
    - Hyperzementose
    - kein Wachstum
    - kein odontogenes Epithel

- **Histologie**
- Zellarme Hartsubstanz (Zement)
- Zementoblasten

- **Therapie**
- Radikale Entfernung mit Zahn und Knochen

[Tumoren und ihre typischen Merkmale]

Tumor	Merkmal
Ameloblastom Solide, multizystisch Peripher Desmoplastisch Unizystisch	Palisadenstellung des Epithels, umgekehrte Polarität Meist multilokulär im Unterkiefer posterior Nichtinvasives Wachstum, Basalzellkarzinom der Gingiva Anteriorer Unterkiefer Follikulär und nichtfollikulär
Metastasierendes Ameloblastom	Großer Primärtumor, Lunge – Skelett – LK – Leber
Ameloblastisches Karzinom	Primär oder sekundär, Metastasierung in Lunge
Squamöser odontogener Tumor	Radioluzenz zwischen den Zähnen liegend
Kalzifizierender odontogener Tumor	Unterkiefer (Prämolaren oder Molaren), in 50 % Assoziation mit retiniertem Zahn bzw. Odontom
Adenomatoid odontogener Tumor	Follikulär oder extrafollikulär
Keratozystisch odontogener Tumor	Posteriorer Unterkiefer, verhornendes Epithel
Primär intraossäres Karzinom	Schmerzen, 50–60 Jahre, posteriorer Unterkiefer
Hellzelliges odontogenes Karzinom	Eher ältere Patienten (>50 Jahre), mehr Frauen, posteriorer Unterkiefer
Geisterzellhaltiges odontogenes Karzinom	Maligne Variante des dentinogenen Geisterzellhaltigen Tumors Osteodestruktionen (Nase,Orbita)
Ameloblastisches Fibrom	Posteriorer Unterkiefer, jung = keine Hartsubstanz

[Tumoren und ihre typischen Merkmale]

Tumor	Merkmal
Ameloblastisches Fibrodentinom	Posteriorer Unterkiefer, mittelalt = Dentin
Ameloblastisches Fibroodontom	Posteriorer Unterkiefer, reif = Dentin und Schmelz
Ameloblastisches Fibrosarkom	Maligne Variante des Ameloblastischen Fibroms
Ameloblastisches Fibrodentinosarkom	Maligne Variante des Ameloblastischen Fibrodentinoms
Odontom komplex Odontom zusammengesetzt	unterschiedliche Reifegrade anteriorer Oberkiefer, junge Patienten
Odontoameloblastom	Epithel wie Ameloblastom, Hartsubstanz wie Odontom
Kalzifizierender zystischer odontogener Tumor	Eher Front- und Eckzahnregion, Zystenbalg mit Geisterzellen, ameloblastomähnliches Epithel
Dentinogener Geisterzelltumor	Geisterzellen und dysplastisches Dentin (und Epithel und Stroma), solide Variante des KCOT
Odontogenes Fibrom zellreich Odontogenes Fibrom zellarm	Unterkiefer Prämolaren kalzifizierend Unterkiefer Prämolaren, wie Zahnfollikel
Odontogenes Myxom	Seifenblasenartig, jüngere Patienten (ca. 30 Jahre), Kinder anteriore Maxilla, Erwachsene posteriorer Unterkiefer
Zementoblastom	Immer Assoziation mit Zahnwurzel

Literatur

Frerick B, Diemel O, Feyer P et al (2008) Keratozystisch odontogener Tumor Leitlinien der Deutschen Krebsgesellschaft 1-7

Barnes L, Eveson JW, Reichart P, Sidransky D (2005) Pathology and Genetics of Head and Neck Tumours. World Health Organization Classification of Tumours

Bhargava D, Deshpande A, Pogrel MA (2011) Keratocystic odontogenic tumour (KCOT)-a cyst to a tumour. Oral Maxillofac Surg. doi:10.1007/s10006-011-0302-9

Carlson ER, Marx RE (2006) The ameloblastoma: primary, curative surgical management. J Oral Maxillofac Surg 64 (3):484-494. doi:10.1016/j.joms.2005.11.032

Ghandhi D, Ayoub AF, Pogrel MA, MacDonald G, Brocklebank LM, Moos KF (2006) Ameloblastoma: a surgeon's dilemma. J Oral Maxillofac Surg 64 (7):1010-1014. doi:10.1016/j.joms.2006.03.022

Gomes CC, Diniz MG, Duarte AP, Bernardes VF, Gomez RS (2011) Molecular review of odontogenic myxoma. Oral Oncol 47 (5):325-328. doi:10.1016/j.oraloncology.2011.03.006

Madras J, Lapointe H (2008) Keratocystic Odontogenic Tumour: Reclassification of the Odontogenic Keratocyst from Cyst to Tumour.1-9

Pogrel MA, Montes DM (2009) Is there a role for enucleation in the management of ameloblastoma? International journal of oral and maxillofacial surgery 38 (8):807-812. doi:10.1016/j.ijom.2009.02.018

Reichart PA, Jundt G (2008) Benigne »gemischte« odontogene Tumoren. Pathologe 29 (3):189-198. doi:10.1007/s00292-008-0996-0

Scully C, Paes de Almeida O, Bagan J, Diz Dios P, Mosqueda Taylor A (2010) Oral Medicine and Pathology at a Glance, 103-128

Thoma KH, Goldman HM (1946) Odontogenic Tumors - A Classification Based on Observations of the Epithelial, Mesenchymal, and Mixed Varieties. Am J Pathol. 1946 May; 22(3): 433–471

Todd R, August M (2003) Molecular approaches to the diagnosis of sporadic and nevoid basal cell carcinoma syndrome-associated odontogenic keratocysts. Oral and maxillofacial surgery clinics of North America 15 (3):447-461. doi:10.1016/S1042-3699(03)00039-6

Erkrankungen der Mundschleimhaut

A. Kruse Gujer

9.1   Entzündliche Erkrankungen – 126
9.1.1   Virale Erkrankungen – 126
9.1.2   Bakterielle Erkrankungen – 128
9.1.3   Pilzerkrankungen – 128

9.2   Nichtentzündliche Erkrankungen – 129
9.2.1   Pigmentierungsstörungen – 129
9.2.2   Aphthen – 130
9.2.3   Zungenveränderungen – 132

9.3   Autoimmunerkrankungen – 133
9.3.1   Pemphigus vulgaris – 133
9.3.2   Bullöses Pemphigoid – 134
9.3.3   Lupus erythematodes – 134
9.3.4   Lichen ruber planus – 135

9.4   Präkanzerosen – 136
9.4.1   Leukoplakien – 136
9.4.2   HPV – 137
9.4.3   Prämaligne Konditionen – 139

Literatur – 140

9.1 Entzündliche Erkrankungen

9.1.1 Virale Erkrankungen

– Meist verursacht durch humane Viren der Herpesgruppe

- **Viren der Herpesgruppe**
– Herpes-simplex-Virus Typ 1 (HHV-1), Lippenherpes
– Herpes-simplex-Virus Typ 2 (HHV-2), Genitalherpes
– Varizella-zoster-Virus (VZV, HHV-3)
– Epstein-Barr (EBV) (CMV, HHV-4)
– Zytomegalie (CMV, HHV-5)
– HHV-6, Dreitagefieber
– HHV-8 (Kaposi-Sarkom-Herpesvirus)

- **Prädisponierende Faktoren**
– Sonnenexposition
– Menstruationszyklus
– Stress
– Schwangerschaft
– Gastrointestinale Störungen
– Andere Infektionen
– Lokale Traumata
– Ekzeme
– Immundefizienz
– Nahrungs- und Medikamentenunverträglichkeit

Erkrankungen durch Varizella-zoster-Virus

- **Primärinfektion**
– Windpocken (Varizellen)
– Hohe Kontagiosität
– 95 % Durchseuchung im Kindesalter

- **Komplikationen**
– Bakterielle Sekundärinfekte
– Vernarbungen
– Pneumonie
– Meningoenzephalitis, Zerebellitis
– Embryopathie (bei Infekt der Mutter in 8.–21. SSW)
– Perinatale Infektion (25 % letal)
– Persistenz in sensorischen Ganglien
– Reaktivierung nach Dekaden

- **Gürtelrose (Herpes zoster)**
– Zurückzuführen auf Schwächung des Immunsystems im Alter
– Persistenz der Viren in sensorischen Ganglien mit Möglichkeit der Reaktivierung bei Imbalance zwischen Virulenz und Abwehr ◘ Abb. 9.1

- **Klinik**
– Auftreten von gruppierten Bläschen

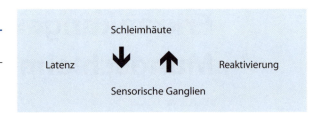

◘ **Abb. 9.1** Viruspersistenz bei Herpes zoster

– Begrenzung auf ein oder mehrere benachbarte Segmente
– Motorische Ausfälle bei 5 % der Patienten mit Herpes zoster

- **Zoster oticus**
– Synonym: Ramsay-Hunt-Syndrom (nach James Ramsay Hunt, amerikanischer Neurologe, 1872–1937)
– Persistenz der Viren im Ganglion geniculi
– Klinik:
  – Ohrschmerzen
  – Bläschen auf der Ohrmuschel und im äußeren Gehörgang
  – Einseitiger Befall der vorderen $^{2}/_{3}$ der Zunge und des weichen Gaumens
  – Homolaterale Fazialisparese
  – Tinnitus
  – Schwindel
  – Hyperakusis

Erkrankungen durch Epstein-Barr-Virus

– Englische Virologen Michael Anthony Epstein (geb. 18.5.1921) und Yvonne M. Barr
– Infektiöse Mononukleose (Pfeiffersches Drüsenfieber)
– Tröpfcheninfektion
– Bei Kleinkindern in der Regel asymptomatischer Verlauf
– In der Adoleszenz als sog. kissing disease (Studentenkrankheit)
– Prävalenz des Virus in der Bevölkerung > 90 %

- **Klinik**
– Meist hohes Fieber
– Lymphadenitis
– Lakunäre Angina tonsillaris
– Oft Splenomegalie (50 %)
– In 10–15 % am 4.–6. Tag makulopapulöses Exanthem an Stamm und Oberarmen, selten Gesicht
– In 15 % Befall der Mundschleimhaut mit Pharyngitis, Petechien (1–2 mm Größe) am weichen Gaumen
– Bei Immundefizit Haarleukoplakie möglich

9.1 · Entzündliche Erkrankungen

◘ Tab. 9.1 HIV-Klassifikation

CD 4-Zellen / µl	+ A-Symptomatik = Stadium	+ B-Symptomatik = Stadium	+ C-Symptomatik = Stadium
> 500	A 1	B 1	C 1
200–499	A 2	B 2	C 3
< 200	A 3	B 3	C 3

- Langdauernder Krankheitsverlauf (Monate) mit
  - Müdigkeit
  - erhöhter Temperatur
- Komplikationen wie Milzruptur oder Hepatitis selten

- **Diagnostik**
- mikroskopisch: atypische Lymphozyten
- im Blutausstrich (zytotoxische CD8+
- T-Lymphozyten)

Erkrankungen durch HIV

- HIV: Human Immunodeficiency Virus
- Zwei Typen:
  - HIV 1: Vorkommen v. a. Zentralafrika, Europa, Nord- und Südamerika
  - HIV 2: Vorkommen hauptsächlich Westafrika

- **HIV-Klassifikation**
- Klassifikation erfolgt nach der Klinik (eingeteilt in Stufe A, B und C) gekoppelt mit der Zahl der CD 4-Zellen / µl ◘ Tab. 9.1
  - A-Symptomatik:
    - asymptomatische HIV-Infektion
    - persistierende generalisierte Lymphadeno-pathie
    - akute primäre HIV-Infektion
  - B-Symptomatik: symptomatische HIV-Infektion ohne AIDS-definierende Krankheiten, aber mit Krankheiten, die auf Defekt in der zellulären Abwehr schließen lassen oder durch HIV-Infektion erschwert werden (z. B. Neuropathien, Soor, Herpesinfektionen)
  - C-Symptomatik: AIDS-definierende Krankheiten wie HIV-assoziierte Enzephalopathie, Kaposi-Sarkom

- **Akutes HIV-Syndrom**
- Inkubationszeit: 1–6 Wochen
- Dauer: eine bis mehrere Wochen
- Von 50–70 % der Infizierten wahrgenommen

- **■ Typische Symptome**
- Fieber (96 %)
- Lymphadenopathie (74 %)

- Pharyngitis (70 %)
- Ausschlag (70 %)
- Myalgien und Arthralgien (54 %)
- Diarrhoe (32 %)
- Kopfschmerzen (32 %)
- Übelkeit und Erbrechen (27 %)
- Hepatosplenomegalie (14 %)
- Gewichtsverlust (13 %)
- Opportunistische Infektionen (12 %)
- Neurologische Symptome (12 %)
  - Meningoenzephalitis bzw. aseptische Meningitis
  - periphere Neuropathien bzw. Radikulopathien
  - Fazialisparese
  - Guillain-Barré-Syndrom
  - brachiale Neuritis
  - kognitive Störungen und Psychosen
- Bei > 90 % der Patienten mindestens eine orale Läsion während der HIV-Infektion

- **Orale Manifestation bei HIV**
- Sehr häufig (s. oben), daher eigene Klassifikation
- Orale Haarleukoplakie
  - durch Epstein-Barr-Virus verursachte weißliche Läsion (meist am Zungenrand), Auftreten meist bei HIV-positiven Patienten, aber auch bei immunsupprimierten Patienten
  - erstmals beschrieben von Greenspan 1984
  - Ursache: Persistenz von Epstein-Barr-Virus
  - meist bei mittlerer CD 4-Zellzahl von 235 / µl
  - prognostisch ungünstiges Zeichen bei HIV

> **Bei Patienten mit oraler Haarleukoplakie dringender V. a. HIV, daher Testung, falls noch nicht erfolgt**

- **■ EC-Clearinghouse-Klassifikation**
- Klasse 1: Läsionen mit häufiger Assoziation mit HIV-Infektion
  - Candidiasis
  - Cheilitis angularis
  - Haarleukoplakie
  - Kaposi-Sarkom
  - Non-Hodgkin-Lymphom
  - Nekrotisierende Gingivitis bzw. Periodontitis

- Klasse 2: Läsionen mit weniger häufiger Assoziation mit HIV-Infektion
  - Bakterielle Infektionen, z. B. Mycobacterium tuberculosis
  - Melanotische Hyperpigmentation
  - Virale Infektionen, z B. Herpes simplex, humane Papillomviren, Varicella zoster
  - Speicheldrüsensymptomatik: Schwellung, Xerostomie
  - Thrombozytopenie
- Klasse 3: Läsionen mit zeitweiser Assoziation mit HIV-Infektion
  - Bakterielle Infektionen, z. B. Actinomyces israeli,Escherichia coli, Klebsiella pneumoniae
  - Fazialisparese
  - Trigeminusneuralgie
  - rezidivierende aphthöse Stomatitis
  - Pilzerkrankungen, z. B. Histoplasma capsulatum, Aspergillus flavus

■ ■ Therapie
- Bei starkem Leidensdruck
- Aciclovir 400 mg per os 5 × / d oder Vanciclovir 1 g per os 3 × / d
- Ansprechen innerhalb von 2–4 Wochen, meist jedoch Rezidiv 1–6 Monate nach Absetzen

9.1.2 Bakterielle Erkrankungen

Tuberkulose
- Verursacht durch Mycobacterium tuberculosis

■ Klinik
- Primärkomplex
  - im Bereich der Mundschleimhaut sehr selten
  - tuberkulöse Entzündung eines regionären Lymphknotens
  - wenn Befund, dann kleine Knötchen (wenige mm groß), schmerzloses Ulkus an Zunge, Gingiva, Gaumen oder lymphatischem Rachenring
  - Abheilung Primärkomplex nach 2–3 Wochen

■ ■ Sekundäre Formen
- Miliartuberkulose (Tuberculosis miliaris)
  - septische Form der Tbc mit Aussaat in fast alle Organe
  - oft im Endstadium einer weit fortgeschrittenen Tbc
  - Klinik:
    - exanthematöse bläuliche Knötchen
    - hämorrhagische Papeln
    - Ulzera im Bereich der Zunge möglich
    - Skrofuloderm

- Ausbruch eines tuberkulösen Fokus nach außen (im Bereich von Lymphknoten, Knochen oder Gelenken)
  - Ausbildung von Fistelgängen
  - tumorartige Granulationen
  - Lokalisation gelegentlich im Halsbereich (Lymphknotenfistelung), sehr selten in der Mundschleimhaut
- Tuberkulöse Gummen: weiche Knoten (solitär oder multilokulär) am Stamm oder den Extremitäten, selten im Bereich der Mundhöhle (Zunge)
- Lupus vulgaris:
  - persistierende braun- oder blaurote Infiltrate
  - Belag (Schuppen oder Krusten)
  - Ulkusbildung möglich
  - **Cave**: aus alten Lupusnarben Karzinomentstehung möglich

■ Therapie
- Nach Erreger- und Resistenzbestimmung
- Immer Kombinationstherapie mit unterschiedlichen Antituberkulotika (z. B. Isoniazid, Ethambutol, Pyrazinamid, Rifampicin)
- In den letzten Jahren deutliche Zunahme der Resistenzen

9.1.3 Pilzerkrankungen

Candidose
- Meist durch Candida albicans ausgelöst
- Opportunistische Pilzerkrankung
- »Krankheit der Kranken«, d. h. Immunkompetente zeigen zwar gelegentlich Pilzbesiedlung, aber keine Erkrankung

■ Akute Form
- Pseudomembranöse Beläge, typische Form sog. Mundsoor, gelegentlich erythematös

■ Chronische Formen
- Hyperplastisch
- Nodulär
- Plaqueartig
- Pseudomembranös

■ Prädispositionen
- Lokale Irritationen, z. B. schlecht sitzende Prothesen
- Endokrine Erkrankungen, z. B. Diabetes mellitus
- Chronische Erkrankungen, z. B. chronische Graft versus Host Disease (GvHD)
- Maligne Krankheiten
- Schwere Blutkrankheiten, z. B. HIV

9.2 · Nichtentzündliche Erkrankungen

- Radiatio
- Alter und Rauchen
- Z. n Stammzelltransplantation

- **Therapie**
- Lokale Anwendung eines Antimykotikums (Nystatin)

9.2 Nichtentzündliche Erkrankungen

9.2.1 Pigmentierungsstörungen

Abnorme Melaninpigmentierung

- **Melanoplakie**
- Definition: fleckförmige bräunliche Pigmentierung der Wangenschleimhaut oder der Gingiva bei dunkelhäutigen Menschen

- **Melaninflecken**
- Analogon zu Sommersprossen der Haut in der Schleimhaut
  - meist 0,1–2 cm große Herde
  - Lokalisation meist in der Nähe des Lippenrots

Addisonsche Krankheit

- Unterfunktion der Nebennierenrinde, auch als sog. Bronzekrankheit
- Systemische Erkrankung
- Erstmals beschrieben 1855 von Thomas Addison (englischer Mediziner, 1793–1860)

- **Klinik**
- Hypotonie
- Gewichtsverlust
- Erbrechen
- Anämie
- Störung im Elektrolythaushalt ((Hyponatriämie, Hypochlorämie, Hyperkaliämie)
- Bräunliche Pigmentierung der Haut durch Einlagerung von Melanin in Basalzellen, oft zuerst in der Mundschleimhaut
  - Reaktive Stimulation der Hypophyse bei insuffizienter Nebennierenrinde, daher gesteigerte Produktion von MSH (melanozytenstimulierendes Hormon) und Hyperpigmentierung

Pigmentierung als Begleiterscheinung anderer Erkrankungen

- **Postinfektiöse Pigmentierung**
- Syphilis
- Impetigo

Akanthosis nigricans

- Ätiologie:
  - unklare Genese
  - häufig beschrieben bei Diabetes mellitus oder Adipositas
- Genetik: dominanter Erbgang, Auftreten in der Kindheit mit Besserung in der Pubertät

- **Juvenile Form**
- Familiär gehäuftes Auftreten
- Vorkommen nur vor dem 20. Lebensjahr

- **Erwachsenenform**
- Vergesellschaftung mit malignen Erkrankungen (paraneoplastisch), besonders im Bereich des Magen-Darm-Trakts
- Rückbildung nach Therapie der Primärerkrankung
- Lokalisation: häufig Zunge, Lippen, Wangen Gingiva

Peutz-Jeghers-Syndrom

- Autosomal-dominant vererbte Erkrankung mit intestinaler Polypose und perioraler Melaninpigmentation
- Mutation der Serin-Threonin-Kinase auf dem Chromosom 19 p 13.3
- Erhöhung des Krebsrisikos im Vergleich zur Allgemeinbevölkerung um das ca. 15-fache
  - 90 % der Patienten entwickeln bis zum 64. Lebensjahr einen malignen Tumor
- Erhöhtes Risiko für maligne Tumoren der Mamma, des Pankreas, des Duodenums, der Lunge, des Uterus und der Ovarien

Hämochromatose

- Synonym: Bronzediabetes, Siderophilie
- Definition: anomale, vermehrte Ablagerung von Eisen bzw. Hämosiderin im Organismus infolge einer erhöhten Eisenkonzentration im Blut

- **Ätiologie**
- Zwei Formen:
  - erworben: infolge erhöhter Eisenzufuhr oral oder parenteral
  - hereditär: autosomal-rezessiv vererbte Erkrankung mit stark erhöhter Eisenaufnahme im Darm

- **Epidemiologie**
- Geschlechtsdisposition: Männer ca. 10mal häufiger als Frauen
- Altersgipfel: meist 40.–60. Lebensjahr

- **Klinik**
- Müdigkeit

- Hepatomegalie (erhöhtes Risiko für Entwicklung eines hepatozellulären Karzinoms)
- Starke Pigmentierung der Haut
- Diabetes mellitus durch Ablagerung auch im Bereich der Langerhans-Inseln

Nävuszellnävus

- Oberflächlicher, von der Epidermis abgegrenzter Knoten
  - meist braune Pigmentierung
  - leichte Erhebung
- Abstammung von epidermalen Melanozyten
- Lokalisation:
  - häufig am Übergang Haut und Lippe
  - intraorale Lokalisation meist am harten Gaumen
- Intraorale Nävi zu 85 % Pigmentierung
- Geschlechtsdisposition: ♀ : ♂ = 2 : 1

Blauer Nävus

- Synonym: Melanofibrom, blauer Neuronävus
- Benigner Tumor aus Melanozyten
- Lokalisation: im tiefen Bindegewebe, häufig am harten Gaumen
- Histologie: spindelige, wenig melaninpigmentierte Zellen, ausschließlich fibrillärer Aufbau

Malignes Melanom der Mundschleimhaut

- Definition: von Melanozyten ausgehender, frühzeitig fernmetastasierender maligner Tumor
- Histologie: vertikales Wachstummuster mit Invasion der Submukosa
- Aufgrund der Lokalisation (z. B. Gaumen) frühzeitiger Knochenbefall möglich
- Diagnosestellung meist relativ spät

■ Epidemiologie
- Häufigkeit:
  - 1,3 % aller malignen Melanome in der Schleimhaut lokalisiert
  - 0,5 % aller Malignome der Mundschleimhaut maligne Melanome
- Lokalisation: meist Gingiva des Oberkiefers oder harter Gaumen
- Geschlechtsdisposition: ♂ : ♀ = 2 : 1

■ Klassifikation für extraorale Läsionen
■ ■ Eindringtiefe nach Wallace H. Clark (1969)
- Level 1: Epidermis
- Level 2: Stratum papillare
- Level 3: Grenzbereich Stratum papillare / Stratum reticulare
- Level 4: Stratum reticulare
- Level 5: Subkutis

■ ■ Tumordicke nach Alexander Breslow (1970)
- Bis 0,75 mm
- 0,75–1,5 mm
- 1,5–4 mm
- > 4 mm

Exogene Pigmente

- Einlagerung unterschiedlicher Pigmente in die Schleimhaut im Rahmen anderer Erkrankungen oder chronischer Exposition

■ Amalgam
- Schwarzkörniges Pigment, bläulich schimmernd
- Mechanische Einbringung ins Gewebe (z. B. bei Verletzung der Mundschleimhaut)
- Meist Darstellung im Röntgenbild

■ Quecksilber und Wismut
- Meist im Rahmen einer chronischen Vergiftung
- Saumartige Ablagerung
  - Adventitia von Gefäßen
  - Histiozyten
  - Basalmembran der Gingiva
- Symptome: Metallgeschmack, erhöhter Speichelfluss

■ Silber
- Argyrie
- Blauviolette, perlmuttartige Verfärbung im Bereich des Gingivasaums

■ Gold
- Chrysiasis
- Blauviolette, perlmuttartige Verfärbung im Bereich des Gingivasaums

■ Blei
- Meist im Rahmen einer Vergiftung (klassisch früher bei Druckern, Töpfern, Arbeitern in bleihaltigen Gruben)
- Körnige Ablagerung von Bleisulfid in der Gingiva
- Bläulich-schwarzer Bleisaum
- Lokalisation meist entlang des Zahnfleischrands (nur bei Patienten, die noch Zähne haben)

9.2.2 Aphthen

Rezidivierende Aphthen

- Definition:
  - kleine weißliche Stippchen oder Bläschen auf hochrotem Untergrund
  - rezidivierendes Auftreten

9.2 • Nichtentzündliche Erkrankungen

- **Auslösende Faktoren**
- Nahrungsmittel (z. B. Nüsse, Schokolade, Tomaten, starke Gewürze)
- Mechanische Schädigung (z. B: fehlerhafter Biss, scharfkantige Zähne, insufffiziente Zahnextraktion)
- Menstruation
- Assoziierte Krankheiten (s. unten)
- Stress

- **Mit Aphthen assoziierte Krankheiten**
- M. Behçet
- M. Crohn
- Colitis ulcerosa
- Malabsorptionssyndrom
- Glutensensitive Enteropathie
- HIV-Infektion
- Zytophage histiozytäre Pannikulitis
- Mangelzustände (Vitamin B 12, Folsäure, Eisen)
- Zyklische Neutropenie

- **Einteilung**
- ■ **Typus minor**
- Synonym: Mikulicz-Typ
- Größe 2–5 mm
- Lokalisation: meist nicht verhornende Anteile der anterioren Mundabschnitte, selten Gaumen oder Gingiva
- Meist weniger als 5 Aphthen pro Schub

- ■ **Typus major**
- Synonym: Sutton-Typ
- Größe 5–30 mm
- Lokalisation:
    - verhornende und nicht verhornende Areale der Mundschleimhaut
    - Larynx
    - auch genitale Schleimhaut

- ■ **Herpetiformer Typ**
- Synonym: Cooke-Typ
- Größe 1–2 mm
- Schmerzhafte Ulzera
- Lokalisation: seitlicher Zungenrand
- Teilweise > 100 Ulzera pro Schub

- **Therapie**
- Rezidivierende Aphthen sehr therapieresistent
- Versuch der Verkürzung der Aphthendauer durch topische Kortisonanwendung:
    - Haftpasten, die Metamethason oder Triamcinolon enthalten

- Mundspülung mit Kortison: Auflösen von 50 mg Prednisolon in 20 ml Aqua, für 5 min Spülung 3mal pro Tag

Weitere Aphthen

- **Solitäre Aphthen**
- Solitäres Auftreten
- Keine Rezidivierung
- Spontane Abheilung nach 1–2 Wochen
- Ursachen:
    - posttraumatisch
    - akute Infekte
    - Reaktion auf Arzneimittel
    - gastrointestinale Störungen

- **Bednar-Aphthen**
- Aphthenähnliche Epitheldefekte am harten Gaumen bei Säuglingen (z. B. Sauggeschwüre, Auswischen des Mundes)
- Schmetterlingsförmige Ausprägung
- Abheilung spontan

Morbus Behçet

- Definition: rezidivierende ulzeröse Aphthen an Mundschleimhaut und Genitalien, vergesellschaftet mit Uveitis bzw. Iridozyklitis, zusätzlich Befall von Gelenken oder ZNS möglich

- **Therapie**
- Langzeitige Gabe von Kortikosteroiden
- Therapie durch Facharztkollegen der Inneren Medizin mit
    - Colchizin (Gift der Herbstzeitlosen)
    - Thalidomid (Contergan)

- **Klinik**
- Haut:
    - extragenitale Ulzera
    - multiforme Erytheme
- Augen:
    - Keratitis
    - Retinaexsudate
    - Retinablutungen
- Gelenke:
    - rekurrierende oder chronische Oligo- oder Polyarthritis in 50 %, selten Sakroileitis
    - Manifestation Wochen oder Monate (teilweise Jahre) nach Krankheitsbeginn
- Gefäße: in 10–40 % Vaskulitiden
    - oberflächliche Thrombophlebitiden
    - Vaskulitis kleiner Gefäße
    - Verschluss der oberen und unteren Hohlvene möglich

- Aneurysma der Pulmonalarterie (selten)
- ZNS: in 30 % sog Neuro-Behçet
  - Hirnstammsyndrom
  - Pyramidenzeichen
  - Meningoenzephalitis
- Gastrointestinaltrakt:
  - Ulzera duodeni
  - Ösophagusulzerationen
  - intestinale Blutungen
  - Enteritis
  - Rektokolitis (Ähnlichkeiten zu M. Crohn)
- Sonstige:
  - Epididymitis
  - inguinale Lymphknotenschwellungen
  - Glomerulonephritis (ca. 10 %)
  - Pneumonitis (ca. 10 %)
  - Pleuritis oder Perikarditis (Einzelfälle)

- **Diagnostik**
- ■ **Diagnosekriterien der International Study Group for Behçet's Disease**

Obligates Symptom
- Rezidivierende orale Aphthen (mindestens 3mal jährlich) plus 2 der 4 folgenden Kriterien:
  - genitale Ulzera (ca. 100 %)
  - Uveitis bzw. Iritis mit Hypopyon oder Retinitis (80 %)
  - Hautveränderungen wie Erythema nodosum, Follikulitis, sterile Pusteln (80 %)
  - positiver Pathergietest (25–75 %):
    - Nach einer Latenz von 24–48 h Auftreten einer papulopustulösen Effloreszenz an der Stelle eines einfachen Nadelstiches in die Haut oder einer intrakutanen Injektion von Kochsalz

Zusätzliche Symptome
- Haut: extragenitale Ulzera, multiforme Erytheme
- Augen: Keratitis, Retinaexsudate, Retinablutungen
- Arthritiden: rekurrierende oder chronische Oligo- bzw. Polyarthritis (50 %)
  - Manifestation meist Wochen, Monate oder Jahre nach Krankheitsbeginn
  - selten Sakroileitis
- Vaskulitis (10–40 %): oberflächliche und tiefe Thrombophlebitiden
  - oft mit Verschluss der unteren und oberen Hohlvene
  - selten Aneurysmen der Pulmonalarterien, Vaskulitis kleiner Gefäße
- ZNS-Beteiligung (30 %): sog. Neuro-Behçet mit Hirnstammsyndrom, Pyramidenzeichen, Menin-

goenzephalitis, anamnestischem Syndrom wie Desorientiertheit
- Gastrointestinal: Ulcus duodeni, Ösophagusulzerationen, intestinale Blutungen, Enteritis und Rektokolitis (Ähnlichkeit zu M. Crohn, weniger zu Colitis ulcerosa)
- Sonstige: Epididymitis, Lymphknotenschwellungen
  - bei ca. 10 % der Erkrankten Glomerulonephritis oder Pneumonitis
  - in Einzelfällen Pleuritis, Perikarditis, Muskulaturbeteiligung

9.2.3 Zungenveränderungen

Veränderungen der Zungenoberfläche

- **Lingua plicata**
- Angeborene Veränderung
- Zunge von Längs- und Querfurchen durchzogen
- Auftreten im Rahmen des Melkersson-Rosenthal-Syndroms möglich (s. unten)
- harmlos

- **Lingua geographica**
- Rosafarbene oder rote Flecken mit grauweißen Säumen
- Oberflächliche Epithelabstoßung der Papillae filiformes
- Konstitutionsanomalie
- harmlos

- **Glossitis rhombica mediana**
- Persistenz des Tuberculum impars
- Geröteter, erhabener Bezirk in der Mitte des Zungenrückens mit Atrophie der Papillen
- harmlos

- **Leukoplakie**
- Umschriebene, nicht abwischbare Epithelverdickung
- Weißliche Hyperkeratose
- **Cave**: Präkanzerose!
- Ähnlichkeiten zu Plaques muqueuses bei Syphilis Stadium II oder Haarleukoplakie bei HIV

- **Haarzunge**
- Braune oder schwarze Fäden am Zungenrücken
- harmlos

- **Belegte Zunge**
- Grauweißer Zungenbelag aus abgeschilferten Zellen, Speiseresten, Bakterien und Pilzen
- Auftreten bei Magen-Darm-Krankheiten Fieber und Parodontitis

9.3 · Autoimmunerkrankungen

- **Melkersson-Rosenthal-Syndrom**
- Symptomkomplex unklarer Ätiologie
- Cheilitis granulomatosa (meist der Oberlippe) Lingua plicata, periphere Fazialisparese (20–30 % der Fälle)
- Ausbildung von tuberkuloiden Epitheloidzellknötchen mit interstitiellem Ödem
- Schubweiser Verlauf, ggf. Vergrößerung regionaler Lymphknoten
- Komplikationen: Enzephalitis, Meningitis

Makroglossie

- Definition: akute oder chronische Vergrößerung der Zunge
- Mögliche Ursachen
  - Quincke-Ödem
  - Traumata
  - Zungentumor
  - Hämangiome
  - Lymphangiome
  - Trisomie 21 (Down-Syndrom)
  - Melkersson-Rosenthal-Syndrom
  - Amyloidose
  - Sarkoidose
  - Akromegalie

Missempfindungen

- Meist als Zungenbrennen oder Schmerzen der Zunge beschrieben
- Mögliche Ursachen
  - Psychische Ursache
  - Lichen ruber atrophicans
  - Kontaktallergie auf Prothesenmaterial
  - Lingua plicata
  - Perniziöse Anämie (Möller-Hunter-Glossitis)
  - Hypochrome Anämie (Plummer-Vinson-Syndrom)
  - Vitamin B 12-Mangel
  - Eisenmangel

9.3 Autoimmunerkrankungen

- Abwehrreaktion gegen körpereigenes Gewebe mit Ausbildung von Autoantikörpern

- **Diagnostik**
- Direkte Immunfluoreszenz
  - Inkubation des Gewebes mit fluoreszeinmarkierten Anti-Human-Antikörpern, dann Auswaschung und Untersuchung mittels Fluoreszenzmikroskop
- Indirekte Immunfluoreszenz

  - Entnahme von Patientenserum mit nachzuweisenden Antikörpern
  - Bindung der Antikörper an Antigene (an Festphase fixiert)
  - Inkubation der gebundenen Antikörper mit Anti-Human-Antikörpern (fluoreszeinmarkiert)
  - Untersuchung unter Fluoreszenzmikroskop

9.3.1 Pemphigus vulgaris

- Definition: bullös-ulzerierte Erkrankung auf dem Boden einer Autoaggressionserkrankung

- **Ätiologie**
- Antikörperbildung gegen Epitheldesmosome
- Nachfolgend Akantholyse mit intraepithelialer suprabasaler Spaltenbildung

- **Epidemiologie**
- Auftreten bei 70–90 % der Patienten mit Mundschleimhautläsionen
- Altersgipfel: zwischen 40. und 70. Lebensjahr

- **Diagnostik**
- Positives Nikolski-Phänomen (I und II):
  - Nikolski-Phänomen nach Piotr Wasilijewitsch Nikolski (russischer Dermatologe, 1858–1940)
  - Nikolski-Phänomen I: Durch Schiebedruck (z. B. Holzspatel) Provokation von Blasen auf vorher gesund erscheinender Haut
  - Nikolski-Phänomen II: seitliche Verschiebbarkeit einer bestehenden Blase durch Spateldruck

- Positiver Tzanck-Test:
  - Tzanck-Test nach Aranult Tzanck (russischer Dermatologe, 1886–1954)
  - histologische Untersuchung abgeschabter Epithelzellen des Blasengrunds zeigt plakatförmig zusammenliegende Zellen mit verwaschenen Kernstrukturen
- Positiver Nachweis von Autoantikörpern (IgG-Typ gegen C 3) in direkter und indirekter Immunfluoreszenz

> ❶ **Cave**
> **Zum Nachweis von Antikörpern in Immunfluoreszenz Probebiopsat nativ einsenden!**

- **Therapie**
- Hochdosierte systemische Kortikoidgabe zur Hemmung der Antikörperproduktion

Tab. 9.2 Differenzierung Pemphigus vulgaris und bullöses Pemphigoid

Pemphigus vulgaris	Bullöses Pemphigoid
Häufiger	Seltener
Oft vor Beginn der Hautveränderungen	Nach Beginn der Hautveränderungen
Lippenbefall möglich	Kein Lippenbefall
Große Gebiete betroffen	Häufig Gingivabefall

– Ggf. Kombination mit Immunsuppressiva (Azathioprin, Methotrexat, Dapson, Cyclophosphamid)
– Bei alleinigem Befall der Mundschleimhaut topische Kortikoidtherapie möglich (z. B. Haftsalbe mit Kortikoiden)

9.3.2 Bullöses Pemphigoid

– Subepitheliale Blasenbildung
– Bei ca. 1/3 der Patienten Mundschleimhaut betroffen
– Differenzierung zu Pemphigus vulgaris ◘ Tab. 9.2

- **Ätiologie**
– Antikörperbildung gegen Antigene innerhalb und außerhalb der Keratinozyten nahe den Hemidesmosomen

- **Epidemiologie**
– Häufigste der bullösen Autoimmundermatosen
– Altersgipfel: zwischen 70. und 80. Lebensjahr

- **Diagnostik**
– Nikolski-Phänomen I negativ, Nikolski-Phänomen II positiv
– Direkte Immunfluoreszenz: Nachweis linearer Ig G-Ablagerungen entlang der Basalmembran
– Positiver Nachweis von Antikörpern in der indirekten Immunfluoreszenz

- **Therapie**
– Hohe Kortikoidgabe, oft in Kombination mit Azathioprin

9.3.3 Lupus erythematodes

– Autoimmunerkrankung mit unterschiedlichen Manifestation
– Abkürzung: LE

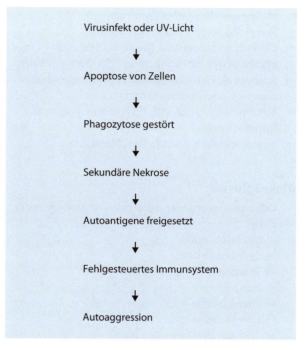

◘ Abb. 9.2 Hypothese der Pathogenese bei Lupus erythematodes

– Hergeleitet von lupus (lat. der Wolf), da Gesichtsläsionen wie Wolfsbisse imponieren

- **Epidemiologie**
– Geschlechtsdisposition: meist Frauen
– 50 % Manifestation in der Mundhöhle

- **Formen**
– 3 Formen unterschieden:
  – systemischer Lupus erythematodes
  – subakut-kutaner Lupus erythematodes
  – chronisch diskoider Lupus erythematodes
– Weitere Einteilung nach zeitlicher Entwicklungsform:
  – langsam fortschreitend: chronisch-diskoid
  – schnell fortschreitend: disseminierend

- **Diagnostik**
– Nachweis von antinukleären Antikörpern (ANKA) und Antikörpern gegen doppelsträngige DNA (Anti-DNA-AK)

- **Pathogenese**
– Hypothese der Pathogenese (◘ Abb. 9.2)

- **Therapie**
– Systemische immunsuppressive Therapie
– Adjuvant bei Befall der Mundschleimhaut:
  – lokale Kortikoide

9.3 · Autoimmunerkrankungen

— Mundspülung mit Antiseptika

Systemischer Lupus erythematodes

- **Klinik**
— In 30 % der Fälle Beteiligung der Mundschleimhaut
  — Lokalisation: in 80 % harter und weicher Gaumen, selten Wange oder Zunge
— Hauterscheinungen (70–80 % der Fälle):
  — Schmetterlingserytheme
  — uncharakteristische Exantheme
  — Hyperkeratosen
  — diffuser Haarausfall
  — Erosionen der Mundschleimhaut
— Raynaud-Symptomatik
— Arthralgien (92 %): kleine Gelenke, Hände, Knie
— Myalgien (50 %)
— Generalisierte Lymphknotenschwellung (50 %)
— Pleuritis
— Perikarditis
— Nierenbeteiligung

- **Diagnostik**
- ■ **ARA-Kriterien zur Diagnose des systemischen LE**
— Zur Diagnosestellung müssen mindestens 4 der folgenden 11 Kriterien erfüllt sein
  — Schmetterlingserythem
  — diskoide Hautveränderung (erythematös oder keratotisch)
  — Photosensitivität
  — Schmerzlose orale oder nasopharyngeale Ulzeration
  — nichterosive Arthritis an zwei oder mehr Gelenken
  — Serositis (Pleuritis oder Perikarditis)
  — Nierenbeteiligung: Nachweis von Proteinurie oder Zylindern im Urin
  — ZNS-Beteiligung: Krampfanfälle oder Psychosen
  — Hämatologische Veränderungen (Anämie, Leukopenie, Thrombopenie)
  — immunologische. Veränderungen:
    – im Blutausstrich sichtbare phagozytierte Kernreste in Leukozyten (sog. hematoxylin bodies)
    – Autoantikörper gegen Phopholipide (Anti-Phospholipid-AK)
  — Nachweis antinukleärer Antikörper

- **Diagnostik**
— Immunfluoreszenz: Ablagerung von Immunglobulinen und C 3 entlang der Basalmembran in befallener und nicht befallener Mundschleimhaut

Subakut-kutaner Lupus erythematodes

— In lichtexponierten Arealen erythrosquamöse Herde

— Meist keine systemischen Symptome (außer gelegentlich Arthritis)
— Befall der Mundschleimhaut wie bei systemischem LE

Diskoider Lupus erythematodes

— Schmerzende schmetterlingsförmige Infiltrate mit Narbenbildung an Gesicht (v. a. infraorbital) und Hals
— Beteiligung der Mundschleimhaut in 5–25 %:
  — zentral atrophische, tief gerötete Läsion, teilweise mit leukoplakieähnlichen Flecken und Erosionen
  — Lokalisation in absteigender Häufigkeit: Lippen, Wangenschleimhaut, Gingiva, Lippeninnenseite, Zunge

- **Diagnostik**
— Immunfluoreszenz: Ablagerung von Immunglobulinen und C 3 entlang der Basalmembran nur in befallener Mundschleimhaut

9.3.4 Lichen ruber planus

— Begriff »Lichen« aus der Botanik stammend, bezeichnet Flechten
— Exanthem mit derben Knötchen, besonders an der Beugeseite der Hand, der Flanke und der Streckseite des Unterschenkels
— Klassisches Bild:
  — weißliche Linien
  — netzartige Verhornungserscheinungen
  — Spinnwebmuster im Wangenbereich
  — »Wickhamsche Streifung«: weißliche Streifung insbesondere im Wangenbereich, wahrscheinlich durch fokale Verbreiterung des Stratum granulosum und darauffolgende Reflektierung
— Lokalisation:
  — Wange (80 %)
  — Zunge (10 %)
  — Lippe (10 %)

- **Ätiologie**
— Unklare Ätiologie
— Dermatologische Erkrankung mit breitem Spektrum klinischer Erscheinungsformen
— Auftreten bei graft-versus-host-disease oder Immunsuppression
— Wohl T-Zellvermittelte Autoimmunerkrankung:
  — Durch CD 8+-Zellen und T-Zellen getriggerte Apoptose eigener Epithelzellen
  — Keine definierten Autoantikörper
— Infiltration der oberen Lamina propria durch Lymphozyten (T-Lymphozyten), Bindung der Lymphozy-

Tab. 9.3 Entartungsrisiko bei oralem Lichen

Autor	Jahr	Anzahl Lichen-Patienten	Entartung
Bermejo-Fenoll	2010	550	5 (0,9 %)
Van der Meij	2007	192	4 (2,1 %)
Bornstein	2006	144	4 (2,84 %)
Eisen	2002	723	6 (0,8 %)
Markopoulos	1997	326	4 (1,2 %)

ten an Keratinozyten und Zytokinaktivierung (TNFα, IFγ) mit nachfolgender Apoptose der Epithelzellen der Lamina basalis
— Bei chronischem Verlauf: Hyperproliferation der Keratinozyten und hieraus resultierende weiße Läsionen

- **Epidemiologie**
— Häufigkeit: Auftreten bei 0,5–2 % der Gesamtbevölkerung
— Bei 5–45 % der Fälle auch Hautbeteiligung
— Geschlechtsdisposition: eher Frauen betroffen
— Altersgipfel: mittleres Alter
— Dauer: mehrere Wochen bis zu Jahren
— Assoziiert mit anderen Autoimmunerkrankungen
— Genitalbeteiligung (vulvovaginal-gingivales Syndrom bei ca. 20 % der Frauen mit oralem Lichen planus)
— Entartungsrisiko bei oralem Lichen unterschiedlich eingestuft in der Literatur (zwischen 0,8 und 2,8 %) ◻ Tab. 9.3

- **Klinik**
— Unterschiedliche Formen:
  — retikulär
  — papulär
  — bullös
  — plaqueartig (v. a. bei Rauchern)
  — atrophisch
  — erosiv
  — ulzerierend

- **Präkanzerosen**
— Erosiver Typ (schmerzhafte Erosionen und Ulzerationen)
— Bullös-erosiver Typ (zusätzliche Bläschenbildung)
— Manifestation: Haut, Mundschleimhaut, Genitalschleimhaut
— Dauer: mehrere Wochen bis zu Jahren
— Geschlechtsdisposition: ♀ : ♂ = 3 : 2
— Ätiologie unklar

— Haut: Exanthem, derbe Knötchen, besonders an Beugeseite der Hand, der Flanke, Streckseite des Unterschenkels

- **Histologie:**
— Typisches sog, Sägezahnprofil der Reteleisten mit Degeneration der Basalzellschicht und bandförmigem lymphohistiozytärem Infiltrat

- **Therapie**
— Lokale Therapie
  — lokale Kortikoidbehandlung, z. B: Haftsalbe mit 0,1 % Betamethason, Fluocinoid-Gel 0,05 %
  — Mundspülung mit Tacrolimus (z. B. Prograf 5 mg, Tylopur 0,3, Aqua purificata ad 100,0: Spülung mit 5 ml Lösung einmal pro Tag für 10 min, ca. 14 Tage bis zur Besserung)
  — Für Retinoide widersprüchliche Ergebnisse, Mundgel mit Vitamin A-Säure 0,055 % (Nebenwirkungen der Retinoide: Pruritus, Haarverlust, Cheilitis, Desquamation im Bereich der Hände)
— Sehr schwere Verläufe: Kombination mit systemischer Kortikoidtherapie (z. B. kurzfristig Prednisolon 40–60 mg / d)

9.4 Präkanzerosen

- **Definitionen**
— Präkanzeröse Läsion: histologisch definierte Gewebeveränderungen, die häufiger eine maligne Entartung aufweisen als entsprechendes unverändertes Gewebe
— Prämaligne Kondition: Erkrankungen oder Zustände, die mit einem erheblich erhöhten Krebsrisiko verbunden sind

9.4 · Präkanzerosen

◻ **Tab. 9.4**	Entartungsrisiko einer Leukoplakie		
Autor	**Jahr**	**Anzahl Leukoplakiepatienten**	**Anteil Entartung**
Brouns E	2013	144	16 (11%)
Liu W	2012	320	57 (17,8%)
Cowan CG	2001	1182	12 (1%)
Lumerman H	1995	44	7 (16%)
Silverman S	1984	235	23 (9,8%)

9.4.1 Leukoplakien

- Definition: meist weiße Läsion der Mundschleimhaut, die sich nicht als anderweitige Veränderung charakterisieren lässt
- Weltweite Prävalenz 2 %
- Häufiger bei Rauchern
- Unterteilung:
  - Leukoplakie mit Dysplasie
  - Leukoplakie ohne Dysplasie
- Lokalisation:
  - Wangenschleimhaut
  - Vestibulum des Unterkiefers
  - Gingiva des Oberkiefers
  - Gingiva des Unterkiefers
  - Zunge
  - Mundboden
  - Unterlippe
- Erscheinungsformen:
  - homogene Leukoplakie:
    - flach, korrugiert
    - gefaltet
    - bimssteinartig
  - inhomogene Leukoplakie:
    - verrukös
    - nodulär
    - ulzeriert
    - »Erythroleukoplakie«

Lokalisation Leukoplakie	**Lokalisation Malignome**
1. Wangenschleimhaut	1. Mundboden
2. Unterkiefervestibulum	2. Zunge
3. Gingiva des Oberkiefers	3. Unterlippe
4. Gingiva des Unterkiefers	4. Gingiva des Unterkiefers
5. Zunge	5. Wangenschleimhaut
6. Mundboden	6. Unterkiefervestibulum
7. Unterlippe	7. Gingiva des Oberkiefers

- **Differenzialdiagnosen**
- Orale Haarleukoplakie
- Lichen planus
- Weißer Schleimhautnävus
- Lichenoide Veränderungen
- Lupus erythematodes
- Morsicatio buccarum
- Orale pseudomembranöse Candidiasis
- Mechanisch bedingte Keratose

- **Risikofaktoren für maligne Transformation**
- Längeres Bestehen
- Lokalisation Mundboden und Zunge
- Nichtraucher
- Frauen
- Größe > 0,2 cm^2
- Inhomogene Form
- Vorliegen von Dysplasien (◻ Tab. 9.4)
  - Entartungsrisiko ohne Dysplasien 1–9,8 %
  - Entartungsrisiko mit Dysplasien 13,3–16 %

9.4.2 HPV

- Nachgewiesene Verbindung zwischen Infektion mit HPV (humanem Papillomvirus) und Karzinomentstehung sowohl im Bereich der Zervix wie auch im Kopf-Hals-Bereich
  - Karzinominduktion im Oropharynxbereich (ca. 12 %) wohl geringer als im Urogenitalbereich (fast 100 % an Zervix, Kreimer 2005 ◻ Tab. 9.7)
- HPV auch bei Patienten ohne Mundschleimhautveränderungen nachzuweisen (teilweise bis 55 % ◻ Tab. 9.5)
- Unterschiedliche Virustypen mit unterschiedlichem Karzinomrisiko assoziiert
  - niedriges Risiko: HPV 6, 11, 42, 43, 44
  - hohes Risiko: HPV 16, 18, 31, 33, 35, 45, 51, 52, 56
- Bei jüngeren Patienten häufiger HPV bei Oropharynxtumoren nachgewiesen ◻ Tab. 9.6

Tab. 9.5 Nachweis von HPV bei Patienten ohne Mundschleimhautveränderungen

Autor	Anzahl Patienten	Anteil HPV-positiv	Anteil HPV-positiv (%)	Detektionsmethode
Kansky AA (2003)	61	4	6,6 %	PCR
Zhang Z (2004)	40	22	55 %	PCR
Yang YY (2004)	36	0	0 %	PCR
Luo CW (2007)	90	12	13,3 %	PCR
Migaldi M (2011)	81	1	1,2 %	PCR

Tab. 9.6 HPV-Nachweis und Risikofaktoren

Merkmal	HPV nachgewiesen	HPV nicht nachgewiesen
Alter	jünger	älter
Sexualverhalten	assoziiert (Anzahl der Sexualpartner, oral-genitaler Kontakt)	nicht assoziiert
Noxen	Immunsuppression weniger Alkohol- und Nikotinabusus	eher Alkohol- und Nikotinabusus seltener Immunsuppression
Lokalisation	Gaumen Zungengrundtonsille	alle
p 16-Expression	hoch	niedrig
Prognose	besser	schlechter

Tab. 9.7 HPV und Karzinomentstehung

	Zervix	Penis	Vulva / Vagina	Anus	Mund	Oropharynx
HPV-negativ	0	15.800	24.000	3.000	265.900	45.800
HPV-positiv	492.800	10.500	16.000	27.400	8.200	6.300
Anteil HPV-positiv (%)	100 %	39,9 %	40 %	90,1 %	3 %	12,1 %

— Prognose bei nachgewiesener HPV-Infektion besser, da besseres Ansprechen auf Chemotherapie (Fakhry 2008)
— Bei gleichzeitigem Nikotinabusus und HPV-Nachweis ungünstigere Prognose
— Verbindung zwischen HPV-Infektion und Karzinomentstehung:
  — 1976: Verbindung zwischen Zervixkarzinom und HPV durch zur Hausen
  — 1983: Verbindung zwischen Kopf-Hals-Karzinom und HPV durch Syrjänen
  — Viruspersistenz in den Krypten der Gaumen- und Zungengrundtonsillen
  — Viruspersistenz im Übergangsbereich von Platten- zu Flimmerepithel im Larynx
  — Infektion von Basalzellen durch Trauma oder orogenitalen Sexualkontakt

- **Therapie**
— Therapie der Tumoren gemäß Empfehlungen
— Prophylaxe der HPV-Infektion: Impfung empfohlen für Mädchen zwischen 11 und 14 Jahren, Impfung männlicher Jugendlicher nicht empfohlen
  — Zwei Präparate:
    – Gardasil (HPV 6, 11, 16, 18)
    – Cervarix (HPV 16, 18)

9.4.3 Prämaligne Konditionen

— Definition: Erkrankungen oder Zustände, die mit einem erhöhten Karzinomrisiko verbunden sind:
  — Eisenmangelanämie (sideropenische Dysphagie)
  — oraler Lichen planus
  — orale submuköse Fibrose

9.4 · Präkanzerosen

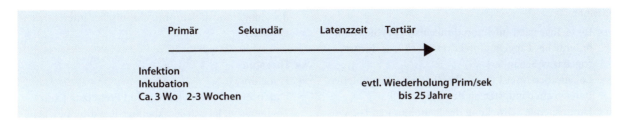

Abb. 9.3 Zeitlicher Verlauf der Infektion bei Syphilis

- Syphilis
- Xeroderma pigmentosum
- Lupus erythematodes
- Epidermolysis bullosa dystrophicans
- proliferative verruköse Leukoplakie
- Erythroplakie
- aktinische Cheilosis

- **Diagnosekriterien**
- Vorliegen einer epithelialen Dysplasie bei:
  - Verlust der Polarität der Basalzellen
  - Erhöhung der Relation Kern zu Zytoplasma
  - erhöhte Anzahl Mitosen
  - Kernhyperchromasie
  - Vergrößerung der Zellkerne
  - Verlust interzellulärer Adhärenz

- **Einteilung epithelialer Dysplasien**
- Grad 1 (gering):
  - Basalzellhyperplasie
  - Störung der Basalzellpolarität
- Grad 2 (mäßig):
  - Basalzellhyperplasie
  - Verlust der Basalzellpolarität
  - mäßige Zellpolymorphie
  - gering erhöhte Mitoserate
  - vereinzelte Dyskeratosen
- Grad 3 (hochgradig):
  - Basalzellhyperplasie
  - Verlust der Basalzellpolarität
  - deutliche Zellpolymorphie
  - erhöhte Mitoserate
  - zahlreiche Dyskeratosen
  - Störung der Epithelschichtung
  - fließender Übergang zum Carcinoma in situ
- Carcinoma in situ:
  - Steigerung der Merkmale hochgradiger Dysplasie
  - Aufhebung der Epithelschichtung
  - keine Stromainvasion

> **Cave**
> - Schmerzlose Ulzeration der Mundschleimhaut ohne eindeutige Ursache
> - Inhomogenität
> - Induration
> - Progression der Läsion nach Ausschalten möglicher Noxen

Formen prämaligner Konditionen

- **Orale submuköse Fibrose**
- Hauptursache: Kautabak
- Symptome: Trismus, Xerostomie, Schleimhautbrennen, Petechien, Bläschenbildung
- Lokalisation: meist Wange, retromolarer Bereich, weicher Gaumen
- Nach Absetzen des Kautabaks bleibt orale Fibrose bestehen
- Risiko der Karzinomentstehung 19-fach erhöht

- **Plummer-Vinson-Syndrom**
- Symptomkomplex bei Eisenmangel
- Symptome: Eisenmangelanämie (mikrozytäre Anämie), Glossitis, Dysphagie
- Eisen für normale Zellfunktion der Epithelzellen erforderlich
- Eisenmangel bedingt reduzierte zelluläre Immunabwehr
- Risiko für Karzinomentstehung im Oropharynx, Ösophagus und der posterioren Mundhöhle erhöht

- **Vitamin-A-Mangel**
- Mangel an Vitamin A führt zur überschießenden Keratinisierung von Haut und Mukosa

- **Syphilis**
- Infektion mit Treponema pallidum
- Risiko der Karzinomentstehung 4-fach erhöht
- Verlauf in unterschiedlichen Phasen Abb. 9.3

Prismär

- 10–14 Tage nach Infektion dunkelrotes Erythem mit bräunlicher Papel am Infektionsort (Ulcus durum, sog. harter Schanker)
- Lokalisation: meist Genitalbereich, im extragenitalen Bereich am häufigsten an den Lippen
- Homolaterale Schwellung der Lymphknoten 1–2 Wochen später
- Rückbildung des Ulcus durum innerhalb von 3–6 Wochen
- Diagnostik:
  - Serologie: TPHA-Test (Treponema-pallidum-Hämagglutinationstest) oder FTA-ABS-Test (Fluoreszenz-Treponema-AK-Absorptionstest)
  - Dunkelfeldmikroskopie zur Darstellung der Spirochäten: schwierig, andere (physiologische) Spirochäten ebenfalls nachweisbar
- Differenzialdiagnosen:
  - Solitäraphthe
  - Tuberkulose
  - Herpes-simplex-Infektion
  - infizierte traumatische Läsion
  - Karzinom

Sekundär

- Sekundärstadium 6 Wochen bis 6 Monate nach unbehandeltem Primärstadium
- Generalisierte Lymphknotenschwellung
- Fieber
- Kopf-, Gelenk- und Muskelschmerzen
- Häufig diskrete Pharyngitis
- Bei $1/3$ der Patienten Veränderungen der Mundschleimhaut, sog. Plaques muqueuses:
  - linsenförmige Infiltrate und Papeln (meist perioral oder im Mundwinkel)
  - Makulae mit syphilitischen Roseolen (makulöses, blass-livides Exanthem, auch »Kieler Masern« genannt)
  - dunkelrote Erytheme (besonders am weichen Gaumen), später rote Papeln mit Infiltration
  - Plaques opalines (grau-weiße Plaques)
  - im weiteren Verlauf dunkelrotes Enanthem an den Tonsillen (Angina specifica)

Tertiär

- Tertiärstadium heutzutage sehr selten
- Manifestation 3–10 Jahre nach Infektion
- Auftreten von sog. Gummen (granulomatöse Tumoren) mit geringer Infektiosität
- Lokalisation häufig im Knochen, z. B. harter Gaumen
- Syphilitische Arteriitis der Endarterien, daraus resultierend Atrophie der Schleimhaut und Untergang der Zungenmuskulatur mit chronischer interstitieller Glossitis

■ ■ Therapie

- Penicillin G
- Durch Zerfall von Bakterien und Freisetzung von Toxinen sog. Jarisch-Herxheimer-Reaktion beschrieben (mit anaphylaktischem Schock), daher bei erster Gabe simultane Injektion von 50–100 mg Prednisolon

■ Xeroderma pigmentosum

- Autosomal rezessive Hauterkrankung mit Pigmentierungsstörung und Photosensibilität
- Abnormale DNA-Reparatur von UV-Licht bedingten Hautschädigung durch eine defekte Endonuklease-Aktivität (Butt 2010)

■ Epidermolysis bullosa dystrophicans

- Autosomal rezessive Dermatose mit subepidermaler Blasenbildung
- Orale Manifestation
  - Blasenbildung
  - Erosionen
  - Vernarbungen
  - Mikrostomie
- Mehr als 20 verschiedene Formen bekannt
- Hauptformen:
  - Epidermolysis bullosa simplex
  - Junctionale Epidermolysis bullosa
  - Dystrophische Epidermolysis bullosa

■ Wirkung von chronischem Genuss von Alkohol und Nikotin auf die Mundschleimhaut

- Chronische Exposition von Alkohol und Nikotin auf die Mundschleimhaut bedingt Veränderungen der Schleimhaut (Penetration von Karzinogenen befördert)
- Schädigung der Mukosa durch bei Alkoholoxidation durch bakterielle Enzyme entstehendes Azetaldehyd
- Permeabilitätsänderung des oralen Epithels
- Bessere Permeabilität des Epithels für toxische Produkte des Tabaks (leichterer Übertritt in subepitheliales Kompartiment)

Literatur

Bork K, Burgdorf W, Hoede N (2008) Mundschleimhaut- und Lippenkrankheiten, 3. Auflage, Schattauer, Stuttgart

Burkhardt A, Maerker R (1978) Dysplasieklassifikation oraler Leukoplakien und Präkanzerosen Dtsch Z Mund Kiefer Gesichtschir 2: 221

Bermejo-Fenoll A, Sánchez-Silez M, López-Jornet P, Camacho-Alonso F, Salazar-Sánchez N. (2010) A retrospective clinicopathological

Literatur

study of 550 patients with oral lichen planus in south-eastern Spain. J. Oral Pathol Med. Jul; 39(6):491–6

Bornstein MM, Kalas L, Lemp S, Altermatt HJ, Rees TD, Buser D. (2006) Oral lichen planus and malignent transformation: a retrospective follow-up study of clinical and hispathologic data. Quintessence Int. Apr; 37(4):261–71

Butt FM, Moshi JR, Owibingire S, Chindia ML (2010) Xeroderma pigmentosum: a review and case series. J Craniomaxillofac Surg 38(7):534–7

Cowan CG, Gregg TA, Napier SS, McKenna SM, Kee F. (2001) Potentially malignant oral lesions in northern Ireland: a 20-year population-based perspective of malignant transformation. Oral Dis. Jan: 7(1):18–24

Eisen D. (2002) The clinical features, malignant potential, and systemic associations of oral lichen planus: a study of 723 patients. J Am Acad Dermatol. Feb; 46(2):207–14

Gillison ML, D'Souza G, Westra W, Sugar E, Xiao W, Begum S, Viscidi R (2008) Distinct risk factor profiles for human papillomavirus type 16-positive and human papillomavirus type 16-negative head and neck cancers. J Natl Cancer Inst 19; 100(6):407–20

Kansky AA, Poljak M, Seme K, Kocjan BJ, Gale N, Luzar B, Golouh R (2003) Human papillomavirus DNA in oral squamous cell carcinomas and normal oral mucosa. Acta Virol 47(1):11–6

Kreimer AR, Clifford GM, Boyle P, Franceschi S (2005) Human papillomavirus types in head and neck squamous cell carcinomas worldwide: a systematic review. Cancer Epidemiol Biomarkers Prev 14(2):467–75

Lumermam H, Freedman P, Kerpel S. (1995) Oral epithelial dysplasia and the development of invasive squamous cell carcimona. Oral Surg Med Oral Pathol Oral Radiol Endod. Ma; 79(3):321–9

Luo CW, Roan CH, Liu CJ (2007) Human papillomaviruses in oral squamous cell carcinoma and pre-cancerous lesions detected by PCR-based gene-chip array. Int J Oral Maxillofac Surg 36(2):153–8

Markopulus AK, Antoniades D, Papnayotou P, Trigonidis G. (1997) Malignant potential of oral lichen planus; a follow-up study of 326 patients. Oral Oncol. Jul; 33(4):263–9

Marur S, D'Souza G, Westra WH, Forastiere AA (2010) HPV-associated head and neck cancer: a virus-related cancer epidemic. Lancet Oncol 11(8):781–9

Mehanna HM, Rattay T, Smith J, McConkey CC (2009) Treatment and follow-up of oral dysplasia - a systematic review and meta-analysis. Head Neck 31(12):1600–9

van der Meij EH, Mast H, van der Waal I (2007) The possible premalignant character of oral lichen planus and oral lichenoid lesions: a prospective five-year follow-up study of 192 patients. Oral Oncol. Sep; 43(8):742–8

Migaldi M, Pecorari M, Forbicini G, Nanni N, Grottola A, Grandi T, Delle Donne G, Leocata P, Trovato D, Sgambato A (2012) Low prevalence of human papillomavirus infection in the healthy oral mucosa of a Northern Italian population. J Oral Pathol Med 41(1):16–20

Neville BW, Damm DD, Allen CM, Bouguot JE (2009) Oral and Maxillofacial Pathology, 3rd edition, Saunders Elsevier

Reichart PA (2003) Oral precancerous conditions–an overview. Mund Kiefer Gesichtschir 7(4):201–7

Silverman S JR, Gorsky M, Lozada F. (1984) Oral leukoplakia and malignant character of oral lichen planus and oral lichenoid lesions: a prospective five-year follow-up study of 192 patients. Oral Oncol. Sept; 43(8):742–8

Yang YY, Koh LW, Tsai JH, Tsai CH, Wong EF, Lin SJ, Yang CC (2004) Correlation of viral factors with cervical cancer in Taiwan. J Microbiol Immunol Infect 37(5):282–7

Zhang ZY, Sdek P, Cao J, Chen WT (2004) Human papillomavirus type 16 and 18 DNA in oral squamous cell carcinoma and normal mucosa. Int J Oral Maxillofac Surg 33(1):71–4

Tumore

K. W. Grätz und A. Kruse Gujer

10.1 Benigne Tumore – 144
10.1.1 Fibrom – 144
10.1.2 Peripheres Riesenzellgranulom/Epulis gigantocellularis – 144
10.1.3 Peripheres ossifizierendes Fibrom – 144
10.1.4 Epulis – 144
10.1.5 Pyogenes Granulom – 144
10.1.6 Intraorales Lipom – 144
10.1.7 Neurinom/Schwannom – 145
10.1.8 Neurofibromatose – 145
10.1.9 Vaskuläre Veränderungen – 145
10.1.10 Lymphangiom – 146

10.2 Maligne Tumore – 146
10.2.1 Sarkome – 146
10.2.2 Malignes Melanom der Mundschleimhaut – 147
10.2.3 Plattenepithelkarzinom – 147

10.3 Metastasierung – 149
10.3.1 Lymphogene Metastasierung – 149
10.3.2 Hämatogene Metastasierung – 150

10.4 Prognostische Parameter – 150

10.5 Therapie Lymphabflussgebiet – 152
10.5.1 Sentinel-Lymphknoten – 152
10.5.2 Elektive Neck Dissection – 152
10.5.3 Radikale Neck Dissection – 153
10.5.4 Modifiziert radikale Neck Dissection (MRND) – 153
10.5.5 Selektive Neck Dissection (SND) – 153
10.5.6 Extended radical neck dissection (ERND) – 153

10.6 Spezielle Patientengruppen – 153
10.6.1 Immunsupprimierte/organtransplantierte Patienten – 153
10.6.2 Ältere Patienten – 154
10.6.3 Cancer of unknown primary (CUP) Syndrom im Kopf-Hals-Bereich – 154

10.7 Strahlentherapie – 155

10.8 Tumornachsorge – 156

Literatur – 156

10.1 Benigne Tumore

10.1.1 Fibrom

- **Lokalisation**
- Häufigster Tumor der Mundhöhle
- Meist Bereich Intercalarlinie, Lippeninnenseite, Zunge

- **Therapie**
- Exzision

10.1.2 Peripheres Riesenzellgranulom/Epulis gigantocellularis

- **Lokalisation**
- Benigner Tumor auf der Gingiva aufsitzend (breitbasig oder gestilt) aus mehrkernigen Riesenzellen bestehend

- **Therapie**
- Exzision

10.1.3 Peripheres ossifizierendes Fibrom

- **Lokalisation**
- Benigner Tumor auf der Gingiva aufsitzen
- Wahrscheinlich durch einen chronischen Reiz hervorgerufen

- **Therapie**
- Exzision und Beseitigung des chronischen Reizes

10.1.4 Epulis

- **Einteilung**
- Epulis gigantocelllularis/peripheres Riesenzellgranulom
- Epulis granulomatosa/pyogenes Granulom
- Epulis gravidarum
- Epulis fibromatosa/fibröse Hyperplasie
- Epulis fissurata/Prothesenrandfibrom

- **Therapie**
- Exzision

10.1.5 Pyogenes Granulom

- **Historie**
- Erstmals 1844 von Hullihen beschrieben

- **Ätiologie**
- Diskutiert werden Irritation/Trauma und hormoneller Einfluss (Schwangerschaft)

- **Lokalisation**
- In der Mundhöhle:
    - am häufigsten Gingiva/Papille (ca. 75 %)
    - gefolgt von Lippen, Zunge und Wange
- Häufiger im Oberkiefer als Unterkiefer zu finden
- Eher anterior als posterior
- Kann bis zu 5 % in der Schwangerschaft auftreten

- **Klinik**
- Gutartiger vaksulärer Tumor

- **Therapie**
- Exzision ggf. mittels Laser und Beseitigung der Irritation
- Bis zu 16 % Rezidivrate

10.1.6 Intraorales Lipom

- **Inzidenz**
- 1–5 % aller benignen oralen Tumore

- **Lokalisation**
- Speicheldrüsen
- Wange (am häufigsten, ca. 30 %)
- Zunge (20 %)
- Mundboden
- Gingiva
- Lippe

- **Weitere Formen**
- Fibrolipom
- Intramuskuläres Lipom
- Sialolipom
- Angiolipom
- Spindelzelllipom

- **Einteilung der intraoralen Lipome nach Seifert**
- Einfache Lipome
- Fibrolipome
- Angiolipome
- Spindelzell-Lipome
- Angiomyolipome
- Hibernome (braunes Fettgewebe mit feinvesikulären Lipoblasten)

- **Therapie**
- Konservative chirurgische Exzision

10.1.7 Neurinom/Schwannom

- **Histologie**
- Benigner Tumor ausgehend von Schwann-Zellen
- Zwei histologische Formen:
  - Antoni-Typ-A
    - sehr zellreich
    - fibrillär
  - Antoni-Typ-B
    - weniger kompakter Matrix
  - retikulär

- **Lokalisation und Klinik**
- 25–48 % im Kopf-Hals-Bereich zu finden
- Meist nur Schwellung, ggf. Parästhesie

- **Therapie**
- Konservative chirurgische Exzision

10.1.8 Neurofibromatose

Typ 1
- **Klinik**
- M. Recklinghausen, 90 %
- Autosomal-dominant

- **Diagnose**
- Mindestens zwei der folgenden Kriterien müssen gemäß Konsenus National Insitute of Health (1987) erfüllt sein für die Diagnose:
  - präpubertäre Patienten Nachweis von sechs oder mehreren Café-au-lait-Flecken über 5 mm im größten Durchmesser
  - postpubertäre Patienten Cafè-au-lait-Flecken über 15 mm im größten Durchmesser
  - zwei oder mehrere Neurofibrome jeglicher Art oder ein plexiformes Neurofibrom
  - Sprenkelung im axillären oder inguinalen Bereich
  - Opticusgliom
- Zwei oder mehrere Lisch-Knötchen (Iris-Hamartome)
- Spezifische Knochenläsion wie Sphenoiddysplasie oder Verschmälerung der Corticalis der langen Röhrenknochen (mit oder ohne Pseudoarthrose)
  - ein Verwandter ersten Grades mit NF1

Typ 2 (zentrale Neurofibromatose)
- **Klinik**
- Zentrale Neurofibromatose
- Autosomal-dominant

- Häufig bilaterale Akustikusneurinome
- Meningeome
- Neurinome anderer Hirnnerven und der Nervenwurzeln
- Cafe-au-lait Flecken sind seltener als bei Typ 1

10.1.9 Vaskuläre Veränderungen

Man unterscheidet zwischen Hämangiom und Malformation (Tab. 10.1)

- **Klassifikation der Hämangiome**
- Benigne Gefäßproliferation
- Kapilläres Hämängion (englumige Kapillare)
- Kavernöses Hämangiom (großlumige Kapillare)

- **Klinik**
- Gefäßananomalie beruhend auf einer Endothelproliferation
- Bläulich rote Verfärbung
- Schmerzlos

- **Therapie**
- Lasertherapie
- Kryotherapie
- Kortikosteroide
- Betablocker (Propranolol) in sehr schwierigen Fällen

Vaskuläre Malformation
- **Unterteilung vaskulärer Malformationen**
- Low Flow
  - lymphatisch
  - venös
  - kapillär
- High Flow:
  - A(rterio)V(enöse) Malformation
  - A(rterio)V(enöse) Fistel

- **Diagnostik**
- Duplex-Sonographie
- MRI

- **Therapie**
- Low-flow-Malformationen
  - Sklerotherapie oder Chirurgie
- High-flow-Malformationen
  - Embolisation mit anschließender radikaler Resektion

Tab. 10.1 Unterschied Hämangiom und vaskuläre Malformation

Kriterium	Hämangiom	Vaskuläre Malformation
Zeitpunkt Entstehung	Entwickelt sich später, Manifestation in der Kindheit und im Erwachsenenalter	Angeboren, Manifestation in der Kindheit
Klinischer Verlauf	Schnelle Progression, dann Spontanremission in 90 % (Ernemann et al. 2010)	Langsame Progression, keine spontane Remission
Histologie	Kapilläres: kleine kapilläre Kanäle Kavernöses: weit dilatierte Kanäle	Ausgedehnte Gefäßtruktur mit Ausbildung von Noduli

> Möglichst früher Therapie bei High-flow-Malformationen, da bessere Heilungschance (Kohout et al. 1998).

> **Cave**
> Bei unzureichender Therapie bei High-flow-Malformationen kommt es zur Bildung von Kollateralen!

10.1.10 Lymphangiom

- **Einteilung**
- Drei Formen:
  - simplex
  - kavernös
  - zystisch

- **Therapie**
- Bleomycin
- OK-432 (Picibanil) (lyophilisierte Mixtur aus niedrig virulenten Gruppe-A-Streptokokken (Streptococcus pyogenes), die mit Penicillin G inkubiert wird)
  - immunstimulierend
  - führt zur Proliferation von:
    - Neutrophilen
    - Makrophagen
    - natürlichen Killerzellen
    - T-Zellen
  - führt zur konsekutiven Erhöhung verschiedener Zytokin- und Interleukinspiegel

Durchführung Therapie mittels OK-432
1. Injektion von OK-432 in zystischen Kammern der lymphatischen Malformation
2. Stimulation des Immunsystems
3. Erhöhte Permeabilität der Endothelmembran
4. Beschleunigung des lymphatischen Abstroms
5. Schrumpfungsprozess des Lymphangioms
6. Rückbildung der zystischen Struktur

10.2 Maligne Tumore

10.2.1 Sarkome

- **Inzidenz**
- Ca. 1 % aller Kopf-Hals-Malignome
- Häufigeres Vorkommen bei Kindern unter 12 Jahren
- Am häufigsten:
  - Fibrosarkom
  - Chondrosakrom
  - Rhabdomyosarkom

- **Prognose**
- Abhängig von
  - histologischer Klassifikation
  - Differenzierungsgrad
  - Ursprungsgeweben
  - Stadium
  - Alter des Patienten
  - chirurgische Randabstände

Rhabdomyosarkom
- **Einteilung**
Einteilung nach Horn u. Enterline (1958)
- Embryonale Form
  - meist bei Kleinkindern
  - häufig Kopf/Hals, insbesondere Orbita
  - kann weiterhin unterteilt werden in (Fletcher et al. 2002):
    - spindelzellig
    - botryoid
    - anaplastisch
- Alveoläre Form
  - meist jüngeren Erwachsenen zu finden
- Pleomorphe Form
  - meist in den Extremitäten zu finden
  - ältere Patienten
  - Männer doppelt so häufig betroffen wie Frauen

- **Vorkommen**
- 47 % kommen im Kopf-Hals-Bereich vor (v. a. Orbita, Oropharynx, Parotis, Mittelohr, Zunge, Rachen)

Fibrosarkom

- **Inzidenz**
- Meist zwischen 40. und 50. Lebensjahr
- 5 % aller Fibrosarkome befinden sich im Kopf-Hals-Bereich

- **Einteilung**
- Infantile Form
    - Erstmanifestation vor dem 3. Lebensjahr
    - histologisch identisch wie adulte Form
    - geringere Metastasierungsrate
- Adulte Form
    - 5-Jahres-Überlebensrate bei Fibrosarkomen im Kopf-Hals-Bereich: 62–82 % (Potter u. Sturgis 2003)
    - Pulmonale Metastasen: 12–21 %

Chondrosarkom

- **Epidemiologie**
- 5–10 % aller Chondrosakrome befinden sich im Kopf-Hals-Bereich
- 50 % davon befinden sich im sinonasalen Bereich, dann Unterkiefer und Larynx
- Zwischen 30. und 40. Lebensjahr
- Gleiche Geschlechtsverteilung

- **Klinik**
- 5-Jahres-Überlebensrate: 50 %
- 10–30 % Fernmetastasen

Osteosarkom

- **Epidemiologie**
- 10 % aller Osteosarkome befinden sich im Kopf-Hals-Bereich
- Meist 30. bis 40. Lebensjahr

- **Einteilung**
- Einteilung in 7 Typen (Inwards et al. 1995):
- Osteoblastisch
- Chondroblastisch
- Fibroblastisch
- Kleinzellig
- Großzellig
- Telengiektatisch
- Paraostal

- **Klinik**
- Osteoblastisch und chondroblastisch sind am häufigsten
- 7–17 % Fernmetastasen (meist Lunge und Gehirn)
- 5-Jahres-Überlebensrate: 42–55 %

Extraossäres Ewing-Sarkom

- **Epidemiologie**
- 8–17 % extraossäre Ewing-Sarkome befinden sich im Kopf-Hals-Bereich
- Meist Jugendliche
- Kein Geschlechtsunterschied

- **Klinik**
- Meist sinonasal, Orbita, Schädel, paravertebral im Halsbereich
- 10-Jahres-Überlebensrate: 62–77 %

10.2.2 Malignes Melanom der Mundschleimhaut

- **Inzidenz**
- 1–2 % aller Malignome der Mundhöhle
- 0,4–1,3 % aller malignen Melanome
- Höchste Inzidenz zwischen 40. und 70. Lebensjahr
- Männer häufiger betroffen als Frauen

- **Klinik**
- Am häufigsten sind Hartgaumen und maxilläre Gingiva betroffen
- 10 % amelanotisch
- Keine Risikofaktoren bekannt
- 5-Jahres-Überlebensrate: 15–38 %
- Keine einheitliche Klassifikation

- **Klassifikation**
- Mikrostaging für Stage-I-Tumore (Prasad et al. 2004)
    - Level I
        - In-situ-Melanom ohne Anhalt für Invasion oder in situ Melanom mit Mikroinvasion
    - Level II
        - Invasion bis zur Lamina propria
- Level III
    - tiefe Gewebsinvasion in die skelettale Muskulatur, Knochen oder Knorpel

- **Kritische prognostische Merkmale**
- Tumordicke > 2 mm
- Angioinvasion
- Fehlen von Melanosis
- Auftreten von Metastasen

10.2.3 Plattenepithelkarzinom

- **Prognose**
- <2 % der Patienten weisen Fernmetastasen bei Diagnosestellung auf

Kapitel 10 · Tumore

- Häufigste Lokalisationen von Fernmetastasen sind
  - Lunge
  - Knochen

- **Inzidenz**
- Anzahl von Patienten mit neu aufgetretenem Malignomen der Mundhöhle/Pharynx in Europa: ca. 97.800/Jahr
- Anzahl der Patienten, die aufgrund eines Karzinoms in der Mundhöhle/Pharynx versterben ca. 40.100/Jahr in Europa (Boyle u. Ferlay 2005)
- Häufigkeit nach Lokalisation (gemäß DOESAK-Kollektiv)
  - Mundboden (36,2 %)
  - Zunge (21,8 %)
  - Mundschleimhaut (15,1 %)
  - andere Teile des Mundes (10,2 %)
  - Lippe, insbesondere Unterlippe (8,1 %)
  - Gaumen (4,5 %)
  - Tonsillen (2,3 %)
  - Oropharynx (1,9 %)
  - sonstiger Mundbereich (0,1 %)

Unterformen
Verruköses Plattenepithelkarzinom (früher: Ackermann-Tumor)

- **Inzidenz**
- 1–2 % aller Plattenepithelkarzinome

- **Klinik**
- Wachstum lumenwärts der Mundhöhle
- Blumenkohlartig
- Meist langsameres, weniger aggressives Wachstum
- Meist im 7. bis 8. Lebensjahrzent
- Wird früher als ulzeriertes Karzinom erkannt
- Metastasiert extrem selten

> **! Cave**
> **Häufig histologische Differenzierung, daher große bis zum Stroma reichende Biopsie durchführen (DD: reaktive verruköse Hyperplasie)**

Sarkomatoides Plattenepithelkarzinom (Spindelzellkarzinom)

- **Inzidenz**
- 0,3–1,3 % aller Plattenepithelkarzinome

- **Klinik**
- Meist Hypopharynx und Larynx
- Meist im höheren Lebensalter, bei Rauchern hohe Lymphknotenmetastaserate
- Hoch maligne, hohe Zellpleomorphie

Basaloides Plattenepithelkarzinom

- **Inzidenz**
- 1–2 % aller Plattenepithelkarzinome

- **Klinik**
- Meist Hypopharynx und Larynx
- Hoch maligne, hohe Kernleomorphie

Lymphoepitheliales Karzinom

- **Ätiologie**
- Entstehen ohne wesentliche Assoziation zu Nikotin- und Alkoholabusus

- **Klinik**
- Metastasieren häufig frühzeitig lymphogen
- Insbesondere im Nasopharynx
- Häufig in Südostasien
- Wird unterteilt in nichtkeratinisierendes und keratinisierendes Plattenepithelkarzinom

- **Einteilung**
- ■■ **Nach histomorphologischen Merkmalen**
- Anaplastisch
  - am stärksten entdifferenziert
  - am bösartigsten
  - Struktur des Oberflächenepithels geht bei hochgradigen Zellatypien verloren
- Nicht verhornend
  - unreifer und bösartiger als verhornend
  - Hornperlen fehlen
- Verhornend
  - höchster Reifegrad
  - imitiert Verhornungsprozess der Epidermis
  - Hornperlen vorhanden

- ■■ **Nach Differenzierungsgrad**
- Grad 1
  - hoch differenziert
  - höchste Differenzierung, reichlich Keratin und Interzellularbrücken
  - wenig Mitosen
  - geringe Hyperchromasie
- Grad 2
  - mäßig differenziert
  - wenig Keratin oder Interzellularbrücken
  - reichlich Mitosen
  - TU-Zellen in Form und Größe unterschiedlich
  - höhere Mitoserate
- Grad 3
  - niedrig differenziert
  - vermehrt Mitosen
  - hohe Mitoserate mit atypischen Mitosen

10.3 · Metastasierung

Tab. 10.2 Stadiengruppierung der Kopf-Hals-Tumore

Stadium	Merkmal		
0	Ti	N0	Mo
I	T1	No	M0
II	T2	N0	M0
III	T3	N0	M0
	T1	N1	M0
	T2	N1	M0
	T3	N1	M0
IVa	T4a	N0	M0
	T4a	N1	M0
	T1	N2	M0
	T2	N2	M0
	T3	N2	M0
	T4a	N2	M0
IVb	Jedes T	N3	M0
	T4b	Jedes N	M0
IVc	Jedes T	Jedes N	M1

Tab. 10.3 Prognose nach Sciubba (2001)

Stadium	TNM	Ca. 5-Jahres-Überlebensrate
I	T1N0M0	85%
II	T2NoMo	65%
III	T3N0Mo	40%
	T1/T2/T3 N1M0	
IV	Jeder T4/N2/N3 od M1	10%

TNM/Stadieneinteilung nach UICC (Union internationale contre le cancer) (◘ Tab. 10.2 und 10.3)

- **TX:** Primärtumor kann nicht beurteilt werden
- **T0:** Kein Anhalt für Primärtumor
- **Tis:** Carcinoma in situ
- **T1:** Tumor 2 cm oder weniger in größter Ausdehnung
- **T2:** Tumor mehr als 2 cm, aber nicht mehr als 4 cm in größter Ausdehnung
- **T3:** Tumor mehr als 4 cm in größter Ausdehnung
- **T4a:** Infiltration durch kortikalen Knochen, in Zungenmuskulatur, Kieferhöhle, Gesichtshaut
- **T4b:** Infiltration Spatium masticatorium, Proc. pterygoideus, Schädelbasis, A. carotis interna

- **NX:** regionale Lymphknoten (LK) können nicht nachgewiesen werden
- **N0:** kein Anhalt für LK
- **N1:** Metastasen in einem einzelnen LK, nicht größer als 3 cm
- **N2:**
  - **N2a:** Metastasen in einem einzelnen LK, ipsilateral, größer als 3 cm, aber nicht mehr als 6 cm in seiner größten Ausdehnung
  - **N2b:** Metastasen in mehren ipsilateralen LK nicht größer als 6 cm
  - **N2c:** Metastasen in beidseitigen oder contralateralen LK nicht größer als 6 cm
- **N3:** Metastasen in einem Lymphknoten größer als 6 cm
- **MX:** Vorliegen von Fernmetastasen nicht beurteilbar
- **M0:** Fernmetastasen nicht nachweisbar
- **M1:** Fernmetastase nachweisbar

- **Präfix: Bedeutungen**
- **c:** klinisch
- **p:** pathologisch
- **y:** während oder nach initialer multimodaler Therapie
- **r:** Rezidiv

Stadieneinteilung der UICC

Die TNM-Klassifikation und die Stadieneinteilung ermöglichen eine Hilfestellung bzgl. Prognoseaussage (◘ Tab. 10.2 und ◘ Tab. 10.3).

Zur präoperativen Beurteilung wird teilweise der Karnofsky-Index verwendet (◘ Tab. 10.4).

Lymphknoten-Level (◘ Abb. 10.1 und ◘ Tab. 10.5)

- **Gründe für die Unterteilung in Subklassen abhängig von primärer Tumorlokalisation** (◘ Tab. 10.6)
- **Ia:** Unterlippe, Mundboden, ventrale Zunge
- **Ib:** eher andere Mundhöhlenlokalisation, Larynx, Pharynx (neben II, III)
- **IIb:** Oropharynx, Nasopharynx
- **Va:** Oropharynx, Nasopharynx, Haut
- **Vb:** Schildrüse

10.3 Metastasierung

10.3.1 Lymphogene Metastasierung

- **Definition**
- Lymphknotenmetastase: Tumorzellen brechen in die Lymphbahn ein und werden auf Lymphwegen verschleppt

Tab. 10.4 Karnofsky-Index zur Beurteilung der Autonomie des Tumorpatienten

Index (%)	Merkmal
100	Patient beschwerdefrei
90	Patient zu normalen Aktivität fähig, zeigt geringe Symptome
80	Mit Anstrengung ist normale Aktivität möglich, deutliche Symptome
70	Patient kann sich selbst versorgen, ist aber unfähig, normale Aktivität zu entfalten
60	Patient benötigt gelegentlich fremde Hilfe
50	Patient benötigt erhebliche Hilfe und häufig medizinische Pflege
40	Patient ist behindert und pflegebedürftig
30	Patient ist stark behindert, die stationäre Aufnahme ist angezeigt
20	Patient ist schwer krank, intensive medizinische Maßnahmen erforderlich
10	Patient ist moribund, die lebensbedrohliche Erkrankung schreitet rasch voran

10.3.2 Hämatogene Metastasierung

Metastasierungsschema nach Walter

Lungentyp
- **Metastasierungsweg**
- Lunge
- Lungenvene
- Linkes Herz
- Arteriell
- Organe des großen Kreislaufes
  - Leber
  - Knochen
  - Gehirn
  - Nebenniere

Lebertyp
- **Metastasierungweg**
- Leber
- Lebervene
- Rechtes Herz
- Lunge

Pfortadertyp
- **Metastasierungweg**
- Darm
- V. porta
- Leber

Kavatyp
- **Metastasierungweg**
z. B. Nieren-/Knochenkarzinom:
- Obere/untere Hohlvene
- Rechtes Herz
- Lunge

- **Diagnostik**
- **Staging**
Zur Stadienbestimmung werden, abhängig von der Klinik, zusätzlich unterschiedliche Untersuchungen durchgeführt:
- Sonographie (Hals, Oberbauch)
- Feinnadelpunktion
- Panendoskopie
- Laboruntersuchung
- CT, MRI, PET, Röntgen-Thorax

- **Feinnadel-Punktion**
- Feinnadel-Kapillarzytologie
  - durch den Schliff der Nadel werden Zellen abgelöst, die dann durch die Kapillarkraft in das Lumen der Nadel wandern
  - weniger schmerzhaft als Aspirationszytologie
  - durch fehlenden Unterdruck wird entnommenes Gewebe geschont
  - geringere Blutbeimengung (Braun et al. 1997)
  - in einigen Studien bessere Ergebnisse (Braun et al. 1997, Sajeev et al. 2009)
- Feinnadel-Aspirationszytologie
  - 90 % Sensitivität
  - 95 % Spezifität
  - in 10–15 % zu wenig Material

- **Sonographie**
- Zeichen einer Lmyphknotenmetastase sind:
  - runde, hypoechogene Lymphknoten ohne echoreichen Hilus
  - Koagulationsnekrosen
  - zystische Nekrosen
  - exzentrisches kortikale Hypertrophie
  - peripher betonte Vaskularisierung

- **PET/CT**
- Bezogen auf Detektion von LK-Metastasen:
  - Sensitivität: 70–100 %
  - Spezifität: 84–100 %

10.4 Prognostische Parameter

- Resektionsstatus
  - R0 = kein Resttumor

10.4 · Prognostische Parameter

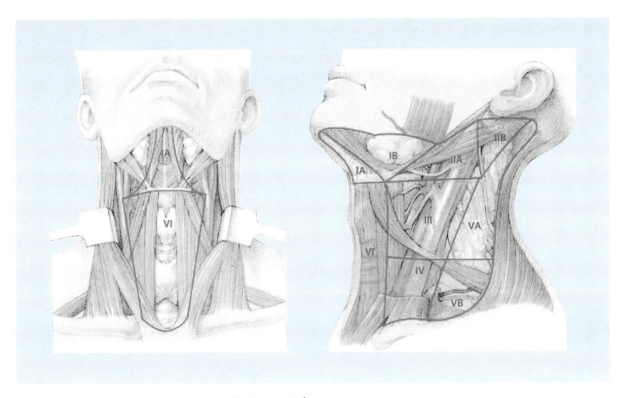

Abb. 10.1 Einteilung der Lymphknoten-Level. (Aus Werner 2002)

Tab. 10.5 Lokalisation der Lymphknoten-Level

Level	Begrenzung
I	Corpus mandibularie, vorderer Bauch des kontralateralen M. digastricus, vorderer und hinterer Teil des ipsilateralen M. digastricus
II	Schädelbasis bis Carotisbifurkation, dorsal bis Hinterkante und nach ventral hin durch laterale Grenze M. sternocleidomastoideus
III	Von Carotisbifurkation bis Kreuzung M. omohyoideus. Mit V. jugularis interior bis Clavicula
IV	Von der Kreuzung M. omohyoideus/V. jugularis interna bis Clavicula
V	Dorsal: Vorderkante M. trapezius Anterior: Hinterkante M. sternocleidomastoideus Kaudal: Clavicula
VI	Zungenbein bis Jugulum, laterale Begrenzung: medial der A. carotis

- R1 = mikroskopisch Resttumor
- R2 = makroskopisch Resttumor
- Tiefeninfiltration
- Lokalisation
- Angioinvasion

Tab. 10.6 Einteilung der möglichen Metastasierungslokalisationen. (Aus Suen u. Goepfert 1987)

Region	Genauere Lokalisation	LK-Level
Kinn		Ia, Ib, II
Mundboden	Anterior	Ia, Ib, IIa → IIb
	Lateral	Ib, IIa → IIb, III
Zunge	Spitze	Ia, Ib, IIa → IIb, III, IV
	Lateral	Ib, IIa → IIb, III, IV

- Perineurale Invasion
- Extrakapsuläre Infiltration
- Tumorhypoxie
- Humane Papillomaviren
- Immunsupprimierter/organtransplantierter Patient

- **Histologische Risikoeinteilung** (Tab. 10.7–10.9)
- **Resektionsgrenzen**
- größer 5 mm: freier Rand
- 1–5 mm: naher Rand
- <1 mm: involviert

Kapitel 10 · Tumore

Tab. 10.7 Risikoeinteilung nach Brandwein-Gensler et al. (2005)

Histologische Variable	0 Punkte	1 Punkt	3 Punkte
Perineurale Invasion	Keine	Kleine Nerven	Große Nerven
Lymphozytäre Infiltration am Rand	Kontinuierliches Band	Große Areale	Klein oder nicht vorhanden
Schlechtestes Wachstumsmuster am Rand	1 oder 2 oder 3	4	5

Tab. 10.8 Risikoeinschätzung gemäß Tab. 10.7

Risiko Score	Rezidiv Risiko	Überlebensrate	Adjuvante Therapie zu empfehlen
0 Punkte	Niedrig	Gut	Kein Benefit zu erwarten
1–2 Punkte	Mittel	Mittel	Kein Benefit zu erwarten
3–9 Punkte	Hoch	Schlecht	Strahlentherapie unabhängig, ob Rand >5 mm

Tab. 10.9 Differenzierung zwischen isolierten Tumorzellen (ITC), Mikrometastase und Metastase nach Hermanek et al. (1999)

Merkmal	ITC	Mikrometastase	Metastase
Kontakt mit Wand des Lymphsinus	Ja	Ja	Ja
Invasion der Wand des Lymphsinus	Nein	Ja	Ja
Extrasinusoidale Stromareaktion	Nein	Normalerweise ja	Normalerweise ja
Extrasinusoidale Tumorzellproliferation	Nein	Ja	Ja
Größe	Einzelne Tumorzellen	0,2–2 mm	>2mm

10.5 Therapie Lymphabflussgebiet

10.5.1 Sentinel-Lymphknoten

- Präoperative peritumorale Injektion des Tracer: 99m-Tc-Colloids ca. 16–28 h präoperativ und intraoperative Detektion des Lymphknotens
- Sensitivität: 91–93 %
- Aktuell: In einer Phase-III-Studie für Kopf/Hals: Lymphoseek

10.5.2 Elektive Neck Dissection

- **Entscheidungshilfe**
- Prognostische Tumorinfiltrationstiefer für LK-Metastasen:
  - Mundboden: 1,5 mm
  - Wange: 6 mm
  - Durchschnittlich: 4 mm
- Tumordicke ist prognostisch wichtiger als Durchmesser
  - (15 % Schrumpfung nach Pathofixation)

> **Ab 20 % Risikorate für cervicale Metastasen: Neck Dissection (Haddadin et al. 1999; Weiss et al. 1994; Mashberg et al. 1976)**

- **Klassifikation (American Head and Neck Society 2000)**
- Radical neck dissection (RND)
- Modified radical neck dissection (MRND)
- Selective neck dissection (SND):
  - früher: supraomohyoid type
  - jetzt: SND (I–III)
  - früher: lateral type
  - jetzt: SND (II–IV)
  - früher: posterolateral type
  - jetzt: SND (II–V)
  - früher: anterior compartment type
  - jetzt: SND (I–IV)
- Extended radical neck dissection (ERND)

10.5.3 Radikale Neck Dissection

- **Durchführung**

Entfernung von:
- Lymph- und Fettgewebe (LK-Level I–V)
- Gefäße
  - V. jugularis interna
- Muskulatur:
  - Platysma
  - M. sternocleidomastoideus
  - ggf. M. omohyoideus
  - ggf. M. digastricus
  - ggf. M. stylohyoideus
- Faszien
  - Fascia colli superficialis
  - Fascia colli media
  - Fascia colli profunda
- Drüsen
  - Gl. submandibularis
- Nerven
  - N. accessorius
  - Hautäste
    - Plexus cervicalis
    - Ramus descendens
    - N. hypoglossus

10.5.4 Modifiziert radikale Neck Dissection (MRND)

- **Durchführung**
- Wie radikale Neck Dissection (Level I–V), jedoch mit mindestens Erhaltung einer oder mehrerer nichtlymphatischer Strukturen:
  - N. accessorius
  - V. jugularis interna
  - M. sternocleidomastoideus

10.5.5 Selektive Neck Dissection (SND)

- **Durchführung**
- Cervicale LK-Ausräumung, bei der mindestens 1 der bei einer radikalen Neck Dissection ausgeräumten LK-Gruppe erhalten wird
- Am häufigsten:
  - SND-Level I–III (supraomohyoidale neck dissection, SOND)

Tab. 10.10 Plattenepithelkarzinome des Oberkiefer-Alveolarfortsatzes und Hartgaumen

Autor	Patienten Anzahl	Anteil positiver LK (%)
Simental (2006)	26	35
Swetyenga (2006)	34	44
Montes (2008)	14	36
Kruse (2009)	30	43
Mourouzis (2010)	17	35
Morris (2011)	139	26
Brown (2012a)	43	37

10.5.6 Extended radical neck dissection (ERND)

- **Durchführung**
- Wie radikale Neck Dissection mit einer oder mehrerer zusätzlicher LK-Gruppen und/oder nicht lymphatischer Strukturen:
  - A. carotis
  - N. hypoglossus
  - N. vagus oder
  - paravertebrale Muskulatur

- **Operative Zugangswege**
- Apron Inzision
- Hockey-stick-Inzision
- Conley-Inzision
- Doppelter Y-Inzision
- H-Inzision
- McFee-Inzision
- Y-Inzision
- Schobinger-Inzision

- **Prognose**

Die Prognose der Patienten mit Mundhöhlenkarzinomen hängt von verschiedenen Parametern (histologische Merkmale, Operationstechnik und Lokalisation) ab (Tab. 10.10–10.12).

10.6 Spezielle Patientengruppen

10.6.1 Immunsupprimierte/organtransplantierte Patienten

- **Allgemeines**
- Häufiger kutane Plattenepithelkarzinome und Basalzellkarzinome

Tab. 10.11 5-Jahres-Überlebensrate bei Zungenkarzinomen. (Nach Hicks et al. 1998)

Stage	5-Jahres-Überlebensrate (%)
I	89
II	95
III	76
IV	65

Tab. 10.12 Lymphknotenmetastasierung bei Zungenkarzinomen. (Nach Hicks et al. 1998)

T Status	Lymphknotenmetastasen (%)
T1	6
T2	36
T3	50
T4	67

- 18,4- bis 35fach erhöhtes Risiko für Entwicklung eines kutanen Karzinoms
- Tumore sind aggressiver
- Virale Genese scheint eine Rolle zu spielen

> Frühzeitiger Behandlung von Präkanzerosen und regelmäßige Kontrollen.

10.6.2 Ältere Patienten

- **Allgemeines**
- Keine eindeutige Altersbezeichnung bzgl. älteren Patienten
- Definition von Socinski et al. (2003); alter Patient ist jemand, dessen Gesundheitsstatus beginnt zu interferieren mit der onkologischen Therapieentscheidung

- **Klinik**
- Veränderte Organfunktion (nach Priebe 2000 und Strait u. Lakatta 2012)
  - pulmonal:
    - erhöhte Rigidität der Brustwand
    - verkleinerte funktionelle alveoläre Oberfläche, führt zu reduziertem Gasaustausch
    - verminderte Kraft der Atemmuskulatur
  - hepatisch:
    - verminderte Aktivität der hepatischen Cholinesterase
  - renal:

- verminderte glomeruläre Filtrationsrate
- reduzierte Nierendurchblutung
- reduzierte Körperflüssigkeit
- kardial:
  - erhöhte myokardiale Steifheit
  - erhöhte aortaler Widerstand
  - vergrößerter linker Vorhof
- vaskulär:
  - erhöhte vaskuläre Steifheit
  - verminderter β-Adrenorezeptoransprechbarkeit

> Das Alter spielt eine weniger entscheidende Rolle als ASA-Stadium/allgemeiner Zustand für die OP-Planung bei älteren Tumorpatienten.

- Epidemiologie: ca. 25 % der Patienten mit Kopf-Hals-Karzinomen sind über 70 Jahre mit zunehmend höheren Frauenanteil
- Erhöhter Anteil von maxillären Karzinomen
- Bzgl. Erfolgsrate von mikrovaskulärer Rekonstruktionen scheint es keinen Unterschied zu jüngeren Patienten zu geben
- Patienten weisen geringeren Anteil an Nikotin- und Alkoholabusus auf
- Risiko für ein postoperatives Delir ist um ca. 10 % erhöht

- **ASA-Klassifikation (American Society of Anesthesiologists)**
- ASA 1: Normaler, gesunder Patient
- ASA 2: Patient mit leichter Allgemeinerkrankung
- ASA 3: Patient mit schwerer Allgemeinerkrankung
- ASA 4: Patient mit schwerer Allgemeinerkrankung

10.6.3 Cancer of unknown primary (CUP) Syndrom im Kopf-Hals-Bereich

- **Inzidenz**
- Bis zu 10 % aller Lymphknotenmetastasen im Halsbereich (Weber et al. 2001)
- 20 % werden aufgrund der Histologie als Primärtumor eines Bronchialkarzinomes oder Schilddrüsenkarzinom zugeordnet (Issing et al. 2003)
- In 10–20 % der Fälle kann Primärtumor gefunden werden

- **Klinik**
- Auftreten von Metastasen einer malignen Erkrankung, bei der die Lokalisation des Primärtumors nicht festgestellt werden kann
- Häufigste Lokalisation des Primärtumors sind:

10.7 · Strahlentherapie

◘ Tab. 10.13 Fraktionierung: Wahl der einzelnen Strahlendosen und Häufigkeit der Bestrahlung

Fraktionierung	Dosis	Bedeutung
Konventionell	1/Tag je 1,8–2 Gy, 5 Fraktionen/Woche	
Hyperfraktionierung	<1,8 Gy/Fraktion	Reduktion späterer Spätnebenwirkungen
Akzeleration	>10 Gy/Woche	Erhöhung Wirkung auf TU, kürzere Gesamtbestrahlungszeit, Verstärkung akuter Nebenwirkungen
Hypofraktionierung	>2,3 Gy	Erhöhung Wirkung auf TU, erhöhtes Risiko späterer Spätnebenwirkungen, kürzere Gesamtbestrahlungszeit

- – Epipharynx
- – Tonsillen
- – Zungengrund
- – 5-Jahres-Überlebensrate: 19–55 %

- **Diagnostik**
- **Bildgebung**
- – PET/CT bzw. Sonographie (Hals, Oberbauch)
- – Rö-Thorax/CT

- **Serologie**
- – Epstein-Barr-Virus

- **Biopsie**

Inkl. p16 Expression/HPV Status als möglicher Hinweis auf ein oropharnygeales Karzinom (Zengel et al. 2012; Chenevert et al. 2012).

Panendoskopie Aufgrund hoher Wahrscheinlichkeit für Primärtumore der Tonsillen oder des Zungengrundes:
- – Biopsien aus Zungengrund und diagnostische Tonsillektomie oder
- – Biopsien aus Tonsille

- **Konsilarische Untersuchungen**
- – Gynäkologie
- – Urologie
- – Schilddrüsendiagnostik
- – ggf. Gastrokoloskopie/Koloskopie

- **Wenn kein Nachweis eines Primärtumores**
- – Neck Dissection
- – Alternativ: Radio- oder Radio-/Chemotherpaie

10.7 Strahlentherapie

- **Allgemeines**
- – Neoadjuvant: vor der OP
- – Adjuvant: nach der OP

Man unterscheidet folgende Formen der Fraktionierung (◘ Tab. 10.13):

- **IMRT (Intensity Modulated Radiotherapy)**
- – Optimierung der Bestrahlungsverteilungsdosis durch Modulierung der Dosis innerhalb der einzelnen Bestrahlungsfelder, d. h. Bestrahlungsfeld wird in kleinere Segmente aufgeteilt
- – Schonung von Umgebungsgewebe, Reduktion der Nebenwirkungen

- **Indikationen für postoperative Bestrahlung**
- – R1 oder R2 Resektionen
- – Extrakapsuläres LK-Wachstum
- – Infiltration der Perineuralscheiden
- – >T1N0 (Studer et al. 2007)

- **Lokalrezidive (Brown et al. 2012b):**
- – Lokalrezidive nur chirurgische Therapie
  - – 11 % frühes Stadium
  - – 17 % spätes Stadium
  - – 15 % alle Stadien
- – Lokalrezidive nach Chirugie und postoperativer Bestrahlung:
  - – 13 % frühes Stadium
  - – 16 % spätes Stadium
  - – 19 % alle Stadien
- – Lymphknotenmetastasen nach nur chirurgischer Therapie:
  - – 13 % frühes Stadium
  - – 12 % spätes Stadium
  - – 11 % alle Stadien
- – Lymphknotenmetastasen nach Chirurgie und postoperativer Bestrahlung:
  - – 6 % frühes Stadium
  - – 11 % spätes Stadium
  - – 9% alle Stadien

⬛ Tab. 10.14 Klassifikation der akuten oralen Mukositis

Schweregrad	Definition (RTOG/EORTC)
I	Geringe Rötung/Beläge, geringe Schmerzen
II	Fokale Denudation, lokalisierte Areale entzündliche seroangionöser Beläge; milde Analgetika notwendig (topisch oder systemisch)
III	Große Areale der Denudation, flächige fibrinöse Beläge, deutliche Schmerzsymptomatik, häufig zentral wirksame Analgetika erforderlich
IV	Tiefe Ulzerationen und Hämorrhagien oder Nekrosen

RTOG: Radiation Therapy Oncology Group
EORTC: European Organisation for Research and Treatment of Cancer

⬛ Tab. 10.15 Klassifikation der chronischen oralen Mukositis

Schweregrad	Definition (RTOG/EORTC)
I	Geringe Atrophie oder Trockenheit der Schleimhäute
II	Mäßige Atrophie der Schleimhäute mit deutlichen Teleangiektasien und reduzierter Sekretproduktion
III	Ausgeprägte Atrophie und Teleangiektasien, Verlust der Sekretproduktion
IV	Ulzerationen und Nekrosen

- **Mukositis als Nebenwirkung der Strahlentherapie** (⬛ Tab. 10.14 und 10.15)

10.8 Tumornachsorge

- **Ziel**
- Erkennung von Rezidiven und Lymphknotenmetastasen im Frühstadium
- Optimierung der Unterstützung
  - Analgesie
  - Logopädie
  - Physiotherapie
  - Lymphdrainage
  - psychosoziale Unterstützung
  - dentale Rehabilitation
  - palliative Betreuung

- **Untersuchungsintervalle**
- Keine einheitliche Regelung
  - im 1. Jahr: monatliche Kontrollen
  - im 2. Jahr: 2-monatliche Kontrollen
  - im 3. Jahr: 3-monatliche Kontrollen
  - im 4. Jahr: 6-monatliche Kontrollen
  - nach 5 Jahren: Abschlusskontrollen (wenn kein erhöhtes Risikoprofil)

- **Erhöhtes Risikoprofil**
- Patienten u. a. mit:
  - bestehendem oralem Lichen
  - adenoidzystischem Karzinom
- Immunsupprimierte/organtransplantierte Patienten

- **Untersuchung**
- **Anamnese**
- Gewichtsverlust
- Schluckbeschwerden
- Xerostomie
- Erneute Beschwerden
- unklare Schleimhautveränderung

- **Befunderhebung**
- Gewicht
- Cervicaler Lymphknotenstatus
- Bei Lappenplastik: Hebestelle

- **Diagnostik**
- Sonographie
- Ggf. CT/MRI
- Ggf. Besprechung TU Board

Literatur

Bessell A, Glenny AM, Furness S, Clarkson JE, Oliver R, Conway DI, Macluskey M, Pavitt S, Sloan P, Worthington HV (2011) Interventions for the treatment of oral and oropharyngeal cancers: surgical treatment. Cochrane Database Syst Rev 7;9:CD006205

Boyle P, Ferlay J (2005) Cancer incidence and mortality in Europe (2004) Annals of Oncology 16:481–488

Brandwein-Gensler M, Teixeira MS, Lewis CM, Lee B, Rolnitzky L, Hille JJ, Genden E, Urken ML, Wang BY (2005) Oral squamous cell carcinoma: histologic risk assessment, but not margin status, is strongly predictive of local disease-free and overall survival. Am J Surg Pathol 29(2):167–78

Braun H, Walch C, Beham A, Moinfar F (1997) Fine needle capillary cytology versus fine needle aspiration cytology – a comparison of quality between puncture techniques in the ENT area. Laryngorhinootologie 76(6):358–63

Brown JS, Shaw RJ, Bekiroglu F, Rogers SN (2012a) Systematic review of the current evidence in the use of postoperative radiotherapy for oral squamous cell carcinoma. Br J Oral Maxillofac Surg 50(6):481–9

Brown JS, Bekiroglu F, Shaw RJ, Woolgar JA, Triantafyllou A, Rogers SN (2012b) First report of elective selective neck dissection in

Literatur

the management of squamous cell carcinoma of the maxillary sinus. Br J Oral Maxillofac Surg 2012 May 10 [Epub ahead of print]

Chenevert J, Seethala RR, Barnes EL, Chiosea SI (2012) Squamous cell carcinoma metastatic to neck from an unknown primary: the potential impact of modern pathologic evaluation on perceived incidence of human papillomavirus-positive oropharyngeal carcinoma prior to 1970. Laryngoscope 122(4):793–6

de Bree R, van der Waal I, de Bree E, Leemans CR (2010) Management of adult soft tissue sarcomas of the head and neck.Oral Oncol 46(11):786–90

Ernemann U, Hoffmann J, Breuninger H, Reinert S, Skalej M (2002) Interdisciplinary concept for classification and treatment of vascular anomalies in the head and neck. Mund Kiefer Gesichtschir 6(6):402–9

Ernemann U, Kramer U, Miller S, Bisdas S, Rebmann H, Breuninger H, Zwick C, Hoffmann J (2010) Current concepts in the classification, diagnosis and treatment of vascular anomalies. Eur J Radiol 75(1):2–11

Femiano F, Lanza A, Buonaiuto C, Gombos F, Di Spirito F, Cirillo N (2008) Oral malignant melanoma: a review of the literature. J Oral Pathol Med 37(7):383–8

Fletcher CD (2002) Distinctive soft tissue tumors of the head and neck. Mod Pathol 15(3):324–30

Haddadin KJ, Soutar DS, Oliver RJ, Webster MH, Robertson AG, MacDonald DG (1999) Improved survival for patients with clinically T1/T2, N0 tongue tumors undergoing a prophylactic neck dissection. Head Neck 21(6):517–25

Hermanek P, Hutter RV, Sobin LH, Wittekind C (1999) International Union Against Cancer. Classification of isolated tumor cells and micrometastasis. Cancer Dec 15; 86(12):2668–73

Hicks WL Jr, North JH Jr, Loree TR, Maamoun S, Mullins A, Orner JB, Bakamjian VY, Shedd DP (1998) Surgery as a single modality therapy for squamous cell carcinoma of the oral tongue. Am J Otolaryngol 19(1):24–8

Horn RC, Enterline HAT (1958) Rhabdomyosarcoma. Cancer 11:181–99

Inwards CY, Unni KK (1995) Classification and grading of bone sarcomas. Hematol Oncol Clin North Am 9(3):545–69

Issing WJ, Taleban B, Tauber S (2003) Diagnosis and management of squamous cell carcinoma of the head and neck region with unknown primary. A survey of 167 patients. Laryngorhinootologie 82(9):659–65

Jafarzadeh H, Sanatkhani M, Mohtasham N. (2006) Oral pyogenicgranuloma: a review. J Oral Sci 48(4):167–75

Knipping S, Goetze G. (2008) Sclerotherapy for cystic lesions of the head and neck region. HNO 56(3):349–60

Kohout MP, Hansen M, Pribaz JJ, Mulliken JB (1998) Arteriovenous malformations of the head and neck: natural history and management. Plast Reconstr Surg 102:643–54

Krishnapillai R, Punnoose K, Angadi PV, Koneru A (2012) Oral pyogenic granuloma-a review of 215 cases in a South Indian Teaching Hospital, Karnataka, over a period of 20 years. Oral Maxillofac Surg 26

Kruse AL, Grätz KW (2009) Oral carcinoma after hematopoietic stem cell transplantation– a new classification based on a literature review over 30 years. Head Neck Oncol 22;1:29

Manor E, Sion-Vardy N, Joshua BZ, Bodner L (2011) Oral lipoma: analysis of 58 new cases and review of the literature. Ann Diagn Pathol 15(4):257–61

Mashberg A, Meyers H (1976) Anatomical site and size of 222 early asymptomatic oral squamous cell carcinomas: a continuing prospective study of oral cancer. II. Cancer 37(5):2149–57

Montes DM, Schmidt BL (2008) Oral maxillary squamous cell carcinoma: management of the clinically negative neck. J Oral Maxillofac Surg 66(4):762–6

Morris LG, Patel SG, Shah JP, Ganly I (2011) High rates of regional failure in squamous cell carcinoma of the hard palate and maxillary alveolus. Head Neck 33(6):824–30

Mourouzis C, Pratt C, Brennan PA (2010) Squamous cell carcinoma of the maxillary gingiva, alveolus, and hard palate: is there a need for elective neck dissection? Br J Oral Maxillofac Surg 48(5):345–8

Mulliken JB, Glowacki J (1982) Hemangiomas and vascular malformations in infants and children: a classification based on endothelial characteristics. Plast Reconstr Surg 69:412–422

Potter BO, Sturgis EM (2003) Sarcomas of the head and neck. Surg Oncol Clin N Am 12(2):379–417

Prasad ML, Patel SG, Huvos AG, Shah JP, Busam KJ (2004) Primary mucosal melanoma of the head and neck: a proposal for microstaging localized, Stage I (lymph node-negative) tumors. Cancer 15 100(8):1657–64

Priebe HJ (2000) The aged cardiovascular risk patient. Br J Anaesth 85(5):763–78

Sajeev S, Siddaraju N (2009) A comparative analysis of fine-needle capillary cytology vs. fine-needle aspiration cytology in superficial lymph node lesions. Diagn Cytopathol 37(11):787–91

Seifert G (2000) Oralpathologie. Mundhöhle, angrenzendes Weichteil- und Knochengewebe. Springer-Verlag Berlin, Heidelberg, New York, pp 402–404

Sciubba JJ (2001) Oral cancer. The importance of early diagnosis and treatment. Am J Clin Dermatol 2(4):239–51

Simental AA Jr Johnson JT, Myers EN (2006) Cervical metastasis from squamous cell carcinoma of the maxillary alveolus and hard palate. Laryngoscope 116(9):1682–4

Socinski MA, Morris DE, Masters GA et al. (2003) Chemotherapeutic management of stage IV non-small cell lung cancer. Chest 123:226–243

Strait JB, Lakatta EG (2012) Aging-associated cardiovascular changes and their relationship to heart failure. Heart Fail Clin 8(1):143–64

Studer G, Zwahlen RA, Graetz KW, Davis BJ, Glanzmann C (2007) IMRT in oral cavity cancer. Radiat Oncol 12:2:16

Suen JY, Goepfert H (1987) Standardization of neck dissection nomenclature. Head Neck Surg 10(2):75–7

Swetyenga N, Miquel L, Garnet A et al. (2006) Prise en charge du carcinoma epdermoide de la gencive et du palais dur. Stomatol chir Maxillofac 107:80–85

Tumorzentrum München (2009) Manual Kopf-Hal-Malignome. 4. Aufl. Zuckschwerdt

Weber A, Schmoz S, Bootz F (2001) CUP (carcinoma of unknown primary) syndrome in head and neck: clinic, diagnostic, and therapy. Onkologie. 24(1):38–43

Wei WI, Ferlito A, Rinaldo A, Gourin CG, Lowry J, Ho WK, Leemans CR, Shaha AR, Suárez C, Clayman GL, Robbins KT, Bradley PJ, Silver CE (2006) Management of the N0 neck-reference or preference. Oral Oncol 42(2):115–22

Weiss MH, Harrison LB, Isaacs RS (1994) Use of decision analysis in planning a management strategy for the stage N0 neck. Arch Otolaryngol Head Neck Surg 120(7):699–702

Werner (2002) Lymphknotenerkrankungen im Kopf-Hals-Bereich. Springer, Heidelberg

Wiegand S, Eivazi B, Zimmermann AP, Sesterhenn AM, Werner JA (2011) Sclerotherapy of lymphangiomas of the head and neck. Head Neck 33(11):1649–55

Zengel P, Assmann G, Mollenhauer M, Jung A, Sotlar K, Kirchner T, Ihrler S (2012) Cancer of unknown primary originating from oropharyngeal carcinomas are strongly correlated to HPV positivity. Virchows Arch 461(3):283–90

Erkrankungen des Knochens

G. Eyrich, A. Kruse Gujer und C. Jacobsen

11.1 Fibroossäre Läsionen – 160
11.1.1 (Zemento-)ossifizierendes Fibrom – 160
11.1.2 (Zemento-)ossifizierende Dysplasie – 160
11.1.3 Fibröse Dysplasie – 160
11.1.4 Fibröse Dysplasie in Assoziation mit anderen Erkrankungen – 160

11.2 Zentrales Granulom des Kiefers und Hyperparathyreoidismus – 161
11.2.1 Zentrales Granulom des Kiefers – 161
11.2.2 Hyperparathyreoidismus – 162

11.3 M. Paget – 165

11.4 Weitere Knochenerkrankungen – 165
11.4.1 Echter Riesenzelltumor – 165
11.4.2 Langerhans-Zell-Histiozytose (Histiozytose X) – 166

11.5 Osteomyelitisformen und -therapieoptionen – 166
11.5.1 Formen der Osteomyelitis – 168
11.5.2 Osteoradionekrose – 170

11.6 Osteonekrose assoziiert mit knochenresorptionshemmenden Medikamenten – 171
11.6.1 Medikamente – 171
11.6.2 Bisphosphonatassoziierte Osteonekrose (BRONJ) – 172

Literatur – 173

11.1 Fibroossäre Läsionen

A. Kruse Gujer

- **Definition**
- Heterogene Gruppe pathologischer Entitäten
    - (Zemento-)ossifizierendes Fibrom
    - (Zemento-)ossifizierende Dysplasie
    - Fibröse Dysplasie
- Gemeinsames Merkmal:
    - normale Knochenstruktur durch fibroblasten- und kollagenhaltiges Bindegewebe ersetzt
    - unterschiedlich mineralisiert

11.1.1 (Zemento-)ossifizierendes Fibrom

- **Diagnostik**
- Radiologisch:
    - sehr gut abgrenzbar im Vergleich zur fibrösen Dysplasie
    - meist rundlich/oval

- **Klinik**
- Gutartige, scharf begrenzte Läsion aus zellreichem, fibrösen Stroma und mineralisiertem Material (Zement und/oder Knochen)
- Wächst langsam, meist Frauen zwischen 30 und 40 Jahren betroffen
- Einmal in toto exidiert, kein Rezidiv in der Regel
- Bei Kindern Tendenz zum schnellen Wachstum und Rezidiv nach Exzision (juveniles zementoossifizierendes Fibrom)

- **Therapie**
- Schonende chirurgische Entfernung

11.1.2 (Zemento-)ossifizierende Dysplasie

- **Differentialdiagnose**
- Zementierendes Fibrom
- Zementoblastom
- Fokal entzündlich bedingte Knochensklerosierung

- **Klinik**
- Im Unterkiefer meist über dem Nervkanal
- Periapikale Zementdysplasie, floride zementoossäre Läsion
- Fokale zementoossäre Läsion ist meist im Seitenzahnbereich zu finden
- Floride zementoossäre Dysplasie meist multilokulär
- Meist im Bereich des Alveolarprozess
- Zähne sind vital

11.1.3 Fibröse Dysplasie

- **Historie**
- Erstmals 1938 von Lichtenstein beschrieben als »polyostotische fibröse Dysplasie«

- **Ätiologie**
- Benigne Knochendeformität verursacht durch abnorme Proliferation von fibrösem Gewebe innerhalb des Knochens mit Prädilektionsstellen
    - proximaler Femur
    - Schädel
    - Rippen
- Entwicklungsstörung auf Basis eines Gendefekt (GSα-Mutation)

- **Differentialdiagnose**
- Osteitis (z. B. nach Inflammation)
- Idiopathische Osteosklerose
- Odontome

- **Klinik**
- Monostotisch (70 %)
    - Schädelbeteiligung in 30 %
- Polyostotisch (30 %)
    - Schädelbeteiligung in 50 %
- Bei 20 % der Patienten mit Schädelbeteiligung ist die Frontoorbitalregion betroffen (Jackson 1982)

- **Therapie**
- **Medikamentös**
- Pamidronate/Bisphosphonate i.v. zur Inaktivierung von Osteoklastenaktivität (Lane et al. 2001; Chapurlat et al. 2004)

- **Operativ**
- Dekompression
- Modellierende Osteotomien
- Umstellungsosteotomien

11.1.4 Fibröse Dysplasie in Assoziation mit anderen Erkrankungen

McCune-Albright-Syndrom

- **Synonym**
- Fibröse Dysplasie
- Café-au-lait-Flecken der Haut
- Pubertas praecox bei Mädchen

- **Inzidenz**
- <5 % aller Patienten mit fribröser Dysplasie

11.2 · Zentrales Granulom des Kiefers und Hyperparathyreoidismus

- **Klinik**
- Hyperthyroidismus
- Akromegalie
- Hyperprolaktämie

Mazabraud-Syndrom

- **Epidemiologie**
- Frauen:Männer=2:1

- **Klinik**
- >70 % mehrere Myxome vorhanden
- Fibröse Dysplasie mit Weichteilmyxomen
- In der Literatur ca. 70 Fälle beschrieben

Maligne Transformation bei fibröse Dysplasie

- **Epidemiologie**
- 0,5 % bei monostotischer Form
- 4 % bei McCune-Albright-Syndrom
- Bis 27 % bei St.n. Radiotherapie bei FD (Yabut et al. 1988)
- 400fach erhöhtes Risiko ein Sarkom zu entwickeln nach Radiotherapie (Edgerton et al. 1985)

11.2 Zentrales Granulom des Kiefers und Hyperparathyreoidismus

G. Eyrich

11.2.1 Zentrales Granulom des Kiefers

- **Definition**
- Knotenartige, in der Regel durch Entzündung bedingte Gewebeneubildung aus bestimmten Zellen
- Lokalisierte benigne Neubildung, bestehend aus osteoklastenartigen Riesenzellen

- **Ätiologie**
- Zentrales Granulom:
  - Ausgang von einer allseits von Knochen umgebenden Läsion
- Vermutete traumatische und/oder reaktive reparative Genese nicht nachweisbar

- **Ätiopathogenese**
- Ungeklärt

- **Einteilung**
- Zentrales Riesenzellgranulom
  - Synonym
    - reparatives Riesenzellgranulom
    - Geschwulst

- – »central giant cell lesion« (CGCG)
- Zentralen Riesenzelltumor
  - Synonym
    - Osteoklastomdes Knochens
    - »giant cell tumor« des Knochens

- **Klassifikation**
- Tumor
  - Begriff wird im Kieferbereich von einigen Autoren verwendet, um maligne oder aggressive Form der Läsion von einer weniger aggressiven Verlaufsform zu unterscheiden
- Riesenzelltumor
  - Begriff wird vor allem verwendet für
    - außerhalb des Kiefers gelegene Knochenläsionen
    - lange Röhrenknochen
    - andere Schädelknochen

- **Inzidenz**
- 0,00011 % der Gesamtbevölkerung

- **Epidemiologie**
- 7 % aller Tumoren von Mandibula und Maxilla
- Mandibula:Maxilla=2:1
- Männlich:weiblich=1,25:1,05
  - Grösste Inzidenz
    - männlich: 15–19 LJ
    - weiblich: 10–14 LJ
- Vorkommen: Betroffen sind vor allem
  - Kiefer- und Gesichtsbereich
  - in seltenen Fällen auch
    - Os sphenoidale
    - Os temporalis
    - Hände
    - Füße
    - Humerus

- **Klinik**
- Schmerzlose und langsam wachsende Schwellung
- Uni- oder multilokale Knochendestruktionen, die zu Gesichtsasymmetrien führen und Zähne in ihrer Lage verdrängen können (teilweise mit Malokklusion)
- Schmerzen und Störungen der Sensorik sind selten

- **Einteilung**
- Krankheitsverlauf führte zur Einteilung in zwei klinische Gruppen:
  - nichtaggressiv
  - aggressiv

Aggressiver Typ

- Besonderheiten (Chuong et. al. 1986)
  - größer als 5 cm
  - Parästhesien
  - schnelles Wachstum
  - Verlagerung von Zähnen
  - Wurzelresorptionen
  - Perforation oder Ausdünnung der Corticalis
  - Rezidivierung nach Chirurgie

- **Allgemeines**
- Die Rezidivrate liegt bei ca. 26,3 %
- Multiple Läsionen sind häufig mit Cherubismus oder Syndromen wie beispielsweise Noonan-Syndrom oder Neurofibromatose assoziiert
- Peripheres Riesenzellgranulom, das als Folge von lokalen Irritationen oder chronischer Traumata auftreten kann, wird durch die Lokalisation und Ätiologie abgegrenzt
- Beim Hyperparathyreoidismus auftretende Tumoren:
  - lassen sich nicht vom Riesenzellgranulom unterscheiden
  - laborchemische und endokrinologische Untersuchung zwingend

- **Diagnostik**
- **Mikroskopisch**
- Zellreiches gut durchblutetes fibroblastäres Stroma mit spindelförmigen Zellen und mehrkernigen Riesenzellen
- Nicht unterscheidbar sind:
  - aggressive Form des Riesenzellgranuloms
  - nichtaggressive Formen des Riesenzellgranuloms
  - Läsionen bei Hyperparathyreoidismus
  - peripheres Riesenzellgranulom

- **Bildgebung**
- Radiologisch (3-D-Bildgebung indiziert):
  - radioluzente, expansive, häufig multilokuläre (rundliche, seifenblasenartige)
  - aber auch solitäre Läsionen mit scharfen oder unscharfen Grenzen (ohne Kortikalisierung)
  - teils Perforation der Corticalis
  - mit oder ohne Verlagerung der Zähne
  - mit oder ohne Resorption der Wurzeln

- **Therapie**
- Chirurgisch
- Medikamentös
  - Kortisonapplikation
  - Calcitoningabe
    - nasal oder subkutan über mehrere Monate
- Alpha-Interferon
- Kombiniert

> - Die derzeit angewandten medikamentösen Behandlungsformen (Calcitonin, Kortison und Alpha-Interferon) sprechen nicht in jedem Fall und bei allen Individuen mit einem Riesenzellgranulom an (evidence-basierte Daten sind ausstehend).
> - Die nicht aggressive, meist symptomlose und langsam wachsende Variante lässt sich durch Enukleation, respektive Kürettieren unter Erhalt relevanter Strukturen und anatomischer Grenzen gut behandeln.
> - Nach Ansicht des Autors ist eine begleitende oder nachfolgende Behandlung durch Cortison oder Calcitonin wegen der erhöhten Rezidivrate von 26 % gerechtfertigt.
> - Nach erfolglosem konservativem oder zurückhaltendem chirurgischen Vorgehen, sowie bei ausgesprochen aggressivem Verlauf, erfordert die Behandlung von aggressiven Formen oftmals eine radikale En-bloc-Resektion, was meistens mit unerwünschten Folgen, wie Zahnverlusten und Entstellung der Gesichtsstrukturen einhergeht.

11.2.2 Hyperparathyreoidismus

- **Synonym**
- »Stein-, Bein-, Magenpein« (Nieren-/Gallensteine, Knochenschmerzen, Magenulcus)

- **Klassifikation**
- Primär
- Sekundär

- **Primär**

Synonym
- Hyperplasie
- Nebenschilddrüsenadenom
- Nebenschilddrüsenkarzinom

Ätiologie
- Hypercalcämie
- Multiple Nierensteine

Klinik
- Hoher Parathormonspiegel
- Stimulation der Osteoklasten
- Resorption
- Einblutung in die sich gebildeten Hohlräume
- Brauner Tumor
  - multiple zystische Läsionen im Skelett (Osteitis fibrosa cystica)

11.2 · Zentrales Granulom des Kiefers und Hyperparathyreoidismus

- braune Farbe des Tumors durch hämosiderinbeladene Makrophagen durch Einblutungen

■■ **Sekundär (reaktiv)**
Ätiologie
- Hypocalcämie

Differentialdiagnose
- Sehr schwierig

Diagnostik
- Histologie
  - Histologische Unterscheidung brauner Tumor versus zystisches Riesenzellgranulom (daher Abgrenzung mit Bestimmung Kalzium, Phosphat und Parathormon)

Klinik
- Mehrsekretion von Parathormon, z. B.:
  - Niereninsuffizienz
  - Vitamin-D-Mangel
  - Ca-Absorptionsstörung
- Zystische Defekte, z. B. Kiefer)

❯ - **Bei mehrkammerigen zystischen Läsionen u. a. denken an:**
  - **keratozystischer odontogener Tumor**
  - **Ameloblastom**
  - **Hyperparathyreoidismus (sog. brauner Tumor)**
  - **Pindborg-Tumor (verkalkter epithelialer odontogner Tumor)**
  - **Zentrales Riesenzellgranulom**
  - **(bds. Befall bei Jugendlichen/Kindern) Cherubismus**
- **Bei einkammerigen Osteolysen u. a. denken an:**
  - **Ameloblastom**
  - **odontogenes Myxom**
  - **Aneurysmatische Knochenzyste**
  - **zentrales Riesenzellgranulom**
  - **Osteosarkom**

Cherubismus

- **Historie**
- Erstmals beschrieben von Jones 1933, vergleicht Erscheinungsbild mit Darstellung von Cherubinen auf Gemälden der Renaissance

- **Ätiologie**
- Autosomale-dominante Vererbung

- **Epidemiologie**
- Penetranz bei:

- Jungen: 100 %
- Mädchen 50–70 %

- **Klassifikation**
■■ **Einteilung nach Arnott (1978)**
- Grad I
  - Expansion der Mandibula neigt dazu, bilateral und symmetrisch zu erscheinen
  - Symptomatik tritt primär im Ramus mandibulae auf
- Grad II
  - In schweren Fällen sind Ramus und Corpus mandibulae befallen bei gleichzeitiger Nichtanlage der unteren dritten und gelegentlich der unteren zweiten Molaren
  - Tubarae maxilla sind betroffen
- Grad III
  - Läsion befällt OK und UK in ihrer Gesamtheit

- **Diagnostische Kriterien nach Aiken 1962**
■■ **Allgemein**
- Familiäres Auftreten
- Charakteristische Facies
- Frühe extensive und bilaterale Unterkieferbeteiligung
- Normale Blutwerte
- Keine Beteiligung (radiologisch) im restlichen Skelett

■■ **Histologie**
- Histologischer Nachweis von Riesenzellen und fibrösem Gewebe

- **Klinik**
- Bei Geburt sind Kinder phänotypisch unauffällig
- Ab 2. Jahr erste Symptome
- Mehrkernige Riesenzellen und fibröses Gewebe
- Beginn der Pubertät: Stillstand des Wachstums
- Postpubertär: sehr häufig selbstlimitierend

Aneurysmatische Knochenzyste

Siehe ▶ Kap. 7 »Zysten«

Zentrales Riesenzellgranulom

- **Definition**
- Knotenartige, in der Regel durch Entzündung bedingte, Gewebeneubildung aus bestimmten Zellen
- Lokalisierte benigne Neubildung, bestehend aus osteoklastenartigen Riesenzellen

- **Ätiologie**
- Zentrales Granulom
  - Ausgang von einer allseits von Knochen umgebenden Läsion
- Vermutete traumatische und/oder reaktive reparative Genese nicht nachgewiesen

- **Ätiopathogenese**
- Weiterhin ungeklärt

- **Klassifikation**
- Zentralen Riesenzellgranulom
  - Synonym: reparatives Riesenzellgranulom, Geschwulst, »central giant cell lesion« (CGCG)
- Zentralen Riesenzelltumor
  - Synonym: Osteoklastom, »giant cell tumor« des Knochens
- Begriff des Tumors:
  - von einigen Autoren im Kieferbereich für eine maligne oder aggressive Form der Läsion zur Unterscheidung von einer weniger aggressiven Verlaufsform verwendet
- Begriff des Riesenzelltumors
  - v. a. für außerhalb des Kiefers gelegene Knochenläsionen, lange Röhrenknochen oder andere Schädelknochen angewandt

- **Inzidenz**
- 0,00011 % der Gesamtbevölkerung

- **Epidemiologie**
- 7 % aller Tumore von Mandibula und Maxilla
- Mandibula : Maxilla = 2 : 1
- Männlich : weiblich 1,25 : 1,05, (peak incidence männlich 15–19 LJ, weiblich 10–14 LJ)

- **Diagnostik**
- **Mikroskopisch**
- Zellreiches gut durchblutetes fibroblastäres Stroma mit spindelförmigen Zellen und mehrkernigen Riesenzellen
- Nicht unterscheidbar sind:
  - aggressive und nichtaggressive Formen des Riesenzellgranuloms
  - Läsionen bei Hyperparathyreoidismus und peripheres Riesenzellgranulom

- **Bildgebung**
- Radiologisch (3-D-Bildgebung indiziert)
  - Radioluzente, expansive, häufig multilokuläre (rundliche, seifenblasenartige) Läsionen
  - Solitäre Läsionen mit scharfen oder unscharfen Grenzen (ohne Kortikalisierung)
  - Teils Perforation der Corticalis
  - Mit oder ohne Verlagerung der Zähne
  - Mit oder ohne Resorption der Wurzeln

- **Klinik**
- Betroffen sind vor allem:
  - Kiefer- und Gesichtsbereich
  - in seltenen Fällen Os sphenoidale, Os temporalis, Hände, Füße oder Humerus
- Schmerzlose und langsam wachsende Schwellung
- Uni- oder multilokale Knochendestruktionen, die zu Gesichtsasymmetrien führen und Zähne in ihrer Lage verdrängen können (teilweise mit Malokklusion)
- Schmerzen und Störungen der Sensorik sind selten
- Verlauf führte zur Einteilung in zwei klinische Gruppen:
  - nichtaggressiv
  - aggressiv (Chuong et al. 1986)
    - größer als 5 cm
    - Parästhesien
    - schnelles Wachstum
    - Verlagerung von Zähnen
    - Wurzelresorptionen
    - Perforation oder Ausdünnung der Corticalis
    - Rezidivierung nach Chirurgie
- Rezidivrate: ca. 26,3 %
- Multiple Läsionen häufig mit Cherubismus oder Syndromen assoziiert, z. B.:
  - Noonan-Syndrom oder
  - Neurofibromatose
- Periphere Riesenzellgranulom, das als Folge lokaler Irritationen oder chronischer Traumata auftreten kann, wird durch die Lokalisation und Ätiologie abgegrenzt
- Die beim Hyperparathyreoidismus auftretenden Tumoren lassen sich nicht vom Riesenzellgranulom unterscheiden (laborchemische und endokrinologische Untersuchung zwingend)

- **Therapie**
- Konservativ
  - Medikamentös
    - Cortisonapplikation
    - Calcitoningabe (nasal oder subkutan über mehrere Monate)
    - Alpha-Interferon
- Chirurgisch
- Kombination

- ❗ **Cave**

  Die derzeit angewandten medikamentösen Behandlungsformen (Calcitonin, Cortison und Alpha-Interferon) sprechen nicht in jedem Fall und bei allen Individuen mit einem Riesenzellgranulom an (evidence-basierte Daten sind ausstehend).

11.4 · Weitere Knochenerkrankungen

> – Die nichtaggressive, meist symptomlose und langsam wachsende Variante lässt sich durch Enukleation, respektive Kürettieren unter Erhalt relevanter Strukturen und anatomischer Grenzen gut behandeln.
>   – Nach Ansicht des Autors ist eine begleitende oder nachfolgende Behandlung durch Cortison oder Calcitonin wegen der erhöhten Rezidivrate von 26 % gerechtfertigt.
>   – Nach erfolglosem konservativem oder zurückhaltendem chirurgischen Vorgehen und bei ausgesprochen aggressivem Verlauf erfordert die Behandlung von aggressiven Formen oftmals eine radikale En-bloc-Resektion
>   – in vielen Fällen unerwünschte Folgen wie:
>   - Zahnverlust
>   - Entstellung der Gesichtsstrukturen

11.3 M. Paget

A. Kruse Gujer

▪ Synonym

Osteitis deformans

▪ Allgemeines

– Nach britischen Chirurgen und Pathologen benannt (Sir James Paget, 1814–1899)
– Unkoordinierter Knochenabbau und -aufbau
  – stark vaskularisiert
  – verminderte Belastbarkeit
– »Mosaik-Knochen«
  – verminderte mechanische Stabilität
– Mono- oder polyostotische progrediente Knochenerkrankung

▪ Ätiologie

– Unklar (evtl. Virusgenese/genet. Komponente)

▪ Epidemiologie

– Meist >40. Lebensjahr
– Männer häufiger betroffen als Frauen
– Oberkiefer häufiger betroffen als Unterkiefer

▪ Klinik

– Knochenschmerzen
– Kopfschmerz
– Schwindel
– Visusverlust
– Überwärmung durch Bildung neuer Blutgefäße

– Kardiovaskuläre Volumenbelastung wird beschrieben aufgrund des ausgeprägten gesteigerten Blutfluss der hypervaskularisierten Knochen
– Vergrößerung Schädelkalotte (Löwenhaupt)
– Auftreibung laerales Mittelgesicht
– Zementhyperplasien an Zahnwurzeln
– >1 % Entartungsrisiko
  – bei polyostotischer Form höheres Risiko

▪ Diagnostik

– Bildgebung
  – Schädel-Rö
    – »watteartige« Struktur
  – Szintigraphie
  – ggf. CT/MRI bei Frage nach spinaler/neurologischer Komplikationen
– Labor
  – alkalische Phosphatase: 20fach erhöht
  – Serumcalcium
  – Phosphat
  – PTH
  – 25-Hydroxycholecalciferol

▪ Therapie

– Bisphosphonattherapie
– Calcitonin 100 E/d sc für 1 Monat, gefolgt von bis zu 300 E/Woche sc für weitere 6 Monate
– Etidronat 400mg /d oral für 6 Monate
– Pamidronat 30 mg/Woche i.v. über 4 Stunden für 6 Wochen
– Risedronat 30 mg/d oral für 2 Monate

11.4 Weitere Knochenerkrankungen

A. Kruse Gujer

11.4.1 Echter Riesenzelltumor

▪ Synonym

– Fibrohistiozytärer Tumor (früher Osteoklastom)

▪ Epidemiologie

– 20–40 Jahre

▪ Diagnostik

▪▪ Histologie

– Ähnlich wie zentrales, Riesenzellen (osteoklastär)

▪ Klinik

– Vorkommen selten im Kiefer
– Eher in den Epiphysen der langen Röhrenknochen

Cave

- Wächst aggressiv
- Wächst infiltrativ
- Rezidive und Metastasen möglich
- Radikalere Entfernung

11.4.2 Langerhans-Zell-Histiozytose (Histiozytose X)

- **Ätiologie**
- Unklar

- **Diagnostik**
- Bildgebung
  - Röntgen
  - ausgestanzte Osteolysezonen
  - Zähne vital
  - teilweise Wurzelresorption

- **Klassifikation**
- Monosystemisch
  - Knochenbefall – monoostotisch/polyostotisch
  - Hautbefall
  - Lymphknoten (solitär oder multiple)
  - ZNS
  - Lunge
- Multisystemisch
  - zwei oder mehrere Organsysteme/Organe
- Nach Histologie
  - 3 Formen der Langerhans-Zell-Histiozytose
    - eosinophiles Granulom (monostotisch)
    - Hand-Schüller-Christian-Erkrankung (polyostotisch)
    - Abt-Letterer-Siwe-Erkrankung (Skelett/polyostotisch, Leber, Milz, Haut, Gehirn)

- **Klinik**
- Intensive Proliferation der Histiozyten (eosinophile, neutrophile Leukozyten, Plasmazellen, multinukleäre Riesenzellen)
- Erkrankung des dentritschen Zellsystems
- Nekrosezonen mit Schaumzellen
- Proliferation von Langerhans-Zellen

- **■■ Eosinophiles Granulom**
- Häufigste Form (70 %)
- Granulomatöse Tumoren an Achseln, Genitoanlaregion
- Osteolysen Mastoid, Maxilla, Mandibula
- Sekundäre Granulome der Mundschleimhaut
- Knocheninfiltrate sind zusätzliche von eosinophilen Granulozyten durchsetzt

- **■■ Hand-Schüller-Christian-Erkrankung**
- Bei Hypophyseninfiltration
  - Diabetes insipidus
  - Wachstumsstörung
- Hautveränderungen (seborrhoisches Ekzem)
- Exopthalmus
- Skelettveränderungen im Bereich Schädel, Rippen, Scapula
- Typische Zellen mit Lipoideinlagerungen (Xanthomzellen)

- **■■ Abt-Letterer-Siwe-Erkrankung**
- Schwerste Form
- Häufig Kinder bis 2 Jahre betroffen
- Ulzerierende Gingivitis, Fieber, Lymphadenopathie, bei Infiltration des Knochenmarkes:
  - Anämie
  - Thrombozytopenie
  - Neutropenie
- Splenomegalie

- **Therapie**
- Allgemein
  - Cortikoide
  - Zytostatika
    - Chlorambucil
    - Etoposid
    - Vincristin
      ggf. Radiatio
- Abhängig vom Befall
  - monostotisch
    - Kürettage
    - evtl. Radiatio
  - polyostotisch: Chemotherapie evtl. in Kombination mit Radiatio

11.5 Osteomyelitisformen und -therapieoptionen

G. Eyrich

- **Epidemiologie**
- Tritt in jedem Lebensalter auf, bei Kindern jedoch selten (Säuglingsosteomyelitis)
- Frauen und Männer sind gleich häufig betroffen
- Akute Osteomyelitis: ca. 17 %
- Sekundär chronische: 72 %
- Primär chronische: ca. 11 %

- **Ausbreitung**
- Diffuse Ausbreitung einer Entzündung im Knochenmark

11.5 · Osteomyelitisformen und -therapieoptionen

- Alle Anteile des Knochens, einschließlich des Periosts sind betroffen
- Osteomyelitis tritt vorwiegend im Unterkiefer auf
- Oberkiefer, bis auf Säuglingsosteomyelitis, selten betroffen

Ätiologie
- Odontogene Infekte
- Zahnextraktion im akut entzündlichen Stadium
- Osteotomie-mitiatrogene Knochenschädigung
- Weichteilabszess
- Infizierte Zysten
- Eitrige Sinusitis maxillaris
- Zur Mundhöhle hin offene Kieferfrakturen
- Osteoradionekrose

Ätiopathogenese
- Spezifische Auslöser bei:
    - akuter und/oder subakuter Form sowie chronischer Form der Osteomyelitis (s. Subklassifikation)
- Sonderform der Osteomyelitis
    - sog. Säuglingsosteomyelitis aufgrund einer hämatogenen bakteriellen Genese
- Primär chronische Form
    - lässt sich keinem bestimmten Agens oder Ereignis zuordnen
- Ggf. können dermatologische und rheumatologische Konsilien zur Abklärung von assoziierten Symptomen notwendig werden, z. B. beim SAPHO-Syndrom

Klinik
Klinische Symptome gemäß AWMF-Leitlinien:
- Schmerz
- Schwellung
    - Knochenauftreibung
    - Ödem
    - Weichgewebeinduration
    - Fluktuation
- Okklusionsstörung
- Erhöhte Zahnmobilität
- Foetor
- Fistelung
- Granulationsgewebebildung
- Freiliegender Knochen und Sequesterbildung
- Funktionsstörung (Sensibilitätsstörung, Trismus)
- Fieber
- Lymphadenitis
- Sensibilitätsstörungen etc.

Bildgebung/Diagnostik
Möglichkeiten der Röntgendiagnostik
- Wiederholung MRI
    - T1-gewichtet:

        - dunkel: Wasser, Liquor, Ödem, Calcium
        - hell: Fett, Gadolinium
    - T2-gewichtet
        - dunkel: Calcium, Knochen
        - hell: Wasser, Liquor, Ödem
- Konventionelles Röntgen
    - 3 Wochen nach Auftreten der ersten Symptomen erste Veränderungen sichtbar:
        - erhöhte Radioluzenz
        - Verlust trabekulärer Strukturen
        - Kontur des Mandibularkanals verändert sich
        - Erosion der Kortikalis
    - Unterkieferdarstellung
        - OPT
        - UK pa
    - Oberkieferdarstellung (selten)
        - OPT
        - OK halbaxial
    - erst wenn 30 % Mineralsalzgehalt des Knochens herausgelöst sind (frühestens nach 2–3 Wochen)
        - MRI in 2 Ebenen (i.d.R. koronar und axial) bereits schon im Frühstadium
        - CT in 2 Ebenen (i.d.R. koronar und axial, mit Kontrastmittel)
    - Sequester frühestens 3 Wochen nach Entzündung im CT darstellbar
    - Im CT nach 2 Wochen:
        - Verlust von Knochentrabekeln
        - Demineralisation
        - Erosion
        - Ausdünnung der kortikalen Platten
        - Veränderung Kontur Foramen mentale und Mandibularkanal
        - submandibulare/subperiostale Abszesse (am besten mit und ohne Gadolinium-KM T1 gewertetes MRI für Osteomyelitisdarstellung)
    - Skelettszinitgraphie (z. B. Tc-99m, Gallium- oder Graunulozytenszintigraphie) bereits nach 2 Tagen sichtbare Knochenveränderungen

Radiologische Symptome (gemäß AWMF-Leitlinien)
- Knochendestruktion/Osteolyse
- Veränderte Knochendichte und/oder Radioopazität
- Pathologische Fraktur
- Szintigraphische Mehrspeicherung

Weitere Diagnostik
- Gewebsbiopsie (zum Ausschluss von DD wie Metastase, fibröser Dysplasie, zystischen Läsionen, etc.)
- Mikrobiologie: überwiegend Gram-positive aerobe Staphylokokken, aber auch Gram-negative Mikroorganismen

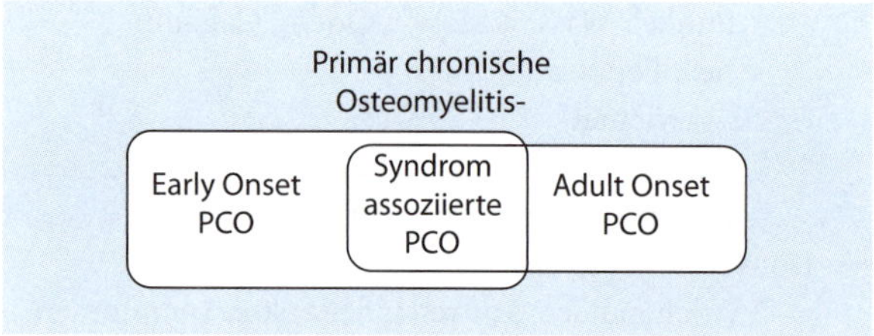

Abb. 11.1

Abb. 11.1 Subklassifikation der primär chronischen Osteomyelitis

> ❗ **Cave**
> **Keine Keime bei chronischer sklerosierender Osteomyelitis!**

11.5.1 Formen der Osteomyelitis

- **Klassifikation**
- **Züricher Klassifikation**
- Entsprechend dem Zürcher Klassifikationssystem wird grob nach dem Verlauf und Ursprung unterschieden in:
  - akute Osteomyelitis (erste 4 Wochen)
  - sekundär chronische Osteomyelitis (nach 4 Wochen)
  - primär chronische Osteomyelitis (○ Abb. 11.1)
    - early onset bis 20. Lebensjahr
    - adult onset
    - syndromassoziiert (SAPHO)

Unterteilung der akuten und chronischen Osteomyelitis nach Ursprung
- Neonatale/hämatogene Säuglinsosteomyelitis
- Traumatische Osteomyelitis
- Odontogene Osteomyelitis
- Fremdkörper oder Transplantat induzierte Osteomyelitis
- Mit Allgemein oder Systemerkrankung assoziierte Osteomyelitis
- Anderer, aber ursächlich bekannter Ursache bedingter Osteomyelitis

Synonyme und Unterteilung der primär chronischen Osteomyelitis
- Synonyme
  - diffuse sklerosing Osteomyelitis
  - Periostistis ossificans
  - Tendomyoperiostitis
- Unterteilung
  - jungendliche Form (early onset)
  - Erwachsenenform (adult onset)
  - syndromassozierte From (SAPHO, CRMO)

Tab. 11.1 Osteomyelitis: Diagnosehierarchie der Klassifikationskriterien

Hierarchiestufe	Kriterien der Klassifikation	Klassifizierung
1	Klinik und Verlauf Radiologie	Hauptgruppen – akute (subakute) Osteomyelitis – sekundär chronische Osteomyelitis – primär chronische Osteomyelitis
2	Pathologie	Differenzierung der Osteomyelitishauptgruppen untereinander und gegenüber anderen Pathologien
3	Äthiologie und Pathogenese	Untergruppen

SAPHO-Syndrom

Es handelt sich um eine Sonderform:
- **S**ynovitis
- **A**kne
- **P**ustulose (palmoplantar)
- **H**yperostose (vermehrte Knochenbildung)
- **O**stitis

- **Diagnostik**
- **Diagnosehierachie (○ Tab. 11.1)**
1. Klinik
2. Radiologie
3. Pathologie (Histologie)
4. Allfälligen Spezialuntersuchungen, z. B. Szintigraphien und PET-CT

Radiologie
- Diagnostik in der Frühphase respektive der ersten 4 Tage sowie einer möglichen akuten Osteomyelitis
  - MRT (Aussagen bezüglich Mark und Weichgewebeveränderungen bevor sie sich an relevanten kalzifizierten Strukturen zeigen)
- Innerhalb der ersten zwei Wochen
  - radiologisch lassen sich kaum spezifische Aussagen zur akuten Osteomyelitis machen, da sich Veränderungen an den kalzifizierten Strukturen in der Regel verspätet zeigen
  - evtl. generelle erhöhte Radioluzenz, eine Pseudoerweiterung des Foramen mandibulare oder ein Fehlen der Kanalbegrenzung
- Dritte und vierte Woche

11.5 · Osteomyelitisformen und -therapieoptionen

- insbesondere bei foudroyanten Verlaufsformen: ausgeprägte Osteolysen mit Sequesterbildung und gelegentlichen Periostauflagerungen
- Radiologie der sekundär chronischen Osteomyelitis (SCO)
  - teils ungleichmäßge radioluzente zerstörte Knochenareale
  - gelegentlich Sequester mit der typischen »Totenlade« und/oder umgebender periostaler Knochenneubildung (Dabei kann das Bild bei längerer Chronifizierung auch der einer PCO ähneln)
- Radiologie der PCO
  - entweder eine »cottonwool«-artige Auflockung die an den M. Paget erinnert
  - oder eine Mischung aus Aufhellungen und sklerosierten Arealen
  - Initialphase der juvenilen Form zeigt sich meist zusätzlich ein expansives Knochenwachstum mit Periostauflagerung (Periostitis), welches die Mandibel Fass-artig auftreibt und mit resorptiven Arealen durchsetzt ist
  - im Verlauf überwiegt die Sklerosierung, da es häufig auch unter entsprechender Therapie, von Dekortikation und Antibiose, zur sklerosierenden (sclerosing Osteomyelitis) Kondensation des Knochens kommt.

Pathologie (Histologie)
- Bei akuter Verlaufsform
  - typischen Zeichen einer akuten Entzündung mit Granulozyten, Bakterien, Marködem sowie Nekrose von Knochen
- Bei SCO
  - unterschiedliches Bild und Menge von Zellen
  - Lymphozyten und Plasamazellen sowie Abszessformationen mit Granulozyten und Bakterien
  - Fibrose sowie nekrotischer Knochen kennzeichnen ebenfalls das typische Bild je nach Dauer der Erkrankung
- Bei PCO
  - Markraumfibrose
  - bei juveniler Verlaufsform zusätzlich durch heterotrope Knochenneubildung im Sinne einer Periostauflagerung sowie resorptive Areale
  - bei adulter Form häufig pagetoide Knochveränderung
  - im Gegensatz zu anderen Osteomyelitisformen finden sich nie Knochennekrosen oder Bakterien

Spezialuntersuchungen
- Die Untersuchung mittels PECT, hier insbesondere Fluorid-PET, ist derzeit bezüglich des Nutzens noch Gegenstand von Untersuchungen

- Auf der dritten Hierarchiestufe können dermatologische und rheumatologische Konsilien sowie spezielle Untersuchungen (PET oder Szintigraphie) zur Abklärung von speziellen Formen oder assoziierten Syndromen notwendig werden, z. B. beim SAPHO-Syndrom
- Grundsätzlich sind die Gruppe der fibrossären Läsionen sowie der Malignome bei der Differentialdiagnose zu berücksichtigen

> **! Cave**
> **Bei Aktinomyces-Nachweis:**
> - **Aktinomyceten haben 10-mal höhere Empfindlichkeitsschwelle als penicillinsensible Streptokokken**
> - **Deshalb bei Drusennachweis Penicilline hoch und lange dosieren (6 Wochen).**

Therapie
Therapie der akuten und sekundär chronischen Osteomyelitis
Chirurgie
- Inzision und Drainage von Abszessformationen
- Entfernung (Sanierung) nicht erhaltungswürdiger beherdeter Zähne
- Knochendebridement (»Minor Surgery«: Entfernung des nekrotischen Knochens/Sequestrektomie; »Major Surgery«: Dekortikation, Resektion (mit/ohne Simultanrekonstruktion)

Konservative Therapie
- Mikrobiologischer Abstrich vom Knochen/tiefe Wunde
- Empirischer Beginn mit einem Breitspektrumantibiotikum und Adaptation des Antibiotikums gemäß Befund der Kultur
- Zusätzliche Therapie bei ausgedehnten und komplexen Fällen (HBO, prolongierte Antibiose)

Therapie der primär chronischen Osteomyelitis
Chirurgie
- Knochendebridement, zumeist »Major Surgery«: Dekortikation, evtl. auch Resektion (mit/ohne Simultanrekonstruktion)

Konservative Therapie
- Mikrobiologischer Abstrich vom Knochen/tiefe Wunde
- Empirischer Beginn mit einem Breitspektrumantibiotikum und Adaptation des Antibiotikums gemäß Befund der Kultur
- Zusätzliche Therapie bei ausgedehnten und komplexen Fällen (HBO, prolongierte Antibiose)

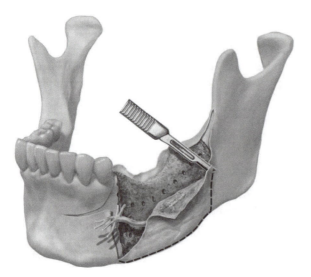

◨ **Abb. 11.2** Dekortikation: Darstellung des betroffenen Knochenareals

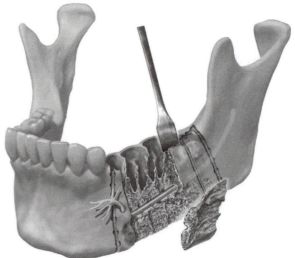

◨ **Abb. 11.4** Dekortikation: Dekortikation des bukkalen Knochens mit dem Meißel

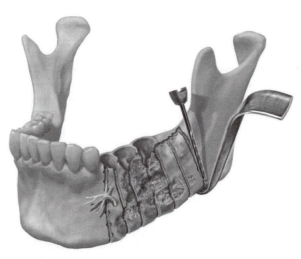

◨ **Abb. 11.3** Dekortikation: Anlage diagnostischer Rillen

- **Dekortikation (**◨ Abb. 11.2, ◨ Abb. 11.3 und ◨ Abb. 11.4)
- Gingivarandschnitt, Mukoperiostlappen
- Subperiostale Darstellung des betroffenen Knochens
- Entfernung von Sequestern oder ursächlichen Zähnen
- Markieren des geplanten Areals mit einem Bohrer
- Anlage von vertikalen diagnostischen Rillen (z. B. Lindemann) bis in den Bereich gut durchblutenden Knochens (ca. 1 cm Abstand)
- Dekortikation des bukkalen Knochens mit dem Meissel bis in gut durchbluteten Knochen. Gegebenenfalls Neurolyse
- Entfernung von Granulationsgewebe. Debridement
- Periostresektion
- Primärer Verschluss

11.5.2 Osteoradionekrose

- **Allgemein**
- Sonderform der Osteomyelitis

- **Inzidenz**
- 1–44,2 %
- Kann noch 30 Jahre nach Bestrahlung auftreten

- **Ätiologie**
- Traumatische Verletzungen
- Zahnextraktion kurz vor Bestrahlung (4,4 %)
- Zahnextraktion nach Bestrahlung (5,8 %)
- Zahntrauma (< 1 %)
- Spontanes Auftreten nach als Progression periapikaler oder peridontaler Erkrankungen
- Knochen, der aufgrund der Strahlen devaskularisiert wurde
- Verlust des Abwehrvermögens, dadurch höhere Infektionsgefahr

- **Radiologie**
- Knochendestruktion/Osteolyse (Radiotransluzenz)
- Veränderte Knochendichte und/oder Radioopazität
- Pathologische Fraktur
- Szintigraphische Mehrspeicherung

▷ **1 Gy (1Joule/kg) = 100 rads = 100c Gy (früher wurde Dosis in Rad angegeben, heute in Gray)**

- **Entstehungtheorien und entsprechende Therapieformen**
- ■■ **Theorie nach Marx**
- 3 Hs«: **H**ypoxische-**h**ypocelluläre-**h**ypovaskuläre Theorie bedingt durch bestrahlungsinduzierte Zellschädigung
- Führt zu chronisch nichtheilende Wunden, daher HBO um Hypoxie entgegenzuwirken
- Aber: in seiner Studie sprachen von 60 Patienten nur 15 % auf HBO an
- Annane D (Frankreich) brach Studie ab, da kein Benefit der HBO gegenüber Placebo gezeigt werden konnte

Hyperbare Sauerstoff-(HBO)-Therapie
- 100 % Sauerstoff via Sauerstoffzelt, Maske oder Endotrachealtubus in einer speziellen Sauerstoffkammer
- Mit 2,4 ATA (atmospheric absolute) Druck 90 Minuten, 5 Tage/Woche

- ■■ **Theorie nach Lyons A(»radiatio-induced fibrosis«)**
- 1. Phase (präfibrotisch)
  - akute Entzündungsantwort auf Reaktion der Endothelzellen
- 2. Phase (organisierende)
  - abnormale Fibroblastenreaktion
  - Disorganisation von extrazellulären Matrix
- 3. Phase (fibroatrophische)
  - Tissue remodelling

Unregulierte Fibroblastenproliferation durch:
- Tumornekrose Faktor Alpha
- Platelet-deried growth factor
- Fibroblastenwachstumsfaktor Beta1 (TGF-Beta1)

Therapieempfehlung nach Lyons
- Pentoxifylline 400 mg 1-0-1 po
- Anti-TNF alpha
- Dilatation von Blutgefäßen
- Inhibition von Entzündung
- Inhibition von Fibroblastenproliferation/extrazelluläre Matrix
- Tocopherol 1.000 IU 1/d (Vit. E) po
- Radikalfänger
- Ggf. Clodronate 1.600 mg/d (Bisphosphonate)

- ■ **Prophylaktische Maßnahmen**
- Vor Bestrahlung (spätestens 10 d vor Radiatio)
  - Optimierung Mundhygiene/professionelle Zahnreinigung
  - Extraktion von avitalen, stark kariös zerstörten Zähnen
  - Entfernung teilretinierter Zähne

- Abtragung scharfer Knochenkanten falls vorhanden
- konservierende Therapie erhaltungswürdiger Zähne
  - Anfertigung einer Strahlenschutzschiene zur Fluorgelapplikation
- Während Bestrahlung
  - regelmäßige Mundhygiene
  - Einsatz der Fluoridierungsschiene
  - Candida-Prophylaxe (Nystatin-Lutschtabletten/Suspension 4/d)
  - Mukositisprophylaxe (Pantothensäuresuspension)
- Nach Bestrahlung
  - regelmäßige Mundhygiene
  - falls Zahnextraktion notwendig, immer unter Antibiotikaschutz (spätestens 24 h präoperativ und 5–6 d postoperatives Weiterführen) und möglichst primärer Wundverschluss

11.6 Osteonekrose assoziiert mit knochenresorptionshemmenden Medikamenten

C. Jacobsen

11.6.1 Medikamente

Bisphosphonate
- ■ **Allgemeines**
- Binden an Calciumionen (Hydroxylapatit)
- Werden von Osteoklasten beim Knochenabbau aufgenommen
- Hemmung der Osteoklastentätigkeit führt zumeingeschränkten»bone remodeling« und damit verminderte »Reaktionsfähigkeit« des Knochens.

- ■ **Häufig verwendete Wirkstoffe**
- Beispiele:
  - Pamidronat (Aredia)
  - Clodronat (Ostac, Bonefos)
  - Ibandronat (Bondronat, Bonviva)
  - Zoldedronat (Zometa)
  - Alendronat (Fosamax, Actonel)

Denosumab
- ■ **Allgemeines**
RANK-Liganden-Inhibitor (Prolia, XGEVA):
- Bindet an den von Osteoblasten exprimierten RANK-Liganden. Dies führt zur:
  - Hemmung der Interaktion mit RANK (**R**eceptor **A**ctivator of **N**F-κB)

- Hemmung der Osteoklastendifferenzierung
- Hemmung der Osteoklastentätigkeit
- Hemmung des Knochenabbaus (Prolia, XGE-VA)
- Zulassung der EMA und FDA zur Therapie der Osteoporose (Prolia) und skelettbezogener Komplikationen bei Patienten mit Knochnmetastasen durch solide Tumoren (XGEVA)

11.6.2 Bisphosphonatassoziierte Osteonekrose (BRONJ)

- **Historie**
- Als »Phosphornekrose« im 19. Jh. bei Arbeitern der Zündholzfabriken als eine der ersten anerkannten Berufserkrankungen bekannt (»phossyjaw«)

- **Allgemeines**
- Name heute obsolet: entstanden nach Entdeckung 2003
- Besser umbenennen in z. B. Osteopathologie assoziiert mit knochenresorptionshemmender Medikation

- **Risikofaktoren**
- Potenz des Bisphosphonats und die Dauer der BP-Therapie= kumulative Dosis, sowie
- Immunsuppression und damit assoziierte Medikamente
- Lokale Risikofaktoren:
  - infektiöse Foki
  - invasive dentale Therapie (v. a. Extraktionen, assoziiert mit dentalen Foki)
  - nicht passende Prothesen (Druckstellen) u. ä.

- **Prävention**
- Vor geplanter Bisphosphonat-, oder Denosumabgabe Zahnsanierung (vergleichbar mit Herdabklärung vor Transplantation oder Bestrahlung)

- **Klinik**
- **Klinische Symptome**
- Schmerzen
- Umgebung infektös verändert
- Weichteilschwellung bis zum Abszess
- Pusaustritt
- Zahnlockerungen
- Foetor ex ore
- Fisteln extra- und intraoral
- Hypästhesie
- Häufig freiliegender Knochen (jedoch nicht immer!)
  - fest
  - meist gräulich, gelblich – ohne Blutung

- **Bildgebung – Befunde**
- Ähnlich denen einer chronischen Osteomyelitis
- Aufheben der cortikospongiösen Struktur
- Sklerose der Spongiosa
- Sklerosierte Lamina dura
- Canalis mandibularis »eingemauert«
- Periostale Auflagerungen
- Sequesterbildung
- Pathologische Frakturen

- **Klassifikation**
Nach »American Association of Oral and Maxillofacial Surgery« (eigentlich auch obsolet, aber noch vielfach verwendet):
- Stadium 0:
  - keine klinische Evidenz
  - unspezifische klinische Befunde und Symptome
- Stadium 1:
  - asymptomatische Osteonekrosis mit freiliegenden Knochen
  - kein Infekt
- Stadium 2:
  - freiliegender Knochen mit begleitendem Infekt (Schmerzen, Schwellung) mit oder ohne Pusaustritt
- Stadium 3:
  - freiliegender Knochen
  - Schmerzen
  - Schwellung/Infekt
  - einem oder mehrere der folgenden Befunde
    - nekrotischer Knochen über den Alveolarfortsatz hinausreichend
    - pathologische Fraktur
    - extraorale Fisteln
    - Mundantrum/Mund-Nasen-Verbindung
    - Osteolyse bis basal in den Bereich der Mandibula oder inklusive Bodens des Sinus maxillaris

- **Präventive Maßnahmen**
- Optimierung der Mundhygiene
- Regelmäßiges Recall
- Beseitigen aller möglicher lokaler Foki
- Vor Bisphosphonat-, Denosumabtherapie:
  - Sanierung potentieller Infektherde
  - Entfernung scharfer Knochenkanten
- Während und nach Bisphosphonattherapie:
  - Keine Implantatinsertion bei Bisphosphonattherapie zur Tumortherapie und bei Therapie mit Denosumab bei maligner Grunderkrankung
- Wenn Zahnextraktion bei Patienten mit maligner Grunderkrankung
  - unter Antibiotikaschutz

- primärer Wundverschluss nach sorgfältiger Spülung
- Derzeit keine Kontraindikationen gegen Implantatinsertion bei oraler Bisphosphonattherapie bei Osteoporose (insgesamt aber wenig aussagekräftige Literatur bisher)

- **Therapiemöglichkeiten**

❯ - **Individuell entscheiden**
  - **Gesamtsituation des Patienten bedenken**

- Chirurgische Therapie minimalinvasiv zeigt sehr gute Erfolge: Chirurgische Entfernung des nekrotischen Knochens/Sequestrektomie mit dichtem Wundverschluss
- Konservative Therapie mit systemischen antiinfektiven Maßnahmen bei Patienten mit schlechtem Allgemeinzustand und zu hohem Operationsrisiko.
- Bei Bedarf – nur in Ausnahmefällen – (Teil)Resektion und Rekonstruktion des erkrankten Knochens

Literatur

AWMF Leitlinie http://www.awmf.org/uploads/tx_szleitlinien/025-015.pdf

Aiken HE (1962) Cherubism. Am J Dis Child 103:697–701

Arnott DG (1978) Cherubism – an initial unilateral presentation. Br J Oral Surg 16(1):38–46

Baltensperger MM, Graetz KW, Bruder E, Lebeda R, Makek M, Eyrich GK (2004) Is primary chronic osteomyelitis a uniform disease? Proposal of an old/new classification based on a retrospective analysis of patients treated in the past 30 years. J Cranio Maxill Surg 32(1):43–50

Baltensperger MM, Eyrich GK (2009) Osteomyelitis of the Jaws. Springer, Heidelberg

Chapurlat RD, Hugueny P, Delmas PD, Meunier PJ (2004) Treatment of fibrous dysplasia of bone with intravenous pamidronate: long-term effectiveness and evaluation of predictors of response to treatment. Bone 35(1):235–42

Chapurlat RD, Orcel P (2008) Fibrous dysplasia of bone and McCune-Albright syndrome. Best Pract Res Clin Rheumatol 22(1):55–69

Carlos R, Sedano HO (2002) Intralesional corticosteroids as an alternative treatment for central giant cell granuloma. Oral Surg Oral Med Oral Pathol Oral Radiol Endod 93(2):161–6

Chuong R, Kaban LB, Kozakewich H, Perez-Atayde A (1986) Central giant cell lesions of the jaws: a clinicopathologic study. J Oral Maxillofac Surg 44(9):708–13

de Lange J, Rosenberg AJ, van den Akker HP, Koole R, Wirds JJ, van den Berg H (1999) Treatment of central giant cell granuloma of the jaw with calcitonin. Int J Oral Maxillofac Surg 28(5):372–6

Edgerton MT, Persing JA, Jane JA (1985) The surgical treatment of fibrous dysplasia. With emphasis on recent contributions from cranio-maxillo-facial surgery. Ann Surg 202(4):459–79

Eckardt A, Schultze A (2003) Maxillofacial manifestations of Langerhans cell histiocytosis: a clinical and therapeutic analysis of 10 patients. Oral Oncol 39(7):687–94

Eyrich GK, Harder C, Sailer HF, Langenegger T, Bruder E, Michel BA (1999) Primary chronic osteomyelitis associated with synovitis, acne, pustulosis, hyperostosis and osteitis (SAPHO syndrome). J Oral Pathol Med 28(10):456–64

Eyrich GK, Langenegger T, Bruder E, Sailer HF, Michel BA (2000) Diffuse chronic sclerosing osteomyelitis and the synovitis, acne, pustolosis, hyperostosis, osteitis (SAPHO) syndrome in two sisters. Int J Oral Maxillofac Surg 29(1):49–53

Eyrich GK, Baltensperger MM, Bruder E, Grätz KW, Sailer HF (2003) Primary chronic osteomyelitis (PCO) in childhood and adolesence: A retrospective analysis of 11 cases and review of the literature. J Oral Maxillofac Surg 61(5):561–73

Fedele S, Kumar N, Davies R, Fiske J, Greening S, Porter S (2009) Dental management of patients at risk of osteochemonecrosis of the jaws: a critical review. Oral Dis 15(8):527–37

Ferretti C, Muthray E. Management of central giant cell granuloma of mandible using intralesional corticosteroids: case report and review of literature. J Oral Maxillofac Surg. 2011; 69(11):2824–9

Jackson IT, Hide TA, Gomuwka PK, Laws ER Jr, Langford K (1982) Treatment of cranio-orbital fibrous dysplasia. J Maxillofac Surg 10(3):138–41

Jacobsen C, Metzler P, Obwegeser, JA, Zemann W, Grätz KW (2012) Osteopathology induced by bisphosphonates and dental implants: Clinical observations. Clinical Oral Investig

Kruse A, Pieles U, Riener MO, Zunker Ch, Bredell MG, Grätz KW (2009) Craniomaxillofacial fibrous dysplasia: a 10-year database 1996–2006. Br J Oral Maxillofac Surg 47(4):302–5

Lane JM, Khan SN, O'Connor WJ, Nydick M, Hommen JP, Schneider R, Tomin E, Brand J, Curtin J (2001) Bisphosphonate therapy in fibrous dysplasia. Clin Orthop Relat Res (382): 6–12

MacDonald-Jankowski DS (2004) Fibro-osseous lesions of the face and jaws. Clin Radiol 59(1):11–25

Morag Y, Morag-Hezroni M, Jamadar DA, Ward BB, Jacobson JA, Zwetchkenbaum SR, et al. (2009) Bisphosphonate-related osteonecrosis of the jaw: a pictorial review. Radiographics : a review publication of the Radiological Society of North America, Inc 29(7):1971–84

Obwegeser HL (1960) Aktives chirurgisches Vorgehen bei der Osteomyelitis mandibulae. Zeitschrift für Stomotologie 57:216–225

Reid IR (2009) Osteonecrosis of the jaw: who gets it, and why? Bone 44(1):4–10

Ruggiero SL, Dodson TB, Assael LA, Landesberg R, Marx RE, Mehrotra B, et al. (2009) American Association of Oral and Maxillofacial Surgeons position paper on bisphosphonate-related osteonecrosis of the jaw - 2009 update. Aust Endod J 35(3):119–30

Su L, Weathers DR, Waldron CA (1997) Distinguishing features of focal cemento-osseous dysplasia and cemento-ossifying fibromas. II. A clinical and radiologic spectrum of 316 cases. Oral Surg Oral Med Oral Pathol Oral Radiol Endod 84(5):540–9

Suárez-Roa MeL, Reveiz L, Ruíz-Godoy Rivera LM, Asbun-Bojalil J, Dávila-Serapio JE, Menjívar-Rubio AH, et al. (2009) Interventions for central giant cell granuloma (CGCG) of the jaws. Cochrane Database Syst Rev (4):CD007404

Summerlin DJ, Tomich CE (1994) Focal cemento-osseous dysplasia: a clinicopathologic study of 221 cases. Oral Surg Oral Med Oral Pathol 78(5):611–20

Worawongvasu R, Songkampol K (2010) Fibro-osseous lesions of the jaws: an analysis of 122 cases in Thailand. J Oral Pathol Med 39(9):703–8

Yabut SM Jr, Kenan S, Sissons HA, Lewis MM (1988) Malignant transformation of fibrous dysplasia. A case report and review of the literature. Clin Orthop Relat Res (228):281–9

Yarom N, Fedele S, Lazarovici TS, Elad S (2010) Is exposure of the jawbone mandatory for establishing the diagnosis of bisphosphonate-related osteonecrosis of the jaw? J Oral Maxillofac Surg 68(3):705

Zoccali C, Teori G, Prencipe U, Erba F (2009) Mazabraud's syndrome: a new case and review of the literature. Int Orthop 33(3):605–10

Kieferhöhlenerkrankungen

C. Jacobsen

12.1 **Sinusitis – 176**

12.2 **Pilzerkrankungen der Kieferhöhle – 178**

12.3 **Syndrom der operierten Kieferhöhle – 180**

12.4 **Silent-Sinus-Syndrome – 180**

12.5 **Mukozele – 180**

12.6 **Sinuszysten – 181**
12.6.1 Retentionszyste und Pseudozyste des Sinus – 181
12.6.2 »Postoperative« bzw. »posttraumatische« Zyste des Sinus
maxillaris – 182

12.7 **Neubildungen – 182**

Literatur – 183

12.1 Sinusitis

- Definition: akute oder chronische Entzündung unterschiedlicher Ursachen der Schleimhaut einer oder mehrerer Nasennebenhöhlen (Sinus maxillaris, ethmoidalis, sphenoidalis und frontalis)

- **Ätiologie**
- Erregerbedingte Sinusitis: ausgelöst durch z. B. Bakterien, Viren oder Pilze
  - akute bakterielle
  - akute virale
  - nichtinvasive isolierte Mykose
  - eosinophile chronische Pilzsinusitis
- Ausbreitung eines odontogenen Fokus (bis zu 40 % der bakteriellen Sinusitiden, Patel 2011)
- Verbindung Mund und Antrum, z. B. nach Zahnextraktion im Oberkiefer
- Anatomische Prädisposition:
  - Obstruktion osteomeataler Komplex
  - Septumdeviation
  - paradoxe mittlere Nasenmuschel und Haller-Zellen
- Spezifische Erkrankungen:
  - Kartagener-Syndrom
  - zystische Fibrose
  - primäre Ziliendyskinesie
- Immunsuppression
- Immunmangelzustände
- Langzeitintubation
- Substanzmissbrauch (Drogen, Nikotin)
- Erniedrigung des pH
- Allergien

- **Einteilung**
- Derzeit keine offizielle Klassifikation, Einteilung nach unterschiedlichen Gesichtspunkten möglich
- Dauer der Erkrankung:
  - Akute Sinusitis: Dauer < 4 Wochen (nach Europäischer Leitlinie bis 12 Wochen Dauer) mit komplettem Abklingen der Symptome
  - Subakute Sinusitis: Progression der Erkrankung über 5–12 Wochen
  - Chronische Sinusitis: Dauer > 12 Wochen, intermittierend akute Schübe möglich
  - Akut rezidivierende Sinusitis: 2–4 Perioden im Jahr mit einer Latenz von mindestens 8 Wochen
- Europäische Leitlinie:
  - Akute Rhinosinusitis: Dauer bis 12 Wochen mit komplettem Abklingen der Symptome
  - Chronische Rhinosinusitis: > 12 Wochen Dauer ohne komplettes Abklingen der Symptome

- Immunologische Gesichtspunkte (nur bei chronischer Sinusitis):
  - Polypös chronische Sinusitis
  - Nichtpolypös chronische Sinusitis

- **Klinik**
- **Symptome**
- Verlegung der Nasenatmung
- Eitrige oder klare Sekretion aus der Nase
- Hyposmie bzw. Anosmie
- Kopfschmerzen
- Druckgefühl über der Kieferhöhle mit Steigerung beim Vornüberbeugen

- **Untersuchungsbefunde**
- Akute Sinusitis:
  - Nasensekret (purulent oder klar) in Kombination mit den obigen Symptomen
- Unterscheidung bakterielle und virale Sinusitis
  - ▢ Tab. 12.1
- Chronische Sinusitis:
  - anterograde oder postnasale Sekretion
  - Müdigkeit
  - Infektanfälligkeit
  - Kopfschmerzen
  - Hyposmie bzw. Anosmie
  - Gewebewucherungen aus der Nasenhöhle
  - Sensibilitätsstörungen des N. trigeminus
  - rezidivierende Epistaxis
  - Gesichtsfeldeinschränkungen (neu aufgetreten)
  - Gesichtsasymmetrie (neu aufgetreten)

- **❗ Cave**
- **Severe chronic upper airway disease (SCUAD):**
  - **diffuse Manifestation chronischer Schleimhautentzündung der oberen und unteren Atemwege**
  - **bei 30 % der Patienten mit diffuser Polyposis gleichzeitig vorliegendes Asthma bronchiale**
  - **bei 15 % gleichzeitiges Vorliegen einer Analgetikaintoleranz (z. B. Aspirin)**
  - **bei 70 % aller Asthmatiker Zeichen einer Rhinosinusitis**
  - **bei Kombination von Asthma und Analgetikaintoleranz deutlich > 70 % Zeichen einer Rhinosinusitis**

- **Nasenpolypen**
- Häufig zu finden bei Patienten mit Sinusitis
- Besiedlung mit Staph. aureus wohl von Bedeutung für Polypentstehung
- Histologie: eosinophile oder neutrophile Granulozyten

12.1 · Sinusitis

Tab. 12.1 Differenzialdiagnostik der akuten viralen und bakteriellen Rhinosinusitis

Art	Bakterielle	Virale
Symptomdauer	Zunahme nach 5 d, > 10 d	< 10 d
Klinik	Eitrige Sekretion und / oder Zahnschmerzen	Oft Trigger einer bakteriellen Infektion
Häufigste Erreger	Streptococcus pneumoniae (30–40 %) Haemophilus influenzae (20–30 %) Moraxella catarrhalis (eher Kinder) Staphylokokkus aureus (3 %) Streptococcus pyogenes (3 %)	Rhinovirus Influenzavirus Parainfluenzavirus

- Kombination mit
  - ASS-Intoleranz (25 %)
  - Asthma bronchiale (40 %)
- Kombination von Polyposis nasi bzw. sinus, Analgetikaintoleranz und Asthma bronchiale: sog. Samter-Trias oder Widal-Trias

- **Diagnostik**
- Anamnese und Klinik (wichtigstes diagnostisches Mittel)
- Dentaler Status
- Suche nach Mund-Antrum-Verbindung (MAV): Nasenblasversuch, Sondierung mit Silberblattsonde
- Rhinoskopie
  - putrides Sekret in Nasengängen und Ostium
  - postnasal »drip« (Eiter an der Rachenhinterwand)
- Nasale Endoskopie: Möglichkeit der Abstrich- und Biopsieentnahme
- Punktion der Kieferhöhle und Probengewinnung (mikrobiologische Untersuchung zur Erregerbestimmung)

- **Bildgebung**
- Konventionelles Röntgen:
  - Nasennebenhöhlenaufnahme (occipitofrontal bzw. occipitomental)
  - laterale Aufnahme
  - Orthopantomogramm bei V. a. dentogenen Fokus
- Schnittbildaufnahmen (Standarddiagnostik), auch intraoperativ möglich
  - CT
  - DVT (digitales Volumentomogramm)
  - MRT als differenzialdiagnostisches Mittel:
    - Tumorverdacht
    - Verdacht auf infektiöse Mitbeteiligung des Knochens
  - Verdacht auf intrakranielle Beteiligung
- Sonographie: Darstellung von Flüssigkeit, sonst eingeschränkt

- **Labor**
- Infektparameter (Leukozyten, CRP, ggf. PCT)
- Immunologische Diagnostik
- Allergologische Diagnostik
- Pathohistologische Diagnostik nach Probebiopsie

> - **Akute Rhinosinusitis: klinische Diagnose unter Berücksichtigung des Gesamtbilds, radiologische Diagnostik meist nicht notwendig**
> - **Chronische Rhinosinusitis: Diagnosestellung unter Berücksichtigung von Anamnese, Klinik, aber auch Endoskopie und radiologischer Diagnostik**
> - **Odontogene Sinusitis: radiologische Diagnostik zur Fokussuche erforderlich**

- **Therapie**
- **Akute Rhinosinusitis**
- Meist viral bedingt, daher zunächst symptomatische Therapie
- Analgetikagabe
- Systemische antiinfektiöse Therapie (bei Komplikationen, Patienten mit reduziertem Allgemeinzustand, Immunsuppression)
  - Heilungsrate ohne Antibiose wohl 80 %, mit Antibiose 90 %
  - Amoxicillin, Kombination Amoxicillin und Clavulansäure
  - Clarithromycin, Azithromycin
  - bei Erregernachweis: Cephalosporine der 2. und 3. Generation, Ciprofloxacin, Clindamycin, Metronidazol
- Dekongestiva lokal für maximal 10 Tage (schlechte systemische Steuerbarkeit und Nebenwirkungen)
- Steroide nasal zur Symptomlinderung
- Salzlösungen wohl nicht wirksam im akuten Zustand

- **Chronische Rhinosinusitis**
- Einsatz von Salzlösungen als Spülung oder Nasenspray (Symptomlinderung)
- Steroide (systemisch oder topisch):

- meist bei polypöser Sinusitis für mehrere Monate bis zu 1 Jahr
- bei alleiniger Steroidtherapie allerdings Rezidivrate bis 50 %
- Systemische antiinfektiöse Therapie zur Ergänzung:
  - Effektivität bisher ohne eindeutige Evidenz
  - Berücksichtigung von gramnegativen Erregern und Staphylokokken
  - Anwendung > 3 Wochen
    - Aminopenicilline und β-Lactamasehemmer
    - Cephalosporine der 2. Generation
    - Clindamycin, Cotrimoxazol, Doxyzyklin, Fluorchinolone
- Sonstige systemische Therapiemöglichkeiten:
  - Mukolytika (z. B. Acetylcystein, Ambroxol): keine evidenzbasierte Wirkung
  - Antihistaminika: Reduktion der osteomeatalen Obstruktion
  - Phytotherapie: gute Wirkung in mehreren Studien (z. B. Perlagonium, Eucalyptus, Verbena officinalis)
  - Zink, Vitamin C: keine Evidenz anhand Studien vorliegend
- Sonstige lokale Therapiemöglichkeiten:
  - Inhalationen, ätherische Öle, Akupunkur: keine Evidenz anhand Studien nachgewiesen
- Chirurgische Therapie:
  - Endonasale Chirurgie (evtl. auch minimal invasiv zur Abtragung von Gewebe)
  - Ziel: Herstellung einer adäquaten Belüftung

▪▪ Odontogene Sinusitis
- Chirurgische Therapie mit Beseitigung des odontogenen Fokus und Revision des betroffenen Sinus
- Kombination mit allgemeiner Therapie der Sinusitis sinnvoll
- Beseitigung des auslösenden Fokus erforderlich

▪▪ Odontogene Sinusitis mit Mund-Antrum-Verbindung
- Konservative Therapie der Sinusitis über die MAV
- Lokalplastischer Verschluss der MAV
- Indikation zur chirurgischen Revision des Sinus, bzw. zur funktionellen endoskopischen Sinusrevision (FESS):
  - verlegtes Ostium naturale (kein Sekretabfluss möglich)
- Chirurgische Zugänge:
  - Nutzung einer bestehenden MAV
  - funktionelle endoskopische Sinusrevision (FESS)
  - Fensterung des Sinus über die anteriore Wand

▪ Komplikationen
- Lokale:
  - Mukozele
  - Osteomyelitis der Schädelknochen (Sinus frontalis = Pott puffy tumor)
- Orbitale:
  - Orbitaödem
  - Periostitis der Orbita
  - Subperiostalabszess
  - Orbitaphlegmone
- Intrakranielle:
  - Abszesse bzw. Empyeme: intrakraniell, subdural oder epidural
  - Thrombosen
  - Enzephalitis bzw. Meningitis
- Systemische:
  - Sepsis mit Multiorganversagen bei systemischer Streuung des infektiösen Herdes

▪ Aktuelle Leitlinien
- Arbeitsgemeinschaft der Wissenschaftlichen Medizinischen Fachgesellschaften Leitlinien der Deutschen Gesellschaft für Mund-Kiefer-Gesichtschirurgie Odontogene Sinusitis maxillaris; Nr. 007/086 Entwicklungsstufe 2 http://www.awmf.org/leitlinien/detail/ll/007-086.html
- Deutsche Gesellschaft für Hals-Nasen-Ohren-Heilkunde, Kopf- und Hals-Chirurgie e. V. Rhinosinusitis; Registernummer 017 – 049 Entwicklungsstufe 2k http://www.awmf.org/leitlinien/detail/ll/017-049.html

12.2 Pilzerkrankungen der Kieferhöhle

- Grundsätzlich zwei Formen unterschieden:
  - nichtinvasive Mykose des Sinus maxillaris: extramukosal gelegener »Pilzball«, intrasinusoidale Mykose
  - disseminierte Mykose bei immunkompromittierten Patienten

▪ Ätiologie
- In den allermeisten Fällen Aspergillus spp. ursächlicher Erreger
- Aspergillom:
  - Kombination von Schwermetallen in der Kieferhöhle (z. B. überstopftes Wurzelfüllmaterial) und Aspergillusbesiedlung
  - meist Besiedlung mit Aspergillus fumigatus
  - Proliferation zum Pilzball (Rhinolith)
  - in der Regel lange Anamnese
- Allergische Pilzsinusitis:
  - anamnestisch häufig Asthma

12.2 · Pilzerkrankungen der Kieferhöhle

- Vergesellschaftung mit Asthma häufig
- erhöhtes Ig E, Eosinophilie
- ursächliche Spezies: Curvularia lunata, Aspergillus bipolaris, Drechslera spp.
- Akut invasive Mykose:
  - Insgesamt selten, nur bei immunkompromittierten Patienten
  - schnelle Progredienz und Destruktion von Strukturen
  - vaskuläre Fortleitung in Orbita und ZNS möglich
  - hohe Mortalität (50 %)
  - Erreger: Mucorarten, Aspergillus spp., Rhizopus, Rhizomucor, Apophysomyzes spp.
- Chronisch invasive Sinusitis:
  - meist Apergillus fumigatus
  - Patienten mit Diabetes mellitus
- Granulomatöse invasive Pilzsinusitis:
  - meist Aspergillus flavus
  - bisher nur in Nordafrika beschrieben

■ Klassifikation
- Nichtinvasive Pilzinfektion:
  - Aspergillom oder Myzetom
  - allergische Pilzsinusitis
- Invasive Pilzinfektion:
  - akut invasive Infektion (fulminant)
  - chronisch invasive Pilzsinusitis
  - granulomatöse Sinusmykose

■ Klinik
■■ Aspergillom
- Meist als Zufallsbefund bei bildgebender Diagnostik
- Einseitiges Druckgefühl im Bereich des Sinus
- Einseitiger Ausfluss
- Klinische Zeichen einer Sinusitis

■■ Allergische Pilzsinusitis
- Polyposis nasi
- Häufig chronische Sinusitis in Vorgeschichte

■■ Invasive Mykose
- Patienten mit Immundefizit oder Diabetes mellitus
- Starkes Krankheitsgefühl: Fieber, Kopfschmerzen, Husten, Nasenlaufen
- Komplikation: Invasion der Pilzhyphen in die Gefäße mit nachfolgender Vaskulitis und möglicher Thrombose

■■ Chronisch invasive Mykose
- Patienten mit Diabetes mellitus
- Langsame Progredienz
- Meist geringe Beschwerden
- Orbitaspitzensyndrom als typisches Zeichen

■■ Granulomatös invasive Mykose
- Immunkompetente Patienten in Nordafrika
- Typisches Zeichen: Proptose

■ Diagnostik
■■ Nichtinvasive Pilzsinusitis
- Bildgebung: OPT, DVT oder CT
  - metalldichte Fremdkörperstruktur im Sinus (entspricht Sealerrest und Pilzausscheidungen)
- Makroskopisch: grün-graue Masse, teils den Sinus komplett ausfüllend
- Histologie:
  - Zeichen einer nichtinvasiven granulomatösen Entzündung in Kombination mit Pilzhyphen
  - Bei allergischer Sinusitis zusätzlich eosinophile Zellen, Plasmazellen und Lymphozyten
- Labor: erhöhtes Ig E (pilzspezifisch) bei allergischer Pilzsinusitis, nicht beim Aspergillom

■■ Invasive Mykose
- Bildgebung: CT, DVT, MRT (Nachweis einer möglichen ZNS-Invasion)
  - Verschattung der Kieferhöhle
  - je nach Stadium Destruktion von Nachbarstrukturen (z. B: Knochenarrosion)
- Histologie:
  - Darstellung in PAS-Färbung bzw. Gorcott-Imprägnation
  - Invasion von Pilzhyphen in Sinusschleimhaut, Gefäße, Sinus cavernosus

■■ Chronisch-invasive Sinusitis
- Bildgebung: CT, DVT, MRT (Nachweis einer möglichen ZNS-Invasion)
  - Verschattung der Kieferhöhle
  - je nach Stadium Destruktion von Nachbarstrukturen (z. B. Knochenarrosion)
- Histologie: teilweise Nekrosen in Mukosa und Submukosa nachzuweisen
- Granulomatöse Pilzsinusitis: Riesenzellen, teils Knochenerosion durch Druck

❯ Diagnostische Kriterien (klinisch und histologisch) nach de Shazo
- Radiologische Evidenz einer Opazität mit oder ohne Kalzifizierung im Sinus
- Mukopurulentes Material im Sinus (käsig oder kleieartig)
- Verfilztes Konglomerat aus Hyphen in Kontakt zur Sinusschleimhaut, jedoch ohne Infiltration
- Chronisch inflammatorische Immunantwort der in Kontakt stehenden Sinusschleimhaut von variabler Intensität (Lymphozyten, Plasmazellen, Eosinophile)

- Mikroskopisch in speziellen Pilzfärbungen keine Invasion der Pilze in Mukosa, Blutgefäße oder Knochen

- **Therapie**
- Grundsatz: für alle Arten der Pilzsinusitis chirurgische Therapie unabdingbar

- **Chirurgische Maßnahmen**
- Allergische Pilzsinusitis: Debridement des Sinus (lokal, endoskopisch)
- Aspergillom: Entfernung des Pilzballs (Fensterung des Sinus maxillaris, auch endoskopisch möglich)
- Akut invasive Mykose: radikales Debridement (bis zum gesunden Gewebe) des nekrotischen Gewebes
- Chronisch invasive Mykose: Revision des Sinus (endoskopisch oder offen)
- Granulomatöse Mykose: Revision des Sinus (endoskopisch oder offen)

- **Adjuvante Therapie**
- Allergische Pilzsinusitis: evtl. systemische Kortikosteroide bei Bedarf
- Aspergillom: keine systemische Therapie
- Akut invasive Mykose: systemische antimykotische Therapie (z. B: Amphotericin B, Fluconazole)
- Chronisch invasive Mykose: systemische antimykotische Therapie (z. B. Amphotericin B, Fluconazole)

- **Zusätzliche Maßnahmen**
- Nasenspülungen mit Kochsalz

12.3 Syndrom der operierten Kieferhöhle

- Definition: Langzeitbeschwerden nach radikaler Sinusrevision nach Caldwell-Luc (Petzel 1980)

- **Klinik**
- Schmerzen (teilweise bohrende paroxysmale Schmerzen)
- Neuralgiforme Schmerzen bei Störungen des N. infraorbitalis
- Postoperative Rhinitis oder Sinusitis
- Intermittierende Schwellungen
- Ausbildung von Zysten ▶ Abschn. 12.6.2

12.4 Silent-Sinus-Syndrome

- Definition: orbitale Symptomatik durch chronische Hypoventilation und darauffolgenden Kollaps des Sinus maxillaris

- **Ätiologie**
- Langanhaltende Belüftungsstörung des Sinus maxillaris
- Atelektase des Sinus maxillaris
- Kollaps der Sinuswände inklusive des Orbitabodens
- Vergrößerung des Orbitavolumens mit okulärer Symptomatik

- **Klinik**
- Doppelbilder
- Vertikale Dystopie des Bulbus nach kaudal (Hypoglobus)
- Enophthalmus
- Meist keine typische Symptomatik einer Sinusitis

- **Diagnostik**
- **Bildgebung**
- DVT, CT:
  - Ausdünnung der Sinuswände
  - Septumdeviation zur betroffenen Seite
  - teilweise vollständige Verschattung des betroffenen Sinus

- **Therapie**
- Zwei Säulen der Therapie:
  - Stufe 1: Wiederherstellung eines Abflusses und Drainage des obliterierten Sinus durch funktionelle endoskopische Therapie (Unciektomie)
  - Stufe 2: Rekonstruktion der Orbitawände bzw. des Orbitabodens zur Korrektur der orbitalen Symptomatik durch Einlage von autologen oder alloplastischen Materialien (Knochen, Knorpel, Fett, synthetische Materialien)
- Mögliches Vorgehen:
  - Stufe 1 und 2 gleichzeitig
  - Stufe 1, dann im Abstand von 2 Monaten Stufe 2
  - nur Stufe 1 (spontane Remission der okulären Symptomatik beschrieben)

12.5 Mukozele

- Definition Zele: griechisch für »Bruch«, anatomisch abgeschlossener Raum über seine normalen Grenzen hinaus krankhaft erweitert
- Definition Mukozele: Bruchinhalt aus Schleim bestehend

- **Ätiologie**
- Entstehung:
  - Verlegung des Sinusostiums (z. B. Ödem, Trauma)
  - Ansammlung von Schleim und Flüssigkeit
  - langsame Auftreibung des Sinus

12.6 · Sinuszysten

- Ausdünnung und Arrosion des Knochens
- Aufbau: Mukoperiostsack, gefüllt mit primär sterilem Schleim und Epithelresten
- Meist lange Latenz zwischen auslösendem Ereignis und Ausprägung einer Osteolyse

■ Epidemiologie
- Geschlechtsdisposition: keine
- Altersgipfel: meist zwischen 30. und 60. Lebensjahr, kein wirklicher Altersgipfel
- Risikofaktoren: Trauma, vorangegangene Sinusoperationen (v. a. nach Caldwell-Luc)

■ Klassifikation
■■ Nach Inhalt
- Pneumatozele
- Mukozele: Schleim und Epithelabschilferung, am häufigsten
- Pyozele: meist superinfizierte Mukozele
- Hämatozele

■■ Nach Lokalisation
- Sinus frontalis und ethmoidalis (90 %)
- Sinus maxillaris (6 %, in Japan 70 %)
- Sinus sphenoidalis (4 %)

■ Klinik
- Kopfschmerzen
- Neu aufgetretene Schwellung (meist am medialen Lidwinkel)
- Verstrichene Nasolabialfalte bzw. verstrichenes intraorales Vestibulum
- Einschränkung der Augenmotilität
- Bulbusfehlstellung oder Verlagerung des Bulbus
- Proptosis
- Orbitaspitzensyndrom
- Obliteration der Nasenhaupthöhle durch Vorwölbung der medialen Sinuswand

■ Diagnostik
- Anamnese und Klinik

■■ Bildgebung
- Konventionelle Radiologie: eher obsolet
- DVT, CT: Beurteilung der Ausdehnung und knöchernen Begrenzung
    - komplette Verschattung des Sinus (DD Sinusitis)
    - im weiteren Verlauf Expansion der Sinuswände und Perforation des Knochens
- MRT ggf. als Ergänzung: Zeleninhalt in T 1 wenig, in T 2 hoch signalintens

■■ Histologie
- Zystische Struktur von normaler Kieferhöhlenschleimhaut (Zilien) umgeben
- Zysteninhalt: Schleim
- Teilweise Zeichen der chronischen Entzündung

■ Therapie
- Endoskopische Marsupialisation über endonasalen Zugang
- Bei Rezidiven oder nicht endoskopisch entfernbaren Mukozelen: chirurgische Entfernung mit Osteoplastik, ggf. Obliteration im Sinus frontalis
- Bei Rezidiven oder voroperiertem Sinus: chirurgische Marsupialisation über Fensterung

12.6 Sinuszysten

12.6.1 Retentionszyste und Pseudozyste des Sinus

- Definition: Vorliegen einer kugeligen Struktur im Sinus, teilweise zusammengefasst als »mucosal antral cysts«

■ Ätiologie
- Retentionszyste: Obstruktion eines Ausführungsganges einer kleinen Schleimdrüse, dadurch Auftreibung durch Schleimansammlung und Entwicklung einer kugeligen zystischen Struktur
- Pseudozyste: Ansammlung von inflammatorischen Exsudaten durch vorausgegangenen Infekt (z. B: Sinusitis, dentale Ursache), dadurch Abheben der Mukosa vom Boden des Sinus maxillaris und Entwicklung einer kugeligen Struktur

■ Epidemiologie
- Beide Entitäten häufig
- Geschlechtsdisposition: leichte Dominanz bei Männern
- Altersgipfel: jüngere Patienten (20–30 Jahre)
- Lokalisation: meist einzelne Zysten im Sinus maxillaris

■ Klinik
- Meist relativ symptomlos
- Symptome durch begleitende Sinusitis maxillaris (Kopfschmerzen, Druckschmerz, selten Schwellung)

■ Diagnostik
■■ Bildgebung
- Darstellung einer ovalen oder kugeligen Struktur
    - Pseudozysten meist am Boden der Kieferhöhle

- Retentionszysten am Boden oder an den Wänden des Sinus
- Größe variabel
- klare Begrenzung

▪▪ Histologie
- Pseudozyste:
  - Schleim umgeben von inflammatorisch verändertem Bindegewebe
  - Areale von abgehobenem Periost
- Retentionszyste:
  - Seromuzinöses Sekret umgeben von typischem Epithel des Drüsenausführungsgangs

▪ Therapie
- Pseudozysten: Entfernung des Fokus, damit Elimination der »Zyste«
- Retentionszysten:
  - oft spontane Remission, daher primär keine Therapie notwendig
  - chirurgische Therapie bei progressivem Wachstum oder Symptomen: Entfernung endoskopisch oder über Fensterung des Sinus unter Belassen der Sinusschleimhaut

12.6.2 »Postoperative« bzw. »posttraumatische« Zyste des Sinus maxillaris

- Definition: eingeklemmtes Sinusepithel (durch chirurgischen Zugang oder traumatisch) mit Schleimbildung, ohne Abfluss Entwicklung einer zystischen Struktur
- Meist unilokuläre Läsion, Sklerose der Umgebung möglich
- In Japan nach dem 2. Weltkrieg besonders häufig aufgetreten
- Lange Latenzphase (bis 50 Jahre)
- In Anamnese immer Trauma oder Sinus-OP
- Therapie der Wahl: Enukleation (Epithel oft sehr fest anhaftend!)

12.7 Neubildungen

- Kurzer Überblick, Genaueres ▶ Kap. 10

▪ Benigne Tumore
▪▪ Epitheliale
- Papillom
- Adenom
- Dermoid

▪▪ Nichtepitheliale
- Fibrom
- Chrondrom, Osteom
- Neurofibrom
- Hämangiom, Lymphangiom
- Nasales Gliom

▪▪ Lokal aggressive
- »Schneider-Papillom« (HPV-assoziiert)
- Angiofibrom
- Ameloblastom ▶ Kap. 8
- Ossifizierendes Fibrom ▶ Kap. 11
- Riesenzelltumor ▶ Kap. 10

▪ Maligne Tumore
- Maligne Tumoren des sinunasalen Komplexes:
  - ca. 3,6 % der Kopf-Hals-Tumoren
  - 60–70 % im Sinus maxillaris
  - 20–30 % in der Nasenhaupthöhle
  - 10 % im Sinus ethmoidalis
  - selten im Sinus sphenoidalis und frontalis

▪▪ Ätiologie
- Risikofaktoren:
  - Holzstaub (Holzarbeiter): Adenokarzinom
  - Schuh- und Lederindustrie (Dämpfe): Adenokarzinom
  - Formaldehyd, Nickel, Chrom (chemische Industrie, Schweißer), Nikotin (Raucher): Plattenepithelkarzinom
  - HPV: nichtkeratinisiertes Karzinom
  - Epstein-Barr-Virus: undifferenziertes nasopharyngeales Karzinom

▪▪ Entitäten
- Epitheliale:
  - Plattenepithelkarzinom
  - Adenoid-zystisches Karzinom
  - Mukoepidermoidkarzinom
  - Adenokarzinom
  - Neuroendokrines Karzinom
  - Melanom
  - Olfaktorisches Neuroblastom (Esthesioneuroblastom)
  - SNUC: sinunasales undifferenziertes Karzinom, sehr aggressiv, häufig in die Orbita und Schädelbasis einwachsend
- Nicht epitheliale:
  - Chondrosarkom
  - Osteogenes Sarkom
  - Chordom (meist Ursprung im Clivus, einwachsend in die Nase und paranasale Strukturen)
  - Fibrosarkom

Literatur

- malignes fibröses Histiozytom
- Hämangioperiozytom
- Angiosarkom, Kaposi-Sarkom
- Rhabdomyosarkom
- Lymphom, Plasmozytom
- Metastasen anderer Tumorentitäten

Staging-Systeme für den sinunasalen Komplex

TNM-Klassifikation der Karzinome des Sinus maxillaris

- T X: Primärtumor nicht beurteilbar
- T 0: kein Anhalt für Primärtumor
- T 1: Tumor auf antrale Schleimhaut begrenzt, ohne Arrosion oder Destruktion des Knochens
- T 2: Tumor mit Arrosion oder Destruktion des Knochens (ausgenommen die posteriore Wand), einschließlich Ausdehnung auf harten Gaumen und / oder mittleren Nasengang
- T 3: Tumor infiltriert eine der folgenden Strukturen: dorsale Wand des Sinus maxillaris, Subkutangewebe, Wangenhaut, Boden oder mediale Wand der Orbita, Fossa infratemporalis, Fossa pterygopalatina, Sinus ethmoidalis
- T 4: Tumor infiltriert Orbitainhalt und / oder eine der folgenden Strukturen: Lamina cribriformis, Schädelbasis, Nasopharynx, Sinus sphenoidalis, Stirnhöhle

TNM-Klassifikation der Karzinome des Sinus ethmoidalis

- T 1: Tumor auf Sinus ethmoidalis beschränkt mit oder ohne Arrosion des Knochens
- T 2: Ausbreitung des Tumors in der Nasenhöhle
- T 3: Ausbreitung des Tumors in vordere Orbita und Sinus maxillaris
- T 4: Tumor mit intrakranieller Ausbreitung in die Orbita (eingeschlossen orbitaler Apex), Befall von Sinus sphenoidalis und / oder Sinus frontalis und / oder Nasenhaut

Tumorklassifikation nach Krouse für Schneider-Papillome (inverted papilloma)

- T 1: Tumorwachstum beschränkt auf ein einziges Gebiet in der Nasenhaupthöhle (z. B. untere Nasenmuschel)
- T 2: Zwei angrenzende intranasale Strukturen betroffen (z. B. Septum und Nasengang)
- T 3: Ausbreitung des Tumors auf die Nasennebenhöhlen (z. B. Sinus ethmoidalis oder sphenoidalis)
- T 4: extranasale Ausbreitung des Tumors (z. B. Orbita, Nasopharynx, Dura) assoziiert mit Malignität

Diagnostik

- ▶ Kap. 10

Therapie

- ▶ Kap. 10

Literatur

Al-Belasy FA (2004) Inferior meatal antrostomy: is it necessary after radical sinus surgery through the Caldwell-Luc approach? J Oral Maxillofac Surg 62 (5):559–562

Albu S, Baciut M, Opincariu I, Rotaru H, Dinu C (2011) The canine fossa puncture technique in chronic odontogenic maxillary sinusitis. American journal of rhinology & allergy 25 (5):358-362. doi:10.2500/ajra.2011.25.3673

Andric M, Saranovic V, Drazic R, Brkovic B, Todorovic L (2010) Functional endoscopic sinus surgery as an adjunctive treatment for closure of oroantral fistulae: a retrospective analysis. Oral surgery, oral medicine, oral pathology, oral radiology, and endodontics 109 (4):510-516. doi:10.1016/j.tripleo.2009.10.028

Fokkens W, Lund V, Mullol J, group EPPoRaNP (2007) European position paper on rhinosinusitis and nasal polyps Rhinol Suppl (20):1–136

Franchi A, Miligi L, Palomba A, Giovannetti L, Santucci M (2011) Sinonasal carcinomas: recent advances in molecular and phenotypic characterization and their clinical implications. Crit Rev Oncol Hematol 79 (3):265-277. doi:10.1016/j.critrevonc.2010.08.002

Gardner DG (1984) Pseudocysts and retention cysts of the maxillary sinus. Oral Surg Oral Med Oral Pathol 58 (5):561–567

Gardner DG, Gullane PJ (1986) Mucoceles of the maxillary sinus. Oral Surg Oral Med Oral Pathol 62 (5):538–543

Meer S, Altini M (2006) Cysts and pseudocysts of the maxillary antrum revisited. SADJ 61 (1):10–13

Nair UP, Nair MK (2010) Maxillary sinusitis of odontogenic origin: cone-beam volumetric computerized tomography-aided diagnosis. Oral surgery, oral medicine, oral pathology, oral radiology, and endodontics 110 (6):e53-57. doi:10.1016/j.tripleo.2010.06.020

Nakaya K, Oshima T, Kudo T, Aoyagi I, Katori Y, Ota J, Hidaka H, Oda K, Kobayashi T (2010) New treatment for invasive fungal sinusitis: three cases of chronic invasive fungal sinusitis treated with surgery and voriconazole. Auris Nasus Larynx 37 (2):244-249. doi:10.1016/j.anl.2009.05.006

Patel NA, Ferguson BJ (2011) Odontogenic sinusitis: an ancient but under-appreciated cause of maxillary sinusitis. Current opinion in otolaryngology & head and neck surgery. doi:10.1097/MOO.0b013e32834e62ed

Sasama J, Sherris DA, Shin SH, Kephart GM, Kern EB, Ponikau JU (2005) New paradigm for the roles of fungi and eosinophils in chronic rhinosinusitis. Curr Opin Otolaryngol Head Neck Surg 13(1):2–8

Sato FRL, Sawazaki R, Berretta D, Moreira RWF, Vargas PA, de Almeida OP (2010) Aspergillosis of the maxillary sinus associated with a zygomatic implant. J Am Dent Assoc 141 (10):1231–1235

de Shazo RD, O'Briemn M, Chapin K et al (1997) Criteria for the diagnosis of sinus mycetoma. J Allergy Clin Immunol 99: 475–85.

Snyder RN, Perzin KH (1972) Papillomatosis of nasal cavity and paranasal sinuses (inverted papilloma, squamous papilloma). A clinicopathologic study. Cancer 30(3):668–90

Washburn RG. Fungal sinusitis. Curr Clin Top Infect Dis. 1998; 18:60–74.

Nasal cavity and paranasal sinuses. In: American Joint Committee on Cancer: AJCC Cancer Staging Manual. 6th ed. Springer; 2002: 59-67.

Erkrankungen der Speicheldrüsen

A. Kruse Gujer

13.1	**Allgemein – 186**	
13.2	**Entzündungen der Speicheldrüsen – 187**	
13.2.1	Sialolithiasis – 188	
13.2.2	Küttner-Tumor – 189	
13.2.3	Sialadenosen – 189	
13.2.4	Xerostomie – 190	
13.3	**Klinische Syndrome mit Speicheldrüsenbeteiligung – 190**	
13.3.1	Gougerot-Sjörgen-Syndrom – 190	
13.3.2	Heerfordt-Syndrom – 190	
13.3.3	Nekrotisierende Sialometaplasie – 190	
13.3.4	Frey-Syndrom – 191	
13.4	**Tumore der Speicheldrüsen – 191**	
13.4.1	Pleomorphes Adenom – 191	
13.4.2	Zystadenolymphom – 191	
13.4.3	Hämangiome der Speicheldrüsen – 191	
13.4.4	Lymphangiome der Speicheldrüsen – 192	
13.4.5	Maligne Speicheldrüsentumoren – 192	
	Literatur – 193	

13.1 Allgemein

- **Einteilung der Speicheldrüsenerkrankungen nach Altersabhängigkeit**
- Säugling: kongenitale Fehlentwicklung, Hämangiom
- Schulkind: virale Entzündungen
- Klimakterium: Autoimmunerkrankungen

- **Speichelproduktion**
- Produktion erfolgt im zirkadianen Rhythmus
- Insgesamt 1,5–2 l / Tag, davon
  - 71 % in der Glandula submandibularis
  - 25 % in der Glandula parotis
  - 3–4 % in der Glandula sublingualis
- In den Drüsenazini Produktion des Primärspeichels (plasmaisoton)
- In den Schaltstücken der Drüsen Resorption von Natrium (hypotoner Speichel)
- In den Streifenstücken der Drüsen Entstehung und Sekretion des alkalischen Speichels

- **Einteilung der Speicheldrüsen**
- **Große Speicheldrüsen**
- Glandula parotis
- Glandula submandibularis
- Glandula sublingualis

- **Kleine (intraorale) Speicheldrüsen**
- Labiale bzw. bukkale Drüsen
- Palatinale Drüsen
- Speicheldrüsen der Zunge
  - posteriore muköse Drüsen (Weber)
  - posteriore seröse Drüsen (von Ebner)
  - anteriore gemischte Drüsen (Blandin-Nuhn)

- **Seröse Drüsen**
- Glandula parotis
- von Ebner-Spüldrüsen der Zunge

- **Muköse Drüsen**
- Zungengrund
- Zungenrand
- Gaumen

- **Gemischte Drüsen**
- Glandula submandibularis
- Glandula sublingualis
- Lippen- und Wangendrüsen

- **Glandula parotis**
- Rein seröse Drüse
- Hohe Amylaseaktivität

- Durch N. facialis in einen oberflächlichen und einen tiefen Lappen geteilt
- Innervation:
  - parasympathisch-sekretorisch: N. glossopharyngeus via Ganglion oticum, N. auriculotemporalis und assoziiert über N. facialis
  - sympathisch: periarteriell

- **Glandula submandibularis**
- Gemischte Drüse mit überwiegend serösem Anteil
- Hohe Lysozymaktivität
- Innervation:
  - parasympathisch-sekretorisch: N. intermedius über Ganglion submandibulare
  - sympathisch: periarteriell

- **Glandula sublingualis**
- Gemischte Drüse mit überwiegend mukösem Anteil
- Lysozymaktivität vergleichbar mit Glandula submandibularis

> **Stimulation des Parasympathikus führt zu vermehrter Sekretion serösen proteinarmen Speichels aus allen Kopfdrüsen.**
>
> **Stimulation des Sympathikus führt zu reduzierter Sekretion viskösen Speichels aus Glandula submandibularis und Glandula sublingualis, nicht aus der Glandula parotis.**

- **Erhöhung des Speichelflusses**
- Sympatholytika (z. B. Carbachol)
- Cholinergika (z. B. Pilocarpin)

- **Reduktion des Speichelflusses**
- Parasympatholytika (z. B. Atropin)
- Neuroleptika
- Trizyklische Antidepressiva
- α-Rezeptorenblocker

- **Produktionsmengen Ruhespeichel**
- Normosalivation: 0,25–1 ml / min
- Hyposalivation: 0,1–0,25 ml / min
- Hypersalivation: > 1 ml / min
- Xerostomie: < 0,1 ml / min

- **Bestandteile des Ruhespeichels**
- Zusammensetzung abhängig von Tageszeit und Konzentration
- 99,4 % Wasser, 0,6 % Trockenmasse

13.2 · Entzündungen der Speicheldrüsen

— Anorganische Bestandteile:
  - Kalzium
  - Phosphat
  - Natrium
  - Kalium
  - Chlorid
  - Fluorid
  - Thiozyanat
— Organische Bestandteile:
  - Harnstoff
  - Lysozym
  - Bilirubin
  - Harnsäure
  - Kreatinin
  - Speichelproteine
    - α-Amylase
    - ß-Glucuronidase
    - Carboanhydrase
    - Cystatine (antimikrobiell)
    - Epidermal growth Factor (Wundheilung)
    - Lactoferrin-Lipase
    - Esterasen
    - Fibronectin
    - Gustin
    - Histatine (fungizid)
    - Immunglobuline A, G, M (Immunabwehr)
    - Kallikrein
    - Laktoferrin (antibakteriell)
    - Laktoperoxidase (Immunabwehr)
    - Lipase
    - Lysozym (antibakteriell)
    - Muzine (Lubrifikation, Mineralisation)
    - Statherin (Kalziumbindung)

▪▪ Speichelfunktion

Funktion	Komponente
Andauung der Speisen	Protease Amylase
Spülfunktion	Gesamte Speichelflüssigkeit
Pufferung von Säuren	Bicarbonat Phosphat Proteine
Mineralisation	Fluorid Kalzium Phosphat Statherin
Antibakteriell	Immunglobuline Lysozym Laktoperoxidase Laktoferrin
Beschichtung	Glykoproteine Muzin

▪ Aplasie der Speicheldrüsen
— Kann eine oder mehrere große Speicheldrüsen betreffen
— Geschlechtsdisposition: ♀ : ♂ = 1 : 2
— Auftreten im Rahmen folgender Syndrome möglich
  - Mandibulofaziale Dysostose (Treacher-Collins-Syndrom)
  - Hemifaziale Mikrosomie
  - Lacrimo-auriculo-dento-digitales Syndrom (LADD)

13.2 Entzündungen der Speicheldrüsen

▪ Virale Begleitsialadenitis
— Das infektiöse Virus besitzt speziellen Sialadenotropismus
  - Coxsackieviren
  - Epstein-Barr-Virus (EBV)
  - EMC-Virus
  - ECHO-Virus
  - Masernvirus

▪ Virussialadenitis
— Zytomegalie
— HIV
— Parotitis epidemica

▪▪ Parotitis epidemica (Mumps)
— Erreger: RNA-Virus aus der Gruppe der Paramyxoviren
— Inkubationszeit: 21 ± 10 Tage
— Altersgipfel: vor allem Kinder zwischen 6. und 8. Lebensjahr
— Übertragung: Tröpfcheninfektion durch virushaltigen Speichel
— Meist einseitiger Beginn, bilaterale Beteiligung in ca. 75 % der Fälle
— Klinische Zeichen:
  - gerötete, glänzend-gespannte Haut über der Glandula parotis
  - kollaterales Ödem
  - abstehendes Ohrläppchen
  - mäßige Kieferklemme
  - verminderte Speichelsekretion
— Dauer: 1–2 Wochen
— Blutbild: Leukopenie mit relativer Vermehrung der Lymphozyten
— Therapie:
  - Bettruhe in der akuten Phase
  - sorgfältige Mundhygiene
— Prophylaxe: aktive Immunisierung

- Komplikationen:
  - Orchitis
  - Pankreatitis
  - Thyreoiditis
  - Meningoenzephalitis
  - Schädigung des N.vestibulocochlearis (kann zur Ertaubung führen)

Zytomegalie
- Betrifft vor allem Glandula parotis, seltener Glandula submandibularis
- Häufig Säuglinge oder immunsupprimierte Erwachsene
- Betroffene Zellen enthalten virale Kerneinschlüsse (sog. Eulenaugenzellen)
- Klinische Zeichen:
  - starke hämorrhagische Diathese
  - Hepatosplenomegalie
  - Anämie
  - Ikterus
  - zerebrale Veränderungen

HIV-Infektion
- Zystische lymphoide Hyperplasie der Glandula parotis (Frühmanifestation der HIV-Infektion)
- Schmerzlose uni- oder bilaterale Parotisschwellung mit zervikaler Lymphadenopathie in 5 % aller HIV-positiven Patienten
- Xerostomie aufgrund Drüsenfunktions- bzw. Flussratenstörung

Radiogene Sialadenitis
- Sterile Entzündung infolge Strahlentherapie im Kopf-Hals-Bereich
- Seröse Drüsenazini besonders strahlensensibel
- Klinische Zeichen:
  - Schwellung
  - zunehmende Mundtrockenheit
- Ätiologie:
  - Permeabilitätsstörungen der Endothelzellen periduktulärer Kapillaren mit Entwicklung eines periduktulären interstititellen Ödems
  - durch Ödembildung Kompression der kleinen Speicheldrüsengänge mit Destruktion von Gangepithelien
  - Entwicklung einer Fibrose, Degeneration und Atrophie der Drüsenazini

Infektiös-granulomatöse Sialadenitis
- Tuberkulose (Tbc):
  - bei ca. 15 % aller Tuberkulosepatienten Infektionen im Kopf-Hals-Bereich
  - Beteiligung der Speicheldrüsen selten

  - meist Befall intraglandulärer Lymphknoten, selten Befall des Drüsenparenchyms
- Aktinomykose
  - Infektion über die Mundhöhle über den Ausführungsgang der Drüse
  - Mitbeteiligung der Drüse bei Befall der umgebenden Schleimhaut
- Katzenkratz-Krankheit (Bakterium Bartonella henselae)
- Lues (sehr selten)

13.2.1 Sialolithiasis

- Definition: Verlegung des Ausführungsgangs einer Speicheldrüse durch Konkremente (Speichelsteine)
- Kinik:
  - intermittierende, v. a. beim Essen auftretende Schmerzen
  - Schwellung der Drüse
- Entwicklung einer sekundären Sialadenitis möglich (aufsteigende Infektion durch Bakterien der Mundhöhle bei Sekretverhalt)

Speichelsteine
- Kern aus anorganischem Material (Kalziumphosphat, Kalziumkarbonat, Brushit, Weddellit)
- Zwiebelschalenartige Anlagerung organischen und anorganischen Materials um den Kern
- Darstellung in der Sonographie ab 2 mm Größe

Glandula submandibularis
- Lokalisation der Konkremente:
  - 30 % ostiumnah
  - 20 % im mittleren Drittel des Wharton-Gangs
  - 35 % im Knie
  - 15 % proximal des Knies
- Zusammensetzung der Steine: 46 % Kalzium, 18 % organisch
- 20 % der Steine in der Glandula submandibularis stellen sich im Röntgen nicht dar

Glandula parotidea
- Lokalisation der Konkremente:
  - 64 % distaler Stenon-Gang
  - 13 % Hilus
  - 23 % intraparenchymales Gangsystem
- Zusammensetzung der Steine: 15 % Kalzium, 51 % organisch
- 80 % der Steine in der Glandula parotidea stellen sich im Röntgen nicht dar

13.2 · Entzündungen der Speicheldrüsen

- **Therapie**
- ■■ **Steine im Hilusbereich**
- Intraoral palpabel, > 4,5 mm: Gangschlitzung
- Intraoral nicht palpabel, < 4,5 mm: Lithotripsie, 3 Sitzungen im Abstand von 6–12 Wochen

- ■■ **Steine im Parenchym**
- Intraoral palpabel, > 4,5 mm: Gangschlitzung
- Intraoral nicht palpabel, Größe 8 mm, bis zu 2 Steine: Lithotrypsie, 3 Sitzungen im Abstand von 4–12 Wochen

- ■■ **Submandibulektomie**
- Nach erfolgloser Gangschlitzung oder Lithotripsie
- Steine > 8 mm
- > 2 Steine, intraoral nicht palpabel

- ■■ **Parotidektomie**
- Lokalisation der Steine hinter dem Masseterknick

- ■■ **Sialendoskopie**
- Minimal-invasive Technik zur optischen Exploration von Speicheldrüsengängen und zur endoskopischen Entfernung von Steinen
- Außendurchmesser des Endoskops: 1,3 mm
- Einführung des Endoskops nach topischer Anästhesie und Dilatation der Papille
- Spülung der Gänge mit anästhesierender Lösung
- Vollständige Untersuchung des Gangsystems bis in die tertiären Aufzweigungen möglich
- Bergung von Konkrementen mit Hilfe eines Drahtkörbchens möglich
  - in der Parotis bis 3 mm Größe
  - in der Glandula submandibularis bis 4 mm Größe
- Bei größeren Steinen Zertrümmerung mit Laser und anschließende Entfernung möglich
- Kontraindikation: akute Sialadenitis wegen der erhöhten Gefahr der Wandverletzung
- Komplikationen (Geisthoff UW 2009):
  - Wandperforation (0,3–6 %)
  - Ranula (1 %)
  - postoperative Infektion (2 %)
  - Gangstriktur (0,3–5 %)
  - vorübergehende Parästhesie des N. lingualis (0,5 %)
  - Wiederauftreten der Symptome (1–6 %)

- **Sialadenitis**
- Aufsteigende Infektion durch Bakterien der Mundhöhle bei Sekretstau im Ausführungsgang

- ■■ **Therapie**
- Antibiose gemäß AWMF-Leitlinien:
  - Therapie der ersten Wahl: Penicilline
  - Ausweichtherapie: Lincosamide (z. B. Clindamycin)

13.2.2 Küttner-Tumor

- Sklerosierende, chronische Sialadenitis
- Autoimmun bedingt
- Geschlechtsdisposition: hauptsächlich Männer
- Altersgipfel: zwischen 50. und 60. Lebensjahr
- Klinik: Verhärtung der Drüse
- Ätiologie: Infiltration CD 8-positiver T-Lymphozyten mit konsekutiver Zerstörung des Drüsengewebes und Sklerose
- 4 Stadien:
  1. lokale Sialadenitis
  2. diffuse lymphozytäre Sialadenitismit Speicheldrüsenfibrose
  3. chronisch-sklerosierende Sialadenitis mit Speicheldrüsensklerose
  4. chronisch-progressive Sialadenitis mit Speicheldrüsenzirrhose

13.2.3 Sialadenosen

- Definition: nichtentzündliche parenchymatöse Speicheldrüsenerkrankung
- Besonders in der Parotis auftretend
- Folge von Stoffwechselstörungen und sekretorischen Störungen
- Beidseitig auftretend

- **Ätiologie**
- Wahrscheinlich basierend auf Dysregulation der autonomen Innervation der Speicheldrüsenazini

- **Ursachen**
- ■■ **Endokrin**
- Diabetes mellitus
- Diabetes insipidus
- Hormonumstellungen (z. B. Pubertät, Klimakterium, Schwangerschaft)
- Akromegalie
- Hypothyreose

- ■■ **Metabolisch**
- Mangelernährung (z. B. Bulimie, Alkoholismus)
- Nierenerkrankungen

- ■■ **Medikamentös**
- Psychopharmaka
- Antihypertensiva (z. B. Guanethidin)

- **Klinik**
- Meist langsam zunehmende bilaterale Schwellung, am häufigsten in der Parotis
- Gelegentlich Schmerzen

Diagnostik

- Sialographie: Bild des »blattlosen Baumes«, Kompression der feinen Drüsengänge infolge Hypertrophie der Azinuszellen

Therapie

- Therapie der Grunderkrankung
- Bei kosmetischer Beeinträchtigung ggf. chirurgische Therapie
- Bei Fällen vom Bulimie Therapie mit Pilocarpin empfohlen (Mignogna 2004; Mehler 1993)

13.2.4 Xerostomie

- Definition: Trockenheit der Mundhöhle infolge mangelnder Speichelproduktion (< 0,1 ml / min)

Ursachen

- Aplasie der Speicheldrüsen
- Entzündliche Veränderungen
- Radiotherapie
- Sjögren-Syndrom
- Mikulicz-Syndrom
  - symmetrische Schwellung der Tränendrüsen und Mundspeicheldrüsen
  - neoplastisch bei malignem Lymphom oder hyperplastisch oder entzündlich
- Heerfordt-Syndrom
- Hormonstörungen
- Vitaminmangel
- Medikamente
  - Analgetika
  - Appetitzügler
  - Anti-Akne-Präparate
  - Anticholinergika und Spasmolytika
  - Antidiarrhoika
  - Antiemetika
  - Antihistaminika
  - Antihypertonika
  - Antiparkinson-Medikamente
  - Diuretika
  - Psychopharmaka

13.3 Klinische Syndrome mit Speicheldrüsenbeteiligung

13.3.1 Gougerot-Sjörgen-Syndrom

- Symptomtrias:
  - Sikkasymptome (Austrocknung von Haut und Schleimhäuten)

- Schwellung der Speicheldrüsen mit Hypo- und Asialie
- Rheumatoide Arthritis
- Vorwiegend bei Frauen in der Menopause
- Ätiologie:
  - Autoimmunerkrankung (Nachweis von Autoantikörpern gegen zytoplasmatische Antigene der Epithelien der Speicheldrüsenausführungsgänge)
- Im Sialogramm Veränderungen im Sinne einer entzündlichen Speicheldrüsenerkrankung
- Risiko der Lymphomentstehung mit zunehmender Dauer der Erkrankung
- Therapie:
  - kausale Therapie nicht möglich
  - symptomatische intermittierende Behandlung mit Pilocarpin zur Anregung des Speichelflusses empfehlenswert

Lymphom-Risiko

- Nach 10 Jahren Risiko um 4–10 % erhöht (Leandro 2001)
- Risiko bei Nichtvorliegen von Antikörpern 14fach erhöht, bei Vorliegen von Antikörpern (Ro / La) 50fach
- Risiko der Lymphomentstehung in den Speicheldrüsen 40fach erhöht (besonders bei persistierender Speicheldrüsenschwellung, Splenomegalie, Lymphadenopathie und Paraproteinämie)

13.3.2 Heerfordt-Syndrom

- Extrapulmonale Manifestation der Sarkoidose
- Symptome:
  - undulierendes Fieber
  - Entzündung der Aderhaut (Uveitis)
  - Parotisschwellungen, meist doppelseitig
  - Erythema nodosum
  - zervikale Lymphknotenschwellungen
- Histologisches Bild: epitheloidzellige Granulomatose vom Sarkoidtyp in den Speicheldrüsen und den peri- und intraglandulären Lymphknoten

13.3.3 Nekrotisierende Sialometaplasie

- Ulzeration im Bereich der Mundhöhle auf dem Boden eines wahrscheinlich ischämischen Insults
- Lokalisation:
  - häufig am Gaumen (eher am harten als am weichen Gaumen)
  - selten an Parotis, Lippen oder Zunge
- Erstbeschreibung von Abram 1973
- Altersgipfel: zwischen 40. und 50. Lebensjahr
- Geschlechtsdisposition: ♂ : ♀ = 2 : 1

13.4 · Tumore der Speicheldrüsen

- Prädisponierende Faktoren:
  - Verletzungen
  - Injektionen von Lokalanästhetika
  - vorausgegangene lokale Operationen
- Differenzialdiagnose: Karzinom
- Therapie: Spontanheilung innerhalb von 6 Wochen, daher nach Sicherung der Diagnose keine Therapie erforderlich

13.3.4 Frey-Syndrom

- Synonym: aurikulotemporales Syndrom, gustatorisches Schwitzen
- Benannt nach polnischer Neurologin Lucja Frey (1889-1942)
- Symptome: abnormes Schwitzen in umschriebenen Hautbezirken während des Verzehrs von Speisen oder bei gustatorischen Reizen
- Ätiologie: Wiedereinsprossung geschädigter Nerven (nach Trauma oder Operation) und fehlerhafter Kontakt mit sympathischen Nerven, die der Schweißsekretion dienen
- Diagnostik: Jod-Stärke-Test nach Minor
  - Auftragen von Lugol-Lösung auf die gereinigte Haut über der Parotis
  - Nach Trocknung der Lösung Auftragen von Stärkepulver
  - Verabreichen einer Reizmahlzeit mit Auslösen von Schwitzen führt zu Blaufärbung

- **Therapie**
- **Chirurgische Therapie**
- Interpositionsplastiken
  - M. sternocleidomastoideus
  - SMAS
  - Fascia lata
- Alloplastische Materialien
- Durchtrennung der die parasymathischen Fasern führenden Nerven

- **Pharmakologische Therapie**
- Botulinum-Toxin A
- Antihyperhidrotika
- Anticholinergika (z. B. Scopolamin)

13.4 Tumore der Speicheldrüsen

13.4.1 Pleomorphes Adenom

- Häufigster Tumor der Speicheldrüsen (80 % aller Speicheldrüsentumoren)

- Primär benigner Tumor mit Risiko der malignen Transformation
- Maligne Entartung
  - bei Entwicklungszeit < 10 Jahre: 2 %
  - bei Entwicklungszeit > 10 Jahre: 17 %
- Lokalisation: zu 80 % Parotis
- Histologie: Speicheldrüsenmischtumor mit epithelialen (Präkeratin) und mesenchymalen (Vimentin, Aktin) Anteilen

❗ **Cave**
Keine Enukleation (Pseudokapsel)
  Keine Biopsie oder Feinnadelbiopsie (Verschleppung von Tumorzellen)

- **Therapie**
- Exzision
  - Lokalisation im oberflächlichen Anteil der Parotis: laterale Parotidektomie mit Erhalt des N. facialis
  - Lokalisation im tiefen Anteil der Parotis: totale Parotidektomie mit Erhalt des N. facialis
  - Lokalisation in der Glandula submandibularis: Extirpation der Glandula
  - Lokalisation am Gaumen: Exzision bis zum Periost

13.4.2 Zystadenolymphom

- Synonym: Warthin-Tumor
- Zweithäufigster Speicheldrüsentumor
- Benigner Tumor ohne maligne Entartung
- Lokalisation: meist am Unterpol der Parotis
- In 10 % der Fälle beidseitiger Befall
- Altersgipfel: meist zwischen 60. und 70. Lebensjahr
- Geschlechtsdisposition: meist bei Männern (90 %)
- Histologie: epithelialer, von lymphatischem Gewebe begleiteter Tumor, kein Lymphom

- **Therapie**
- Exzision

13.4.3 Hämangiome der Speicheldrüsen

- Neubildung aus Blutgefäßen innerhalb der Speicheldrüsen
- Benigne Neubildungen ohne maligne Entartung
- Bei Neugeborenen meist rasches Wachstum
- Lokalisation: meist Parotis (80 %)

- **Therapie**
- Systemische Kortisontherapie
- Kryotherapie

13.4.4 Lymphangiome der Speicheldrüsen

- Seltener als Hämangiome
- Neubildung aus Lymphgefäßen innerhalb der Speicheldrüsen
- Meist bereits bei Geburt vorhanden, Manifestation im 2. Lebensjahr
- Lokalisation: bevorzugt Parotis
- Auffächerung der Nervenäste des N. facialis wegen Expansion des Lymphangioms
- Verkleinerungstendenz in der Pubertät

- **Therapie**
- Systemische Gabe von Endoxan

> **Chirurgische Entfernung kaum möglich, da bei Eröffnung der Lymphspalten diese kollabieren**

13.4.5 Maligne Speicheldrüsentumoren

- **Low-grade-Tumoren**
- Azinuszellkarzinom
- Basalzelladenokarzinom
- Klarzellkarzinom
- Zystadenokarzinom
- Epitheliales-myoepitheliales Karzinom
- Schleimbildendes Adenokarzinom
- Polymorphes low-grade Adenokarzinom (PLGA)

- **Low-grade-, intermediate-grade- und high-grade-Tumoren**
- Adenokarzinom
- Mukoepidermoidkarzinom
- Squamöszelliges Karzinom

- **Intermediate-grade- und high-grade-Tumoren**
- Myoepitheliales Karzinom

- **High-grade-tumoren**
- Anaplastisches kleinzelliges Karzinom
- Karzinosarkom
- Großzelliges undifferenziertes Karzinom
- Kleinzellliges undifferenziertes Karzinom
- Speicheldrüsengangkarzinom

Mukoepidermoidkarzinom

- Eines der häufigsten Speicheldrüsenmalignome
- Auftreten zwischen 20. und 70. Lebensjahr

- Lokalisation: am häufigsten in der Parotis
- Metastasierung meist innerhalb der ersten 5 Jahre
- Diskussion von Ki 67 als Marker
- Begleitende Radiotherapie empfohlen bei unklaren Tumorrändern und großen Tumoren trotz Diskussion der Radioresistenz
- Prognose abhängig von
  - Lokalisation des Tumors (Prognose bei Lokalisation in der Parotis besser als in Glandula submandibularis)
  - Schweregrad des Tumors
  - Tumorstadium

- **Einstufung**
- **Grading nach Goode 1998**
- Niedriggradig: 0–4 Punkte
- Mittelgradig: 5–6 Punkte
- Hochgradig: 7–14 Punkte

Parameter	Punkteanzahl
Intrazystische Komponente < 25 %	2
Neurale Invasion	2
Nekrose	3
Mitosen (≥4 pro 10 HPF)	3
Anaplasie	4

- **Grading nach Brandwein 2001**
- Niedriggradig: 0 Punkte
- Mittelgradig: 2–3 Punkte
- Hochgradig: 4–21 Punkte

Parameter	Punkteanzahl
Intrazystische Komponente < 25 %	2
Tumorfront infiltriert in kleinen Nestern und Inseln	2
Betonte nukleäre Atypien	2
Lymphatische oder vaskuläre Infiltration	3
Knocheninfiltration	3
> 4 Mitosen pro 10 HPF	3
Perineuralscheideninfiltration	3
Nekrose	3

Adenoid-zystisches Karzinom

- Kein Altersgipfel, breite Verteilung
- Geschlechtsdisposition: eher bei Frauen
- Langsames, lokal aggressives Wachstum mit perineuraler Infiltration, eher wenig lymphatische Metastasierung

- Fernmetastasierung (oft pulmonal) meist sehr spät, ohne Auftreten von Lokalrezidiven
- Prognostische Faktoren für Fernmetastasierung (Bhayani 2011)
  - Tumorgröße > 3 cm
  - lokoregionales Rezidiv
  - zervikale Lymphknotenmetastasen
  - solider Subtyp
  - extrakapsuläres Wachstum
- Unterteilung:
  - tubulär
  - kribriform
  - solide (sehr maligne)
- Therapie:
  - frühzeitige, möglichst radikale Operation
  - Kombination mit Radiatio möglich (Spiro 1997)
- Prognose: Überlebensrate nach 5 Jahren 73 %

■ Einstufung
■■ Grading nach Perzin 1978 und Szanto 1984

Grad	Kriterium
1	Mehr tubulär, kein solider Anteil
2	Mehr kribriform, solider Anteil < 30 %
3	> 30 % solider Anteil

■■ Grading nach Spiro 1992

Grad	Kriterium
1	Mehr tubulärer oder kribriformer Anteil
2	50 % solider Anteil
3	Mehrheitlich solider Anteil

Literatur

Beahm DD, Peleaz L, Nuss DW, Schaitkin B, Sedlmayr JC, Rivera-Serrano CM, Zanation AM, Walvekar RR (2009) Surgical approaches to the submandibular gland: a review of literature. Int J Surg. 7(6):503–9.

Bhayani MK, Yener M, El-Naggar A, Garden A, Hanna EY, Weber RS, Kupferman ME (2011) Prognosis and risk factors for early-stage adenoid cystic carcinoma of the major salivary glands. Cancer. Oct 21.

Brandwein MS, Ivanov K, Wallace DI, Hille JJ, Wang B, Fahmy A, Bodian C, Urken ML, Gnepp DR, Huvos A, Lumerman H, Mills SE (2001) Mucoepidermoid carcinoma: a clinicopathologic study of 80 patients with special reference to histological grading. Am J Surg Pathol. 25(7):835–45.

Geisthoff UW (2009) Basic sialendoscopy techniques. Otolaryngol Clin North Am. 42(6):1029–52.

Goode RK, Auclair PL, Ellis GL (1998) Mucoepidermoid carcinoma of the major salivary glands: clinical and histopathologic analysis of 234 cases with evaluation of grading criteria. Cancer. Apr 1; 82(7):1217–24.

Kakarala K, Bhattacharyya N (2010) Survival in oral cavity minor salivary gland carcinoma. Otolaryngol Head Neck Surg. 143(1):122–6.

Koch M, Zenk J, Iro H (2009) Algorithms for treatment of salivary gland obstructions. Otolaryngol Clin North Am. 42(6):1173–92.

Leandro MJ, Isenberg DA (2001) Rheumatic diseases and malignancy–is there an association? Scand J Rheumatol.; 30(4):185–8.

Li N, Xu L, Zhao H, El-Naggar AK, Sturgis EM (2011) A comparison of the demographics, clinical features, and survival of patients with adenoid cystic carcinoma of major and minor salivary glands versus less common sites within the Surveillance, Epidemiology, and End Results registry. Cancer. Dec 16.

Lloyd S, Yu JB, Ross DA, Wilson LD, Decker RH (2010) A prognostic index for predicting lymph node metastasis in minor salivary gland cancer. Int J Radiat Oncol Biol Phys. 1; 76(1):169–75.

Mehler PS, Wallace JA (1993) Sialadenosis in bulimia. A new treatment.Arch Otolaryngol Head Neck Surg. 119(7):787–8.

Mignogna MD, Fedele S, Lo Russo L (2004) Anorexia/bulimia-related sialadenosis of palatal minor salivary glands. J Oral Pathol Med. 33(7):441–2.

Perzin KH, Gullane P, Clairmont AC (1978) Adenoid cystic carcino- mas arising in salivary glands: a correlation of histologic features and clinical course. Cancer. 42:265–282

Reiss M (2009) Facharztwissen HNO-Heilkunde, 1. Ausgabe, Springer Verlag Heidelberg

Schmidt RL, Hunt JP, Hall BJ, Wilson AR, Layfield LJ (2011) A systematic review and meta-analysis of the diagnostic accuracy of frozen section for parotid gland lesions. Am J Clin Pathol. 136(5):729–38.

Seethala RR (2011) Histologic grading and prognostic biomarkers in salivary gland carcinomas. Adv Anat Pathol. 18(1):29–45.

Singh Nanda KD, Mehta A, Nanda J (2012) Fine-needle aspiration cytology: a reliable tool in the diagnosis of salivary gland lesions. J Oral Pathol Med. 41(1):106–12.

Spiro RH, Huvos AG (1992) Stage means more than grade in adenoid cystic carcinoma. Am J Surg. 164:623–628

Szanto PA, Luna MA, Tortoledo ME, et al (1984) Histologic grading of adenoid cystic carcinoma of the salivary glands. Cancer. 54:1062–1069

Tian Z, Li L, Wang L, Hu Y, Li J (2010) Salivary gland neoplasms in oral and maxillofacial regions: a 23-year retrospective study of 6982 cases in an eastern Chinese population. Int J Oral Maxillofac Surg. 39(3):235–42.

Valstar MH, van den Brekel MW, Smeele LE (2010) Interpretation of treatment outcome in the clinically node-negative neck in primary parotid carcinoma: a systematic review of the literature. Head Neck. 32(10):1402–11.

Frakturen

R. Zwahlen

14.1 Unterkiefer – 196
14.1.1 Korpus – 196
14.1.2 Kieferwinkel – 198
14.1.3 Kollum / Kondylus – 199
14.1.4 Zahnloser atropher Kiefer – 200

14.2 Mittelgesicht – 201
14.2.1 Zentrale Mittelgesichtsfrakturen – 201
14.2.2 Laterale Mittelgesichtsfrakturen – 206
14.2.3 Zentrolaterale Mittelgesichtsfrakturen – 209

14.3 Sinus frontalis und Frontobasis – 210

14.4 Panfaziale Frakturen – 211

14.5 Frakturen bei Kindern – 212
14.5.1 Therapiemöglichkeiten – 213

Literatur – 215

■ Definition
— Diskontinuität von Knochen durch direkte oder indirekte Einwirkung von Energie, bei der das gewebeeigene Elastizitätsvermögen überschritten wird.

■ Sichere Frakturzeichen
— Fehlstellung (palpable knöcherne und sichtbare okklusale Stufen)
— Abnorme Beweglichkeit
— Krepitation
  — selten spürbar und sehr schmerzhaft, daher keine wiederholte klinisch Prüfung!

■ Unsichere Frakturzeichen
— Bluterguss
— Eingeschränkte Funktion
  — Kieferklemme, -sperre
— Gefühlsstörungen
— Diastema
— Kompressionsschmerz
— Schwellung

■ Basisuntersuchung
— Inspektion
— Klinische Untersuchung Unterkiefer:
  — Palpation der Kiefergelenke, hinter dem Patienten stehend
  — Prüfung der Stabilität der Unterkieferspange durch beidhändige Palpation
— Klinische Untersuchung Oberkiefer und Gesichtsschädel:
  — Prüfung der Stabilität des Oberkiefers durch Auflegen von Zeigefinger und Daumen der linken Hand auf Cristae zygomaticomaxillares, Zeigefinger und Daumen der rechten Hand bewegen anteriore Maxilla
  — im weiteren Untersuchungsgang Wechsel der linken Hand auf den Nasenrücken und Bewegen der Maxilla mit der rechten Hand
  — danach Wechsel der linken Hand auf den äußeren Orbitalrand und erneutes Bewegen der Maxilla
— Abtasten von Infraorbitalrand und Jochbogen mit Zeige- und Mittelfinger auf knöcherne Stufen
— Konventionelle radiologische Untersuchungen in zwei senkrecht zueinander stehenden Ebenen
  — Unterkiefer: OPT (orale Pantomographie), Unterkiefer p.–a. (posterior–anterior)
  — Oberkiefer und Gesichtsschädel: OPT, Oberkiefer halbaxial, Henkeltopfaufnahme

Basisschnittführung für intraoralen Zugang im Unter- und Oberkiefer ◘ Abb. 14.1

14.1 Unterkiefer

14.1.1 Korpus

■ Ätiologie
— Meist Unfälle im Straßenverkehr oder körperliche Gewalt
— Unterkieferschwächende Faktoren möglicherweise relevant
  — vollständig retinierte Weisheitszähne
  — verlagerte überzählige Zähne
  — lange Wurzeln (v. a. Eckzähne)
  — pathologische Prozesse wie Zysten oder Tumoren

■ Epidemiologie
— Wegen exponierter Lage in 40–70 % aller Gesichtsschädeltraumen beteiligt
— Geschlechtsdisposition: ♂ > ♀
— Meist 20.–30. Lebensjahr

■ Einteilungen
— Aus therapeutischer Perspektive
  — mediane Frakturen
  — paramediane Frakturen (Eckzahnbereich)
  — Frakturen im bezahnten Seitenzahnbereich
  — Frakturen im unbezahnten Seitenzahnbereich ▶ Abschn. 14.1.4

■ Klinik
■■ Median und Paramedianfraktur
— Häufig mit ein- oder beidseitiger Fraktur von Processus coronoideus und / oder Kieferköpfchen
— Okklusionsstörung durch Muskelzug in unterschiedliche Richtungen an den Fragmenten
— Mundbodenhämatom, glasige Schleimhautveränderungen

■■ Fraktur im Seitenzahnbereich
— Häufig nach distal auf- oder absteigend verlaufende Schrägfrakturen
— Bei nach distal aufsteigenden Frakturen kein Abweichen des proximalen Fragments
— Bei nach distal absteigenden Frakturen Abweichen des proximalen Fragments nach oben

■ Diagnostik
■■ Klinische Untersuchung
— Äußere Inspektion:
  — Weichteilverletzungen, Schwellungen, Hämatome
  — Achten auf Okklusionsstörungen
— Intraorale Inspektion: Schleimhautrisse, gingivale Risse, Hämatome

14.1 · Unterkiefer

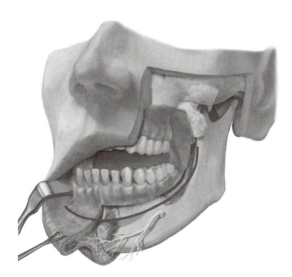
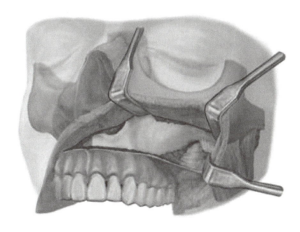

Abb. 14.1 Basisschnittführung für intraoralen Zugang in Unter- und Oberkiefer

- Palpation
    - als bimanuelle Palpation des Unterkieferunterrandes von hinten am sitzenden bzw. liegenden Patienten)
    - Sensibilitätsprüfung entlang des Ausbreitungsgebiets des N. alveolaris inferior
    - Palpation der Kieferköpfchen im Meatus acusticus externus (vor dem Patienten stehend)
    - unter palpatorischer Kontrolle Mundöffnung durch den Patienten, Deviation des Unterkiefers zur Frakturseite möglich
    - Prüfung der Stabilität der Unterkieferspange ▶ s. oben
- Achten auf sichere Frakturzeichen ▶ s. oben

Bildgebende Diagnostik
- Konventionelles Röntgen als Basisdiagnostik: OPT, Unterkiefer p.–a.
- Bei speziellen Fragestellungen eventuell Aufbissaufnahme des Unterkiefers, CT

> Bei polytraumatisierten Patienten mit Schädel-Hirn-Trauma wird meist ein Schädel-CT angefertigt, das in diesem Fall bis zum Unterkieferunterrand gefahren werden sollte.

- Therapie
    - Entscheidung zwischen operativer und konservativer Therapie in Abhängigkeit von
        - Alter und Allgemeinzustand des Patienten
        - Frakturtyp und Frakturverlauf
        - Begleitverletzungen
        - Zustand des Gebisses
    - Operative Versorgung bei
        - offenen Frakturen
        - stark dislozierten Frakturen
        - Mehrfragment- oder Trümmerfrakturen

Konservativ
- Fortlaufende Schienenverbände (Schuchardtschiene, Drahtösenschiene, IMF-Schrauben) und intermaxilläre Fixation (IMF) für 6 Wochen

Operativ
- Unterkieferfraktur innerhalb der Zahnreihe
    - als offen zu betrachten
    - frühe Stabilisation und Fixation unter antibiotischer Abdeckung
- Unterkiefertrümmerfraktur
    - interne Fixation mit Rekonstruktionsplatte (über der Trümmerzone wie Fixateur externe bezüglich des Periosts, d. h. keine weitere Ablösung zur Vermeidung weiterer Schädigung)
    - Stabilisierung und Fixation mit Fixateur externe bei reduziertem Allgemeinzustand des Patienten oder Polytraumen
- Lamelläre Unterkieferfraktur
    - interne Fixation mittels Zugschrauben
    - bei Medianfrakturen Anbringen zweier gegenläufiger Zugschrauben
- Zähne im Bruchspalt
    - Entfernung bei Behinderung der Reposition
    - Entfernung teilretinierter Weisheitszähne
    - Entfernung schadhafter oder entzündeter Zähne

> **Operative Versorgung Fraktur Corpus mandibulae**
> — Anlage eines Schienenverbands
> — Vestibuläre Inzision im Bereich der Fraktur
> — Subperiostale Präparation und Darstellung der Fraktur
> — Offene Reposition und intermaxilläre Fixation
> — Anbringen einer Repositionszange bukkal oder labial senkrecht zum Frakturverlauf
> — Überprüfen des knöchernen Alignements
> — Osteosynthese mit Titanalloy-Miniplättchen im Bereich der Zuglinie und der Drucklinie (Unterkieferunterrand)
> — Öffnen der intermaxillären Fixation und Okklusionskontrolle
> — Bei korrekter Okklusion Wundverschluss
> — Einhängen von neutralen Gummizügen für 3 Tage zur Bissführung
> — Entfernung von Schienenverband und Nahtmaterial nach 7–10 Tagen

14.1.2 Kieferwinkel

- **Ätiologie**
- Prädilektionsstelle für Brüche
  - bei retinierten Weisheitszähnen oder zystischen Läsionen
  - verglichen mit zahntragendem Kiefer dünnerer Querschnitt
  - Hebelwirkung im Bereich des Kieferwinkels

- **Einteilungen**
- Häufig nach distal auf- oder absteigend verlaufende Schrägfrakturen
- Bei nach distal aufsteigenden Frakturen kein Abweichen des proximalen Fragments
- Bei nach distal absteigenden Frakturen Abweichen des proximalen Fragments nach oben

- **Klinik**
- Schrägbrüche distal des M. masseter: keine wesentliche Dislokation, solange Periost und Muskel intakt
- Schrägbrüche proximal des M. masseter: Verschiebung des gelenktragenden Teils nach kranial und lateral
- Schwellung über Kieferwinkel mit ausgeprägter Druckdolenz
- Behinderung der Mundöffnung bei gleichzeitigem Schmerz über dem Kieferwinkel

- **Diagnostik**
- **Klinische Untersuchung**
- Äußere Inspektion:
  - Weichteilverletzungen, Schwellungen, Hämatome
  - Achten auf Okklusionsstörungen
- Intraorale Inspektion: Schleimhautrisse, gingivale Risse, Hämatome
- Palpation
  - als bimanuelle Palpation des Unterkieferunterrandes von hinten am sitzenden bzw. liegenden Patienten)
  - Sensibilitätsprüfung entlang des Ausbreitungsgebiets des N. alveolaris inferior
  - Palpation der Kieferköpfchen im Meatus acusticus externus (vor dem Patienten stehend)
  - unter palpatorischer Kontrolle Mundöffnung durch den Patienten, Deviation des Unterkiefers zur Frakturseite möglich
  - Prüfung der Stabilität der Unterkieferspange ▶ s. oben
- Achten auf sichere Frakturzeichen ▶ s. oben

- **Bildgebende Diagnostik**
- Konventionelles Röntgen als Basisdiagnostik: OPT, Unterkiefer p.–a.
- Bei speziellen Fragestellungen eventuell Aufbissaufnahme des Unterkiefers, CT

- **Therapie**
- Entscheidung zwischen operativer und konservativer Therapie in Abhängigkeit von
  - Alter und Allgemeinzustand des Patienten
  - Frakturtyp und Frakturverlauf
  - Begleitverletzungen
  - Zustand des Gebisses
- Operative Versorgung bei
  - offenen Frakturen
  - stark dislozierten Frakturen
  - Mehrfragment- oder Trümmerfrakturen

- **Konservativ**
- Fortlaufende Schienenverbände (Schuchardtschiene, Drahtösenschiene, IMF-Schrauben) und intermaxilläre Fixation für 6 Wochen

- **Operativ**
- Zahnextraktion
  - Weisheitszähne im Bruchspalt
  - Zähne, deren Wurzeln im Bereich des Bruchspalts liegen

14.1 · Unterkiefer

> **Operatives Vorgehen**
> - Anlage eines Schienenverbands
> - Vestibuläre Inzision im Bereich der Fraktur
> - Subperiostale Präparation und Darstellung der Fraktur
> - Offene Reposition und intermaxilläre Fixation
> - Anbringen einer Repositionszange bukkal oder labial senkrecht zum Frakturverlauf
> - Überprüfen des knöchernen Alignements
> - Osteosynthese
>   - Titanalloy-Miniplättchen im Bereich der Linea obliqua externa
>   - zusätzlich 2–4-Loch-Miniplättchen im Bereich des Unterkieferunterrandes möglich
> - Öffnen der intermaxillären Fixation und Okklusionskontrolle
> - Bei korrekter Okklusion Wundverschluss
> - Einhängen von neutralen Gummizügen für 3 Tage zur Bissführung
> - Entfernung von Schienenverband und Nahtmaterial nach 7–10 Tagen

14.1.3 Kollum / Kondylus

■ Ätiologie
- Meist indirekt auf das Kinn einwirkende Kraft
- Unfälle im Straßenverkehr (Radfahrer) oder körperliche Gewalt

Pathomechanismus
- Frontal einwirkende Kraft: meist bilaterale Fraktur von Kollum oder Kondylus durch Biege- und Abscherkräfte
- Laterale einwirkende Kraft: meist direkte Fraktur im Bereich der Eckzähne oder Prämolaren und indirekte Fraktur von Kollum oder Kondylus auf der Gegenseite
- Dislokation abhängig von Größe und Richtung der einwirkenden Kraft und dem Aufprallpunkt

Einteilung nach: Spiessl und Schroll (1972)
- Typ 1: Frakturen ohne Dislokation
- Typ 2: tiefe Kollumfrakturen mit Dislokation
- Typ 3: hohe Kollumfrakturen mit Dislokation
- Typ 4: tiefe Kollumfrakturen mit Luxation
- Typ 5: hohe Kollumfrakturen mit Luxation
- Typ 6: Intrakapsuläre Frakturen

■ Häufigkeit
- Ca. 20–50 % der Unterkieferfrakturen

■ Einteilung
- Intrakapsulär
  - Kondylusfraktur oder diakapituläre Fraktur
- Extrakapsulär
  - Kollumfraktur: oberhalb der Incisura semilunaris bis zur Hälfte des Mandibulahinterrands
  - Tiefe Kollumfraktur: von der Incisura semilunaris bis zum Mandibulahinterrand

■ Klinik
- Okklusionsstörung
- Mundöffnung schmerzhaft eingeschränkt
- »Schiefer« Mund beim Mundöffnen

■ Diagnostik
■■ Inspektion
- Einseitige Kondylus / Kollum-Fraktur
  - Mittellinienverschiebung des Unterkiefers zur frakturierten Seite hin
  - Abweichung zur betroffenen Seite bei Mundöffnung
  - Okklusionsfrühkontakte im Seitenzahnbereich
  - Offener Biss im Seitenzahnbereich der Gegenseite
- Beidseitige Kondylus / Kollum-Fraktur
  - Unterkiefer nach hinten verlagert
  - Verkleinerung der posterioren Gesichtshöhe
  - Frontoffener Biss

■■ Palpation
- Druckschmerz über betroffenem Kiefergelenk
- Leere Gelenkpfanne bei Luxationsfraktur nach medial (entsprechend M. pterygoideus lateralis)
- Stauchungsschmerz bei Druck auf Kinn
- Fehlen des Fühlens der Mitbewegung des Kondylus bei Mundöffnung durch Kleinfinger im äußeren Gehörgang

■■ Bildgebende Diagnostik
- Konventionelles Röntgen als Basisdiagnostik: OPT, Unterkiefer p.–a.
- Bei speziellen Fragestellungen eventuell CT zum Ausschluss von Schädelbasisfrakturen, MRT bei Weichteil- oder Diskusverletzungen

■ Therapie
■■ Konservativ
Intrakapsuläre Kondylusfrakturen
- Weiche Kost für 2 Wochen und frühzeitige Mobilisation

Extrakapsuläre Kollumfrakturen
- Intermaxilläre Fixation (IMF) nach Anbringen eines Schienenverbandes im Ober- und Unterkiefer
- Unilaterale Kollumfraktur
  - 2 Wochen starre IMF, danach für 2 Wochen funktionelle Ruhigstellung mit Gummizügen

- Bilaterale Kollumfraktur
  - 3–4 Wochen starre IMF, danach für 2 Wochen funktionelle Ruhigstellung mit Gummizügen

■■ Operativ
Intrakapsuläre Kondylusfrakturen
- Als Schraubenosteosynthese (Titan oder resorbierbares Material)
- Mit PDS-Pins oder Titan-Pins
- Meist über retroaurikulären und transmeatalen Zugang

Extrakapsuläre Kollumfrakturen
- Indikation
  - Abwinkelung >30°
  - möglichst Platz für 2 Schrauben im kranialen Segment
  - vertikaler Höhenverlust
  - fehlender Kontakt der Frakturenden
- Mit Miniosteosyntheseplatten (möglichst 2 Platten)
  - über intraoralen vestibulären Zugang mit oder ohne endoskopische Assistenz
  - über kombinierten intra- und extraoralen Zugang (Kieferwinkel, aufsteigender Ast des Hinterrands, präaurikulär)
  - über transparotidalen Zugang
- Mit Zugschraubentechnik nach Eckelt
  - über Kieferwinkelzugang

14.1.4 Zahnloser atropher Kiefer

■ Ätiologie
- Meist Stürze, seltener Verkehrsunfälle oder körperliche Gewalt

■ Lokalisation
- Meist im Bereich des atrophen Corpus mandibulae ≤ 20 mm in vertikaler Höhe

■ Einteilung
- Einfache ein- oder beidseitige Fraktur
  - Aussprengung eines Mittelstücks möglich
- Mehrfragmentäre Fraktur bzw. Trümmerfraktur

■ Klinik
- Schwellung mit ausgeprägter Druckdolenz
- Behinderung der Mundöffnung bei gleichzeitigem Schmerz über dem Kieferwinkel
- Mundbodenhämatom

■ Diagnostik
■■ Klinische Untersuchung
- Allgemeine körperliche Untersuchung zur Abschätzung des Allgemeinzustands

- Äußere Inspektion:
  - Weichteilverletzungen, Schwellungen, Hämatome
  - Achten auf Okklusionsstörungen
- Intraorale Inspektion: Schleimhautrisse, gingivale Risse, Hämatome
- Palpation
  - als bimanuelle Palpation des Unterkieferunterrandes von hinten am sitzenden bzw. liegenden Patienten)
  - Sensibilitätsprüfung entlang des Ausbreitungsgebiets des N. alveolaris inferior
  - Palpation der Kieferköpfchen im Meatus acusticus externus (vor dem Patienten stehend)
  - unter palpatorischer Kontrolle Mundöffnung durch den Patienten, Deviation des Unterkiefers zur Frakturseite möglich
  - Prüfung der Passgenauigkeit einer eventuell vorhandenen Zahnprothese
  - Prüfung der Stabilität der Unterkieferspange ▶ s. oben
- Achten auf sichere Frakturzeichen ▶ s. oben

■■ Bildgebende Diagnostik
- Konventionelles Röntgen als Basisdiagnostik: OPT, Unterkiefer p.–a.
- Bei speziellen Fragestellungen eventuell Aufbissaufnahme des Unterkiefers, CT

■ Therapie
■■ Konservativ
- Indiziert bei einfachen, wenig dislozierten Frakturen

> **Konservative Therapie nichtdislozierte bzw. wenig dislozierte Kollumfraktur**
> - Nichtdislozierte Fraktur:
>   - so belassen, flüssige Kost für 1–2 Wochen, dann Ernährungsaufbau
> - Wenig dislozierte Fraktur:
>   - geschlossene Frakturreposition
>   - ggf. Prothesenreparatur und Modifikation
>   - zirkummandibuläres Einbinden der Prothese mit Drahtligaturen
>   - intermaxilläre Fixation (IMF) für 6 Wochen
> - **Vorsicht:** Ältere Patienten tolerieren IMF meist nicht

■■ Operativ
- Grundsätzlich gilt für ältere Patienten
  - perioperatives Management schwieriger
  - längere Hospitalisationsdauer
  - höherer Anteil postoperativer Komplikationen bei entsprechenden Begleiterkrankungen

14.2 · Mittelgesicht

- häufiger gestörte Frakturheilung mit fehlendem knöchernem Durchbau
  - höheres Infektionsrisiko
- Intraoraler oder extraoraler (submandibulärer) Zugang
- Dislozierte mehrfragmentäre Frakturen oder Trümmerfrakturen
  - Adaptation von autologem Rippentransplantat und Zugschraubenosteosynthese
  - Zugschraubenosteosynthese
  - Miniplatten mit monokortikalen Schrauben
  - Rekonstruktionsplatten
  - Unilockplatte mit bikortikalen Schrauben

> **Aufgrund des Platteninnengewindes kann die Unilockplatte während der Verschraubung als eine Art Fixateur externe subperiostal, ohne Druck auf das Periost angebracht werden, was ideal ist für die periostale Blutversorgung der teilweise sehr atrophen Knochen in der Trümmerzone**

- Bei Trümmer- oder Defektfraktur Titanmesh mit Beckenkammtransplantat
  - bei Resorption des autologen Knochentransplantats allerdings Kollaps des Weichgewebes

14.2 Mittelgesicht

- **Ätiologie**
- Sport- und Freizeitunfälle (ca. 25 %)
- Straßenverkehrsunfälle
- Arbeitsunfälle
- Körperliche Gewalt
- Oft unter Alkoholeinfluss

14.2.1 Zentrale Mittelgesichtsfrakturen

Nasenfraktur
- **Ätiologie**
- Meist körperliche Gewalt
- Straßenverkehrsunfälle
- Stürze
- Sportunfälle

- **Häufigkeit**
- Häufigste Fraktur im Gesichtsbereich
- 25 % unter 12 Jahren
- Geschlechtsdisposition: $\male : \female = 2 : 1$

- **Klassifikation**
- Frakturtyp abhängig von Richtung und Größe der einwirkenden Kraft

- Typ I: einfache einseitige Fraktur, nur Knochen betroffen (Os nasale, Processus nasalis ossis maxillaris)
- Typ II: einfache beidseitige Fraktur, nur Knochen betroffen
- Typ III: beidseitige Trümmerfraktur, nur Knochen betroffen
- Typ IV: beidseitige Fraktur, Knochen und Septum betroffen
  - Typ IV a: mit Septumhämatom
  - Typ IV b: mit Septumhämatom und Rissquetschwunde der Nase

- **Inspektion**
- Nasendeformation (Schiefnase, Sattelnase oder Breitnase)
- Epistaxis
- Weichteilverletzungen der Nase
- Septumhämatom

- **Diagnostik**
- **Klinisch**
- Palpation der Nase mit Daumen und Zeigefinger
- Prüfung der Mobilität unter Stabilisierung der Stirn mit der anderen Hand
- Anteriore Rhinoskopie zum Ausschluss eines Septumhämatoms

- **Bildgebende Diagnostik**
- Konventionelles Röntgen: seitliche Nasenaufnahme
- CT (meist ohnehin als Basisdiagnostik zum Ausschluss von intrakraniellen Begleitverletzungen)

- **Therapie**
- Bei geschlossener nichtdislozierter Fraktur keine Therapie erforderlich

- **Geschlossene Reposition**
- Bei kosmetisch störender knöcherner und knorpeliger Deformität
- Bei eingeschränkter Funktion
- Bei Dislokation im Idealfall innerhalb der ersten Woche nach Trauma
- Hilfreich ist ein Bild des Patienten vor dem Unfall

Geschlossene Reposition Nasenfraktur
- Allgemeinanästhesie oder Leitungsanästhesie ohne vasokonstringierende Zusätze
- Aufrichtung der Nasenknochen mit dem Elevatorium
- Repositionierung des Nasenseptums
- Einlage einer Schaumstoffröhrchen-Nasenpackung oder Stütztamponade mit Jodoformstreifen
- Nasenpflaster

Offene Reposition
- Bei instabilem Ergebnis der geschlossenen Reposition
- Vorstellung des Patienten > 4 Wochen nach Trauma

> **Offene Reposition Nasenfraktur**
> - Grundlegendes Vorgehen wie bei Septumchirurgie
> - Hemitransfixationsinzision
> - Anheben des mukoperichondrialen Lappens
> - Schienung des Septums
> - Reposition knorpeliger Fragmente

Nasoethmoidalfraktur

- **Ätiologie**
- Starke Energieeinwirkung im zentralen Mittelgesichtsbereich
  - Straßenverkehr
  - körperliche Gewalt

- **Topographische Besonderheiten**
- Mögliche Hirnverletzung mit Liquorleck
- Mögliche Augenverletzung
- Eindringen einzelner Teile in angrenzende Räume bei Trümmerfraktur möglich
  - nach medial: Nasenhöhle
  - nach kranial: vordere Schädelgrube
  - nach lateral: Orbita

- **Einteilung nach Markowitz Bletal 1991**
- Typ I:
  - großes, nicht zertrümmertes, zentrales Knochensegment
  - kein Abriss des medialen Kanthusligaments
  - ein- oder beidseitig
- Typ II:
  - Mehrfragmentäre Fraktur des zentralen Knochensegments
  - kein Abriss des medialen Kanthusligaments
  - ein- oder beidseitig
  - Verwendung des Kanthusfragments für Osteosynthese möglich
- Typ III:
  - Trümmerfraktur des zentralen Knochensegments
  - Abriss des medialen Kanthusligaments möglich
  - ein- oder beidseitig
  - Verwendung des Kanthusfragments für Osteosynthese wegen mangelnder Größe nicht möglich

- **Inspektion**
- Kurze und retrudierte Nasenbrücke
- Telecanthus

- Enophthalmus
- Abrundung des medialen Kanthus

- **Diagnostik**
- **Klinisch**
- Untersuchung der nasoorbitalen Umgebung
- Untersuchung der Nasenbrücke mit Zeigefinger und Daumen auf Beweglichkeit
- Einführen einer Klemme in die Nase und Palpation der Kanthusbeweglichkeit mit aufgelegtem Zeigefinger (bei Beweglichkeit Operation indiziert)
- Prüfen des Kanthusabstands (Telecanthus)
  - bei Distanz ≥ 35 mm Fraktur wahrscheinlich
  - bei Distanz > 40 mm Frakturdiagnose sicher
- Messung des Abstandes beider medialen Kanthus zum Nasenrücken bei möglicher beidseitiger Fraktur
- Interkanthale Distanz meist Hälfte der interpupillären Distanz

- **Bildgebende Diagnostik**
- Konventionelles Röntgen als Basisdiagnostik: OPT, Oberkiefer halbaxial
- Am geeignetsten: CT, im Idealfall mit 3-D-Rekonstruktion

- **Therapie**
- Therapie nicht zwingend, wenn keine Dislokation der Fragmente

- **Konservativ**
- Geschlossene Reposition meist mit schlechten Resultaten (weiterbestehender Telecanthus, Nasendeformitäten)

- **Operativ**
- Nach Abschwellung
- Maximal nach 2 Wochen
- Unterschiedliche Zugänge, auch Kombination möglich
  - koronarer Zugang
  - intraoraler vestibulärer Zugang mit facial degloving
  - transkonjunktival am Infraorbitalrand
  - selten über bestehende Wunde oder Mittellinienzugang über Nasenwurzel

> **Operatives Vorgehen Typ-I-Fraktur**
> - Reposition des knöchernen Fragments in korrekte Lage
> - Fixation mit Plattenosteosynthese an umgebender Orbita

14.2 · Mittelgesicht

> **Operatives Vorgehen Typ-II- und Typ-III-Fraktur**
> — Knochentransplantat (autolog oder allogen) zur Rekonstruktion des Nasenrückens
> — Rekonstruktion der medialen Orbitawand mit Miniplatten, wenn erforderlich
> — Fixation des medialen Kanthus an den Miniplatten über Kreuz zur Gegenseite auf Höhe der Crista lacrimalis posterior
> — Annäherung der Knochensegmente mit Kanthus-ligament mit Drahtligaturen, wenn möglich
> — Schienung der Tränengänge (Dacryozystorhinostomie) erforderlich

Orbitawandfraktur

- **Ätiologie**
  - Meist Unfälle im Straßenverkehr oder Sport (v. a. Ballsportarten) oder körperliche Gewalt

- **Einteilung**
- **Blow-out-Frakturen**
  - Meist im Bereich der medialen Wand (Ethmoid) und des Bodens (Maxilla), da Knochen hier dünner als Dach und laterale Wand
  - Selten Orbitadachfrakturen, in 95 % mit kraniofazialen Verletzungen vergesellschaftet
  - Vergrößerung des Orbitavolumens
  - Nach Abschwellen Enophthalmus

- **Blow-in-Frakturen**
  - Mögliche Schädigung von Bulbus oder Nerven durch Einsprengung von Knochenfragmenten
  - Verkleinerung des Orbitavolumens
  - Exophthalmus

- **Klinik**
- **Orbitabodenfraktur**
  - Doppelbilder
  - Schmerzen
  - Enophthalmus
  - Okulokardialer Reflex (Bradykardie bis zur Asystolie, Synkope, Nausea)
  - Hypästhesie N. infraorbitalis

- **Orbitadachfraktur**
  - Meist begleitet von Riss-Quetschwunde der Augenbraue oder des oberen Augenlids
  - Ptosis (durch Augenrandfraktur oder Nervenverletzung)
  - Doppelbilder bei Beteiligung der Trochlea
  - Zerebrospinales Leck mit Liquorrhö

- **Mediale Orbitawandfraktur**
  - Doppelbilder bei Blick zur Seite
  - Subkutanes Emphysem
  - Enophthalmus

- **Laterale Orbitawandfraktur**
  - Abflachung der Wangenprominenz wegen Orbitarandrotation
  - Dislokation des lateralen Kanthus
  - Enophthalmus
  - Druckdolenz über Sutura frontozygomatica

- **Diagnostik**
- **Klinisch**
  - Äußere Inspektion:
    - Augenlidemphysem
    - mono- oder binokulares Hämatom
    - Bulbusniveau im Seitenvergleich
    - Exophthalmus, Enopthalmus
  - Pupillengröße, Pupillenisokorie, konsensuelle Pupillenreaktion
  - Frage nach Doppelbildern
  - Prüfung der Bulbusbeweglichkeit
  - Sensibilitätsprüfung des N. infraorbitalis

> **! Cave**
> **Dringliche OP-Indikation bei:**
> — **Orbitahämatom**
> — **Läsion und / oder Entrapment von Augenmuskeln**
> — **Läsion von Augenmuskelnerven**
> — **Linsenluxation**
> — **Weichteilödem**

- **Bildgebende Diagnostik**
  - Konventionelles Röntgen als Basisdiagnostik: Oberkiefer halbaxial (»Hängender Tropfen« bei Orbitabodenfraktur)
  - CT, evtl. mit 3-D-Rekonstruktion

- **Therapie**
- **Konservativ**
- Orbitabodenfraktur
  - Minimale Doppelbilder
  - Gute Bulbusbeweglichkeit
  - Kein Enophthalmus

- Orbitadachfraktur
  - Minimale Orbitarandfraktur (ohne wesentliche klinische Symptome wie Doppelbilder, Blickrichtungseinschränkungen)

Mediale Orbitawandfraktur
- Minimale Doppelbilder
- Gute Bulbusbeweglichkeit
- Kein Enophthalmus

Laterale Orbitawandfraktur
- Nichtdislozierte Jochbeinfraktur

▪▪ Operativ
- Ziel:
  - Wiederherstellung des ursprünglichen Orbitavolumens
  - Rückmobilisation von disloziertem und evtl. inkarzeriertem Weichteilgewebe in die Orbita

Orbitabodenfraktur
- Sofortige OP- Indikation:
  - Doppelbilder in Kombination mit im CT sichtbarer Einklemmung von Muskel- oder Weichgewebe und anhaltendem okulokardialem Reflex (s. oben)
  - Patienten jünger als 18 Jahre (»white-eyed-blow-out-fracture«) mit deutlich eingeschränkter vertikaler Bulbusbewegung in Kombination mit im CT sichtbarer Einklemmung von Muskel- oder Weichgewebe
  - Frühzeitiger Enophthalmus mit sichtbarer Asymmetrie im Gesichtsbereich
- OP innerhalb 2 Wochen:
  - Symptomatische Doppelbilder mit positivem »forced-duction-test« in Kombination mit im CT sichtbarer Einklemmung von Muskel- oder Weichgewebe bei geringer Besserungstendenz
  - Großer Defekt mit Enophthalmus
  - Zunehmende Hypästhesie des N. infraorbitalis

Orbitadachfraktur
- Sofortige OP-Indikation:
  - Mitbeteiligung der Trochlea
  - Offene Schädelfraktur mit Verbindung zum ZNS
- OP-Indikation (nicht sofort):
  - Blickrichtungseinschränkungen mit Doppelbildern

Mediale Orbitawandfraktur
- Sofortige OP-Indikation:
  - Einklemmung des M. rectus lateralis
- OP innerhalb 2 Wochen
  - Enophthalmus

Laterale Orbitawandfraktur
- Meist OP innerhalb 2 Wochen mit Reposition und Fixation des Jochbeinkomplexes (Vorgehen wie bei Jochbeinfraktur, s. dort)

▪▪ Operative Zugänge
Orbitabodenfraktur
- Transkonjunktivaler Zugang
- Transkonjunktivaler und transkarunkulärer Zugang und laterale Kanthotomie
- Subziliarer Zugang
- Infraorbitaler Zugang
- Durch existierende Wunde

Orbitadachfraktur
- Koronarer Zugang (im Zusammenhang mit anderen kraniofazialen Frakturen, in 95 % der Fälle)
- Vereinzelt oberer Blepharoplastik-Zugang

Mediale Orbitawandfraktur
- Transkarunkulärer und / oder transkonjunktivaler Zugang
- Durch existierende Wunde
- Koronarer Zugang (im Zusammenhang mit anderen Gesichtsschädelfrakturen)

Laterale Orbitawandfraktur
- Lateraler Augenbrauenrandschnitt
- Oberer Blepharoplastik-Zugang

▪▪ Material zur Defektüberbrückung
- Defekt < 5 mm: Polydioxanonfolie (0,25 oder 0,5 mm dick)
- Defekt > 5 mm: autologe Kortikalis oder Polydioxanonfolie (0,25 oder 0,5 mm dick)
- Kombination Boden und mediale Wand: Titaniummesh

Le-Fort-I-Fraktur
▪ Ätiologie
- Meist Unfälle im Straßenverkehr oder Sportunfälle (z. B. Kampfsport)

▪ Definition
- Ablösung der Maxilla vom Mittelgesicht

▪ Einteilung
- »Einfache« Le Fort I Fraktur mit Abriss der gesamten Maxilla vom Mittelgesicht
- Sagittale Spaltung der Maxilla median oder paramedian
- Transversale Spaltung der Maxilla
- Trümmerfraktur der Maxilla

▪ Häufigkeit
- Ca. 2 % aller Gesichtsschädelfrakturen

14.2 · Mittelgesicht

- **Klinik**
- Ekchymosen bzw. Hämatome im Oberkiefervestibulum
- Okklusionstörungen
- Schmerzen
- Schluckbeschwerden
- Epistaxis

- **Diagnostik**
- **Klinisch**
- Frontoffener Biss wegen dorsokaudaler Stellung der Maxilla
- Prüfung der Stabilität des Oberkiefers durch Auflegen von Zeigefinger und Daumen der linken Hand auf Cristae zygomaticomaxillares, Zeigefinger und Daumen der rechten Hand bewegen anteriore Maxilla
- Schachtelton bei Perkussion der Zähne

- **Bildgebende Diagnostik**
- Konventionelles Röntgen als Basisdiagnostik: OPT, Oberkiefer halbaxial
- Bei Patienten mit begleitendem Schädelhirntrauma (SHT) meist CT (ggf. mit 3-D-Rekonstruktion)

- **Therapie**
- **Ziel**
- Wiederherstellung der habituellen Okklusion
- Korrekte Reposition
- Stabile Fixation

- **Konservativ**
- Bei Totalprothesenträgern mit schlechtem Allgemeinzustand

- **Operativ**
- Bei akuter Blutung notfallmäßige OP mit dem Ziel der Blutstillung
- Bei zunehmender Hypästhesie OP innerhalb von 48 h
- Sonst innerhalb von 2 Wochen nach Trauma
- Bei bewusstlosen Patienten (Kombination mit schwerem SHT, Polytrauma) verzögerte Wundheilung wahrscheinlich

> **Operatives Vorgehen Le-Fort-I-Fraktur**
> - Allgemeinanästhesie mit nasaler Intubation
> - Anlage eines Schienenverbands (nach Schuchardt oder Drahtösenschiene)
> - Zugang über das Vestibulum
> - Subperiostale Präparation und Darstellung des Frakturverlaufs
> - Reposition, d. h. meist Vorverlagern des Oberkiefers mit der Rowe-Zange und intermaxilläre Fixation (IMF)

> - Fixation mit Miniplättchen im Bereich der parasalen Pfeiler und der Cristae zygomaticomaxillares beidseits
> - Öffnen der IMF und Prüfung der Okklusion
> - Bei inkorrekter Okklusion Lösen der Plättchen, erneute Reposition und Refixation
> - Bei korrekter Okklusion Wundverschluss
> - Schneuz- und Niesverbot für 3 Wochen
> - Antibiose für 5–7 Tage postoperativ
> - Antihistaminikum und abschwellende Nasentropfen für 10 Tage

Le-Fort-II-Fraktur
- **Synonym**
- Pyramidalfraktur

- **Ätiologie**
- Wie bei allen Mittelgesichtsfrakturen meist Unfälle oder körperliche Gewalt

- **Häufigkeit**
- Ca. 2 % aller Gesichtsschädelfrakturen

- **Klinik**
- Ekchymosen bzw. Hämatome im Oberkiefervestibulum
- Okklusionstörungen
- Schmerzen im Mittelgesichtsbereich
- Epistaxis
- Lidödeme bzw. periorbitale Hämatome

- **Diagnostik**
- **Klinisch**
- Frontoffener Biss
- Deutliche Abflachung des Gesichts (sog. Dish-face oder Panda-Gesicht)
- Prüfung der Stabilität des Oberkiefers durch Auflegen von Zeigefinger und Daumen der linken Hand auf Cristae zygomaticomaxillares, Zeigefinger und Daumen der rechten Hand bewegen anteriore Maxilla
- Augenärztliches Konsilium (Mitbeteiligung des Orbitabodens)

- **Bildgebende Diagnostik**
- Konventionelles Röntgen als Basisdiagnostik: OPT, Oberkiefer halbaxial
- Bei Patienten mit begleitendem Schädelhirntrauma (SHT) meist CT (ggf. mit 3-D-Rekonstruktion)

- **Therapie**
- ■ **Ziel**
- Wiederherstellung der habituellen Okklusion und Bulbusmobilität
- Korrekte Reposition
- Stabile Fixation

- ■ **Konservativ**
- Bei Totalprothesenträgern mit schlechtem Allgemeinzustand
- Küfneraufhängung möglich

- ■ **Operativ**
- Meist innerhalb von 2 Wochen nach Trauma
- Bei Doppelbildern und Inkarzeration von Weichteilen Revision der Orbita
- Falls erforderlich Revision der Nasenwurzel und Rekonstruktion

> **Operatives Vorgehen Le-Fort-II-Fraktur**
> - Allgemeinanästhesie mit nasaler Intubation
> - Anlage eines Schienenverbands (nach Schuchardt oder Drahtösenschiene)
> - Zugang über das Vestibulum, bei gleichzeitig erforderlicher Aufrichtung der Nasenwurzel facial degloving erwägen
> - Subperiostale Präparation und Darstellung des Frakturverlaufs
> - Reposition, d. h. meist Vorverlagern des Oberkiefers mit der Rowe-Zange und intermaxilläre Fixation (IMF)
> - Fixation mit Miniplättchen im Bereich der paranasalen Pfeiler und der Cristae zygomaticomaxillares beidseits
> - Bei Impression der Nasenwurzel zusätzlich Aufrichtung des Nasengerüsts mit autologem Knochentransplantat (koronarer Zugang, hierüber auch Revision des Orbitabodens möglich)
> - Bei erforderlicher Orbitarevision und nicht vorhandener Nasenwurzelimpression transkonjunktivaler Zugang
> - Öffnen der IMF und Prüfung der Okklusion
> - Bei inkorrekter Okklusion Lösen der Plättchen, erneute Reposition und Refixation
> - Bei korrekter Okklusion Wundverschluss
> - Schneuz- und Niesverbot für 3 Wochen
> - Antibiose für 5–7 Tage postoperativ
> - Antihistaminikum und abschwellende Nasentropfen für 10 Tage

14.2.2 Laterale Mittelgesichtsfrakturen

Jochbogenfraktur

- **Ätiologie**
- Meist direkte Gewalteinwirkung (bei isolierten Jochbogenfrakturen)

- **Häufigkeit**
- Ca. 10 % aller Gesichtsschädelfrakturen

- **Einteilung**
- Zweifragmentfraktur (mit Impression)
- Trümmerfraktur (meist in Kombination mit Jochbeintrümmerfraktur)

- **Klinik**
- Abflachung bzw. Einsenkung im Bereich des lateralen Mittelgesichtes
- Eingeschränkte Mundöffnung

- **Diagnostik**
- ■ **Klinisch**
- Palpable Delle mit Druckdolenz über Jochbogen
- Kieferklemme durch Druck der Fragmente auf den M. masseter

> **Schwerwiegendere intrazerebrale Läsionen bei seitlicher Traumaeinwirkung auf den Schädel als bei frontaler oder schräger Traumaeinwirkung**

- ■ **Bildgebende Diagnostik**
- Konventionelles Röntgen als Basisdiagnostik: Oberkiefer halbaxial, sog. Henkeltopfaufnahme
- CT (meist bei Patienten mit kombinierten Jochbeintrümmerfrakturen und geschlossenen Schädelhirntraumen)

- **Therapie**
- ■ **Ziel**
- Wiederherstellen einer normalen Mundöffnung
- Bei Kombination mit Jochbeintrümmerfraktur Wiederherstellen der ursprünglichen lateralen Mittelgesichtsprominenz

- ■ **Konservativ**
- Nur bei nicht dislozierten Frakturen mit uneingeschränkter Mundöffnung
  - Analgesie für 5 Tage
  - weiche Kost für ca. 2 Wochen
  - Röntgenkontrolle nach der 2. Woche
- Bei Auftreten von Mundöffnungsbehinderungen optimalerweise Reposition in Kurznarkose innerhalb der ersten 5 Tage

14.2 · Mittelgesicht

▪▪ Operativ
Bei dislozierten Frakturen

Isolierte Jochbogenfraktur

Perkutane Reposition mit Einzinker
- Dauer ca. 20 min
- Allgemeinanästhesie mit oraler Intubation
- Stichinzision an der kaudalsten Stelle der Eindellung
- Einführen des Einzinkers und Zug nach lateral und kranial
- Hochhebeln des Jochbogens unter Palpationskontrolle mit der Gegenhand (bei älteren Frakturen, d. h. älter als 2–3 Tage, kein »Einrastklicken« zu hören)
- Kontrolle der Mundöffnung
- Wundverschluss mit Einzelknopfnaht oder Steri-Strip-Pflaster

Reposition nach Gillies
- V. a. im angelsächsischen Raum verbreitet
- Allgemeinanästhesie mit oraler Intubation
- Temporale Inzision ca. 2,5 cm oberhalb und vor der Helix des behaarten Kopfs, hierbei auf A. und V. temporalis achten
- Nach Blutstillung schichtweise stumpfe Präparation auf die Temporalisfaszie
- Inzision der Temporalisfaszie und Präparation unterhalb der Faszie zum Jochbogen
- Einführung des Aufrichtinstruments und Aufrichtung des Jochbogens unter Palpationskontrolle mit der Gegenhand
- Kontrolle der Mundöffnung
- Wundverschluss und steriler Verband

Transorale Reposition
- Allgemeinanästhesie mit oraler Intubation
- Infiltrationsanästhesie im Oberkiefervestibulum
- Palpation der Basis der Jochbeinprominenz
- An dieser Stelle ca. 2 cm lange Inzision der Mukosa
- Ansetzen des Aufrichtinstruments in der Nähe der Fraktur
- Aufrichtung des Jochbogens unter Palpationskontrolle mit der Gegenhand
- Kontrolle der Mundöffnung
- Wundverschluss

Kombinierte Trümmerfrakturen von Jochbogen und Jochbein
- Meist in oraler Intubationsnarkose über koronaren Zugang
- Nutzen der Jochbogenwurzel als Landmarke für die ursprüngliche Breite des Mittelgesichts
- Stückweise Reposition und Osteosynthese des Jochbogens von dorsal nach ventral
- Schneuz- und Niesverbot für 3 Wochen
- Antibiotika für 5–7 Tage postoperativ
- Antihistaminikum und abschwellende Nasentropfen für 10 Tage

Jochbeinfraktur

- **Ätiologie**
- Gewalteinwirkung auf Jochbeinprominenz
  - Unfälle
  - körperliche Gewalt

- **Häufigkeit**
- Nach Nasenfraktur zweithäufigste Gesichtsschädelfraktur
- Geschlechtsdisposition: ♂ : ♀ = 4 : 1
- Meist in 2. und 3. Lebensdekade
- In 5 % der Fälle mit Augenverletzungen vergesellschaftet, daher augenärztliches Konsil obligat

- **Einteilung**
- Nichtdislozierte bzw. minimal dislozierte Fraktur
- Dislozierte Fraktur (nach kaudal, medial oder distal)
- Trümmerfraktur mit Jochbogenbeteiligung

> ❯ Für Dislokation außer der einwirkenden Kraft verantwortlich ist der Muskelzug!
> Dislozierte Frakturen vergesellschaftet mit
> - Infraorbitalrandfrakturen
> - Orbitabodenfrakturen
> - Frakturen des zygomaticoalveolären Pfeilers
> - Frakturen der Sutura zygomaticofrontalis
> - Jochbogenfrakturen

- **Klinik**
- Monokelhämatom
- Schwellung
- Gefühlsstörung im Bereich des N infraorbitalis
- Doppelbilder
- Hyposphagma
- Chemosis
- Druckschmerz, Schmerzen beim Kauen
- Hämatosinus

- **Diagnostik**
- **Klinisch**
- Inspektion:
  - abgeflachte Jochbeinprominenz
  - Fehlstellungen, z. B. unterschiedliche Pupillenhöhe
- Palpation eventueller Knochenstufen:
  - extraoral: an Sutura frontozygomatica und Infraorbitalrand
  - intraoral: am zygomaticoalveolären Pfeiler
- Eingeschränkte Mundöffnung
- Sensibilitätsprüfung des N. infraorbitalis
- Prüfung der Bulbusbeweglichkeit
- Augenärztliches Konsil

> **Bei Jochbeinfraktur finden sich niemals Okklusionsstörungen, da das Os maxillare nicht betroffen ist. Wenn eine Okklusionsstörung vorliegt, besteht zusätzlich eine maxilläre Fraktur, bei der die Okklusion vor Verplattung der Fraktur eingestellt werden muss!**

- **Bildgebende Diagnostik**
- Konventionelles Röntgen als Basisdiagnostik: Oberkiefer halbaxial, sog. Henkeltopfaufnahme
- CT, ggf. mit 3-D-Rekonstruktion (meist bei Patienten mit kombinierten Jochbeintrümmerfrakturen und geschlossenen Schädelhirntraumen)

- **Therapie**
- **Ziel**
- Wiederherstellung der Gesichtsprominenz
- Korrekte Reposition
- Stabile Fixation

- **Konservativ**
- Bei nicht dislozierten Frakturen mit normaler Augenbeweglichkeit
- Weiche Kost für 2 Wochen
- Schneuz- und Niesverbot für 3 Wochen
- Antibiotika für 5–7 Tage
- Antihistaminikum und Nasentropfen für 10 Tage

- **Operativ**
- Bei auftretender Diastase der Frakturenden Wechsel von konservativer zu operativer Therapie
- Bei Doppelbildern und Inkarzeration von Weichteilen Revision der Orbita
- Nichtdislozierte Sutura frontozygomatica: geschlossene Reposition (Einzinker) in Kurznarkose
- Dislozierte Sutura frontozygomatica: offene Reposition mit Miniplättchenfixation

Geschlossene Reposition bei nichtdislozierter Sutura frontozygomatica

- Möglich innerhalb er ersten 3–5 Tage nach Trauma (danach Resorptionserscheinungen an Frakturenden)

Geschlossene Reposition
- Kurznarkose
- Aufsuchen der Basis des Os zygomaticum
- Lokalisation des Einstichs mit dem Einzinker wie bei Jochbogenfraktur (s. oben)
- Kontrolle der Mundöffnung
- Wundverschluss (Steri-Strip oder Einzelknopfnaht)

Offene Reposition bei dislozierter Sutura frontozygomatica

- Möglich innerhalb der ersten 2 Wochen nach Trauma, sonst Osteotomie erforderlich

---

Operatives Vorgehen dislozierte Jochbeinfraktur mit Diastase
- Allgemeinanästhesie mit oraler Intubation
- Zugang via Augenbrauenrandschnitt, möglich auch über oberen Blepharoplastikzugang oder Wunde
- Darstellung der Sutura frontozygomatica
- Vestibuläre Inzision im Oberkiefer
- Darstellung von:
  - paranasalem Pfeiler
  - Kieferhöhlenvorderwand
  - zygomaticoalveolärem Pfeiler
  - Infraorbitalrand (falls einsehbar)
- Transkonjunktivaler Zugang
- Darstellung des Infraorbitalrands und des Orbitabodens
- Schneuz- und Niesverbot für 3 Wochen
- Antibiotika für 5–7 Tage postoperativ
- Antihistaminikum und Nasentropfen für 10 Tage

Operatives Vorgehen Jochbein- oder Jochbogentrümmerfraktur
- Allgemeinanästhesie mit oraler Intubation
- Koronarer Zugang
- Darstellung von:
  - Jochbogenwurzel
  - ipsilateraler Sutura frontozygomatica
  - Orbitaboden (falls nicht möglich, zusätzlich transkonjunktivaler Zugang)
- Vestibuläre Inzision im Oberkiefer
- Darstellung von:
  - paranasalem Pfeiler
  - Kieferhöhlenvorderwand

14.2 · Mittelgesicht

- – zygomaticoalveolärem Pfeiler
- – Infraorbitalrand (falls einsehbar)
- ▬ Schneuz- und Niesverbot für 3 Wochen
- ▬ Antibiotika für 5–7 Tage postoperativ
- ▬ Antihistaminikum und Nasentropfen für 10 Tage

14.2.3 Zentrolaterale Mittelgesichtsfrakturen

Le-Fort-III-Fraktur

- **Definition**
- ▬ Vollständige Absprengung des Gesichtsschädels vom Neurokranium

- **Ätiologie**
- ▬ Energiereiche stumpfe Gesichtsschädeltraumen
  - ▬ Verkehrsunfälle
  - ▬ Stürze
  - ▬ körperliche Gewalt

- **Häufigkeit**
- ▬ Ca. 1,5 % aller Gesichtsschädelfrakturen

- **Klinik**
- ▬ Ekchymosen bzw. Hämatome im Oberkiefervestibulum
- ▬ Okklusionstörungen
- ▬ Epistaxis
- ▬ Liquorrhö (wässriges Nasensekret)
- ▬ Schmerzen im Bereich des Mittelgesichts und der Suturae frontozygomaticae
- ▬ Doppelbilder
- ▬ Periorbitales Hämatom
- ▬ Lidödeme

- **Diagnostik**
- ▪▪ **Klinisch**
- ▬ Stufenbildung an den Suturae frontozygomaticae
- ▬ Deutliche Abflachung des Gesichts (sog. Dish-face oder Panda-Gesicht)
- ▬ Prüfung der Stabilität des Oberkiefers durch Auflegen von Zeigefinger und Daumen der linken Hand auf Cristae zygomaticomaxillares, Zeigefinger und Daumen der rechten Hand bewegen anteriore Maxilla
- ▬ Augenärztliches Konsilium (Mitbeteiligung der Orbita)

- ▪▪ **Bildgebende Diagnostik**
- ▬ Konventionelles Röntgen als Basisdiagnostik: OPT, Oberkiefer halbaxial (mit Hämatosinus)
- ▬ Bei Patienten mit begleitendem Schädelhirntrauma (SHT) meist CT (ggf. mit 3-D-Rekonstruktion)

- **Therapie**
- ▪▪ **Ziel**
- ▬ Wiederherstellung der habituellen Okklusion und Bulbusmobilität
- ▬ Korrekte Reposition
- ▬ Stabile Fixation

- ▪▪ **Konservativ**
- ▬ Bei Totalprothesenträgern mit schlechtem Allgemeinzustand
- ▬ Küfneraufhängung möglich
- ▬ Eventuell Drahtaufhängungen an Suturae frontozygomaticae

- ▪▪ **Operativ**
- ▬ Innerhalb der ersten 2 Wochen nach Trauma
- ▬ Bei Doppelbildern und Inkarzeration von Weichteilen mit Revision der Orbita
- ▬ Bei Impression der Nasenwurzel Rekonstruktion
- ▬ Bei offenem SHT und erforderlicher Duraplastik bei Liquorleck Festlegung des OP-Ablaufs mit Neurochirurgie

Operatives Vorgehen Le-Fort-II-Fraktur

- ▬ Allgemeinanästhesie mit nasaler Intubation
- ▬ Anlage eines Schienenverbands (nach Schuchardt oder Drahtösenschiene)
- ▬ Koronarer Zugang
- ▬ Frakturdarstellung an beiden Suturae frontozygomaticae und den Jochbögen
- ▬ Reposition (meist durch Vorverlagern des Oberkiefers) mit der Rowe-Zange und intermaxilläre Fixation (IMF)
- ▬ Fixation mit Miniplättchen (paranasale Pfeiler, beide Cristae zygomaticae, Nasenwurzel)
- ▬ Bei Impression der Nasenwurzel Aufrichtung des Nasengerüsts (evtl. mit autologem Knochentransplantat) über den gleichen Zugang
- ▬ Bei Mitbeteiligung der Orbita und Inkarzeration von Weichteilen ggf. Revision der Orbita über den gleichen Zugang
- ▬ Öffnen der IMF und Prüfung der Okklusion
- ▬ Bei inkorrekter Okklusion Lösen der Plättchen, erneute Reposition und Refixation
- ▬ Einlage zweier Redondrainagen koronar mit retroaurikulärer Ausleitung (48 h belassen, mit Sog)
- ▬ Bei korrekter Okklusion Wundverschluss
- ▬ Schneuz- und Niesverbot für 3 Wochen
- ▬ Antibiose für 5–7 Tage postoperativ
- ▬ Antihistaminikum und abschwellende Nasentropfen für 10 Tage

14.3 Sinus frontalis und Frontobasis

- **Ätiologie**
- Stumpfe frontale Gewalteinwirkung
    - meist Verkehrsunfälle
    - Berufsunfälle
    - Sport
    - körperliche Gewalt
- Bei ¾ der Fälle zusätzliche Frakturen von Orbita, Nase und Mittelgesicht

- **Häufigkeit**
- Sinus-frontalis-Frakturen (kraniale Frakturen) in 5–15 % aller Gesichtsschädelfrakturen
- Frontobasale Frakturen in 3–5 % aller Gesichtsschädelfrakturen

- **Einteilung**
- **Sinus-frontalis-Frakturen**

Typ I	Fraktur der Stirnhöhlenvorderwand
Typ II	Fraktur der Stirnhöhlenhinterwand
Typ III	Fraktur der Stirnhöhlenvorderwand und –hinterwand
Typ IV	Durchgehende Fraktur von der Haut bis zur anterioren Schädelbasis
Typ V	Fraktur mit Einbeziehung des Ductus nasofrontalis

- **Frontobasale Frakturen**
- Unterscheidung in echte und unechte Frakturen:
    - echt: bei direkter Krafteinwirkung auf Os frontale
    - unecht: Frontobasisfraktur mit naso-orbito-ethmoidaler Fraktur und / oder Le-Fort-I–III-Frakturen

Typ I	Isolierte lineare Schädelbasisfraktur
Typ II	Vertikale lineare Fraktur der Schädeldecke in Kombination mit Schädelbasisfraktur
Typ III	Frontolaterale Schädeldachtrümmerfraktur in Kombination mit linearer Schädelbasisfraktur

- **Klinik**
- Abgeflachte Nase, Telecanthus
- Epistaxis
- Liquorrhö (wässriges Sekret aus der Nase)
- Blutung aus nasopharyngealem Raum
- Prellmarken an Stirnbein oder über der Glabella-Region
- Schwellung oder Eindellungen im Stirnbereich
- Palpable Knochenstufen
- Konturdeformitäten

- Erhöhte Beweglichkeit anderer Gesichtsknochen (s. Le Fort II, Le Fort III, Naso-orbito-ethmoidale Frakturen)
- Defizite motorischer oder sensibler Nerven (z. B. N. olfactorius)

- **Diagnostik**
- **Klinisch**

> **Aktive Blutungen im MKG-Bereich sollten vor ausufernder Diagnostik gestillt werden!**
> **An Sicherung der Atmung denken, ggf. über Tracheotomie.**

- Meist schwierig wegen der Konturüberlagerung durch begleitende Ödeme
- Interdisziplinäres Teamwork wichtig (Augenärzte, Neurologen, Traumatologen), da oft polytraumatisierte Patienten
- Inspektion, Achten auf Deformitäten und sichere Frakturzeichen
- Bei häufiger Mitbeteiligung Prüfung von:
    - Orbita
    - Jochbein und –bogen
    - Nase
    - Mittelgesicht (Le-Fort-I–III)
    - Unterkiefer
- Hirnnervenprüfung bei nicht bewusstlosem, kooperativem Patienten:
    - Gesichtsfeld (N. I, N. II)
    - Bulbusbeweglichkeit (N. III, N. IV, N. VI)
    - Sensibilität (N. V)
    - Motorik (N. VII)
    - Würgereflex (N. IX, N. X)

Spezifische Unterschung auf Liquorrhö
- Wichtig v. a. bei frontobasalen Frakturen Typ II und III, Risiko von Meningitiden bei längerdauernder Leckage massiv erhöht
- β-Transferrin-Isotop-Untersuchung
- Intrathekale Fluorescein-Tests
- Hochauflösendes CT ohne Kontrastmittel

- **Bildgebende Diagnostik**
- CT ggf. mit 3-D-Rekonstruktion, im Idealfall inklusive Unterkieferunterrand

- **Therapie**
- **Sinus-frontalis-Frakturen mit nicht dislozierter Stirnhöhlenvorderwand**

Konservativ
- Bei nichtdislozierter Stirnhöhlenvorderwand keine Operation
- Antibiotikatherapie für 7 Tage
- Nachkontrolle

14.4 · Panfaziale Frakturen

Operativ
- Bei Impression der Stirnhöhlenvorderwand um mehr als ihre Dicke oder bei kosmetisch störender Eindellung
- Da oft polytraumatisierte Patienten, primär im Schockraum und während Stabilisierung der Patienten
- Zugang koronar, über die Wunde oder über Haarlinienschnitt
- Reinigung evtl. verschmutzter Wunden
- Aufspüren evtl. traumatisierter Nerven, Dokumentation
- Temporäre Stabilisierung von Unterkieferfrakturen mit Einzelligaturen
- Wundrandadaptation bei klaffenden Wundrändern

■■ **Sinus-frontalis-Frakturen mit dislozierter Stirnhöhlenvorderwand**
Keine Verletzung Ductus frontonasalis
- Reposition und Fixation der Fraktur
- Antibiotika für 7 Tage
- Nachkontrolle

Verletzung Ductus frontonasalis
- Reposition und Fixation der Fraktur
- Obliteration von Ductus frontonasalis und Sinus frontalis (Entfernung der gesamten Mukosa und der inneren Kortikalis, Auslegen der Höhle mit Perikraniumflap)
- Antibiotika für 7 Tage
- Nachkontrolle

■■ **Sinus-frontalis-Frakturen mit nichtdislozierter Stirnhöhlenhinterwand**
Kein Duraleck
- Keine Operation
- Antibiotikatherapie für 7 Tage
- Nachkontrolle

Duraleck
- Primär keine Operation
  - Antibiotika für 14 Tage
- Bei persistierendem Leck nach 7–10 Tagen
  - Kraniotomie mit Durarepair
  - Lumbaldrainage
  - Nachkontrolle

■■ **Sinus-frontalis-Frakturen mit dislozierter Stirnhöhlenhinterwand**
Kein Duraleck
- Keine Ductus-frontalis-Verletzung
  - Reposition der Fraktur und Fixation
  - Antibiotikatherapie für 7 Tage
  - Nachkontrolle

- Ductus-frontalis-Verletzung
  - Reposition und Fixation der Fraktur
  - Obliteration von Ductus frontonasalis und Sinus frontalis (Entfernung der gesamten Mukosa und der inneren Kortikalis, Auslegen der Höhle mit Perikraniumflap)
  - Bei Trümmerfraktur Kranialisation (Resektion der Stirnhöhlenhinterwand)
  - Rekonstruktion der Stirnhöhlenhinterwand
  - Antibiotika für 7 Tage
  - Nachkontrolle

Duraleck
- Durarepair
- Sonst wie oben bei Ductus-frontalis-Verletzung

■■ **Frontobasale Frakturen**
Konservativ
- Abdichtung eines Liquorlecks nicht erforderlich
- Echte und unechte Typ-I-Fraktur
- Echte Typ-II-Fraktur, bei gleichzeitiger Sinus-frontalis-Fraktur Therapie wie dort beschrieben

Operativ
- In der Regel durch Neurochirurgen
- Abdichtung des Liquorlecks erforderlich
- Sofortversorgung dringlich, limitiert durch
  - gleichzeitig bestehende lebensbedrohliche Hämatome
  - gleichzeitige Zeichen einer Nervenkompression
- Unechte Typ-II-Fraktur, zusätzlich Therapie Sinus-frontalis-Fraktur
- Echte und unechte Typ-III-Fraktur, zusätzlich Therapie Sinus-frontalis-Fraktur

14.4 Panfaziale Frakturen

■ **Definition**
- Bisher keine allgemeingültige Definition
- Frakturmuster, das mindestens drei von vier axialen Segmenten des Gesichtsschädels betrifft (Follmar KE et al 2007)

■ **Ätiologie**
- Verkehrsunfälle
- Körperliche Gewalt
- Stürze
- Sportunfälle
- Arbeitsunfälle
- Schussverletzungen

■ **Häufigkeit**
- Ca. 9 % aller Gesichtsschädelfrakturen

- **Klinik**
- Entsprechend der Klinik der betroffenen Segmente
    - Unterkiefer
    - Mittelgesicht zentral, zentrolateral, lateral
    - Sinus frontalis, Frontobasis

- **Diagnostik**
- **Klinisch**
- ▶ Abschn. 14.3

Spezifische Unterschung auf Liquorrhö
- Wichtig v. a. bei frontobasalen Frakturen Typ II und III, Risiko von Meningitiden bei längerdauernder Leckage massiv erhöht
- β-Transferrin-Isotop-Untersuchung
- Intrathekale Fluorescein-Tests
- Hochauflösendes CT ohne Kontrastmittel

- **Bildgebende Diagnostik**
- CT ggf. mit 3-D-Rekonstruktion, im Idealfall inklusive Unterkieferunterrand

- **Therapie**
- Immer operativ, da massives Trauma und ausgeprägte Deformitäten
- Ausmaß der operativen Versorgung abhängig vom Zustand des Patienten, erfolgt in interdisziplinärer Absprache
    - so viel wie möglich bei der Primärversorgung
    - Unterkiefer innerhalb einer Woche (sonst Verknöcherung in Fehlstellung)
    - Oberkiefer innerhalb von zwei Wochen (sonst Verknöcherung in Fehlstellung)
- Da oft polytraumatisierte Patienten, primär im Schockraum und während Stabilisierung der Patienten
    - Zugang koronar, über die Wunde oder über Haarlinienschnitt
    - Reinigung evtl. verschmutzter Wunden
    - Aufspüren evtl. traumatisierter Nerven, Dokumentation und Versorgung, insbesondere Fazialisäste
    - temporäre Stabilisierung von Unterkieferfrakturen mit Einzelligaturen
    - Wundrandadaptation bei klaffenden Wundrändern
- Versorgung von Sinus-frontalis-Frakturen und frontobasalen Frakturen ▶ Abschn. 14.3
- In der Regel als Miniplattenosteosynthese, früher gängige »Aufhängung« bei Mittelgesichtsfrakturen praktisch nicht mehr angewendet

---

Operatives systematisches Vorgehen bei panfazialen Frakturen, Möglichkeit I
- Versorgung Okklusionskomplex
    - Anlage einer Schiene an den Zahnbögen
    - Anbringen einer IMF und Stabilisierung der Oberkieferfraktur
    - Osteosynthese der Kollumfaktur des Unterkiefers (Festlegung der posterioren Gesichtshöhe, der Gesichtsbreite und zur Abstützung an der Schädelbasis)
    - Osteosynthese der Korpusfraktur des Unterkiefers
- Versorgung äußerer Gesichtsrahmen
    - temporäre Fixation Jochbeine mit Ligaturen an der Sutura frontozygomatica
    - Rekonstruktion der Jochbögen von der distalen Wurzel her
    - definitive Fixation der Jochbeine an der Sutura frontozygomatica und dem rekonstruierten Jochbogen
- Versorgung zentrales Mittelgesicht
    - Zunächst Stabilisierung des Infraorbitalrands
    - Versorgung von Le-Fort-I- und Le-Fort-II-Frakturen
- Versorgung nasoethmoidaler Komplex
    - Stabilisierung der Nasenknochen, evtl. mit Knochentransplantat
    - Versorgung der medialen Kanthusregion mit Rekonstrukton oder Reinsertion des medialen Kanthusligaments an Platte oder im Bereich der Crista fossae lacrimalis posterior (wenn stabil)
- Rekonstruktion der Orbita
    - Stabilisierung mit Orbitamesh, autologem Beckenkamm oder PDS-Folie

---

Operatives systematisches Vorgehen bei panfazialen Frakturen, Möglichkeit II
- Zunächst definitive Versorgung der Sinus-frontalis-Fraktur
- Versorgung äußerer Gesichtsrahmen (s. oben)
- Versorgung Okklusionskomplex (s. oben), zentrales Mittelgesicht (s. oben), nasoethmoidaler Komplex (s. oben) und Rekonstrukton der Orbita

14.5 Frakturen bei Kindern

- **Ätiologie**
- 0–5 Jahre: häusliche Unfälle (Stürze)
- 6–11 Jahre: Verkehrsunfälle (Fahrrad)
- 12–18 Jahre: Sportunfälle, körperliche Gewalt

Häufigkeit

- < 15 % aller Gesichtsschädelfrakturen, < 1,5 % Kinder < 5 Jahre
- Am häufigsten Orbitafrakturen
- Schädelfrakturen eher bei jüngeren Kindern
- Jochbein-, Kiefer- oder Nasenfrakturen eher bei älteren Kindern
- In > 50 % vergesellschaftet mit schweren anderen Verletzungen (Weichteile, SHT, Auge)

Kindliche Besonderheiten

- Schutz des Mittelgesichtes durch relativ elastischen Unterkiefer und großes Neurokranium
- Eher Schädel- als Gesichtsverletzungen
- Kieferhöhlen nicht pneumatisiert, damit stabiler
- Polsterung durch relativ dicke Weichteilschicht
- Elastisches Skelett und relativ dickes Periost
  - eher nichtdislozierte Unterkieferfrakturen oder Grünholzfrakturen
- Gesteigerter Metabolismus mit resultierender guter Heilungstendenz, aber:
  - hoher Sauerstoffbedarf
  - hohes Herzzeitvolumen bei relativ kleinem Blutvolumen
  - schnelle Dekompensation

Diagnostik

- Bei Kindern bildgebende Diagnostik vor körperlicher Untersuchung
  - oft mangelnde Kooperation, v. a. bei Palpation
  - nach Ansicht des Bildmaterials gezieltere und spezifische Untersuchung möglich
- Kindesmisshandlung in Erwägung ziehen bei Diskrepanz zwischen geschildertem Unfallmechanismus und Verletzungsmuster, wiederholten Verletzungen

Bildgebende Diagnostik

- Geringerer Kontrast im Röntgenbild wegen mangelnder Pneumatisation der Nasennebenhöhlen
- Immer bei Anamnese von Kopfverletzungen mit großer einwirkender Kraft
- Konventionelles Röntgen: OPT (Übersicht über Zähne, retinierte Zähne und Lage der Zahnkeime), Schädel in zwei Ebenen zum Ausschluss von Zweitfrakturen
- CT inklusive Unterkieferunterrand

Klinisch

- Möglicherweise nur unter Sedierung durchführbar
- Ophthalmologische Kurzuntersuchung:
  - Achten auf Exophthalmus oder Enophthalmus, eventuelle Einblutungen
  - Inspektion und Palpation Orbitarand
  - Prüfung der Sehschärfe
  - Pupille (Größe, Isokorie, Reaktion)
  - Gesichtsfeld
  - Bulbusbeweglichkeit
- Okklusionsprüfung
  - Mundöffnen (Seitabweichung, offener Biss)
  - Schleimhautrisse, Ekchymose
- Konturdeformitäten (Nase, Jochbein)
- Sensibilitätsprüfung N. infraorbitalis

14.5.1 Therapiemöglichkeiten

Weichteilverletzungen

- Versorgung in Allgemeinanästhesie oder in Sedation mit Lokalanästhesie
- Saubere kleine Wunden mit Steri-Strip verschließen
- Klaffende Wunden: Säuberung, Naht mit resorbierbarem Nahtmaterial, Verschluss mit Steri-Strip
- Am behaarten Kopf Einsatz von Hautklammern möglich

Frakturen

- Allgemein ist die Heilungszeit kürzer als bei Erwachsenen
- Bei Unterkieferfrakturen OP innerhalb von 48 h
- Im Augenbereich OP nach Abschwellen, aber innerhalb der ersten 7 Tage
- Für die definitive Empfehlung von resorbierbaren Osteosyntheseplatten nicht genügend Evidenz
- Nachteile resorbierbare Platten:
  - meist geringere Stabilität v. a. in load-bearing-Situationen
  - schwierigeres Handling
  - insgesamt größere Dimension von Schrauben und Platten
- Nachteile herkömmliche Platten:
  - mögliche Behinderung des Knochenwachstums
  - Entfernung nach ca. 3 Monaten erforderlich, da schnelles Überwachsen
  - Möglichkeit der Verlagerung nach zerebral durch appositionelles Schädelwachstum

Sinus-frontalis-Fraktur

- Pneumatisation der Stirnhöhle erst nach der Pubertät
- Bei jüngeren Patienten häufiger assoziiert mit intrakraniellen Verletzungen
- Konservative Therapie bei nichtdislozierter Fraktur von Stirnhöhlenvorderwand oder –hinterwand
- Bei Dislokation Kraniotomie und Kranialisation
- Routinemäßig Schädel-CT zur Nachkontrolle

◼◼ Orbitafraktur
- Selten subkonjunktivale Blutungen, meist sog. Weiße-Augen-Effekt
- Indikation zur OP:
  - Deutlicher Enophthalmus
  - Doppelbilder mit Muskeleinklemmung (»trap door phenomenon«)
  - Okulokardialer Reflex

Orbitaboden
- Transkonjunktivaler Zugang
- Bei großen Defekten autologes Knochentransplantat, sonst meist PDS-Folien
- Titanmesh bei Kindern nahe Wachstumsabschluss

Mediale Orbitawand
- Im Regelfall konservative Therapie
- Indikation zur OP:
  - Einklemmung
  - Enophthalmus
- Transkonjunktivaler und / oder transkarunkulärer Zugang
- Bei großen Defekten autologes Knochentransplantat, sonst meist PDS-Folien
- Titanmesh bei Kindern nahe Wachstumsabschluss

Orbitadach
- Ausschluss zusätzlicher Schädelfrakturen und Orbitahämatome
- In der Regel konservativ
- Indikation zur OP: funktionelle Blickrichtungsbeeinträchtigungen mit Doppelbildern
- Koronarer Zugang

◼◼ Nasenfraktur
- Untersuchung meist schwierig bei ausgeprägter Schwellung, unkooperativem Patienten

> **Ein Septumhämatom ist sofort zu inzidieren!**

Dislozierte Nasenfraktur
- Geschlossene Reposition innerhalb 2–3 Tagen
- Eventuell erforderliche Rhinoplastik erst nach Wachstumsabschluss

◼◼ Nasoethmoidalfraktur
- Bei Adoleszenten Vorgehen wie bei Erwachsenen
- Bei Kindern: Vorgehen wie bei Erwachsenen
  - Verwendung von resorbierbarem Osteosynthesematerial
  - bei Verwendung von metallenem Osteosynthesematerial Metallentfernung 3 Monate postoperativ
  - zusätzliche intrakranielle Verletzungen und zukünftige Wachstumsstörungen möglich

◼◼ Fraktur von Jochbein oder -bogen
- Konservative Therapie bei Fehlen funktioneller Beeinträchtigungen (z. B. Doppelbilder)
- Indikation zur OP:
  - Enophthalmus
  - Doppelbilder

> **! Cave**
> **Zahnkeime bei Anbringen der intraoralen L-Platte!**

◼◼ Oberkieferfraktur
- Insgesamt relativ selten
- Indikation zur OP: Dislokation
- Auf Zahnkeime achten

◼◼ Unterkieferfraktur
- Sehr großer Anteil an Gesichtsschädelfrakturen im Kindesalter
- Okklusionseinstellung wichtig, später durch weiteren Zahndurchbruch nochmals korrigierbar
- Meist Kollumfrakturen, seltener mediane oder paramediane Frakturen
- Zeitpunkt der operativen Versorgung
  - Kinder innerhalb 2–3 Wochen
  - Adoleszente innerhalb 3–4 Wochen
- Frühfunktionelle Behandlung intrakapsulärer Kondylenfrakturen wegen Gefahr der Ankylose
- Selten Wachstumsstörungen, bei Auftreten allerdings ausgeprägt

Immobilisierungsmöglichkeiten
- Milchgebiss: Okklusalschienen im Unterkiefer (keine andere Möglichkeit wegen Zahnform und Schmelztyp)
- Wechselgebiss: Lingualschiene
- Bleibendes Gebiss: Schienenverbände

Konservativ
- Kollumfrakturen: Aktivatortherapie oder IMF (abhängig von der Dentition)

Operativ
- Indiziert bei dislozierten und komplizierten Frakturen
- Vorgehen im wesentlichen wie beim Erwachsenen ▶ Abschn. 14.1

◼ Komplikationen
◼◼ Wachstumsstörungen
- Mittelgesichtsfrakturen: verzögertes Wachstum der Gesichtshälften
- Unterkieferfrakturen: verzögertes Längenwachstum des Unterkiefers
- In der Folge Dysgnathie

■■ Ankylosen
— Nach Fehlbehandlung von Kondylenfrakturen (Immobilisation)
— Früherkennung und Therapie durch regelmäßige Nachkontrolle bis zum 18. Lebensjahr

Literatur

Burnstine MA (2003) Clinical recommendations for repair of orbital facial fractures. Curr Opin Ophthalmol, 14(5):236–240

Cultrara A, Turk JB, Har-El G (2004) Midfacial degloving approach for repair of naso-orbital-ethmoid and midfacial fractures. Arch Facial Plast Surg, 6(2):133–135

Ellis E 3rd (2010). A prospective study of 3 treatment methods for isolated fractures of the mandibular angle. J Oral Maxillofac Surg. 68(11):2743–2754

Evans GR, Daniels M, Hewell L (2011) An evidence-based approach to zygomatic fractures. Plast Reconstr Surg, 127(2):891–897

Follmar KE, Debruijn M, Baccarani A, Bruno AD, Mukundan S, Erdmann D, Marcus JR (2007) Concomitant injuries in patients with panfacial fractures. J Traum, 63(4):831–835

Gassner R, Tuli T, Hächl O, Rudisch A, Ulmer H (2003) Cranio-maxillofacial trauma: a 10 year review of 9,543 cases with 21,067 injuries. J Craniomaxillofac Surg, 31(1):51–61

Grunwaldt L, Smith DM, Zuckerbraun NS, Naran S, Rottgers SA, Bykowski M, Kinsella C, Cray J, Vecchione L, Saladino RA, Losee JE (2011) Pediatric facial fractures: demographics, injury patterns, and associated injuries in 772 consecutive patients. Plast Reconstr Surg, 128(6):1263–1271

Hollier LH Jr, Sharabi SE, Koshy JC, Stal S (2010) Facial trauma: general principles of management. J Craniofac Surg, 21(4):1051–1053

Kelamis JA, Mundinger GS, Feiner JM, Dorafshar AH, Manson PN, Rodriguez ED (2011) Isolated bilateral zygomatic arch fractures of the facial skeleton are associated with skull base fractures. Plast Reconstr Surg, 128(4):962–970

Manson PN (2006) Facial Fractures. In: Mathes SJ Plastic Surgery. Vol. 3. 2nd ed. Saunders Elsevier, Philadelphia, Chapter 66, pp 77–380

Manson PN, Stanwix MG, Yaremchuk MJ, Nam AJ, Hui-Chou H, Rodriguez ED (2009) Frontobasal fractures: anatomical classification and clinical significance. Plast Reconstr Surg, 124(6):2096–2106

Markowitz BL, Manson PN, Sargent L, Varder Kolle CA, Yarenchuk M, Glasmann D, Crawley WA. Management of the medial canthal tendon in nasoethmoid orbital fractures: the importance of the central fragment in classification and treatment. Plast Reconstr Surg, 1991:87(5):843-853

Müller S, Bürgers R, Ehrenfeld M, Gosau M (2011) Macroplate fixation of fractures of the edentulous atrophic mandible: immediate function and masticatory rehabilitation. Clin Oral Investig. 15(2):151–156

Sabhlok S, Waknis P, Bhagwat A (2010) Application of 2.0 mm Titanium Plates in Rigid Internal Fixation of Mandibular Angle Fractures. J Maxillofac Oral Surg, 9(4):339–943

Sahoo NK, Mohan R (2010) IMF Screw: An Ideal Intermaxillary Fixation Device During Open Reduction of Mandibular Fracture. J Maxillofac Oral Surg, 9(2):170–172

Sailer HF, Grätz KW, Kalavrezos ND (1998) Frontal sinus fractures: principles of treatment and long-term results after sinus obliteration with the use of lyophilized cartilage. J Craniomaxillofac Surg, 26(4):235–242

Sargent LA (2007) Nasoethmoid orbital fractures: diagnosis and treatment. Plast Reconstr Surg, 120(7 Suppl 2): 16S-31S

Siy RW, Brown RH, Koshy JC, Stal S, Hollier LH Jr (2011) General management considerations in pediatric facial fractures. J Craniofac Surg, 22(4):1190–1195

Zachariades N, Mezitis M, Mourouzis C, Papadakis D, Spanou A (2006) Fractures of the mandibular condyle: a review of 466 cases. Literature review, reflections on treatment and proposals. J Craniomaxillofac Surg 34(7):421–432

Zhang Z, Zhang Y, He Y, An J, Zwahlen RA (2012) Correlation between volume of herniated orbital contents and the amount of enophthalmos in orbital floor and wall fractures. J Oral Maxillofac Surg, 70(1):68–73

Zwahlen RA, Labler L, Trentz O, Grätz KW, Bachmann LM (2007) Lateral impact in closed head injury: a substantially increased risk for diffuse axonal injury–a preliminary study. J Craniomaxillofac Surg, 35(3):142–146

Erkrankungen und Operationen der Kiefergelenke

R. H. Reich

15.1 Diskopathien – 218

15.2 Hypermobilitätsstörungen – 218

15.3 Kiefergelenkarthrose – 219

15.4 Kiefergelenkarthritis – 220

15.5 Synoviale Chondromatose des Kiefergelenks – 221

15.6 Ankylose des Kiefergelenks – 221

15.7 Tumore des Kiefergelenks – 222

15.8 Kiefergelenkerkrankungen im Kindesalter – 223

15.9 Aktuelle Leitlinien – 224

Literatur – 224

15.1 Diskopathien

- **Definition**
- Diskusverlagerung meist nach anteromedial, selten Quer- oder Rückverlagerung – bezogen auf Ruheposition des Kondyluskopfes
- Diskusperforation im hinteren Aufhängungsband oder im Diskus selbst

- **Ätiologie**
- Hypermobilität des Kiefergelenks, z. B. bei Angle Kl. II
- Langzeitige Fehlbelastung des Gelenks
- Hyperaktivität der Kaumuskulatur, z. B. Bruxismus

Ätiologie nicht immer nachvollziehbar. 30 % der Bevölkerung weist Diskopathie, meist ohne relevante Symptome auf.

- **Klinik**
- ■ ■ **Diskusverlagerung mit Reposition bei der Mundöffnung**
- Beim Mundöffnungszyklus: reziprokes Knacken
- Während der Funktion: Schmerz direkt im Kiefergelenkbereich
- Intermittierend: Gefühl der Verhakung des Gelenks
- Bei der Mundöffnung (wenn einseitig): S-förmige Deviation des Unterkiefers

- ■ ■ **Diskusverlagerung ohne Reposition bei der Mundöffnung (Synonym: closed lock)**
- Anamnestisch meist Symptome der DV mit Reposition
- Beim Essen: meist plötzliche Mundöffnungseinschränkung auf 26–28 mm
- Während der Funktion: Kiefergelenkschmerz
- Bei der Mundöffnung: Deviation des Unterkiefers zur betroffenen Seite
- Anpassung: Symptome werden mit der Zeit geringer

- ■ ■ **Diskusperforation**
- Bei der Mundöffnung: Knirschen im Kiefergelenk
- Während der Funktion: Schmerz im betroffenen Gelenk
- Darstellende Diagnostik: Keine knöchernen Veränderungen des Kondylus

> - **Diskopathien des Kiefergelenks in der Regel langfristig selbstlimitierend**
> - **Symptome werden durch Anpassungsvorgänge im Laufe der Zeit geringer**

- **Diagnostik**
- Typische klinische Symptome in der Regel ausreichend
- MRT in Zweifelsfällen zusätzlich einsetzen, z. B. bei V.a. synovialer Chondromatose

> **Bildgebende Diagnostik hilft im Normalfall nicht bei der Entscheidung über nichtchirurgische oder chirurgische Therapie.**

- **Therapie**
- Gefahr der Übertherapie wegen des selbstlimitierenden Charakters der Diskopathien
- Verkürzung der Symptomzeit
- Aufbissschienentherapie: primär als nichtchirurgischer Therapie eingesetzt. Erfolgsrate liegt bei ca. 80 %
- Bei Resistenz auf konservative Therapie:
    - Arthrozentese
    - Spülung des oberen Gelenkspalts mit 300 ml Kochsalzlösung
- Arthroskopische Lyse und Lavage des oberen Gelenkspalts, evtl. mit zusätzlichen Manipulationen
- Arthroskopische Diskusrepositionierung, technisch sehr anspruchsvoll
- Offene Diskusrepositionierungsoperation durch Verkürzung des elongierten hinteren Aufhängungsbandes
    - Variante: zusätzlich Verankerung des Diskus auf dem Kondylus
- Sonderfall Perforation: plastische Deckung nur möglich bei dorsolateraler Perforation, ansonsten Diskusexzision
- Kondylotomie, um Platz im Gelenk zu schaffen

> - **Ruhigstellung ist für funktionelle Rehabilitation kontraproduktiv. Deshalb Beginn der aktiven Übungstherapie (gerade Mundöffnung) am Abend des Operationstages.**
> - **Therapiedauer: 8 Wochen.**

15.2 Hypermobilitätsstörungen

- **Definition**

Funktionsstörungen des Kiefergelenks durch übergroße Beweglichkeit von Kondylus und/oder Diskus.

> **Hypermobilitätsstörungen können Diskopathien auslösen.**

- **Ätiologie**
- Wahrscheinlich Prävalenz der protrahierenden Muskulatur bei der Mundöffnung

15.3 · Kiefergelenkarthrose

- Risikofaktor: Erkrankungen, die mit Spastiken einhergehen, z. B. Parkinsonismus
- Verletzung: Unterkiefertrauma während der Mundöffnung

■ **Einteilung**
- Intermittierende Diskusverlagerung (Synonym: Subluxation) (s. S. 218, »Diskusverlagerung mit Reposition bei der Mundöffnung«)
- Kondylusluxation
  - Kondylus verbleibt vor dem Tuberculum articulare nach einer Mundöffnung
  - keine Spontanreposition
- Habituelle Kondylusluxation
  - Kondylusluxation während normaler Funktion
  - Reposition evtl. mit Manipulation vom Patienten möglich

■ **Klinik**
- Plötzliche Kiefersperre >20 mm SKD
  - einseitig: Unterkiefer-Mittellinie zur Gegenseite verschoben
  - beidseitig: Unterkiefer in Protrusionsstellung
- Schmerzzunahme während Luxationszeit

❯ **Luxation beim zahnlosen Patienten in manchen Fällen schwer erkennbar, da Kontrolle über Okklusion fehlt.**

■ **Diagnostik**
- Typische Anamnese, typische Klinik
- Darstellende Diagnostik: Kondylus vor dem Tuberculum articulare
- Funktionsorthopantomographie der Kiefergelenke

■ **Therapie**
- Sporadische Kondylusluxation:
  - manuelle Reposition n. Hippokrates, evtl. in Lokalanästhesie (Infiltration M. masseter und unterer Ansatz M. temporalis)

❗ **Cave**
- **Daumen schützen.**
- **Je länger die Luxation besteht, desto schwieriger die Reposition!**

  - wenn nicht möglich: manuelle Reposition in Allgemeinnarkose und Relaxierung
  - wenn nötig: offene Reposition vom präauriculären Zugang
- Habituelle Luxation:
- Injektion von Botulinumtoxin in den M. pterygoideus lateralis (EMG-gesteuert)

❗ **Cave**
Oft mehrfach im Abstand von 4–6 Monaten erforderlich.

  - operative Erleichterung der Spontanreposition:
    - arthroskopisch oder nach Arthrotomie
    - Modellierende Ostektomie des Tuberculum articulare. Dadurch geringe Höhenreduzierung und Gestaltung eines flacheren vorderen Abhangs des Tuberculum
  - restriktive Verfahren:
    - Beschränkung der Translation des Kondylus durch Herunterklappen des Jochbogens vor dem Tuberculum (Le Clerc)
    - bindegewebige Zügelung des Kondylus (Köle)

❗ **Cave**
- **Restriktive Verfahren beseitigen nicht die in vielen Fällen zeitgleich vorhandene Hyperaktivität der Kaumuskulatur.**
- **Arthrosegefahr nach OP!**

15.3 Kiefergelenkarthrose

■ **Definition**
Degenerative, nichtentzündliche Gelenkveränderungen mit Formveränderung der Gelenkflächen.

■ **Einteilung**
- Arthrose Typ I
- Arthrose Typ II

■ **Ätiologie**
■ ■ **Arthrose Typ I (Synonym Anpassungsarthrose, progressives Remodelling)**
- Anpassungsveränderung an veränderte Funktion im Alter
- Abnutzungsvorgänge im Kiefergelenk
- > 95 % der Arthrosen
- Beginn >55. Lebensjahr

■ ■ **Arthrose Typ II (echte Arthrose)**
- Progrediente Formveränderung mit typischer Symptomatik
- ca. 5 % der Arthrosen
- Beginn auch <55. Lebensjahr möglich

■ **Symptome (beide Formen)**
- Schmerzhaftes Knirschen im Kiefergelenk
- Typ I: Beschwerden nach 12–16 Monaten besser, letztlich Abflachung des Kondylus, diskusloses,

beschwerdefreies Gleitgelenk, meist danach gleiche Symptomatik auf der Gegenseite
- Typ II: Beschwerden auch nach 12 Monaten progredient, progrediente Verformung, bleibt einseitig

> **Eine Unterscheidung zwischen den beiden Formen einer Arthrose lässt sich nur durch den Verlauf in den ersten 16 Monaten nach Beginn der Beschwerden treffen.**

- **Diagnostik**
- Typische Kombination von schmerzhaftem Knirschen mit knöchernen Veränderungen der Kondylusoberfläche
- Orthopantomogramm, Funktionsorthopantomogramm der Kiefergelenke
- DVT, CT: bei Sonderformen
- MRT: zur Abgrenzung gegen freie Gelenkkörper (Synoviale Chondromatose)
- Röntgen: bei Entrundung, Deckplatteneinbrüche, Geröllzysten, Sklerosierung des Kondylus

- **Therapie**
- **Konservativ**
- Aufbau der Stützzonen
- Aufbissschienentherapie

- **Chirurgisch**
Therapieansatz bei Resistenz auf nichtchirurgische Maßnahmen.
- Arthrozentese (s. S. 218, »Therapie«)
- Arthroskopische Lyse und Lavage
  evtl. mit Abtragung degenerativer Veränderungen der Synovia (Debridement) mit Mikroshaver oder Laser

- **Offenchirurgisch**
- Arthroplastik
  - Höhenreduzierung des Kondylus um 2–3 mm
  - Entfernung der Diskusreste
  - frühe postoperative Übungstherapie
- Kondylotomie
  - Vertikale Ramusosteotomie
  - elastische intermaxilläre Immobilisation für 3 Wochen (Hall)

15.4 Kiefergelenkarthritis

- **Definition**
Entzündliche Gelenkerkrankung

- **Einteilung**
- Akute Arthritis
- Chronische Arthritis

- **Ätiologie**
- **Akute Arthritis**
- Meist Begleitarthritis bei oder nach Infekten
- selten fortgeleitet, z. B. bei Otitis media

- **Chronische Arthritis**
- Meist Mitbefall bei rheumatischen Erkrankungen, z. B. chronischer Polyarthritis, Psoriasis arthropathica, Morbus Bechterew

- **Klinik und Diagnostik**
- **Akute Arthritis**
- Klinik
  - rascher Beginn, starke Kiefergelenkschmerzen, Schonhaltung, reflektorische Kieferklemme, Schwellung über dem Gelenk
- Diagnostik
  - OPT blande, aber Erguss im MRT

- **Chronische Arthritis**
Klinik
- langsamer Beginn über Jahre
- funktionsabhängiger Schmerz im Kiefergelenk in Schüben
- zunehmende Bewegungseinschränkung des Gelenks

> **Praktisch nie Erstmanifestation im Kiefergelenk!**

Diagnostik Röntgen, OPT und CT zeigen typischen Verlauf:
- im Frühstadium keine spezifischen Veränderungen
- mittleres Stadium wie Arthrose (s. ▶ Abschn. 15.3), immer beidseitig
- Endstadium
  - progrediente Kondylusresorption mit Verlust der Abstützung des Unterkiefers an der Schädelbasis, frontal offener Biss
  - knöcherne Ankylose des Kiefergelenks

> **Cave**
> **Die Rheumafaktoren sind für die Diagnose einer chronischen Arthritis des Kiefergelenks unerheblich.**

- **Therapie**
- **Akute Arthritis**
- i.v. Antibiotika, Corticoide systemisch, Kühlung, Schonung
- Purulent: Inzision, Abstrich, Drainage, evtl. Gelenkspülung

> **Cave**
> - **Verlauf N. facialis bei Inzision beachten**
> - **fibröse Ankylose als Folgezustand!**

Chronische Arthritis
- Frühes und mittleres Stadium:
Synovektomie + Pannusentfernung + Interposition zwischen Kondylus und Fossa
   Grund der Interposition: soll Verwachsung mit Fossa vermeiden. Interpositionsmaterial: z. B. Silastik-Sheeting, muss an der Fossa starr fixiert werden.
- Alternative: evtl. Temporalisfaszie, muss ebenfalls gut fixiert werden

! Cave
- Abrieb und unerwünschte Fremdkörperreaktionen bei fehlerhafter starrer Fixierung.
- Cortisoninjektionen in das Kiefergelenk bringen anfangs kurzfristige Verbesserungen der Symptomatik. Wiederholte Injektionen fördern allerdings die Resorptionstendenz (chemische Kondylektomie) und sollten deshalb vermieden werden, wenn die chirurgische Option noch besteht.

- Kondylusresorption
   - progredient bis zur Incisura semilunaris
   - nach KFO-Operationen und autologe Transplantate zum Wiederaufbau der Kondylen
   sehr häufig Rezidive
   - heute endoprothetischer Gelenkersatz favorisiert (Fossa-Kondylus Prothese, alloplastischer Gelenkersatz), evtl. kombiniert mit Dysgnathie-OP
- Ankylose: s. ▶ Abschn. 15.6.

15.5 Synoviale Chondromatose des Kiefergelenks

■ Definition
Bildung von freien knorpeligen Gelenkkörpern im Gelenkspalt

■ Ätiologie
- Fehlregulation der Synovia unbekannter Genese
- Gelegentlich Trauma in der Anamnese

■ Symptome
- Schmerzhaftes Knirschen im Kiefergelenk
- Zunehmendes Druckgefühl im Kiefergelenk
   - später Schwellung und harte Auftreibung über dem Kiefergelenk
- Progrediente Nonokklusion auf der betroffenen Seite durch Verdrängung des Kondylus an der Schädelbasis
   - später Kieferklemme durch Bewegungseinschränkung des Caput

■ Diagnostik
- OPT: Gelenkspalt evtl. erweitert, Gelenkkörper röntgenologisch nicht sichtbar
- MRT: Überfüllung des Gelenkspalts

■ Therapie
- Ausräumung der Gelenkkörper
- Offene Synovektomie mit Entfernung des Diskus
- Frühe postoperative Mundöffnungsübungen

15.6 Ankylose des Kiefergelenks

■ Definition
Versteifung des Kiefergelenks durch Verwachsung des Kondylus mit der Schädelbasis

■ Ätiologie
- Entzündlich (z. B. Otitis media, rheumatische Erkrankungen)
- Posttraumatisch (z. B. nach stumpfem Trauma im Kindesalter, nach Kiefergelenkfraktur)

■ Klassifikation
- Fibröse Ankylose – bindegewebige Verwachsung
- Ossäre Ankylose – knöcherne Verwachsung

! Cave
- Differentialdiagnose: Elongation oder Ankylose des Processus coronoideus
- Sehr ähnliche Symptome!

■ Klinik
- Relative Kieferklemme: maximale SKD unter 35 mm, in der Regel progredient
- Absolute Kieferklemme: SKD <4 mm (Eigenelastizität des Unterkiefers)
- Restpro- und Laterotrusion nur möglich bei fibröser Ankylose
- Probleme
   - Mundhygiene
   - Notfallprophylaxe

■ Diagnostik
- OPT, DVT, CT
- Bei fibröser Ankylose evtl. zusätzlich MRT

■ Therapie
In Abhängigkeit vom Ausmaß der Verwachsung stehen verschiedene Alternativen zur Auswahl:

Vom präaurikulären Zugang

- Resektion der Ankylose (Lückenostektomie) mindestens 5 mm
- Interposition zur Verhinderung der Reankylose:
  - gestielte Fascia temporalis
  - autologer Knorpel
  - Silastikblock
- Postoperative Spreiztherapie

> Alle Interpositionsmaterialien müssen starr im Fossabereich fixiert werden, z. B. mit der Einflechttechnik

Vom präaurikulären und submandibulären Zugang

- Resektion des Kondylus
- Ersatz durch costochondrales Transplantat, ca. 3 mm Knorpelanteil, Befestigung mit Miniplatte auf aufsteigendem Ast
- Interposition nicht in jedem Falle nötig
- Postoperativ steigernde Mundöffnungsübungen

Vom präaurikulären und submandibulären Zugang

- Resektion des Kondylus
- Vorbereitung des Lagers Fossabereich
- Alloplastische Fossa- und Kondylusprothese (Endoprothese)

> **Endoprothetischer Ersatz des Kiefergelenks**
> - Alleinige Kondylusprothese – nur zum vorübergehenden Ersatz
> - Fossa- und Kondylusprothese – Dauerersatz
>
> **Endoprothesen**
> - Vorgefertigt (in verschiedenen Größen zur Auswahl)
> - individuell (custom made, CAD-CAM-Verfahren auf CT-Datenbasis)

15.7 Tumore des Kiefergelenks

Einteilung

- Benigne Tumoren
  - Osteochondrom (häufigster gutartiger Tumor)
- Maligne Tumoren (selten)
  - Metastasen
  - Osteosarkom, Chondrosarkom

Ätiologie und Pathogenese

Osteochondrom

- Unbekannte Ätiologie
- Der Tumor entwickelt sich auf der Kondylusoberfläche, selten Collum oder Proc. coronoideus

- Appositionelles Wachstum, ausgehend von einer cranial aufsitzenden knorpeligen Kappe in Richtung Schädelbasis

Metastasen

- Am häufigsten Prostata- oder Mamma-Ca

Klinik

Osteochondrom

- Progrediente Dislokation der betroffenen Unterkieferhälfte nach kaudal, daher Nonokklusion
- Schmerzen und Kieferklemme selten

Maligne Tumore

- Anfangs geringe Schmerzsymptomatik
- Später Kieferklemme oder Okklusionsstörung, Vincent-Symptom

Diagnostik

Osteochondrom

- OPT: strangartige röntgendichte Struktur vom Caput zur Schädelbasis ziehend
- CT: dem Kondylus aufsitzende, pilzartige Knochenstruktur mit Weichgewebskappe kranial

Metastasen

- OPT, insbesondere CT: unregelmäßige Osteolysen im Collum
- Osteosarkom, Chondrosarkom: typische Veränderungen dieser Tumoren in der darstellenden Diagnostik

Therapie

Osteochondrom:

- Abtragung des Tumors an seiner Verbindung zum Kondylus vom präaurikulären Zugang

> In der Regel kann bei der Therapie des Osteochondroms der Kondylus und damit die Abstützung des Unterkiefers an der Schädelbasis intakt bleiben.

- Symptome sind damit nach einigen Wochen beseitigt

Maligne Tumoren

- Ggf. Resektion nach Staging der Grunderkrankung, oft bereits weitere Metastasen an anderer Stelle
- Primäre Abstützung des Unterkiefers durch alloplastische Kondylusprothese erwägen
- Evtl. definitive Rekonstruktion des Kiefergelenks autolog oder durch Endoprothese (Fossa- und Kondylus-Teil) erwägen

15.8 Kiefergelenkerkrankungen im Kindesalter

- **Besonderheiten im Kindesalter**

Wegen der übergeordneten Leitfunktion des Kondyluskopfes für das Wachstum der entsprechenden Unterkieferhälfte und der Gefahr der heterotopen Knochenbildung gelten bei Kiefergelenkerkrankungen im Kindesalter besondere Kriterien.

- **Einteilung**
- Hypo- oder Aplasie des Kiefergelenks
- Kindliche Ankylose

- **Ätiologie und Pathogenese**
- - **Hypo-/Aplasie**
- Meist angeboren, im Rahmen einer hemifacialen Mikrosomie
- Schweregrad richtet sich nach dem Ausmaß des Defekts
- Gelegentlich durch frühkindliches Trauma, z. B. durch Geburtszange
- Schädigung des Wachstumszentrums unter der Kondylusfläche
- Konsekutiv Wachstumsverminderung der betroffenen Unterkieferhälfte

- - **Ankylose**
- Selten angeboren, wahrscheinlich intrauterines Trauma?
- Frühkindliches Trauma, z. B. Capitulumfraktur
- Kindliche Arthritis des Kiefergelenks, z. B. fortgeleitet bei Otitis media oder Begleitarthritis bei Viruserkrankungen
- Starke heterotope Knochenbildung im Wachstumsalter führt zur Verknöcherung des Gelenks

- **Symptome**
- - **Hypo-/Aplasie**
- Progrediente Schiefstellung der Okklusionsebene oder Okklusionsstörung bei erhaltener Mundöffnungsfähigkeit
- Kaukraft vermindert
- Ästethische Störung

- - **Kindliche Ankylose**
- Kieferklemme, meist absolut
- Wegen Schädigung des Wachstumszentrums meist kombiniert mit Wachstumsstörung

> ❗ **Cave**
> - Karies, wegen mangelnder Mundöffnung Therapie sehr schwierig!
> - Schlafapnoe mögliche Folge

- **Diagnostik**
- - **Hypo-/Aplasie**
- OPT
- CT, wenn Befund therapierelevant
- Bei gleichzeitiger Fehlbildung Ohren/Augen entsprechend Diagnostik

- - **Ankylose**
- OPT
- CT, wenn therapierelevant

- **Therapie**

Bei der Therapie im Kindesalter muss berücksichtigt werden:
- das zum Zeitpunkt der Operation bereits vorliegende Wachstumsdefizit
- das noch zu erwartende Wachstum der gesunden Seite
- das postoperative Verhalten der operierten Seite
- postoperativ erhöhte Gefahr bindegewebiger oder knöcherner Verwachsungen (Ankylose)

- - **Optionen bei Hypo-/Aplasie**

Ausreichend Knochen für Distraktionsosteogenese/Knochentransport im distalen Unterkieferstumpf vorhanden
- Frühkieferorthopädische Therapie
- Wiederherstellung der Abstützung im Fossabereich

> ❗ **Cave**
> - Vektor evtl. schwierig zu finden und halten
> - Bis zum Abschluss des Wachstums evtl. mehrfach nötig

Zu wenig Knochen für Distraktionsosteogenese/Knochentransport im distalen Unterkieferstumpf vorhanden
- Frühkieferorthopädische Therapie
  - im Alter von 5 Jahren frühestens Ersatz mit costochondralem Transplantat
  - ggf. nach Ende der Wachstumsphase kieferorthopädische Chirurgie

> ❗ **Cave**
> - Nur 25 % der Transplantate folgen in etwa dem Wachstum
> - Hohe Rate von Hypertrophie, Ankylose

Kapitel 15 · Erkrankungen und Operationen der Kiefergelenke

- Kieferorthopädische Therapie
  - bis zum Abschluss des Wachstums
  - danach autologer oder endoprothetischer Ersatz; ggf. mit kieferorthopädischer Chirurgie

■■ Optionen bei Ankylose
Während der Wachstumsphase

- Resektion der Ankylose mit Interposition (Knorpel, Silastikblock)
  Nachteil: Wachtumsstörung wird größer, Gefahr der Reankylose
- Resektion des gesamten Kondylus
  - postop. funktionskieferorthopädische Therapie
  - anschließend Distraktion zur Wiederherstellung der Abstützung an der Schädelbasis
    Nachteil: evtl. mehrfach zu wiederholen während des Wachstums
- Resektion des Kondylus und Ersatz durch costochondrales Transplantat
  Nachteil: unsicheres Wachstum und Komplikationsmöglichkeiten (s. Hypo-/Aplasie)
- Abwarten bis zum Ende der Wachstumsphase, dann Ankylose-OP (s. ▶ S. 218, Abschn. »Therapie«), anschließend kieferorthopädische Therapie, sekundär Dysgnathie-OP

> - **Therapie der Kiefergelenksankylose im Wachstumsalter immer Kompromiss zwischen der Wiederherstellung der Bewegungsfunktion und dem Wachstum des Unterkiefers.**
> - **In den meisten Fällen lässt sich optimales Ergebnis erst durch mehrstufige operative und konservative Therapie erreichen.**

15.9 Aktuelle Leitlinien

- Statement by the AAOMS concerning the management of selected clinical conditions and associated clinical procedures: Temporomandibular Disorders (2010): www.aaoms.org/docs/.../tmj_diorders.pdf
- AAOMS guidelines to the evaluation of impairment of the oral- and maxillofacial region (2008) www.aaoms.org/.../impairment_guidelines.pdf
- Leitlinie der AWMF zur Kiefergelenkluxation (2010): www.awmf.org/uploads/tx_szleitlinien/007-063_S1_kiefergeleкluxation
- Univ. Oxford clinical policy: mandibular disorders (2013): https://www.oxhp.com/secure/policy/mandibular_disorders.pdf

Literatur

De Leeuw R (1994) A 30-year follow-up study of non-surgically treated temporomandibular joint osteoarthrosis and internal derangement, Proefschrift Rijksuniversiteit Groningen

Undt G (2011) Temporomandibular joint eminectomy for recurrent dislocation. Atlas Oral Maxillofac Surg Clin NA 19:189–206

Zhang SY, Huang D, Liu XM, Yang C, Undt G, Haddad SM, Chen ZZ (2011) Arthroscopic treatment for intra-articular adhesions of the temporomandibular joint. J Oral Maxillofac Surg 69: 2120–2027

Tozoglu S, Al-Belasy FA, Dolwick MF (2011) A review of techniques of lysis and lavage of the TMJ. Br J Oral Maxillofac Surg 49: 302–309

Guo C, Shi Z, Revington P (2009) Arthrocentesis and lavage for treating temporomandibular joint disorders. Cochrane Database Syst Rev CD 004973

González-García und Rodríguez-Campo (2011) Arthroscopic lysis and lavage versus operative arthroscopy in the outcome of temporomandibular joint internal derangement: a comparative study based on Wilkes stages. J Oral Maxillofac Surg 69 (10): 2513–2524

Laskin DM (1980) Surgery of the temporomandibular joint. In: Solberg WK, Clark G (eds.) Temporomandibular joint problems. Biologic diagnosis and treatment. Qintessence, Chicago 111–127

Wolford LM, Morales-Ryan CA, Cassano DS (2008) Autologous fat grafts placed around temporomandibular joint total joint prostheses to prevent heterotopic bone formation. Proc Bayl Univ Med Cent 21: 248–254

Hall HD, Navarro EZ, Gibbs SJ (2000) Prospective study of modified condylotomy for treatment of nonreducing disk displacement. Oral Surg Oral Med Oral Pathol Oral Radiol Endod 89 (2):147–58

Reich R.H., Teschke M. (2011) Kiefergelenkchirurgie, In: Hausamen JE, Machtens E, Reuther J, Eufinger H, Kübler A, Schliephake H (Hrg.) Mund-, Kiefer- und Gesichtschirurgie Operationslehre und -atlas, 4. Aufl. Spinger, Heidelberg, S 189–215

Monje Gil F (2009) Diagnóstico y tratamiento de la patología de la articulación temporomandibular. Ripano, Madrid, S 550–555

Mercuri LM, Naushad R, Edibam R, Giobbie-Hurder A (2007) Fourteen-year follow-up of a patient-fitted total temporomandibular joint reconstruction system. J Oral Maxillofac Surg 65 (6):1140–1148

Westermark A (2010) Total reconstruction of the temporomandibular joint. Up to 8 years of follow-up of patients treated with Biomet(®) total joint prostheses. Int J Oral Maxillofac Surg 39 (10): 951–955

Appel T, Niederhagen B, Reich RH, Berten J. (2000). Mandibular hypoplasia.Growth induction by osteochondral transplants or callus distraction? Mund Kiefer Gesichtschir 4:428

Gonzalez-Garcia R, Rodriguez-Campo FJ, Monje F, Sastre-Perez J, Gil-Diez Usandizaga JL. (2008). Operative versus simple arthroscopic surgery for chronic closed lock of the temporomandibular joint: a clinical study of 344 arthroscopic procedures. Int J Oral Maxillofac Surg 37:790–796

Härle FF. (1978) Chirurgische Behandlung der Kiefergelenkankylose mit Interposition von dünnen Knorpelscheiben. In: Schuchardt K, Schilli W (eds). Fortschritte der Kiefer- und Gesichtschirurgie. Thieme, Stuttgart, S 139–140

Kaban LB. (2004) Congenital abnormalities of the temporomandibular joint. In: Kaban LB, Troulis MJ (eds). Pediatric Oral and Maxillofacial Surgery. Saunders, Philadelphia, S 302–339

Kaban LB, Seldin EB, Kikinis R, Yeshwant K, Padwa BL, Troulis MJ. (2009). Clinical application of curvilinear distraction osteogenesis for correction of mandibular deformities. J Oral Maxillofac Surg 67:996–1008

Literatur

Kummoona R. (1986). Chondro-osseous iliac crest graft for one stage reconstruction of the ankylosed TMJ in children. J Maxillofac Surg 14:215–220

Le Clerc G, Girard G. (1943). Un nouveau procede de butee dans le traitement chirurgical de la luxation recidivante de la machoire inferieure. Mem Acad Chir 69:451

Lindqvist C, Jokinen J, Paukku P, Tasanen A. (1988). Adaptation of autogenous costochondral grafts used for temporomandibular joint reconstruction: A longterm clinical and radiologic follow-up. J Oral Maxillofac Surg 46:465–470

Saeed NR, McLeod NM, Hensher R. (2001). Temporomandibular joint replacement in rheumatoid-induced disease. Br J Oral Maxillofac Surg 39:71–75

Westermark A, Koppel D, Leiggener C. (2006). Condylar replacement alone is not sufficient for prosthetic reconstruction of the temporomandibular joint. Int J Oral Maxillofac Surg 35:488–492

Wilkes CH. (1989). Internal derangements of the temporomandibular joint. Pathological variations. Arch Otolaryngol Head Neck Surg 115:469–477

Wolford LM, Morales-Ryan CA, Morales PG, Cassano DS. (2008). Autologous fat grafts placed around temporomandibular joint total joint prostheses to prevent heterotopic bone formation. Proc Bayl Univ Med Cent 21:248–254

Orthognathe Chirurgie

J. Obwegeser und P. Metzler

16.1 Dysgnathie – Eugnathie – 228
16.1.1 Klassifikation – 228

16.2 Symmetrische Gesichtsskelettanomalien – 229
16.2.1 Retromandibulie, Mikromandibulie, mandibuläre Retroalveolie – 229
16.2.2 Retromaxillie, Mikromaxillie – 230
16.2.3 Antemandibulie, Makromandibulie, mandibuläre Antealveolie – 231
16.2.4 Oberkieferhyperplasien – 231

16.3 Asymmetrische Gesichtsskelettanomalien – 231
16.3.1 Unilaterale Unterkieferhypoplasien – 231
16.3.2 Unilaterale Unterkieferhyperplasien – 232
16.3.3 Unilaterale Oberkieferasymmetrien – 233

16.4 Diagnose und Planung – 233
16.4.1 Diagnostische Unterlagen – 233
16.4.2 Planungsprinzipien – 233
16.4.3 Indikation zur interdisziplinären Behandlung – 233
16.4.4 Individuelle interdisziplinäre Planung und Behandlungsablauf – 234

16.5 Operative Verfahren zur Korrektur von Dysgnathien – 235
16.5.1 Prinzipielles – 235
16.5.2 Eingriffe am Unterkiefer – 236
16.5.3 Eingriffe am Oberkiefer und Mittelgesicht – 239
16.5.4 Distraktionsosteoneogenese – 240
16.5.5 Komplikationsmöglichkeiten der operativen Therapie – 241
16.5.6 Rezidive – 242

Literatur – 243

16.1 Dysgnathie – Eugnathie

- **Definition**
- Dysgnathie bezeichnet die angeborene oder erworbene Form- oder/und Lageanomalie eines oder beider Kiefer
- Dabei können häufig Störungen der Okklusion und Artikulation auftreten
- Gesichtsform kann aus kosmetischer Sicht beeinträchtigt sein
- Eugnathie bezeichnet die fehlerfrei Form und Lagebeziehung der Kiefer und des Gebisses in Normokklusion

- **Inzidenz**
- Es existieren keine exakten Zahlen
- Erhebliche regionale Unterschiede
- Klasse II Malokklusion: 12–40 %
- Klasse III Malokklusion: 2–5 %

- **Ätiologie**
- Prinzipiell kann zwischen angeborenen und erworbenen Wachstumsstörungen des Gesichtsskelettes unterschieden werden.

- **Ätiologie für angeborene Wachstumsstörungen**
- Familiäre Prädisposition (z. B. »Habsburger Progenie«)
- Syndromale Wachstumsstörungen (Kiemenbogen-Syndrome, syndromale Kraniosynostosen)
- Gesichtsspalten

- **Ätiologie für erworbene Wachstumsstörungen**
- Habits
- Zahndurchbruchsstörungen
- Ernährungsstörungen
- Hormonelle Einflüsse
- Kondyläre Hyperaktivität
- Trauma
- Entzündungen
- Strahlentherapie im Kindesalter

Generell kann festgestellt werden, dass der Schweregrad einer Anomalie umso größer ist, je früher die Störung in der Organogenese respektive in der Wachstumsphase eintritt.

- **Pathophysiologie**
- Gesichtsskelettanomalien können, in Abhängigkeit ihres Schweregrades, Auswirkungen auf unterschiedliche Organe und Funktionen haben.

- ■■ **Kaufunktion**
- Frühzeitiger Zahnverlust durch Fehlbelastung
- Myopathien der Kaumuskulatur
- Arthropathien des Kiefergelenkes als Folge einer durch die Dysgnathie induzierte Parafunktion
- Ungleichgewicht im Bereich der mimischen Muskulatur

- ■■ **Atemwege**
- Respiratorische Insuffizienz durch extreme Unterentwicklung des Unterkiefers (z. B. Pierre-Robin-Sequenz)
- Atemwegsobstruktion beim zu kleinem oder zurückliegenden Mittelgesicht im Rahmen syndromaler Kraniosynostosen (z. B. Morbus Crouzon, Morbus Apert, u. a.)
- Obstruktives Schlafapnoe Syndrom beim Erwachsenen

- ■■ **Sprechen**
- Lautbildungsstörungen (Sigmatismus und Schetismus) in erster Linie beim frontoffenen Biss und verkehrten Überbiss

- ■■ **Benachbarte Sinnesorgane**
- Durch Unterentwicklung des Mittelgesichtes kann die Orbita zu klein sein und einem normal großen Orbitainhalt zu wenig Platz bieten. Die Folge ist ein Exorbitismus mit fehlendem Lidschluss und der Gefahr einer Expositionskeratopathie
- Betrifft die Wachstumsstörung die Schädelbasis und die Schädelkalotte, muss an die Möglichkeit des Auftretens eines chronisch erhöhten intrakraniellen Drucks gedacht werden. Wird in solchen Fällen nicht korrektiv vorgegangen, droht die Erblindung und die Entstehung entwicklungsneurologischer Defizite

- ■■ **Psyche**
- Die durch eine Gesichtsskelettanomalie hervorgerufene Störung im Bereich der Ästhetik und Funktion ist nicht selten Anlass für psychosoziale Belastungen

16.1.1 Klassifikation

- **Einteilung der Dysgnathien anhand der Okklusion nach E. Angle**
- Klasse I: eugnathe Verzahnung
- Klasse II/1: Distalbiss mit protrudierten OK-Frontzähnen
- Klasse II/2: Distalbiss mit steilstehenden OK-Frontzähnen und Tiefbiss
- Klasse III: Mesialbiss

> **Cave**
>
> **Die Klassifikation nach Angle ist weit verbreitet, beschreibt jedoch lediglich die Relation der Zähne zueinander. Die skelettalen Charakteristika einer Dysgnathie können damit nur unzureichend klassifiziert werden.**

- **Einteilung der Dysgnathien anhand der morphologischen Abnormalitäten**

Terminologie erleichtert die präzise Kommunikation zwischen den in der Therapie beteiligten Fachdisziplinen (Obwegeser 1993).

- **Mandibuläre Hypoplasien**
- Mandibuläre Retrognathie – Retromandibulie
  - Unterkiefer liegt zu weit posterior
- Mandibuläre Mikrognathie – Mikromandibulie
  - Unterkiefer dreidimensional zu klein
- Mandibuläre Retroalveolie/Hypoalveolie
  - Unterkieferalveolarfortsatz liegt zu weit posterior und ist zu klein bei normaler Unterkieferbasis
- Retrogenie, Mikrogenie
  - Zurückliegendes oder zu kleines Kinn

- **Mandibuläre Hyperplasien**
- Mandibuläre Prognathie – Antemandibulie
  - Unterkiefer liegt zu weit anterior
- Mandibuläre Makrognathie – Makromandibulie
  - Unterkiefer dreidimensional zu groß
- Mandibuläre Antealveolie/Hyperalveolie
  - Unterkieferalveolarfortsatz liegt zu weit anterior und ist zu groß bei normaler Unterkieferbasis
- Progenie
  - abnorm große Kinnprominenz
- Hemimandibuläre Hyperplasie
  - dreidimensionale Vergrößerung einer Unterkieferhälfte
- Hemimandibuläre Elongation
  - Verlängerung einer Unterkieferhälfte
- Isolierte Kondylushyperplasie
  - isolierte Vergrößerung eines Kondylus

- **Maxilläre Hypoplasien**
- Maxilläre Retrognathie – Retromaxillie
  - Oberkiefer liegt zu weit posterior
- Maxilläre Mikrognathie – Mikromaxillie
  - Oberkiefer dreidimensional zu klein
- Transversale Oberkieferhypoplasie
  - transversal-basal zu schmaler Oberkiefer
- Maxilläre Hypoalveolie
  - unterentwickelte Oberkiefer – Alveolarfortsatzhöhe

- Mittelgesichtshypoplasie
  - Rücklage und Verkleinerung des gesamten Mittelgesichtes. Kommt bei vielen syndromalen Anomalien des Gesichtsschädels vor

- **Maxilläre Hyperplasien**
- Maxilläre Prognathie – Antemaxillie
  - Oberkiefer liegt zu weit anterior
- Maxilläre Makrognathie – Makromaxillie
  - Oberkiefer dreidimensional zu groß
- Maxilläre alveoläre Protrusion
  - vorstehender Alveolarfortsatz des Oberkiefers bei regelrechter Oberkieferbasis
- Vertikale Oberkieferhyperplasie
  - exzessives vertikales Oberkieferwachstum führt zu einer Verlängerung der mittleren Gesichtsdrittels

- **Bignathe Fehlstellungen**
- Anomalien liegen in beiden Kiefern vor
- Kommt häufig vor, da Oberkiefer und Unterkiefer über die Okklusion und Abbeiß- und Kaufunktion eine enge anatomische und biomechanische Beziehung haben

> **Alle Kombinationen der vorgenannten Dysgnathien kommen vor, wobei einige Kombinationen bevorzugt auftreten:**
> - **Retromaxillie in Kombination mit Antemandibulie**
> - **Retromandibulie und maxilläre alveoläre Protrusion**

16.2 Symmetrische Gesichtsskelettanomalien

16.2.1 Retromandibulie, Mikromandibulie, mandibuläre Retroalveolie

- **Morphologie**
- Große Variabilität
  - reine Rücklage des Unterkiefers
    - mandibuläre Retrognathie
    - Retromandibulie
  - dreidimensioalen Hypoplasie
    - mandibuläre Mikrognathie
    - Mikromandibulie
    - Vogelgesicht
  - nur einzelne betroffene Abschnitte
    - mandibuläre Retroalveolie
    - Hypoalveolie

- **Einteilung**
- Nach dem Wachstumsmuster (bezieht Verhältnis zwischen vorderer und hinterer Gesichtshöhe in morphologische Beschreibung mit ein):
  - horizontal
  - neutral
  - vertikal

- ■ **Horizontaler Wachstumstyp**
- Mandibularebene, Oberkieferebene und Schädelbasis liegen annähernd parallel
- Vordere Gesichtshöhe ist niedrig und entspricht annähernd der hinteren

- ■ **Neutraler Wachstumstyp**
- Mandibularebene, Oberkieferebene und Schädelbasis liegen zueinander in harmonischer Relation

- ■ **Vertikaler Wachstumstyp**
- Neben dem zu kurzen Unterkiefer besteht eine niedrige hintere Gesichtshöhe
- Kondylen sind meist nach hinten inkliniert
- Antegoniale Einziehung ist stärker ausgeprägt
- Mandibularkanal verläuft fast gerade von der Lingula bis zum Foramen mentale

- **Ästhetik**
- Retrudierte Kinnform typisch (mit Ausnahme der isolierten mandibulären Retroalveolie)
- Störung der Lippenbalance je nach Wachstumstyp unterschiedlich
  - ausgerollten Unterlippe (horizontales und neutrales Wachstumsmuster)
  - Lippeninkompetenz (vertikales Wachstumsmuster)

- **Verzahnung**
- Molarenrelation der Angle-Klasse-II ist typisch
- In den meisten Fällen Engstand im Unterkiefer und eine Frontzahnprotrusion in beiden Kiefern
- Selten stehen beide Fronten steil, dann ist Unterkiefer schachtelförmig im Oberkiefer gefangen (= Deckbiss)

16.2.2 Retromaxillie, Mikromaxillie

> Bei einem SNA-Winkel (Sella-Nasion-A-Punkt) ≤ 74° ist das Vorliegen einer Retromaxillie wahrscheinlich. Ist zusätzlich die Strecke zwischen Spina nasalis anterior und posterior ≤ 50 mm, liegt sicher eine Mikromaxillie vor.

- **Ästhetik**
- Bei Rücklage des Oberkiefers tritt eingefallene Oberlippe auf
- Erscheinungsbild des Unterkiefers teilweise zu sehr anterior, kann durch zusätzliche vertikale Hypoplasie des Oberkiefers verstärkt werden
- Nasen-Oberlippen-Winkel ist eher stumpf
- Kolumella erscheint verlängert
- Nase
  - prominent
  - kann im Sinne einer Spannungsnase deformiert sein
  - enge Naseneingänge und flache Paranasalregionen sowie akzentuierte Nasolabialfalten gehören zum typischen Erscheinungsbild
  - konkaver Verlauf des Profils

- **Verzahnung**
- Klasse-III-Verzahnung
- seitlicher und frontaler Kreuz- oder Kopfbiss
- Engstand im Oberkiefer, häufig hoch- und außenstehenden Eckzähnen
- Oberkieferfrontzähne meist protrudiert
- Unterkieferfront häufig retrudiert oder in achsengerechter Position
- Molarenbereich
  - maxilläre Lateralkippung
  - mandibuläre Lingualkippung

- **Transversale Oberkieferhypoplasie**
- Betrifft:
  - Maxilla einseitig oder beidseitig oder
  - nur dentoalveolären Bereich
- Isolierte transversale Oberkieferhypoplasie kann:
  - bei Formen des offenen Bisses gefunden werden oder
  - die Therapie bei der Retromandibulie komplizieren

- **Vertikale Oberkieferhypoplasie**
- Gesamter Oberkiefer zu weit kranial oder dentoalveoläre Region vertikal zu gering entwickelt
- Bei isoliertem Auftreten dieser Hypoplasieform entsteht typische Facies:
  - typisches kurzes viereckiges Gesicht
  - Eindruck der Zahnlosigkeit
  - Oberkieferzähne auch beim Lachen des Patienten nicht zu sehen
  - hängende Mundwinkel und die Hautfalten seitlich der Kommissuren vermitteln den Eindruck einer Makrostomie
  - in den meisten Fällen Klasse-I- oder Klasse-II-Verzahnung mit Tiefbiss

16.2.3 Antemandibulie, Makromandibulie, mandibuläre Antealveolie

- **Morphologie**
- Symmetrische Hyperplasien
    - Makromandibulie
    gesamter Unterkiefer in allen drei Dimensionen betroffen
    - Antemandibulie
    Hyperplasie in der sagittalen Ebene
    - mandibuläre Antealveolie
    Hyperplasie im dentoalveolären Bereich

- **Ästhetik**
- Prominentes, meist breites unteres Gesichtsdrittel
- In stark ausgeprägten Fällen ist die Lippenrelation so gestört, dass eine Lippeninkompetenz auftreten kann
- Nasenflügel sind normal weit, die Nasolabialfalten können verstärkt sein
- Mentolabialfalte ist meist verstrichen
- Kieferwinkel können abgeflacht sein
- Bild einer sagittalen Unterkieferhyperplasie kann durch Unterschiede im Wachstumsmuster variieren
    - horizontaler Wachstumstyp
        - niedere anteriore Gesichtshöhe
        - Kinnprominenz ist akzentuiert
    - vertikaler Wachstumstyp
        - große anteriore Gesichtshöhe
        - Gegend der Kinnprominenz camoufliert

- **Verzahnung**
- Molarenrelation der Angle-Klasse-III mit umgekehrtem Überbiss ist typisch
- Unterkieferfrontzähne können achsengerecht oder retroinkliniert stehen
- Oberkieferfront ist in den meisten Fällen protrudiert
- Oberer Zahnbogen ist V-förmig
- Transversal besteht meist ein Kreuzbiss mit seitlich gekippten Zähnen
- Beim vertikalen Wachstumstyp kann frontoffener Biss auftreten

16.2.4 Oberkieferhyperplasien

- **Morphologie**
- Hyperplasien des Oberkiefers in allen drei Raumebenen:
    - Antemaxillie
    - Makromaxillie
    - maxilläre Hyperalveolie

- **Ästhetik**
- **Sagittale Hyperplasie**
- Führt zu einem konvexen Gesicht
- Bei Mittelgesichtsprotrusion ist das gesamte Mittelgesicht betroffen. Charakterisiert durch:
    - prominente Infraorbitalrändern
    - überentwickelte Jochbeine
    - große Nase
    - Unterkiefer oft unterentwickelt, dadurch wird Konvexität des Profils verstärkt

- **Vertikale Hyperplasie**
- Gekennzeichnet durch starke Exposition der Oberkieferfrontzähne und des Zahnfleisches in Ruheposition der Lippen (»gummy smile«)
- In manchen Fällen Lippeninkompetenz
- Typisch ist
    - hohes Gaumengewölbe
    - vergrößerter Abstand zwischen den Zahnwurzelspitzen und dem Nasenboden im seitlichen Fernröntgenbild

- **Transversale Hyperplasie**
- Wenig ästhetische Auswirkungen:
    - kurzes Gesicht
    - starke Kaumuskeln
    - ausgeprägte Kieferwinkel

- **Verzahnung**
- Klasse-II-Verzahnung mit großer Frontzahnstufe, aber auch andere Verzahnungsanomalien
- Bezüglich des Überbisses ist Variabilität sehr groß
    - vom Tiefbiss bis zum frontal offenen Biss
- Bei transversaler Hyperplasie oft Lücken zwischen den Zähnen
- Gelegentlich kann sich ein Scherenbiss (Brodie-Syndrom) einstellen

16.3 Asymmetrische Gesichtsskelettanomalien

16.3.1 Unilaterale Unterkieferhypoplasien

- **Einteilung**
- Kongenitale hemifaziale Mikrosomie
- Erworbene Wachstumsstörungen, induziert im Kindesalter durch:
    - Trauma
    - Entzündung
    - Strahlentherapie

Klinik

- Fliehendes Kinn weicht auf die betroffene Seite ab
- Ramus und Kondylus sind klein und deformiert oder sogar fehlend
- Typisch ist:
  - verstärkte antegoniale Einziehung
  - hängende Okklusionsebene
  - dentaler Engstand
  - Zahnkippungen
- In ausgeprägten Fällen liegt ipsilateraler Kreuzbiss und kontralateraler Scherenbiss vor

16.3.2 Unilaterale Unterkieferhyperplasien

Einteilung

Unterkieferasymmetrien, die durch gesteigertes Wachstum einer Seite entstehen, können nach Obwegeser u. Makek (1986) eingeteilt werden in:

- Hemimandibuläre Hyperplasie
  unilaterale Hyperplasie aller Unterkieferabschnitte
- Hemimandibuläre Elongation
  unilaterale Verlängerung und Streckung einer Unterkieferhälfte
- Hybridformen
  Kombination von Elongation und Hyperplasie
- Kondyläre Hyperplasie
  isolierte unilaterale Vergrößerung des Kondylus

Klinik

Sowohl hemimandibuläre Hyperplasie (HH) als auch hemimandibuläre Elongation (HE) zeigen folgende Besonderheiten:

- Bei Geburt und in den ersten Lebensjahren nicht feststellbar
- Beginn der Wachstumsstörung im Alter von 5 bis 8 Jahren, gelegentlich auch viel später
- Abnormes Wachstum kann über den Zeitpunkt des allgemeinen Wachstumsabschlusses des Patienten anhalten
- In der aktiven Phase der Wachstumsstörung zeigt Szintigraphie mit 99Tc einen deutlich vermehrten Radionuklid-Uptake in der Kondylusregion der betroffenen Seite
- Stillstand des abnormen Wachstums durch
  - hohe intraartikuläre Kondylektomie bzw.
  - Abtragen des kondylären Knorpels bis mindestens in das Stratum basale

Hemimandibuläre Hyperplasie

Klinik

- Dreidimensionale Vergrößerung einer Unterkieferhälfte

- Anomalie reicht exakt bis zur Symphyse
- Gesicht ist auf der betroffenen Seite erhöht, der Kieferwinkel steht tiefer
- Kinn ist exakt in der Gesichtsmitte
- Mundspalte und Okklusionsebene stehen schräg
- bei exzessivem Wachstum entsteht ein ipsilateraler seitlich offener Biss

Radiologie

- Erhöhung des Ramus mandibulae mit Verlängerung und Verdickung von Kondylus und Kollum
- Kieferwinkel ipsilateral ist gerundet
- Unterkieferunterrand steht bogenförmig tiefer als auf der Gegenseite
- Abstand zwischen Zahnwurzeln und Unterrand des Unterkiefers vergrößert
- Mandibularkanal an den Unterrand des Unterkiefers verdrängt und meist auffallend vergrößert

Differentialdiagnosen

- Tumoren
- Isolierte Kondylushyperplasie

> - **Hemimandibuläre Hyperplasie und kondyläre Hyperplasie unterscheiden!**
> - **Die isolierte kondyläre Hyperplasie**
>   - **betrifft ausschließlich den Kondylus**
>   - **zeigt ein asymmetrisches Gesicht mit Verschiebung der Kinnspitze zur Gegenseite**
>   - **kann gelegentlich auch einen seitlich offener Biss verursachen**
>   - **zeigt radiologisch lediglich eine Vergrößerung des Kondylus. Keine Erhöhung des Korpus, Fehlen des abgerundeten Kieferwinkels und fehlende Abgrenzung in der Symphysenregion**

Hemimandibuläre Elongation

Klinik

- Horizontale Verschiebung des Unterkiefers und Kinns auf die Gegenseite
- Kein Höhenunterschied im Kieferkörper und Kieferwinkelbereich
- Anomalie reicht exakt bis zur Symphyse
- Okklusal ist die untere Zahnreihe auf die Gegenseite verschoben, ohne dass sich größere Störungen in der Okklusionsebene oder Achsenstellung der Zähne einstellen

Radiologie

- Typische Streckung von Kollum, Kieferwinkel und Korpus der betroffenen Seite

16.4 · Diagnose und Planung

- **Differentialdiagnosen**
- Hemimandibuläre Hypoplasie der Gegenseite

> - **Fälschlicherweise kann bei einer hemiman-dibuläen Hypoplasie die normale Gegen-seite als scheinbare Elongation interpretiert werden. Radiologisch fehlt jedoch die Verläng-erung der drei Unterkieferabschnitte und die Streckung des Kieferwinkels.**
> - **Durch die Klasse-II-Okklusion auf der hypo-plastischen Seite kann der Unterschied zu hemimandibulären Elongation leicht ge-funden werden.**

16.3.3 Unilaterale Oberkieferasymmetrien

- **Vorkommen**
- Sehr selten
- Vorkommen bei
  - unilateralen LKG-Spalten
  - syndromalen Gesichtsskelettanomalien
  - erworbenen Wachstumsstörungen wie nach Trau-ma, Infekt oder ionisierende Strahlen im Kindes-alter

> **Oberkieferasymmetrie und asymmetrische Den-tition unterscheiden!**

16.4 Diagnose und Planung

16.4.1 Diagnostische Unterlagen

Grundvoraussetzung für eine Therapieplanung bei jeder skelettalen Fehlstellung ist die Erstellung von diagnosti-schen Unterlagen. Dazu gehören:

- Erhebung der Anamnese und Erfragung der Patien-tenwünsche
- Klinische Untersuchung (Kiefergelenk, Kaumus-kelbefund, Weichteile, mimische Muskulatur und Zunge, Lippenkompetenz und Frontzahnexposition in Ruhe sowie beim Lachen, Habits, Nasenatmung, Asymmetrien, dentale Mittellinie zur Gesichtsmitte)
- Zahnstatus (Vitalitäts- und Parostatus)
- Abrücke des OK und UK mit Anfertigung von Schaumodellen
- Bissregistrat und schädelbezogene Montage der Mo-delle im Artikulator
- Fotodokumentation intra- und extraoral
- Orthopantomogramm und seitliches Fernröntgenbild

- Im Bedarfsfall DVT, CT, MRT, 99Tc-Szintigraphie, stereolithographische Schädelmodelle sowie instru-mentelle Funktionsanalyse

16.4.2 Planungsprinzipien

- Chirurgische Monobehandlung von Zahn- und Kie-ferfehlstellungen extreme Ausnahme
- Standard: interdisziplinäre Planung und Therapie ge-meinsam mit dem Kieferorthopäden

- **Interdisziplinäre Behandlung des Dysgnathiepatienten**
- Obligatorisch beteiligte Fachdisziplinen:
  - MKG-Chirurgie
  - Kieferorthopädie
- Fakultativ beteiligte Fachdisziplinen:
  - Logopädie
  - Prothetisch – konservierende Zahnheilkunde
  - HNO
  - Pädiatrie, Interne Medizin
  - Humangenetik
  - Anästhesie
  - Psychologie

16.4.3 Indikation zur interdisziplinären Behandlung

- **Interdisziplinäre Diagnostik**
- Entscheidung, ob die Therapie chirurgischen Eingriff erfordert oder ob Behandlung durch orthodontische Maßnahmen bewerkstelligt werden kann
- Kieferorthopäde
  - wird vom Patienten zuerst konsultiert
  - entscheidet in den meisten Fällen, ob ein Patient einer interdisziplinären Planung und Therapie zugeführt wird
  - hat die Verantwortung zu übernehmen

❗ Cave
Im Zweifelsfall immer eine interdisziplinäre Kon-sultation veranlassen!

> - **Die zu beteiligenden Fachdisziplinen müssen vor Behandlungsbeginn konsultiert werden, um einen Gesamtplan zu erstellen.**
> - **Abweichungen von diesem Vorgehen ber-gen die Gefahr von Doppelbehandlungen, verlängerter Behandlungsdauer, Rezidivan-fälligkeit und Vernachlässigung wichtiger Teilaspekte in sich.**

- **Entscheidung »chirurgischer Fall«**
- Unterliegt vielen Variablen und manchmal nicht einfach zu treffen
- Unterscheidung prinzipiell in:
  - »klassische Indikation zum chirurgisch-kieferorthopädischen Vorgehen«
  - sog. »Grauzonenfall«

- **Klassische Indikation**
- »Funktionelle Okklusion« lässt sich im Rahmen des gegebenen skelettalen Aufbaus durch den Kieferorthopäden nicht einstellen
- Wichtige Kriterien:
  - achsengerechte Einstellung der Dentition auf die Kieferbasis
  - Positionierung der Dentition innerhalb des alveolären Knochenangebots
  - Normverzahnung sowohl in sagittaler als auch transversaler Relation

- **Grauzonenfall**
- Kieferorthopädische Monotherapie zwar denkbar, stellt jedoch einen Kompromiss dar hinsichtlich:
  - Okklusion
  - Gesichtsästhetik und Patientenbedürfnisse
  - Patientenkooperation
  - Behandlungsdauer
  - Rezidivanfälligkeit

16.4.4 Individuelle interdisziplinäre Planung und Behandlungsablauf

- **Ziel**
- Harmonische Relation der Kieferbasen
- Optimale Koordination der Zahnbögen
- Ausreichende Knochenbedeckung aller Zähne

- **Behandlungsablauf**
- Kombinierte chirurgisch-orthopädische Behandlung:
  - prächirurgische orthodontische Dekompensation
  - eigentliche Operationsplanung und Operation
  - Finish und Retention

Prächirurgische orthodontische Dekompensation

- **Orthodontie**
- Koordiniert Zahnbögen für vor der Operation:
  - achsengerechte Einstellung der Dentition auf jeweilige Kieferbasis
  - Management der Transversaldimension, der Spee'schen Kurven und einer Boltondiskrepanz

- etwaige Rezidivtendenzen werden gegeneinander gerichtet

- **Chirurgie**
- Ist dem Kieferorthopäden durch zusätzliche Eingriffe behilflich:
  - chirurgische Unterstützung zur Oberkieferexpansion
  - kleinere Alveolarfortsatzosteotomien und Implantate zum Verankerungsaufbau
  - Freilegung und Anschlingung retinierter Zähne
  - Entfernung retinierter Weisheitszähne

- **Abschluss der prächirurgischen Dekompensation**
- 4 bis 6 Wochen vor dem geplanten Operationstermin sollten keine aktiven Zahnbewegungen mehr durchgeführt werden und stabile, passive orthodontische Bögen eingesetzt werden. Diese werden unmittelbar präoperativ mit Häkchen versehen, welche die intraoperative Einstellung der angestrebten Okklusion durch maxillomandibuläre Fixation (MMF) erleichtern.

> - **Kieferorthopädie und Chirurgie müssen in einer gemeinsamen Behandlung gegensinnig arbeiten!**
> - **Eine bestehende Dysgnathie soll vor der Chirurgie verstärkt werden.**

> **Management der retinierten Weisheitszähne beim chirurgischen Dysgnathiepatient**
> - **Retinierte Weisheitszähne im Unterkiefer sollen mindestens 6 Monate vor der chirurgischen Dysgnathiekorrektur entfernt werden**
> - **Weisheitszähne im Oberkiefer sollen belassen werden. Sie können dann intraoperativ nach durchgeführter Oberkiefermobilisation entfernt werden.**

Operationsplanung und Operation

- **Operationsplanung**
- Eigentliche Operationsplanung durch Simulation der angestrebten Kieferbasenkorrektur an im Artikulator schädelbezogen montierten Modellen
- Ausmaß und Richtung der skelettalen Bewegungen wird in den meisten Fällen vom seitlichen Fernröntgenbild abgeleitet:
  - manuell über Schablonen
  - durch den Einsatz von Computersystemen Entwicklung auf diesem Gebiet verläuft rasant. Zu erwarten ist die virtuelle Planung auf der Basis eines 3D-Datensatzes, welcher durch CT oder DVT gewonnen wird

16.5 · Operative Verfahren zur Korrektur von Dysgnathien

■ ■ Prädiktionsplanung
- Vorhersage über das postoperativ zu erwartende Patientenprofil durch bekannte Abhängigkeitsverhältnisse zwischen skelettalen Bewegungen und den dadurch erzielten Weichteilveränderungen

■ ■ Splintherstellung
- Operationsmodelle dienen zum Festlegen der operativ einzustellenden Okklusion
- An Operationsmodellen können Schienungsmaterialien und Operationssplints hergestellt werden
- Operationssplints sind bei bignathen Eingriffen erforderlich, um die neue Position des zuerst mobilisierten Kiefers über den noch nicht mobilisierten Gegenkiefer zu verschlüsseln

■ Operation
- Die meisten MKG-Chirurgen beginnen mit der Operation im Oberkiefer
  nach Erachten der Autoren ist es jedoch vorteilhafter im Unterkiefer zu beginnen
- An manchen Zentren wird neben diesem Operationssplint ein zusätzlicher finaler Splint zur Stabilisierung der Endokklusion verwendet (Doppelsplintmethode) nach Meinung der Autoren ist dies bei guter orthodontischer Vorkoordination nicht erforderlich.

Finish und Retention
■ Ablauf
- Chirurgische postoperative Phase nach ungefähr 6 Wochen abgeschlossen
- Kieferorthopäde übernimmt schließt Behandlung durch Maximalkoordination der Zahnbögen ab
- Nach Ausstieg aus der festsitzenden orthodontischen Therapie wird das Ergebnis durch zusätzliche Hilfsmittel gesichert:
  - Positioner
  - linguale bzw palatinale Retainerdrähte
  - herausnehmbare Springretainer
  - passive Acrylplatten

16.5 Operative Verfahren zur Korrektur von Dysgnathien

16.5.1 Prinzipielles

Timing
■ Frühestes Operationsalter
- Skelettverlagernde Eingriffe nach Abschluss des Wachstums:
  - Mädchen mit 15–17 Jahre
  - Jungen 16–18 Jahre

■ Ausnahmen
- Funktionelle Probleme von Seiten des Airways (vor allem obstruktive Problematik im Rahmen syndromaler Fehlbildungen)
- Funktionelle Probleme von Seiten orbitaler Strukturen (Expositionskeratopathie beim fehlenden Lidschluss im Rahmen syndromaler Exorbitismusproblematik)
- Psychosoziale Problematik durch ausgeprägte kosmetische Entstellung
- Eingriffe bei frühzeitiger Verknöcherung von Schädelnähten, welche im Allgemeinen in Säuglingsalter durchgeführt werden

> ❯ Bei vorzeitigen Eingriffen sollten sich alle Beteiligten bewusst sein, dass mit großer Wahrscheinlichkeit eine Re-Operation nach Wachstumsabschluss erforderlich wird.

Anästhesie und Blutverlust
- Nasotracheale Intubationsnarkose bei den Eingriffen
- Bluttransfusionen und präoperative Eigenblutspende auch bei komplexen Fällen überflüssig, da heutzutage folgender Standard obligatorisch ist:
  - kontrollierte Hypotension
  - normovolämische Hämodilution
  - lokal applizierte Vasokonstriktoren
  - Elektrokaustik
  - präzise und schnelle Operation

Operative Zugangswege
- Durchführung der Osteotomien erfolgt heute fast ausschließlich von intraoralen Zugängen

■ Ausnahmen
- Eingriffe im Kiefergelenkbereich (selten notwendig), der von einem Tragusrandschnitt erreicht wird
- Hohe Mittelgesichtsosteotomien, welche über einen Bügelschnitt innerhalb der behaarten Kopfhaut durchgeführt werden

Osteotomien
■ Definition
- Gezielte chirurgische Durchtrennung eines Knochens oder Knochenabschittes

■ Einteilung
■ ■ Blockosteotomie
- Kontinuität der Kieferbasis bleibt erhalten
- Zahntragende Alveolarfortsatzteile werden osteotomiert

Segmentosteotomie
- Abschnitte eines Kiefers werden unter Kontinuitäts-trennung osteotomiert

Fixation und Osteosynthese
- **Materialien**
- Osteosyntheseplatten und -schrauben aus Titan

Vorteil
- Funktions- und übungsstabil
- Postoperative mandibulomaxilläre Immobilisation dadurch überflüssig

- **Resorbierbare Osteosynthesematerialien aus Polymilchsäure**

Vorteil
- Material innerhalb 1–2 Jahren weitgehend durch Hydrolyse abgebaut
- Zweiteingriff wegen Entfernung des Osteosynthese-materials entfällt

Nachteil
- Schlechtere mechanischen Eigenschaften im lasttra-genden Bereich gegenüber metallischen Materialien

Peri- und postoperative Maßnahmen
Als Standard gilt:
- Infektionsprophylaxe durch perioperative Antibioti-kagabe
- Schwellungsprophylaxe: medikamentös und durch Kälteapplikationen
- Venöse Thromboembolieprohylaxe: medikamentös, frühzeitige Mobilisierung, Antithrombosestrümpfe

16.5.2 Eingriffe am Unterkiefer

Eingriffe am aufsteigenden Unterkieferast
- **Prinzip**
- Prinzip der sagittalen Spaltung der aufsteigenden Unterkieferäste besteht darin, den Unterkieferkörper vom Gelenkbereich zu trennen, um eine Verlagerung des zahntragenden Kieferanteils in Abhängigkeit der zu korrigierenden Unterkieferanomalie, in alle Rich-tungen des Raumes durchführen zu können
- Gleichzeitig wird den anatomischen Gegebenheiten (N. alveolaris inferior) Rechnung getragen und durch die großen Knochenberührungsflächen der osteo-tomierten Segmente eine sichere Knochenheilung gewährleistet

---

Operatives Vorgehen bei sagittaler Spaltung der aufsteigenden Unterkieferäste
- Vestibuläre Schleimhautinzision vom Unterkiefer-Molarenbereich
- Subperiostale Darstellung des Operationsgebietes kranial der Lingula und im Bereich des Kieferwinkels
- Laterale Kortikalisosteotomie
  - kann oberhalb oder unterhalb des Kieferwin-kels gelegt werden. Im Bedarfsfall auch bis zum Foramen mentale nach anterior
    Cave: Knochenschnitt nicht zu tlef in die Spon-giosa vorantreiben, um Verletzungen des Ge-fäß-Nerven-Bündels zu vermeiden
  - Knochenschnitt muss aber mit Sicherheit den Zenit des Unterkieferunterrandes respektive Unterkieferhinterrandes einschließen, um einen Hauptgrund für ungewollte Frakturen während des eigentlichen Spaltungsvorganges zu vermeiden
- Linguale Kortikalisosteotomie oberhalb der Lingula
  - mit birnenförmiger Fräse kranial der Lingula eine Rille bis in die Spongiosa fräsen
  - Rille endet hinter der Lingula oder reicht bis zum Hinterrand des aufsteigenden Unterkie-ferastes
    Cave: Verwendung von Spezialinstrumenten (quote) zum Schutze der parapharyngealen und retromandibulären Weichteile
- Verbindung beider Osteotomielinien durch Os-teotomie entlang der Linea obliqua externa
  - Cave: Kortikalis bis in die Spongiosa durchtren-nen, aber nicht zu tief bis auf Nervniveau
- Spaltung der Osteotomiefläche
  - mit Meißel, Hebel oder speziellen Spreizinstru-menten durchgeführt
    Cave: Instrumente nicht in das Niveau des Ner-ven vorantreiben, durch Kompression droht Nervschaden
- Mobilisation des zahntragenden Segmentes
- Osteosynthese
  - entweder durch Stellschrauben oder Platten-osteosynthese
    Cave: Strukturen des Kiefergelenks nicht ver-ändern (interkondylärer Abstand, Rotation der Kondylen)
- Wundverschluss
  - aus unserer Sicht ist eine Drainage des Ope-rationsgebietes (z. B. Redon Drain) nicht er-forderlich, wird aber an vielen Zentren durch-geführt.
- Postoperativ ist eine intermaxilläre Fixation über-flüssig

Weitere Operationsmethoden

- Nur in Ausnahmefällen angewendet:
  - vertikale subkondyläre Ramusosteotomie
  - verkehrt L-förmige Ramusosteotomie
  - schräge Osteotomie

- **Nachteil**
- Nur kleine Knochenüberlappungsflächen
- Bei einer Unterkiefervorverlagerung werden Knochentransplantate erforderlich

Eingriffe am Unterkieferkörper

- **Allgemein**
- Segmentale Osteotomien im Kieferkörper dienen der Verkleinerung des Unterkiefers innerhalb des zahntragenden Bereiches

> **Segementale Osteotomien**
> - Bestehende Zahnlücken können geschlossen werden, indem die Ostektomie in den Bereich der Zahnlücke gelegt wird
> - Erfolgt die Segmentosteotomie posterior des Foramen mentale, kreuzt der N. alveolaris inferior den Osteotomiebereich
> - Gefäß-Nerven-Bündel muss dargestellt und aus seinem knöchernen Kanal freigelegt werden
> - Risiko einer postoperativen Sensibilitätsstörung ist erhöht

- **Nachteil**
- Geringe Knochenanlagerungsfläche
- Schnittführungen ohne Knochentransplantation können ausschließlich zur Verkürzung des Unterkiefers herangezogen werden

Eingriffe am Unterkieferalveolarfortsatz

- **Allgemein**
- Es handelt sich um:
  - Blockosteotomien meistens des frontalen Alveolarfortsatzes oder
  - Mobilisation des gesamten Alveolarfortsatzes ohne Kontinuitätsdurchtrennung des Unterkieferkörpers
- Kombinationen möglich mit:
  - Segmentosteotomien
  - Kinnosteotomien oder
  - sagittaler Spaltung

Unterkieferfrontblockosteotomie

> **Operatives Vorgehen bei Unterkieferfrontblockosteotomie**
> - Tiefvestibuläre Schleimhautinzision im Bereich der geplanten Segmentausdehnung, subperiostales Abschieben der vestibulären Weichteile
> - Tunnelierende Präparation der gingivalen Schleimhaut im Bereich der vertikalen, interdentalen Osteotomien
>   Cave: wasserdichten gingivalen Abschluss im interdentalen Osteotomiebereich erhalten!
> - Vertikalen Osteotomielinien mit feinem Fissurenbohrer einzeichnen. Ist eine Rückverlagerung mit Zahnextraktion geplant, wird das zu ostektomierende Areal eingezeichnet
>   Cave: benachbarte Zahnwurzeln schonen.
> - Die beiden vertikalen Osteotomien verbindende, horizontalen Osteotomielinie einzeichnen
>   Cave:
>   - Mindestabstand von 6 besser 8 mm zu den Wurzelspitzen der Fragmentzähne einhalten
>   - Unterschreiten kann Devitalisierung zur Folge haben
> - Komplettierung der Osteotomien
>   - mit feinen oszillierenden Sägen und Meißeln
>   - Mobilisierung des Frontblockes
>   - Piezo-Sägen
> - Einstellung des Frontblocks
>   - in die gewünschte Position
>   - Stabilisierung mit:
>   - feinen Osteosyntheseplättchen oder
>   - einer präoperativ hergestellte linguale Acrylplatte, die mit feinen Drähten an den Zähnen befestigt wird
> - Wundverschluss

Totale Unterkieferalveolarfortsatzosteotomie

- **Allgemein**
- Lösung und Mobilisation des gesamten unteren Alveolarfortsatzes, also des Front und des Seitenzahnbereichs unter Erhalt der Unterkieferbasis, erfolgt durch zirkuläre mandibuläre Spaltungsosteotomie (Obwegeser 1987)
- Es handelt sich um Zusammenführung der verlängerten sagittalen Spaltung der aufsteigenden Unterkieferäste, welche zirkulär am Unterkieferkörper angelegt wird

> **Operatives Vorgehen bei totaler Unterkieferal-veolarfortsatzosteotomie**
> - Osteotomielinie verläuft unterhalb des Foramen mentale
> - Sie kann im interforaminären Bereich, je nach Bedarf, mehr vertikal oder horizontal verlaufen
> - Gesamter Alveolarfortsatz kann danach abgehoben und sowohl nach dorsal, ventral und kranial verlagert werden
> - Es besteht auch die Möglichkeit der zusätzlichen Segmentierung im Bereich des Alveolarfortsatzes oder auch der Unterkieferbasis. Dadurch kann Aufgabenstellungen erfolgen wie:
>   - Inklinationsänderungen der Front
>   - Lückenschluss
>   - Änderungen innerhalb der Okklusionsebene in vertikaler und transversaler Hinsicht

Eingriffe am Kinn und des seitlichen Unterkieferrandes
Eingriffe am Kinn

- **Indikationen**
- Fehllage der Kinnprominenz
  - isoliert
- Profilverbesserung
  - in Kombination mit Dysgnathie-chirurgischen Eingriffen

> - Vorschlag von Hofer
>   - Kinnbasis, welche an den lingual ansetzenden Weichteilen gestielt bleibt, über einen extraoralen Zugang horizontal unter dem Foramen mentale vom Unterkiefer abzutrennen und in eine harmonische Position zu verlagern
>   - Vorschlag wird ausschließlich nach der von Obwegeser intraoral durchgeführten Technik angewendet
> - Osteotomierte Kinnbasis
>   - kann in jede beliebige Position verlagert werden
>   - mit Schrauben oder Ostensyntheseplatten fixiert werden
> - Bei Höhenreduktion
>   - Knochenkeil wird entfernt
> - Höhenaugmentation
>   - Knochentransplantate werden erforderlich
> - Weitere Modifikationen einsetzbar, um die sublabiale Region und die seitliche Unterkieferkontur zu optimieren (Schendel 2010; Triaca et al. 2010)

Korrekturen am seitlichen Unterkieferrand und Kieferwinkelbereich

- **Ätiologie**
- Asymmetrische Formveränderungen, z. B. Hemimandibuläre Hyperplasie, Hemifaziale Mikrosomie, u. a.

- **Therapie**
- Verschiedenste Osteotomie- und Interpositionstechniken
- Augmentation mit autogenen, allogenen sowie alloplastischen Materialen

Eingriffe am Kiefergelenk
Hohe Kondylektomie (»condylar shave«)

- **Ätiologie**
- Aktive Formen der hemimandibularen Elongation und der hemimandibulären Hyperlasie

- **Therapie**
- Anomalien, die auf einer szintigraphisch verifizierten kondylären Hyperaktivität beruhen, erfordern die Entfernung der verursachenden subchondralen Schicht des Kondylus

> **Operatives Vorgehen bei hoher Kondylektomie**
> - Tragusrandschnitt oder retrotragaler Zugang
> - Eröffnung des unteren Gelenkraums unter Schonung des Diskus
> - Abtragung der kondylären Knorpelfläche durch Osteotomie oder Abschleifen. Entscheidend hierbei ist, dass die gesamte Gelenkwalze bis mindestens ins Stratum basale reduziert wird
> - Spülung und Wundverschluss
> - Nach Wundheilung erfolgt durch physiotherapeutische Unterstützung die Normalisierung der Gelenkfunktion
> - Verlaufskontrolle nach ca. 6 Monaten
> - Danach skelettaler Umbau

Kiefergelenksrekonstruktion

- **Ätiologie**
- Abstützung des Unterkiefers zur Schädelbasis hin fehlt:
  - bei syndromalen Gelenkanomalien (Pruzanski-Typ-III)
  - nach posttraumatischen oder postentzündlichen Ankyloseresektionen

- **Therapie**
- Wachsender Patient

16.5 · Operative Verfahren zur Korrektur von Dysgnathien

- Rekonstruktion durch autologe costochondrale Transplantate
- Erwachsenen Patienten
  - alloplastischer Kiefergelenkersatz durch Fossa-Kondylusprothesen

16.5.3 Eingriffe am Oberkiefer und Mittelgesicht

Le Fort-I-Osteotomie

- Allgemein
- Die am häufigsten durchgeführte skelettverlagernde Operation im Oberkiefer

Operatives Vorgehen bei Le Fort-I-Osteotomie
- Hochvestibuläre Schleimhautinzision vom linken zum rechten Prämolarenbereich des Oberkiefers
- Subperiostale Weichteilpräparation mit Darstellung Apertura piriformis, der fazialen Kieferhöhlenwand bis in die pterygomaxilläre Verbindung sowie Ablösen der Nasenschleimhaut vom Nasenboden und der Crista palatina
- Durchführung der horizontalen Osteotomie von der Apertura piriformis bis zur pterygomaxillären Verbindung mit der Säge oder dem Bohrer unter Schutz der Weichgewebe und des nasotrachealen Beatmungstubus
- Osteotomie des Nasensemptums und der Vomerbasis kaudal entlang der Crista palatina
- Osteotomie der lateralen Nasenwände im Bereich des unteren Nasenganges mit der Knopfmeißel
- Abschließende Osteotomie der pterygomaxillären Verbindung mit dem Tubermeißel
  Cave: beide Flügel des Pterygoids sauber vom Tuber maxillae trennen
- Oberkiefer sollte nun mühelos vertikal frontal und v. a. posterior herunter gebrochen werden können. Posterior empfiehlt sich die Verwendung der sog. Spaltungsspreize
- Mit dem sog. Oberkiefermobilisator (ein gebogener flacher Hacken, welcher zwischen Pterygoid und Tuber maxillae eingeführt wird) kann der Oberkiefer ausreichen mobilisiert werden
- Nach dem Einstellen der gewünschten Position, erfolgt die Stabilisierung im Allgemeinen mit 4 Osteosyntheseplatten, 2 im Bereich der Apertura piriformis und 2 an den Wangenleisten

> **Cave**
> - Horizontale Osteotomielinie muss mindestens 6 mm oberhalb der Wurzelspitzen der Zähne erfolgen. Anderenfalls droht die Devitalisation von Zähnen.
> - Ausreichende Mobilisierung ist ein Muss, um ein stabiles Langzeitresultat zu erzielen. Der Oberkiefer muss so mobil sein, dass er lediglich unter Zuhilfenahme einer Pinzette 10 mm überkorrigiert werden kann.
> - Entstehen nach der Fragmentpositionierung Knochendiastasen größer als 5–10 mm, sollen diese mit Knochentransplantaten aufgefüllt werden.

> - Mobilisierte Oberkiefer kann im Bedarfsfall von nasal her in Segmente aufgeteilt werden
> - Dentoalveolären Bedürfnisse können besser adressiert werden

> **! Cave**
> Die einzelnen Segmente müssen über die palatinale Schleimhaut mit ausreichend Blut versorgt werden.

Frontale Oberkiefersegmentosteotomie

- Allgemein

Der Stellenwert der isolierten frontalen Oberkiefersegmentosteotomie hat mit der Etablierung hocheffektiver orthodontischer Behandlungsmöglichkeiten abgenommen, erlangt aber wieder zunehmende Wichtigkeit in Kombination mit der Osteodistraktion. Heute wird diese Segmentosteotomie häufig als Teil einer segmentierten Le Fort-I-Osteotomie angewendet.

Variationsmöglichkeiten des chirurgischen Vorgehens:
Um die Durchblutung des osteotomierten Oberkieferfrontsegmentes zu gewährleisten, muss das Segment an Weichteilen gestielt bleiben. Der Weichteilstiel kann sein:
- Palatinale Mukosa
- Vestibuläre Mukosa
- Beide
- Die Auswahl richtet sich nach den Gegebenheiten.

Le Fort-II-Osteotomie

■ **Allgemein**
- Entspricht im Wesentlichen dem gleichnamigen Frakturverlauf
- Umfasst neben dem zahntragenden Oberkieferbereich auch den Processus frontalis maxillae und damit wichtige Teile des Nasenskelettes
- Technik erfordert intra- und extraorale Inzisionen
- Coronarer Bügelschnitt im Bereich der behaarten Kopfhaut hinterlässt die unauffälligsten Narben

■ **Indikation**
- Hauptindikation ist Korrektur der nasomaxillären Hypoplasie, da gesamtes Nasenprofil verändert werden kann

■ **Klinik**
- Einfluss der Oberkiefervorverlagerung auf die Nasenform:
  - Le Fort I: Projektion der Nasenspitze und Verbreiterung der Nasenflügelbasis
  - Le Fort II oder III: Vorverlagerung des gesamten Nasenskelettes, Verbreiterung der Nasenspitze kann damit verhindert werden

> **Gegenstrategie bei unvorteilhaften Formveränderungen im Bereich der äußeren Nase:**
> - Horizontaler Knochenschnitt bei der Le Fort-I-Osteotomie frontal so tief wie möglich halten Cave: Zähne
> - Ausschleifen der basalen Apertura piriformis
> - Nasenflügelbasisnaht (»cinch suture«) vor Wundverschluss
> - Septorhinoplastik mit Augmentation des Nasengerüstes gemeinsam mit der Le Fort-I-Osteotomie

Le Fort-III-Osteotomie

■ **Allgemein**
- Verfahren dient der Vorverlagerung des gesamten Mittelgesichts
- Geht auf Arbeiten von Tessier (1967) zurück
- Standardverfahren: Kombination von Le Fort-III- und Le Fort-I-Osteotomie (Obwegeser 1969), da folgende Anforderungen erfüllt werden:
  - unterschiedliches Ausmaß der Vorbewegung in beiden Level
  - Bedürfnisse des oberen Mittelgesichtes
  - Dentition

> **Operatives Vorgehen bei Le Fort-III-Osteotomie**
> - Ganzes Mittelgesicht wird über einen coronaren Skalpschnitt und einen transoralen Zugang knapp unter der Schädelbasis abgetrennt und nach ventral verlagert
> - Entstehende Diastasen werden mit Knochentransplantaten aufgefüllt
> - Stabilisierung mit Plattenosteosynthesen

16.5.4 Distraktionsosteoneogenese

■ **Allgemein**
- Synonym: Kallusdistraktion
- Durch graduelle Dehnung werden Knochen nach Osteotomie verlängert

■ **Vorteile**
- Keine Knochentransplantate erforderlich
- Geringere Operationszeit
- Simultane Knochen- und Weichteildehnung
- Große Operationsstrecken bzw. Fragmentverschiebungen können einfacher durchgeführt werden

■ **Nachteile**
- Lange postoperative Behandlungszeit (Latenzphase, Distraktionsphase, Retentionsphase)
- Störende Narben bei der Verwendung von extraoralen Distraktoren
- Gefahr der Distraktorfehlfunktion und Notwendigkeit eines ungeplanten Zweiteingriffes
- Zweiteingriff zur Distraktorentfernung
- Höhere Kosten, da die Distraktoren relativ hochpreisig sind

■ **Klassifizierung kraniofazialer Distraktionsapparaturen**
- Externe Distraktoren
- Interne Distraktoren (subkutan implantiert oder intraoral liegend)
- Knochenfixierte Apparate
- Zahngetragene Apparate
- Hybridapparaturen
- Uni-, bi- und multidirektionale Apparate

> **Typischer Behandlungsablauf bei Distraktion**
> - Operation: Osteotomie, Fragmentmobilisation und Distraktoreinbau
> - Latenzphase: 3–5 Tage postoperativ

16.5 · Operative Verfahren zur Korrektur von Dysgnathien

- Distraktionsphase: Aktivierung des Distraktors um 1 mm pro Tag bis Distraktionsziel erreicht
- Retentionsphase: 3 Monate und länger
- Distraktorentfernung und Follow up

16.5.5 Komplikationsmöglichkeiten der operativen Therapie

Einteilung entsprechend ihres zeitlichen Auftretens und ihrer Lokalisation

Komplikationsmöglichkeiten bei Unterkieferosteotomien

- **Präoperativ**
- Betreffen Diagnose, Planung und orthodontische Vorbehandlung:
  - chirurgischer Manövrierraum zu gering durch unzureichende prächirurgische Dekompensation
  - inkongruente Zahnbögen durch unzureichende oder inkomplette Vorkoordination
  - Patient unzureichend aufgeklärt oder Patientenerwartungen nicht in die Planung einbezogen

- **Intraoperativ**
- Folge von unpräzisem chirurgischem Vorgehen oder Fehler in der Einschätzung der individuellen anatomischen Situation, oder beides:
  - Nervenschädigungen
  - Blutungen
  - unerwünschte Frakturlinien (»bad split«)
  - Fehlpositionierung der proximalen Segmente (»condylar sag«)
  - Zahnwurzelverletzungen bei Block- und Segmentosteotomien
  - Fremdkörper im OP-Gebiet (lose Bracketts, abgebrochene Instrumente, etc.)

- **Postperativ**
- Folge allgemeiner patientenspezifischer Risikofaktoren wie:
  - Rauchen
  - Übergewicht
  - Stoffwechselstörungen
  - Infektionserkrankungen oder
  - weitere Folge aus den prä- und intraoperativen Komplikationen:
    - exzessive Schwellung
    - Nachblutungen und Hämatome
    - Infektionen im Operationsgebiet, Wunddehiszenzen
    - Pseudoarthrose

- nervale Dysfunktion: N. alveolaris inferior, N. lingualis, N. facialis
- Unterkieferdysfunktion: Hypomobilität, reduzierte Kaukraft, Kiefergelenksprobleme
- devitale Zähne, parodontale Einbrüche
- Okklusionsstörungen und Rezidiv

Komplikationsmöglichkeiten bei Oberkieferosteotomien

- PräoperativBetreffen in erster Linie Diagnose, Planung und orthodontische Vorbehandlung
- Sind identisch mit den Problemen im Unterkiefer:
  - chirurgischer Manövrierraum zu gering durch unzureichende prächirurgische Dekompensation
  - inkongruente Zähnbögen durch unzureichende oder inkomplette Vorkoordination
  - Patient unzureichend aufgeklärt oder Patientenerwartungen nicht in die Planung einbezogen

- **Intraoperativ**
- Folge von unpräzisem chirurgischem Vorgehen oder Fehler in der Einschätzung der individuellen anatomischen Situation, oder beides:
  - Nervenschädigungen
  - Blutungen
  - Ischämie des osteotomierten Segementes (z. B. bei vernarbter Gaumenschleimhaut nach multiplen Operationen bei LKG Patienten
    Cave: Immer prüfen, ob A. palatina intakt
  - ungewünschte Frakturlinien im Pterygoidbereich
  - unzureichende Mobilisation
  - Fehlpositionierung des Oberkiefersegmentes
  - Zahnwurzelverletzungen bei Segmentierungen
  - Fremdkörper im OP-Gebiet (lose Bracketts, abgebrochene Instrumente, etc.)
  - Lippenasymmetrie durch schlechten Wundverschluss
  - Nasenseptumluxation durch nasotrachealen Tubus und zu geringer Kürzung des Septums

- **Postperativ**
- Folge allgemeiner patientenspezifischer Risikofaktoren wie:
  - Rauchen
  - Übergewicht
  - Stoffwechselstörungen
  - Infektionserkrankungen oder
  - weitere Folge aus den prä- und intraoperativen Komplikationen:
    - exzessive Schwellung
    - Nachblutungen und Hämatome
    - Infektionen im Operationsgebiet, Wunddehiszenzen

- Pseudoarthrose
- Teilnekrose von Segmenten mit unzureichender Blutversorgung
  Cave: Planung der Schleimhautschnittführung
- Oronasale oder oroantrale Fistel
- nervale Dysfunktion: Hirnnerv V2; extrem selten II, III, IV, VI, VII beschrieben
- Störungen der Tränenwege (schwellungsbedingt oder durch Verletzung der Ductus nasolacrimalis)
- eingeschränkte Nasenatmung, Deformierung der Nase
- devitale Zähne, parodontale Einbrüche
- Okklusionsstörungen und Rezidiv

16.5.6 Rezidive

- **Allgemein**
- Verschiebung der intraoperative erreichten Situation in Richtung auf den Ausgangsbefund

- **Rezidivgefahr**
- Abhängig von:
- Art der vorliegenden Dysgnathie
- Art des gewählten Operationsverfahrens
- Ausmaß und Richtung der Fragmentverschiebungen
- Art der Fragmentfixierung
- Alter in welchem die Operation durchgeführt wird und vom vorhandenem Wachstumspotential
- Möglichkeit des postoperativen Wachstums
- Auftreten von kondylärer Remodellierung und Resorption
- Auftreten eines orthodonischen Rezidivs
- Vorliegen einer ungesicherten Okklusion

❗ Cave
Unmittelbar nach dem Eingriff auftretende Dysgnathien, früher als Frührezidiv bezeichnet, sind Folge:
- **einer intraoperativen Fehleinstellung**
- **mangelnder Mobilisation oder**
- **Fixierung der Fragmente**

Kondyläre Remodellierung und Resorption versus idiopathische kondyläre Resorption

- **Kondyläre Remodellierungen und Resorptionen**
- Auftreten nach orthognather Chirurgie
- Anlass für Rezidiv

- **■■ Ätiologie**
- Funktionelle Überbelastung des Kondylus nach großer Unterkiefervorverlagerung
- Intraoperative Fehlplatzierungen des Kondylus mit Verkleinerung oder Vergrößerung des interkondylären Abstandes sowie Rotationen um eine koronale und vor allem eine transversale Achse mit anteriorer Rotation oder aufsteigenden Unterkieferäste
- Dysgnathiekorrekturen mit Autorotation des Unterkiefers

- **Idiopathische kondyläre Resorption (IKR)**
- Auftreten nicht durch Dysgnathietherapie bedingt
- Feststellung während oder nach einer Therapie. Differenzierung dann schwierig

- **■■ Ätiologie**
- Unbekannte Ätiologie
- Hormoninduzierte synoviale Hyperplasie mit konsekutiver Kondylenresorption
- Avaskuläre Nekrose und folgende Resorption

- **■■ Klinik**
- Betrifft in erster Linie das weibliche Geschlecht im Alter zwischen 15 und 35 Jahren
- Retromandibulie und frontal offener Biss durch Verlust der Ramushöhe
- Meist kein initialer kausaler Faktor erkennbar
- Meist symmetrisch
- Kiefergelenksfunktion intakt
- Radiologisch kein definierter kortikaler Abschluss im Bereich der kondylären Gelenkfläche feststellbar

- **■■ Klinik und Therapie-Indikationen einer IKR entsprechend AWMF-Leitlinie**
- Geringe bis stärkere Schmerzen
  - präaurikuläre Schmerzen
  - Ohrenschmerzen
  - Kopfschmerzen
- Myofunktionelle Beschwerden
- Unterkieferhypo- und -hypermobilität
- Kiefergelenkgeräusche
  - Klicken
  - Knacken
  - Krepitation
- Okklusionsstörungen und Artikulationsstörungen
- Gesichtsdeformitäten mit Asymmetrie
- Ästhetische Beeinträchtigungen
- Progression der Erkrankung

- **■■ Untersuchungen gemäß AWMF-Leitlinie**
- Inspektion
- Palpation

Literatur

- Röntgen
- Magnetresonanztomographie
- Nuklearmedizinische Untersuchung
- Computertomographie oder DVT
- Biopsie

■■ Therapie entsprechend AWMF-Leitlinie
- Schienentherapie
- Funktionskieferorthopädie
- Physiotherapie/manuelle Therapie
- Arthoplastik
- Partielle oder totale Kiefergelenksrekonstruktion (autogenes oder alloplastisches Transplantat)
- Dysgnathieoperation

Literatur

Drommer RB (1986) The history of the »Le Fort I Osteotomy«. J Maxillofac Surg 14: 119–22

McCarthy JG (ed) (1999) Distraction of the Craniofacial Skeleton. Springer, New York, Berlin, Heidelberg

Obwegeser HL und Makek M (1986) Hemimandibular hyperplasia – hemimandibular elongation. J Maxillofac Surg 14(4):183–208

Obwegeser JA (1987) A new surgical method for osteotomy of the entire mandibular alveolar process. Dtsch Z Mund Kiefer Gesichtschir 11(4):276–7

Obwegeser HL (1993) Descriptive terminology for jaw anomalies. Oral Surg Oral Med Oral Pathol 75(2):138–40

Obwegeser HL (2001) Mandibular growth anomalies: terminology, aetiology, diagnosis, treatment. Springer, Berlin

Obwegeser HL (2007) Orthognathic Surgery and a Tale How Three Procedures Came to Be: A Letter to the Next Generations of Surgeons. Clin Plast Surg 34(3):331–55

Obwegeser JA (2007) Maxillary and midface deformities: Characteristics and Treatment Strategies. Clin Plast Surg 34(3):519–33

Obwegeser HL, Obwegeser JA (2010) New clinical-based evidence for the existence of 2 growth regulators in mandibular condyles: Hemimandibular Elongation in Hemifacial Microsomia mandible. J Craniofac Surg 21(5):1595–99

Obwegeser JA, Metzler P, Jacobsen C, Zemann W. (2012) Innovation in anterior mandibular alveolar distraction osteogenesis: Introduction of a new bone-borne distraction device and first clinical results. J Craniomaxillofac Surg 14 (Epub ahead of print)

Posnick JC (2000) Craniofacial and Maxillofacial Surgery in Children and Young Adults. WB Saunders Comp. Philadelphia

Proffit WR, Turvey TA Phillips C (1996) Orthognathic surgery: a hirarchy of stability. Int J Adult Orthodon Orthognath Surg 11:191–204

Schendel SA (2010) Sagittal split genioplasty: a new technique. J Oral Maxillofac Surg 68(4):931–4

Triaca A., Minoretti R, Saulacic N (2010) Mandibula wing osteotomy for correction of the mandibular plane: A case report. Br J Oral Maxillofac Surg 48(3):182–4

Lippen-Kiefer-Gaumen-Spalten

W. Gnoinski und C. Jacobsen

17.1 Allgemeines – 246

17.2 Krankheitsbilder – 247
17.2.1 Lippen- und Kieferspalten (Spalten des primären Gaumens) – 247
17.2.2 Gaumenspalten (Spalten des sekundären Gaumens) – 247
17.2.3 Lippen-Kiefer-Gaumen-Spalten – 250

17.3 Therapieprinzipien – 250
17.3.1 Allgemeines – 250
17.3.2 Therapieablauf – 251

Literatur – 257

17.1 Allgemeines

- **Definition**

Fusionsdefekte bei der Vereinigung der medialen Nasenwülste, der Oberkieferwülste, des medianen Gaumenfortsatzes, der lateralen Gaumenfortsätze (Gaumenplatten) und des Nasenseptums. Störungen können eine oder beide Entwicklungsregionen total oder partiell, einseitig oder beidseitig betreffen. Dadurch Vielfalt von Spaltformen.

- **Ätiologie**

- - **Kritische Zeitperioden**

- 6. SSW:
  - Oberlippe (Philtrum)
  - Zwischenkiefer
  - primärer Gaumen
- 7.–8. SSW:
  - sekundärer Gaumen (vollständige Elimination des »medial edge« Epithels und knöcherne Stabilisierung bis 12. SSW)

- - **Auslösende Faktoren**

- Bisher wenig bekannt
- Ausnahme:
  - Spalten im Rahmen von Syndromen mit bekanntem genetischem Hintergrund (Stickler, van der Woude, Franceschetti/Treacher Collins, EEC, etc.)
- Aktuelle Forschung legt den Schwerpunkt auf »gene-environment interaction«
- Einzelne Risikobereiche im Genmaterial bekannt (Birnbaum et al. 2009; Mangold 2010)

- **Ätiopathogenese**

- Bei Spalten des sekundären Gaumens (harter Gaumen und Gaumensegel) spielen »mechanische« Faktoren eine Rolle
  - intrauterines Platzangebot
  - zeitgerechtes Aufrichten der Nackenbeuge
  - Einsetzen erster Zungenbewegungen
- Hinweise auf Medikamentenwirkung v. a. bei Gaumenspalten:
  - Antiepileptika
  - Antiemetika

! Mediane Spalte

- **Sehr selten, andere Ätiologie:**
  - **Zusammenhang mit Einwandern von Mesenchymzellen aus der Region der Neuralleiste**
  - **sehr unterschiedliche Ausprägung bis hin zum Vollbild der Holoprosenzephalie**

- **Inzidenz**

- Ca. 1:600–800 Lebendgeborene (Gesamtheit aller Spaltformen)
  - 1:850 für LK(G)-Spalte
  - 1:1.600 für G-Spalte
- Am häufigsten sind einseitige LKG-Spalten (Abb. 17.1)
- Am seltensten sind beidseitig totale Lippen-Kiefer-Spalten
- Spalten mit Lippenbeteiligung betreffen zu:
  - zwei Drittel männliche Individuen
  - zwei Drittel linke Gesichtsseite

  für diese Verteilungen gibt es nur hypothetische Erklärungsversuche

- **Klassifikation**

- Klassifikation erschwert durch Vielfalt der Ausprägungsformen
- Kurzbezeichnungen, z. B. einseitig totale »LKG-Spalte« sehr global, aber: klare Erfassung der Ausgangslage für spätere Behandlungsentscheide wichtig

- - **International bekannte Klassifikationen**

- Kernahan und Stark »striped Y« als Hilfe zur Visualisierung (Kernahan 1971)
- Kriens LAHSHAL (Kriens 1989):
  - tauglich für digitale Registrierung
  - aktuell verbreitet in Gebrauch

- - **Klassifikation nach Kriens (1989)**

- Schema zur (digitalen) Registrierung unterschiedlichster Kombinationen von Spaltformen an:
  - **L**ippe
  - **A**lveolarfortsatz
  - **H**artem Gaumen
  - (Gaumen-)**S**egel
  - In Leserichtung beginnend mit rechter Gesichtsseite, Ausmaß der Spalte für die jeweilige Region bezeichnet durch Schreibweise der Symbolbuchstaben:

- Großbuchstaben: totale Spalte
- Kleinbuchstaben: partielle Spalte
- Stern: submuköse Spalte/Mikroform
- Punkt: nichtbetroffene Region
- Beispiel: ***. h S H A L** steht für:
  - rechte Gesichtsseite Mikroform Lippenspalte und partielle Spalte des harten Gaumens
  - Gaumensegel totale Spalte
  - linke Gesichtsseite totale Spalte von hartem Gaumen Alveolarfortsatz und Lippe

17.2 · Krankheitsbilder

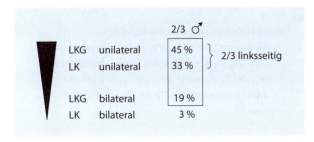

Abb. 17.1 Häufigkeit unterschiedlicher Spaltformen

- **Begleitende Fehlbildungen**
- Unterschiedlichste Schweregrade
- In ca. 20 % der Fälle, gehäuft bei isolierten Gaumenspalten

17.2 Krankheitsbilder

17.2.1 Lippen- und Kieferspalten (Spalten des primären Gaumens)

- **Symptome**
- Paramedian, vorwiegend links oder beidseitig
- Partielle oder totale Spalten. Seltene Formen mit Substanzdefizit vgl. unten (»Klinik«)
- Inspektion Lippe/Nase, auch Funktion beachten
  - Mikroformen verraten sich durch Unregelmäßigkeiten des Muskelvolumens
  - Asymmetrie der Nares (betroffene Seite queroval)
  - fehlende Nasenschwelle
- Unregelmäßigkeit im Bereich des lateralen Schneidezahnes der betroffenen Seite
  Art der Störung kann zwischen Milchdentition und bleibender Dentition unterschiedlich sein!
  - fehlende Anlage
  - Doppelanlage
  - Formabweichung (Mikroform, dens in dente etc.)
- Im Orthopantomogramm bei Mikroform Lippenspalte Einsenkung des Nasenbodens im Bereich des lateralen Inzisiven

- **Klinik**
- In den meisten Fällen alle anatomischen Elemente vorhanden
- Selten Substanzdefizit im Sinne einer »midline deficiency«:
  - Fehlen einer Prämaxilla-Hälfte bzw. Insertion des Oberlippenbändchens direkt am Pol des großen Oberkiefersegmentes, fehlende Anlage eines der beiden Zentralen Inzisiven:
    – Hinweis auf mögliche Defizite der Hypophysenfunktion

    – Gedeihstörung des Neugeborenen möglich (evtl. Wachstumshormonmangel)
    – eingeschränkte Entwicklung des Mittelgesichtes zu erwarten
- größere zerebrale Defizite können auftreten, aber nicht obligat

- **Funktionelle Aspekte**
- Reine Lippenspalten jeglicher Ausprägung bedeuten für Neugeborene keine funktionelle Einschränkung
- In der Entwicklung der Sprechfunktion wird korrekte Lippenfunktion gegen das Alter von 6 Monaten hin wichtig

17.2.2 Gaumenspalten (Spalten des sekundären Gaumens)

- **Symptome**
- Sichtbar: Vollständig oder teilweise fehlende Trennung zwischen Mund- und Nasenhöhle, abweichender Verlauf der velaren Muskelbündel
- Hörbar bei nicht oder ungenügend operativ versorgter Spalte sowie bei submuköser Spalte: Entweichen von Luft durch die Nase beim Sprechen

- **Klinik**
- Entsprechend den Abläufen in der Embryonalentwicklung liegen Spalten
- des Gaumensegels in der Mediansagittalen
- im knöchernen bzw. harten Gaumens ein- oder beidseitig
- bei isolierten Gaumenspalten in der Regel beidseitig
- in Kombination mit Lippen-Kiefer-Spalten ein- oder beidseitig (auch mit einseitiger Lippen-Kiefer-Spalte)

Ausprägungsformen von Gaumenspalten
Uvula bifida
- Geringste Form der Störung
- Bei Neugeborenen schwierig zu verifizieren

Funktionell ohne Bedeutung, aber möglicher Hinweis auf Vorliegen einer submukösen Gaumenspalte (s. unten, »Sonderform submuköse Gaumenspalte«)

> **Im Falle einer Uvula bifida:**
> - **Inspektion unter Funktion Phonation »aaa« s. unten, »Sonderform submuköse Gaumenspalte«**
> - **Palpation im Bereich der Spina nasalis posterior**
> - **Evtl. vorliegende submuköse Gaumenspalte mit Funktionsstörung erfassen**

Gaumensegelspalte (Velumspalte, Spalte des weichen Gaumens)
- Partiell oder total, d. h. in unterschiedlichem Maß nach ventral reichend
- Immer charakterisiert durch fehlende Vereinigung der Velummuskulatur zur Schlingenformation
- Oft submucös bis in den Bereich des knöchernen Gaumens reichend

Sonderform submuköse Gaumenspalte
- Oft erst nach erfolgloser Sprachtherapie diagnostiziert
- Gaumen in Ruhe inspektorisch kaum auffällig, aber bei Phonation »aaa« typische Muskelkonfiguration infolge teilweise oder vollständig ausgebliebener Vereinigung der Velummuskulatur zur Schlinge:
  - submukös von dorsal seitlich nach ventral median V-förmig zusammenlaufende Muskelstränge
- Palpatorisch typisch ist eine Einkerbung im Bereich der im Normalfall spitz auslaufenden Spina nasalis posterior
- Klassisch beschriebene »Zona pellucida« im Zentrum des Gaumengewölbes findet sich relativ selten

Spalte des knöchernen Gaumens
- Partiell oder total, Vereinigung Gaumenfortsatz/Nasenseptum ein- oder beidseitig fehlend
- In unterschiedlichem Ausmaß nach ventral reichende fehlende Trennung zwischen Mund- und Nasenhöhle wegen ausgebliebener Vereinigung der Gaumenfortsätze mit dem Nasenseptum
- Meist kein Substanzdefizit, aber Verdrängung der anatomischen Anteile nach lateral/kranial durch Druck der seit der frühen Embryonalentwicklung in der Spalte eingelagerten Zunge
- Im Falle isolierter Gaumenspalten zum Teil relativ schwach ausgebildete Muskulatur und allgemein geringe Weichteildicke

Funktionelle Aspekte bei Gaumenspalten
Spezifische Problematik bei Neugeborenen
- Keine Vakuumbildung im Mundraum möglich als Folge eingeschränkter/fehlender Trennung von Mund- und Nasenraum
- Vermehrtes Luftschlucken beim Trinken, Blähungen
- Trink-"Arbeit" gegenüber Kindern ohne Gaumenspalte stark erhöht
- Neugeborene mit isolierten Gaumenspalten scheinen eher zu Trinkschwierigkeiten zu neigen als solche mit LKG-Spalten

 Cave
Neugeborene mit Gaumenspalte
- Risiko negativer Energiebilanz wegen Überforderung durch mühsame Trinkarbeit (bei mehr als ca. 30 Minuten »Arbeit« pro Mahlzeit)
- über kritische Zeit Magensonde empfehlenswert

Neugeborene mit Pierre-Robin-Sequenz
- Trinken zusätzlich erschwert durch:
  - Glossoptose, teils auch anfänglich mangelnder Tonus der beiden Velumhälften
  - massive Rücklage des Unterkiefers
  - verzögerte Reifung der neuromuskulären Kontrolle auch im pharyngealen Bereich (erhöhte inspiratorische Anstrengung führt zum Kollaps im supralaryngealen Anteil des Atemwegs)
  - evtl. Tracheomalazie

Funktion des Gaumensegels beim Schlucken und Sprechen
- Velummuskulatur beidseits von der Schädelbasis bzw. aus der Pharynxwand kommend, vereinigt sich in der Mittellinie des Gaumensegels etwa am Übergang zum dorsalen Drittel seiner Länge zur Muskelschlinge (Kriens 1969)
- Muskelkontraktion beim Schlucken/Sprechen streckt und hebt das Gaumensegel zum Kontakt mit der dorsalen Pharynxwand (Abb. 17.2)
- Enger Kontakt der Mm. levator veli palatini und palatopharyngeus zur Ohrtrompete erklärt Einfluss der Gaumensegelfunktion auf die Belüftung des Mittelohrs
- Jedes Gaumensegel muss im Laufe der Entwicklung zunehmend Leistung erbringen, damit die velopharyngeale Abschlussfunktion trotz Zunahme der sagittalen Dimension des pharyngealen Raumes (Wachstum/Rückbildung des Adenoids) gewährleistet bleibt
- Gute Gaumensegelfunktion ist entscheidend für Sprechfunktion und deren Stellenwert im sozialen Umfeld

- Gaumensegel erreicht im Verlauf der ersten beiden Lebensjahre in rascher Zunahme 70 % seiner erwachsenen Länge (Coccaro et al. 1962)
- In dieser Phase gesetzte Narben könnten Zuwachsrate und damit die definitive Länge verringern
- Sprechfunktion: Gaumenverschluss sinnvoll zwischen 9 und 18 Monaten (je nach Autor unterschiedliche Empfehlung)

17.2 · Krankheitsbilder

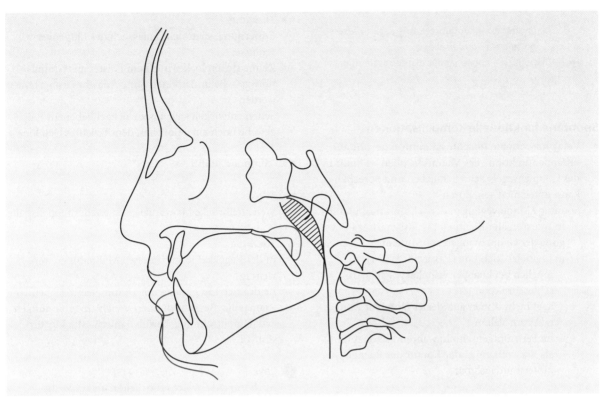

◘ **Abb. 17.2** Schema Gaumensegelfunktion. FRS-Durchzeichnungen bei einem 8-jährigen Kind mit operierter einseitiger LKG-Spalte. *Schwarze Linien:* ruhige Atmung, Adenoid schraffiert. *Blaue Linien:* Das Gaumensegel wird bei Phonation »piii« nach dorsal/kranial angehoben, schließt den Mundraum gegen den Nasenraum ab (velopharyngeale Abschlussfunktion, wichtig beim Sprechen und Schlucken). Mit physiologischer Rückbildung des Adenoids muss das Gaumensegel zunehmend mehr angehoben und gestreckt werden, um langfristig gute Abschlussfunktion zu gewährleisten.
Cave: Adenotomie kann bei submuköser Gaumenspalte oder grenzwertiger Abschlussfunktion zu therapiebedürftigem offenem Näseln führen.

Beurteilung der Gaumensegelfunktion

- Definitive Qualitätsbeurteilung einer im Kleinkindesalter durchgeführten Gaumenoperation ist erst beim jungen Erwachsenen möglich (mit Rückbildung des Adenoids wird mehr Elevation/Streckung des Velums zum Kontaktmit der Pharynxwand erforderlich)
- Bei Beurteilung der Gaumensegelfunktion (Kinder und Erwachsene) hat sich als Kombination bewährt:
  - professionelle Beurteilung nach Gehör (mit standardisierten Lautfolgen)
  - bildgebende Verfahren (nasale Endoskopie oder Fernröntgen-Seitenbild-Aufnahme während Phonation eines Lautes der maximalen velopharyngealen Abschluss verlangt (z. B. »piii«)

Beurteilung der Gaumensegelfunktion mit Blick auf Sprachqualität

- Nach Gehör, durch Professionelle (Logopäden, Phoniater) bildet das Urteil des sozialen Umfeldes gut ab
- Mittels Spiegelprobe nach Czermak, beeinflusst durch intranasale Gegebenheiten
- Direkt inspektorisch wenig aussagekräftig weil:
  - Kontaktpunkt/Ort der geringsten Distanz zur Pharynxhinterwand höher liegt als der direkt einsehbare Bereich
  - neuromuskuläre Steuerung für Sprechfunktion sich unterscheidet vom reflexmäßigen Steuerungsmechanismus beim Würgen
- Rhinoskopia posterior mit Spiegel wenig aussagekräftig, weil Würgreflex kaum ganz zu vermeiden
- Akustisch (z. B. Nasometer™) relativ aufwendig
- Nasale Endoskopie informiert über allfällig asymmetrische Funktion, setzt Schleimhautanästhesie voraus, wird nicht von allen Patienten toleriert
- Röntgenologische Untersuchung:
  - berührungsfrei, aber nur 2-dimensional
  - Strahlendosis:
    - gering für Fernröntgenseitenbild während Phonation (z. B. »piiii«)

Spontane funktionelle Kompensationen

- **Velopharyngeale Abschlussfunktion beruht auf:**
- »Klappenfunktion« des Velums (s. oben, »Funktion des Gaumensegels beim Schlucken und Sprechen«), kann unterstützt sein durch
- Spontane Mitbewegungen der Schlundmuskulatur
  - in transversaler Richtung (»kulissenartige« Bewegung der Gaumenbogen zur Mitte hin)
  - in sagittaler Richtung (Passavant Wulst)
    - möglich bei knapper velopharyngaler Abschlussfunktion
    - liegt nicht immer auf idealer Höhe für Kontakt zum Velum
    - im Fernröntgenseitbild während Phonation als Vorwölbung in der Kontur der Rachenhinterwand sichtbar

17.2.3 Lippen-Kiefer-Gaumen-Spalten

- **Allgemeines**
- Häufigste Spaltform
- Zahlreiche Varianten

- **Symptome**
- Charakteristisch bei Neugeborenen, v. a. mit totaler Kieferspalte:
  - sehr breiter Oberkieferbogen infolge Einlagerung der Zunge (entspricht ca. Zahnbogenbreite bei 5-jährigen Kindern ohne LKG-Spalte)
  - Gaumenfortsätze stehen initial relativ steil

- **Klinik**

Die in ▶ Abschn. 17.2.1 und 17.2.2 beschriebenen Merkmale und Problemstellungen sind hier kombiniert

- **Häufige Nebenbefunde**
- **Dentes natales oder neonatales**

- **Klinik**
- Im Bereich der Alveolarspalte, oft nasenwärts gerichtet
- Zu früh durchgebrochene Milchzähne, nach deren Entfernung an gleicher Stelle kein Zahn mehr folgt

- **Therapie**
- Entfernung, spätestens anlässlich des Lippenverschlusses
- Zähne stehen locker in einem Polster aus Granulationsgewebe und können ohne Anästhesie abgehoben werden
- Selten entwickelt sich aus zurückgebliebenem Pulpagewebe noch ein amorphes, dentindichtes Gebilde

- **Simonart-Band**

- **Klinik**
- Weichteilbrücke im kranialen Anteil der Lippenspalte

- **Therapie**
- In der Regel keine spezifischen Maßnahmen notwendig
- Beidseitige LKG-Spalte mit asymmetrisch stehender Prämaxilla: Bei sehr dünnen Weichteilverbindungen evtl. Durchtrennung/Veröden durch satte Ligatur sinnvoll

❗ **Cave**
Auch dünnste Weichteilbrücken im Lippenbereich enthalten ein Blutgefäß.

17.3 Therapieprinzipien

17.3.1 Allgemeines

- **Gespräch mit Betroffenen**
- Vor allen therapeutischen Maßnahmen Erörterung der Hintergründe, Art der Maßnahmen und mögliche Konsequenzen
- Im Gespräch mit werdenden Eltern (pränatale Diagnose) oder Eltern von Neugeborenen:
  - nicht zu viele Einzelheiten (emotional belastete Situation schränkt Aufnahmefähigkeit ein)
  - wichtigste Punkte für den individuellen Fall hervorheben

⊙ **Checkliste zur Erstinformation für Eltern**
- **Sie sind nicht allein: Eines von 600 bis 800 Neugeborenen ist betroffen**
- **Ihr Kind hat wegen der Spalte keine Schmerzen, es kennt nichts Anderes**
- **Alle anatomischen Anteile sind in der Regel vorhanden, aber nicht/nur teilweise vereinigt (grob vergleichbar mit defektem Reißverschluss)**
- **Ausnahme: Fälle mit Mittelliniendefizit**
- **Moderne chirurgische Verfahren ergeben gute ästhetische und funktionelle Resultate; die Eingriffe werden von den Kindern gut toleriert**

17.3 · Therapieprinzipien

- Personen mit »Spalten« haben dieselben intellektuellen Kapazitäten wie die übrige Bevölkerung **Ausnahme:** Gewisse syndromale Fälle

■ Problematik der Therapieprogramme
- Jedes Therapieprogramm hat sich widersprechende Forderungen zu Gunsten »Wachstum Oberkiefer und Gaumensegel« (Coccaro et al. 1962, Sillman 1951) bzw. »Sprachentwicklung« gegeneinander abzuwägen:
  - das extrem dynamische Wachstum in den ersten 2 Lebensjahren kann nach chirurgischen Eingriffen durch Narbenwirkung beeinträchtigt werden – Aufschub OP unter diesem Gesichtspunkt vorteilhaft
  - Rücksicht auf die Sprachentwicklung verlangt den Verschluss der Spalte im Laufe der ersten beiden Lebensjahre
- Konstellation und persönliche Erfahrungen im Kernteam (Vertreter von (Kiefer-)Chirurgie, Kieferorthopädie, HNO, Logopädie) lassen die Reaktion auf dieses Dilemma unterschiedlich ausfallen. Dies führt zur Vielzahl unterschiedlicher Therapiekonzepte
- Bisher nur in wenigen Kliniken systematische Dokumentationen von Langzeitverläufen bei Patientengruppen mit gleichartiger Behandlung. Dadurch wenig sichere Evidenz für einzelne Konzepte. Im EUROC-LEFT-Projekt (1996–2000) Empfehlung zur systematischen Minimal-Dokumentation (Shaw et al. 2001)

17.3.2 Therapieablauf

Wird unterteilt in:
- Primärbehandlung
  - soll, soweit möglich, bereits definitive Ziele anstreben
- Sekundärbehandlung
  - Maßnahmen, die mit Rücksicht auf Wachstum und Entwicklung erst zu späterem Zeitpunkt zweckmäßig durchgeführt werden können
  - »Reparatur«-Maßnahmen

❯ Grundsätzliches zur Therapie
- **Therapiekonzept interdisziplinär (im Kernteam) abstimmen**
- **Jede im Säuglings- und Kleinkindesalter geplante Therapiemaßnahme auf ihre mögliche Auswirkung auf das künftige Wachstums- und Entwicklungsgeschehen kritisch prüfen**
- **Verlagerte anatomische Einheiten in korrekte funktionelle Zusammenhänge zurückführen**
- **Langfristige Betreuung und ehrliche Information der Patienten/Familien gewährleisten**

Primärbehandlung
■ Definition
Konservative Hilfsmaßnahmen zur Sicherung der vitalen Funktionen (Atmung, Ernährung) und erstmaliger chirurgischer Verschluss der einzelnen anatomischen Abschnitte der Spalte. Kontrovers diskutiert wird die Zuteilung der Kieferspaltosteoplastik (s. unten).

Konservative Maßnahmen
■ Neugeborene mit Lippen-Kiefer-Spalte
- Pflege der nach außen »gestülpten« Anteile der Oberlippe (Mundschleimhaut):
  - eincremen mit fetter Salbe, um Austrocknen der oberflächlichen Schicht (Rissbildung, kleine Blutungen) zu vermeiden

■ Neugeborene mit Gaumenspalte
- Mutter und andere Beteiligte sorgsam an die Tatsache heranführen, dass Trinken an der Brust in der Regel nicht wirksam bzw. für das Kind zu anstrengend ist
- Instruktion in geeigneter »Fütterungstechnik« mit Flasche:
  - Kind für Mahlzeiten in aufrechte Sitzhaltung bringen
  - geeigneten Sauger wählen
  - Milchfluss soweit erleichtern, dass Kind sich nicht überanstrengt, aber die angebotene Menge problemlos zu schlucken vermag
  - Eltern/Pflegende informieren, dass infolge Gaumenspalte vermehrt Luft geschluckt wird, das hat zur Folge, dass das Kind vermehrt aufstoßen muss
  - Magensonde kann in den ersten Tagen dazu beitragen, eine negative Energiebilanz beim Trinken zu vermeiden (s. oben, »Spezifische Problematik bei Neugeborenen«)

■ Kieferorthopädische Frühbehandlung mittels Platte
- Optionale Behandlung im Falle von Spalten mit Gaumen-Beteiligung
- Falls erwünscht, Beginn baldmöglichst nach Geburt

■■ Hauptziele
- Heraushalten der Zunge aus der Gaumenspalte auf der kompletten Länge bis zur Uvula
  - spontane Reduktion der Spaltbreite im Bereich des harten und weichen Gaumens wird ermöglicht durch geeignetes Beschleifen der Platte auf der Schleimhautseite
  - Normalisierung der Zungenlage (evtl. Vorteil für Sprachentwicklung)
  - Erleichterung der Ernährung durch Trennung von Atem- und Speiseweg
  - in Fällen von Pierre-Robin-Sequenz Reduktion des Glossoptoserisikos

- »Naso-alveolar molding«
  - Anheben der Nasenspitze mittels federnd an kieferorthopädischen Platten angebrachter Pelotten (langfristiger Effekt bisher nicht definitiv geklärt) Cave: Prinzip actio = reactio

■■ **Unbedingt zu vermeiden**
- Forcierte Retrusion des Zwischenkiefers bei doppelseitigen Spalten, sonst später mangelnde Konvexität des Gesichtsprofils
- Aktiv-mechanische Reduktion der Spaltbreite im alveolären Bereich, sonst später zu enger Oberkieferbogen

❯ **Kieferorthopädische Frühbehandlung**
- **Kann bei Gaumenspalte Ernährung erleichtern**
- **Entwicklungspotential des Oberkiefers bestmöglich nutzen**
- **Braucht Zeit, um Effekt zu erzielen; bei früh angesetzten OP-Terminen kaum Wirkung zu erwarten**
- **Kann als Einzelmaßnahme im Langzeitverlauf nicht gültig evaluiert werden, da Effekt chirurgischer Maßnahmen weitaus mächtiger (Langzeitevaluation bezieht sich immer auf die Gesamtheit durchgeführter Maßnahmen)**

Chirurgische Maßnahmen

❯ - **Eingriffe auf genauer Kenntnis der normalen funktionellen Anatomie aufbauen (Kriens 1969; Delaire 1975)**
- **Es sind viele verschiedene Operationstechniken bekannt, s. jeweilige spezifische Literatur (zit. bei Schliephake et al. 2012)**

Lippenverschluss

■ **Ziel**
- Wiederherstellung bestmöglicher Ästhetik und Funktion der Lippe und Formung des Naseneinganges

■ **Zeitpunkt**
- Einseitige Spalten: 4. bis 6. Monat
- Beidseitige Spalten: es sind einzeitige wie auch zweizeitige Verfahren beschrieben (Perko 1973)

■ **Wichtige Elemente**
- Nasenboden
  - Bildung des Nasenbodens im Bereich des Alveolarfortsatzes ist essentiell (später ist dichter Verschluss in diesem Anteil nur schwer möglich)
- Lippenhöhe
  - Anpassen der Lippenhöhe auf Spaltseite mittels geeigneter Hautschnittführung

- Lippenmuskulatur
  - Rückführen der Lippenmuskulatur in normale funktionell anatomische Konfiguration unter Berücksichtigung der paranasalen Muskulatur: Delle im Bereich des Naseneinganges vermeiden
- Vestibulum
  - Bildung eines adäquaten Vestibulums essentiell für Lippenbeweglichkeit und Entwicklung Oberkiefer, erlaubt ungehinderte Mundhygiene
  - Muss bei Lippenverschluss erreicht werden
  - Spätere Korrekturen ergeben nicht gleichwertige Resultate
- Primäre Nasenkorrektur größeren Umfanges
  - im Rahmen des Lippenverschlusses vieldiskutiert, aber bisher keine Evidenz für langfristige Vorteile
- Primäre Osteoplastik des Alveolarfortsatzes
  - Langfristig keine guten Ergebnisse
- Ginigivoperiosteoplastik
  - Knochenbildung im Alveolarspaltbereich durch Periostlappen
  - Langfristige Wertigkeit solchen Knochens bezüglich Volumen und Qualität ist wenig untersucht

Gaumenverschluss

■ **Ziel**
- Ermöglichen eines dichten Abschlusses zwischen Mund- und Nasenhöhle im Bereich des gesamten Gaumens
- Ermöglichen langfristig kompetenter velopharyngealer Abschlussfunktion

■ **Zeitpunkt**
- Unterschiedlich, je nach Behandlungskonzept
  - einzeitig (Weich- und Hartgaumen in einem Eingriff)
  - zweizeitig (Weich- bzw. Hartgaumen je in separatem Eingriff, Reihenfolge unterschiedlich)
  - zweizeitige Verfahren mit Ersteingriff am Gaumensegel ermöglichen spontane Reduktion der Spaltbreite im harten Gaumen
- Zeitfenster ca. 9 bis 18 Monate
  - im Falle zweizeitigen Verschlusses zweiter Schritt auch später

■ **Wichtige Elemente**
- Gaumensegelmuskulatur funktionell rekonstruieren
  - Insertion vom knöchernen Gaumen und der Aponeurose ablösen, in normale Schlingenformation zurückführen
- Zweischichtiger Verschluss im Bereich des harten Gaumens
  Cave: ansonsten hohes Risiko einer Fistelbildung

17.3 · Therapieprinzipien

Begleitung im Verlauf

Entwicklungsbedingt erstreckt sich für alle Patienten mit Lippen-, Kiefer-, und/oder Gaumenspalten die Betreuung über einen Zeitraum von ca. 20 Jahren.

- **Ablauf einer optimalen Betreuung**
  - Zentrale, jederzeit zugängliche Koordinations- und Anlaufstelle innerhalb des Kernteams mit guter Kenntnis aller Behandlungsabläufe
  - Klare Absprachen aller Betreuer über notwendige Verlaufskontrollen zwischen den Therapiemaßnahmen
  - Keine Maßnahmen mit zweifelhaftem Langzeiterfolg (z. B. überflüssige kieferorthopädische Maßnahmen in Milchdentition und Wechselgebiss)
  - Möglichst viele und lange therapiefreie Intervalle: Spalte soll nicht Kernpunkt des Familienlebens sein

HNO (Audiometrie)

- **Allgemeines**
  - Normale Hörfähigkeit ist Voraussetzung für geordnete Sprachentwicklung
  - Hörstörungen bei Kindern sind häufig und in der Regel Schalleitungsstörungen wegen eines fehlenden Luftdruckausgleichs oder Ansammlung von Flüssigkeit im Mittelohr
  - Bei Kindern mit Gaumenspalten häufiger, da Unterstützung der Tubenfunktion durch Anomalie der Gaumensegelmuskulatur erschwert
  - Bei reinen Lippen-/Kieferspalten keine erhöhte Wahrscheinlichkeit für Schalleitungsstörungen

- **Maßnahmen**
  - Überwachung der Hörfunktion via otoakustische Emissionen im Neugeborenen-Screening
  - Inspektion und allenfalls Parazentese/Einlage von Ventilationsröhrchen anlässlich operative Eingriffe unter Narkose
  - Spiel-Audiometrie, später Reinton-Audiometrie
  - Sensibilisierung der Eltern für eigene Beobachtung und Meldung an HNO-Arzt bereits im Zweifelsfall

Logopädie

- **Allgemeines**
  - **Allgemeine Sprachentwicklung** nicht grundsätzlich gestört durch LKG-Spalten;
  - für Einzelfälle mit Auffälligkeiten ist – wie in der übrigen Bevölkerung – frühzeitige logopädische Therapie angezeigt
  - **Entwicklung der Lautbildung** kann, v. a. bei Gaumenspalte, verzögert oder abweichend sein
    - Explosiv- und Reibelaute

- – verlangen das Anstauen von Luft im Mundraum
- – im Falle von Gaumenspalten besonders anfällig
- gute velopharyngeale Abschlussfunktion ist Voraussetzung für erfolgreiche Entwicklung/Therapie (zu Prüfverfahren s. oben, »Beurteilung der Gaumensegelfunktion«)
- logopädische Therapie von spaltspezifischen Störungen der Lautbildung nach dem 3. Lebensjahr (fortgeschrittene Sprachentwicklung, Kooperationsfähigkeit)

- **Spezifische Überlegungen**
  - Ungenügende velopharyngeale Abschlussfunktion
    - anatomisch begründet: Velum zu kurz/steif
    - funktionell begründet: mangelhafte Rekonstruktion der velaren Muskelschlinge, selten Lähmung
    - spontane funktionelle Kompensationsversuche
      - pharyngeale und laryngeale Ersatzlaute (Rückverlagerung der Artikulation)
      - kompensatorische mimische Mitbewegungen; z. B. Nasenrümpfen
  - Übungstherapie, Erfolg abhängig von funktionell-anatomischer Konstellation (zu Prüfverfahren s. oben, »Beurteilung der Gaumensegelfunktion«)
  - Falls Verbesserung mit Übungstherapie nicht möglich:
    - Korrektur durch sekundär chirurgischen Eingriff mit nachfolgender Übungstherapie

Zahnmedizin und Kieferorthopädie

- **Allgemeines**
  - Kariesprophylaxe bereits ab Säuglingsalter anbieten und Information periodisch wiederholen (Milch, auch Muttermilch, enthält viel Zucker, ist hoch kariogen, wenn nachts zur freien Verfügung)
  - Zähneputzen, sobald Zähne im Mund stehen, unbedingt aber ab Durchbruch der ersten Milchmolaren
  - Milchzähne sichern in allen Dimensionen den Platz für Durchbruch der bleibenden Dentition:
    - es darf kein Platz verlorengehen, da bei Individuen mit Gaumenspalten Tendenz zu Kiefergrößen im unteren Teil des Normbereiches (OK und UK – egal ob operiert oder nicht)
    - Kariesinzidenz bei »Spalten« nicht generell höher als in der allgemeinen Bevölkerung
    - Mundhygiene punktuell erschwert durch Platzmangel oder Zahnfehlstellung/Zahnüberzahl im Spaltbereich, evtl. durch Narbenzüge im Vestibulum
  - Spalten mit Lippenbeteiligung:

- meist (>90 %) Störung im Bereich des seitlichen Schneidezahnes der betroffenen Oberkieferseite (Milchdentition erlaubt keine Schlüsse auf Situation in der bleibenden Dentition), vgl. ▶ Abschn. 17.2.1.
- Anlage der übrigen Zähne in der Regel nicht betroffen, aber gelegentlich Unregelmäßigkeiten der Zahngröße

- **Zahnstellungsanomalien**
- In der Milchdentition:
  - von Behandlung abzuraten, da keine Gewähr für Erhalt des Erreichten über den Zahnwechsel hinaus
- Im Wechselgebiss:
  - Behandlung nur sehr selten indiziert (Entwicklung der sagittalen Kieferrelation nicht sicher voraussehbar, stellt Ergebnis sowohl von Korrektur frontaler Kreuzbisse als auch von transversalen Dehnungen in Frage)
  - vorübergehende funktionelle Interferenzen, evtl. durch Aufbisse ausschalten
  - Überwachen des Zahnwechsels
  - nötigenfalls Lenkung durch kleinere Maßnahmen, z. B. Extraktion einzelner Milchzähne, Platzhalter bei vorzeitigem Milchzahnverlust

Sekundärbehandlung

Kinder spätestens ab Schulalter und insbesondere Jugendliche haben Anrecht darauf, direkt informiert zu werden und gewisse Maßnahmen auch zu verweigern.

> ❯ **Logopädische und kieferorthopädische Maßnahmen ohne Mitarbeit der Patienten haben keine Aussicht auf Erfolg.**

Kieferspaltosteoplastik

- **Vor Durchbruch spaltnaher Zähne**
- **Allgemeines**
- Früher Konzept des möglichst steifen »Knochenprügels« (Axhausen) zur Stabilisierung eines mühsam aufgedehnten Alveolarbogens
- Ab Mitte der 1970er Jahre funktionelles Konzept (Boyne u. Sands 1972)
  - Bevorzugt vor Durchbruch spaltnaher Zähne (Eckzahn oder lateraler Inzisiv)
  - meist ab Alter 9–11 Jahre
    - 6–12 Monate vor erwartetem Durchbruch des spaltseitigen Eckzahnes
    - seltener zu Gunsten eines gut ausgebildeten lateralen Inzisiven
  - Krone des spaltnahen Zahnes muss röntgenologisch noch mit Knochen bedeckt sein, sonst kein

Verbleib transplantierter Spongiosa im Kronenbereich
- Empfehlung vieler Publikationen (El Deeb 1982; Bergland et al. 1986: idealer Zeitpunkt, wenn die Hälfte bis zwei Drittel der Wurzelbildung des zu erwartenden Zahnes abgeschlossen, Dehnung des Oberkieferzahnbogens vor Osteoplastik) retrospektiv entstanden und nicht zwingend verbindlich (Lilja et al. 2000):
- Stand der Wurzelbildung
  - entspricht nicht immer dem Stand des Zahndurchbruchs
  - Osteoplastik >12 Monate vor Zahndurchbruch: Resorption im alveolären Bereich beeinträchtigt Erfolg des Eingriffs (Knochenvolumen abhängig von Zahnpräsenz)
- Dehnung des Oberkieferzahnbogens ist nicht conditio sine qua non für erfolgreiche Osteoplastik:
  - wenn im Alveolarbereich Nasenboden gebildet (bei Lippenverschluss) ist Osteoplastik möglich, auch wenn Spalte schmal
  - wenn kein Nasenboden im Alveolarbereich bzw. vestibulo-nasale Fistel, evtl. besserer Zugang zum nasalen Blatt nach vorheriger Dehnung

- **Ziel**
- Zu geeignetem Zeitpunkt hoch reaktionsfähiges Knochenmaterial (Spongiosa) in die Alveolarspalte einbringen
- Dadurch Einwachsen und Verschieben spaltnaher Zähne ermöglicht

- **Material**
- Transplantatmaterial
  - 1. Wahl: Crista-iliaca-Spongiosa
  - alternativ: Tibia, Kinn, retromolar
- Transplantatbett
  - dichter Verschluss nach nasal unabdingbar
  - Stabilität ist wichtig
  - Gingiva-Verschiebelappen garantieren:
    - stabiles Transplantatbett
    - spannungsfreien Verschluss
- Temporäre Stabilisierung des Zwischenkiefers mittels festsitzender kieferorthopädischer Teilapparatur ist evtl. nützlich bei bilateralen Spalten

> ❗ **Cave**
> **Vestibulär gestielte Lappen wenn möglich vermeiden, da unstabiles Transplantatbett.**

- **Postoperativer Verlauf**
- In der Regel bland

17.3 · Therapieprinzipien

- Gelegentlich Abstoßung kleiner Spongiosateilchen 4–8 Wochen post-OP
- Vorsichtige Zahnbewegung in den Spaltbereich hinein ab 6–8 Wochen postoperativ möglich

■ **Nach Durchbruch spaltnaher Zähne**
■ ■ **Allgemeines**
- Falls »idealer« Zeitpunkt verpasst (= Krone des spaltnahen Zahnes im Röntgenbild nicht mehr von Knochen bedeckt):
    - vollständigen Durchbruch abwarten, damit eingebrachte Spongiosa auf gesamter Höhe des Alveolarfortsatzes einwachsen kann
- Falls im Spaltbereich mehrere Zähne fehlen (= keine Gewähr für Erhalt des Transplantates durch Präsenz von Zähnen)
    - Osteoplastik im Rahmen kieferorthopädischer Vorbereitung auf Korrekturosteotomien möglich
- Osteoplastik nach Durchbruch spaltnaher Zähne
    - Risiko unbemerkter Wurzel-Zement-Verletzung als Auslöser für externe Resorption spaltnaher Zähne
    - Verlauf radiologisch kontrollieren und Therapie wenn nötig

Kombiniert-kieferorthopädisch-chirurgische Maßnahmen

■ **Allgemeines**
- Primär abhängig von der Entwicklung der intermaxillären Relation und des Gesichtsprofils in der Pubertät (Prognose ab Alter 10–12 möglich)
- Bei negativer Schneidezahnstufe ist rein kieferorthopädische Lösung häufig nicht stabil (Pubertät). Konsequenz zu frühen Behandlungsbeginns:
    - überprotrudierte Oberkieferfront
    - später Rückführung in eine zur Knochenbasis korrekte Relation und chirurgische Lösung notwendig
- Mitarbeitspotential hat Grenzen:
    - wenn erster Behandlungsansatz nicht zum Erfolg führt, ist Vertrauen und Mitarbeit von Patient und Eltern für eine »zweite Runde« schwieriger zu gewinnen

❗ **Cave**
Apparative kieferorthopädische Behandlung aufschieben, wenn Entwicklung in Richtung Klasse-III-Okklusion zu vermuten.

■ **Grundsätze der Behandlungsplanung**
- Es gelten die Planungsprinzipien der orthognathen Chirurgie (▶ Kap. 16)

- Planung, besonders Entscheidungen über Extraktion von Zähnen, nach Situation des Unterkiefers und nach Gesichtsprofil ausrichten
- Defizite des oberen Zahnbogens nicht durch Extraktionen im Unterkiefer kompensieren
  Cave: Zungenraum, Gesichtsprofil
- Keine kieferorthopädische Kompensation skelettaler Defizite (sagittal und transversal), da sonst:
    - instabile Lage von Zähnen gegenüber ihrer knöchernen Basis
    - nachfolgende Behandlung erschwert
    - erhöhte Rezidivgefahr (sagittal und transversal)
- Lückenlosen Oberkiefer-Zahnbogen ohne Rekonstruktionen anstreben (evtl. mit segmentierter Osteotomie), da:
    - Lückenversorgung mit zahnärztlich-prothetischen Rekonstruktionen (Implantate, Brücken) erhöhten Pflege- und Unterhaltsaufwand und späteren Erneuerungsbedarf bedeutet
    - Implantate im Oberkieferfrontbereich ästhetisch kritisch sind
    - Knochenangebot in labiopalatinaler Dimension bescheiden
    - Exposition beim Lachen
    - Implantate der Vertikalentwicklung der übrigen Dentition nicht folgen
      Cave: Stufenbildung in Zahnreihe

▶ **Leitlinien für kieferorthopädische Planung**
- **Skelettale Klasse III (schon bei Tendenz)**
    - **Kombination Kieferorthopädie mit Kieferchirurgie gegen Ende der pubertären Wachstumsphase vorsehen**
- **Skelettale Klasse I**
    - **rein kieferorthopädische Behandlung evtl. möglich**
        - **falls Engstand in beiden Kiefern (entsprechend bimaxillärem Extraktionskonzept)**
        - **falls vollwertiger lateraler Inzisiv im Spaltbereich**
          Cave: Entwicklung Richtung Klasse III in der pubertären Phase
          Im Zweifelsfall Behandlungsbeginn aufschieben bis ca. Alter 15 Jahre
- **Skelettale Klasse II**
    - **rein kieferorthopädische Behandlung grundsätzlich möglich**
    - **bei Fehlen von Zähnen im Oberkiefer entsprechend monomaxillärem Extraktionskonzept**

> - Im Alter von 10–12 Jahre gemeinsame Behandlungsplanung von Kieferorthopädie und Kieferchirurgie
> - Umstellungsosteotomien nicht als »letzte Rettung«, sondern als reguläre therapeutische Option betrachten, da damit:
>   - kieferorthopädische Maßnahmen wesentlich vereinfacht werden bzgl. Zeitbedarf und Schwierigkeitsgrad/Anforderung an Mitarbeit
>   - höhere ästhetische Ansprüche befriedigt werden (Position der Zahnbogenmittellinie im Gesicht, Volumen paranasal Spaltseite)
>   - in vielen Fällen stabilere Resultate erbracht werden als bei rein kieferorthopädischer Behandlung

> ❗ **Cave**
> **Prächirurgische Kieferorthopädie muss in solchen Fällen nur die geplanten Formen der Zahnbogen bzw. Zahnbogensegmente anvisieren und die vorübergehenden, momentanen Okklusionsverhältnisse völlig außer Acht lassen.**

Sekundärmaßnahmen an der Nase
Nasenstegverlängerung bei bilateralen Spalten
- **Ziel**
- Normalisierung des Nasenprofils

- **Zeitpunkt**
- Empfehlungen sehr unterschiedlich
- Zu bedenken:
  - Wachstumsverhalten der Nase nicht vorhersehbar
  - bei Eingriff im relativ jungen Alter (< 10 Jahre) ist Zweiteingriff wahrscheinlich

Totale (Septo)rhinoplastik
- **Ziel**
- Normalisierung von Funktion und Form (bei einseitigen LK- bzw. LKG-Spalten Septumdeviation zur betroffenen Seite obligat, bewirkt einseitig reduzierte Nasendurchgängigkeit und Abflachung der äußeren Kontur der Nase)
- In der Regel auch Korrekturbedarf im Bereich Naseneingang

- **Zeitpunkt**
- In der Regel nach Wachstumsabschluss (Verwoerd u. Verwoerd-Verhoef 2010)
- Im Falle geplanter Umstellungsosteotomien Nasenkorrektur sekundär!

Sekundäre Eingriffe im Sinne von Reparatur
- **Indikation**
Ästhetisch oder funktionell unbefriedigende Resultate der Primärchirurgie

Bei unbefriedigender Lippenform/-funktion
- Re-Operation oder lokale Korrekturen, je nach Notwendigkeit
- Unbedingt korrekten Muskelverlauf wiederherstellen

Bei oronasalen Fisteln
- Prüfung der funktionellen Auswirkung durch Abdecken der Fistel mit einem Stück Backoblate möglich
  - Therapie abhängig von Lokalisation und Größe der Öffnung
  - am Gaumen: unbedingt zweischichtiger Verschluss, allenfalls Re-Operation des Gaumens
    - Gaumenschleimhaut ist nur bedingt dehnbar!
    - oronasale Fisteln am Gaumen können evtl. die Qualität des velopharyngealen Abschlusses mit beeinflussen

Bei ungenügender Gaumensegelfunktion
- **Klinik**
Logopädische Übungsbehandlung scheitert/erst postoperativ indiziert
- bei klar zu kurzem Gaumensegel
- bei fehlender/ungenügender Rekonstruktion der Muskelschlinge trotz genügender Länge des Gaumensegels
  Cave: Seltene Fälle mit Teillähmung des Gaumensegels

- **Therapie**
- Ziel: Verbesserung der funktionellen Bedingungen durch chirurgische Modifikation der anatomischen Verhältnisse
- Zeitpunkt individuell unterschiedlich
- Verschiedene Optionen je nach Ursache (genaue Diagnostik notwendig, s. oben, »Beurteilung der Gaumensegelfunktion«)
  - **Re-Operation des Gaumensegels** (Rückverlagerung, Rekonstruktion der Muskelschlinge) bevorzugt als »funktionell logischer« Eingriff: In Vorbesprechung erwähnen: evtl. sekundär Velopharynxplastik notwendig
  - **Velopharynxplastik** in geeigneter Weise (Schliephake 2012) falls Gaumensegel viel zu kurz/ohne genügende Beweglichkeit für velopharyngealen Abschluss. In Vorbesprechung unbedingt postoperative Unannehmlichkeiten einschließen:

- Schnarchen
- Einschränkung der Nasenatmung
- **Sprachverbessernde Eingriffe im Sinne einer »Unterfütterung« der Pharynxhinterwand** (mit Knorpel, Lyoknorpel etc. oder Unterspritzen mit Hyaluronsäure oder Fett etc.) sind theoretisch möglich, aber problematisch:
  - feste Transplantate können ohne Eröffnung des Gaumensegels nicht genügend weit kranial eingebracht werden, um wirksam zu sein (vgl. ▣ Abb. 17.2)
  - Knorpeltransplantate tendieren über die Zeit:
    - zur Resorption
    - teilweise zur Verkalkung
    - zum Absinken auf eine Höhe, wo sie vom Velum nicht mehr erreicht werden
- Injizierte Materialien können eher auf nützlicher Höhe platziert werden, werden nach relativ kurzer Zeit aber resorbiert
- Logopädische Nachbehandlung postoperativ evtl. unterstützend notwendig

Literatur

Bergland O, Semb G, Åbyholm FG (1986) Elimination of the Residual Alveolar Cleft by Secondary Bone Grafting and Subsequent Orthodontic Treatment. Cleft Palate J 23:175–205

Birnbaum K et al. (2009) Key susceptibility locus for nonsyndromic cleft lip with or without cleft palate on chromosome 8q24. Nat Genet 41 (4): 473–477

Boyne PJ, Sands NR (1972) Secondary bone grafting of residual alveolar and palatal defects. J Oral Surg 30:87–92

Coccaro PJ, Subtelny JD, Pruzansky S (1962) Growth of the soft palate in cleft palate children. Plast Reconstr Surg 30: 43–55

Delaire J (1975) La cheilo-rhinoplastie primaire pour fente labio-maxillaire congenital unilatérale. Rev Stomatol 76:193–215

El Deeb M et al. (1982) Canine eruption into grafted bone in maxillary alveolar cleft defects. Cleft Palate J 19:9–16

Kernahan DA (1971) The striped Y – a symbolic classification for cleft lip and palate. Plast Reconstr Surg 47: 469–470

Kriens OB (1969) An anatomical approach to veloplasty. Plast Reconstr Surg 43:29–41

Kriens O (1989) LAHSHAL – a concise documentation system for cleft lip, alveolus and palate diagnoses. In: Kriens O (Hrsg.): What is a cleft lip and palate? A multidisciplinary update. Workshop Bremen 1987. Thieme, Stuttgart, S. 30–36

Lilja J et al (2000) Combined Bone Grafting and Delayed Closure of the Hard Palate in Patients with Unilateral Cleft Lip and Palate: Facilitation of Lateral Incisor Eruption and Evaluation of Indicators for Timing of the Procedure. Cleft Palate-Craniofac J 37: 98–105

Mangold E , et al. (2010) Genome-wide association study identifies two susceptibility loci for nonsyndromic cleft lip with or without cleft palate Nat Genet 42 (1): 24–6

Perko M (1973) Vorteile und Ergebnisse der Operation nach Čelešnik bei der bilateralen durchgehenden Spalte. Fortschritte der Kiefer-u. Gesichts-Chirurgie, Bd. XVI/XVII: 77–79

Schliephake H, Hausamen J-E Lippen-, Kiefer-, Gaumenspalten (2012). In: Hausamen J-E et al (Hrsg) Mund-, Kiefer-, und Gesichtschirurgie, Operationslehre und Atlas 4. Aufl. Springer, Berlin, Heidelberg, S. 309–364

Shaw WC et al. (2001) The Eurocleft Project 1996-2000: overview Journal of Cranio-Maxillofacial Surgery 29, 131–140

Sillman JH (1951) Serial study of good occlusion from birth to 12 years of age. Am J Orthod 37:481–507

Verwoerd CDA, Verwoerd-Verhoef HL (2010) Rhinochirurgie bei Kindern: Entwicklungsphysiologische und chirurgische Aspekte der wachsenden Nase Laryngo-Rhino-Otol 89:Suppl1:46–71

Kraniofaziale Anomalien

J. Obwegeser und P. Metzler

18.1 Kraniosynostosen – 260
18.1.1 Krankheitsbilder – 260
18.1.2 Hirndruckzeichen – 262

18.2 Kraniofaziale Fehlbildungen – 262
18.2.1 Krankheitsbilder – 263

18.3 Faziale Fehlbildungen – 266
18.3.1 Krankheitsbilder – 266

18.4 Kraniofaziale Spalten – 270

18.5 Diagnostik – 273

18.6 Therapie – 274
18.6.1 Operationsplanung – 274
18.6.2 Operations-Timing – 274
18.6.3 Chirurgische Korrektur des Neurokraniums – 274
18.6.4 Chirurgische Korrektur des frontoorbitalen Komplexes – 275
18.6.5 Chirurgische Korrektur des Mittelgesichts – 275
18.6.6 Chirurgische Korrektur der Mandibula – 275
18.6.7 Chirurgische Korrektur des äußeren Ohres – 275
18.6.8 Chirurgische Korrektur der Nervus facialis Parese – 276
18.6.9 Chirurgische Korrektur von großen Hart- und Weichgewebedefiziten – 276

Literatur – 276

18.1 Kraniosynostosen

- **Definitionen**
- ■ **Kraniosynostosen**
- Frühzeitiger Verschluss einer oder mehrerer Schädelnäht
- Differentialdiagnose: Schädeldeformierungen in Folge eines Geburtstraumas bzw. einer abnormen fetalen bzw. postnatalen Schädellage

- ■ **Kraniostenose**
- Einengung des Schädelinnenraumes aufgrund der frühzeitigen Verknöcherung der Schädelnähte mit konsekutivem intrakraniellen Druckanstieg (Schüller 1929)

- **Epidemiologie**
- Inzidenz von Kraniosynostosen beträgt ca. 1:2.500 Geburten

- **Ätiopathogenese**
- Postnatal, Verdoppelung bis Verdreifachung des Hirnvolumens bis zum 2. Lebensjahr
- Schädelwachstum erfolgt:
  - sutural
  - embryonal kartilaginär
  - appositionell
- Zunehmendes Hirnvolumen und intrakranieller Druck sind kontinuierlicher Stimulus für Schädelwachstum
- Kein Wachstum senkrecht der betroffenen Naht bei prämaturer Synostosierung (monosutural, polysutural)
- Schädelwachstum wird kompensatorisch durch andere Schädelnähte übernommen:
  - verstärktes Wachstum meist parallel der synostosierten Naht
  - charakteristische Deformierungen des Neurokraniums und Viszerokraniums

> ❯ Je mehr Schädelnähte betroffen sind, desto höher ist das Risiko einer intrakraniellen Drucksteigerung (in ca. 40 % der Fälle).

- **Ätiologie von prämaturen Kraniosynostosen (multifaktoriell)**
- Noxen und Medikamente
- Intrauterine Kompression, perinatale Komplikationen
- Postpartale Eingriffe
- Stoffwechselerkrankungen (Hyperthyreose, Hyperphosphatämie)
- Genetische Mutationen (TWIST, MSX-2, FGFR 1-3, etc.), meist syndromassoziert

- **Einteilung**
- Nichtsyndromal (ca. 80 %)
- Syndromal (meist mit fazialer Komponente) z. B.:
  - autosomal-dominant (Morbus Crouzon, Morbus Apert, Pfeiffer-Syndrom)
  - autosomal-rezessiv (Carpenter-Syndrom)
- Hinsichtlich der chirurgischen Therapie nach Marchac et al. (1982):
  - Scaphozephalie
  - Plagiozephalie
  - Trigonozephalie
  - Oxyzephalie
  - Brachyzephalie

18.1.1 Krankheitsbilder

Scaphozephalie

- **Epidemiologie**
- Ca. 50–60 % aller prämaturen Kraniosynostosen (häufigste Form)

- **Ätiologie**
- Prämature Verknöcherung der Sagittalnaht, Blockade des transversalen Wachstums mit kompensatorischem sagittalem Wachstum

- **Klinik**
- ■ **Kranial**
- Kahnförmige, schmale (dolichozephale) Schädelkonfiguration mit anteriorer und/oder posteriorer Ausbuchtung(»Bossing«)
- Sagittale Kielkonfiguration (Scaphozephalie)
- Einziehung posterior der Koronarnaht mit Verlust der Hinterhauptshöhe (Klinozephalie)

- ■ **Fazial**
- Dolichofazialer Wachstumstyp

Trigonozephalie

- **Epidemiologie**
- Ca. 5–10 % aller prämaturen Kraniosynostosen

- **Ätiologie**
- Prämature Verknöcherung der metopischen Naht (meist schon bei Geburt erkennbar)

- **Klinik**
- ■ **Kranial**
- Dreiecksschädel
- Charakteristischer Stirnbeinkiel

Fazial
- Schmaler frontoorbitaler Komplex
- Abflachung der Orbitae bzw. Augenbrauenregion
- Hypotelorismus, Epikanthalfalten
- Tief sitzendes Dorsumnasi

Anteriore Plagiozephalie

- **Epidemiologie**
- Ca. 20–25 % aller prämaturen Kraniosynostosen

- **Ätiologie**
- Prämature einseitige Verknöcherung der Koronarnaht

- **Klinik**
- **Kranial**
- Ipsilaterale Seite: Supraorbitalregion ist abgeflacht, nach lateral und kranial verzogen
- Kontralaterale Seite: Kompensatorische Stirnausbuchtung

- **Fazial**
- Hemifaziale Asymmetrie bis hin zum Tortikollis (Plagiozephalie-Tortikollis-Sequenz)
- Gesichtsachse weicht zur gesunden Seite ab

> Nasenspitze zeigt immer zur gesunden Seite.

Posteriore Plagiozephalie

- **Epidemiologie**
- Ca. 3 % aller prämaturen Kraniosynostosen

- **Ätiologie**
- Prämature Verknöcherung der Lamdanaht

- **Klinik**
- **Kranial**
- Ipsilaterale Seite
  - okzipitale Abflachung
  - meist Abflachung frontal
  - Posteriorverlagerung des Ohres
  - Kaudalverlagerung des ipsilateralen Mastoids
- Kontralaterale Seite
  - kompensatorische okzipitale Ausbuchtung

- **Differentialdiagnose**
- Lagebedingte Plagiozephalie (keine prämature Nahtsynostose):
  - Säugling liegt postnatal immer an der gleichen Stelle des Hinterhauptes

- ispilaterale okzipitale Abflachung und kompensatorische Ausbuchtung frontal
- Schädelform gleicht einem Parallelogramm

Oxyzephalie

- **Epidemiologie**
- Ca. 10–20 % aller prämaturen Kraniosynostosen

- **Ätiologie**
- Prämature Verknöcherung der gesamten Koronarnaht

- **Klinik**
- **Kranial**
- Kurz-, Breit- und Turmschädel
- Hirndruck häufig erhöht
- Hohes und flaches Stirnbein

- **Fazial**
- Flacher nasofrontaler Winkel
- Orbitae flach, nach lateral und kranial verzogen
- Exophthalmus

Brachyzephalie

- **Epidemiologie**
- Ca. 10 % alle prämaturen Kraniosynostosen

- **Ätiologie**
- Prämature Verknöcherung der Koronarnaht und Schädelbasisnähte

- **Klinik**
- **Kranial**
- Kurze und breite Schädelkonfiguration

- **Fazial**
- Eingezogener frontoorbitaler Komplex
- Deutliche Abflachung der Orbitae, führt zu Exophthalmus (Protrusiobulbi)
- Hypertelorismus
- Retro- und Hypomaxillie

Kleeblattschädel (»coverleaf skull«)

- **Definition**
- Trilobäre Schädelanomalie, welche bei unterschiedlichen syndromalen kraniofazialen Dysmorphien auftreten

- **Ätiologie**
- Vermutet wird eine prämature polysuturale Kraniosynostose unter Beteiligung der Schädelbasisnähte in der frühen Embryogenese

Tab. 18.1 Arnold-Chiari-Malformation

ACS-Typ	Merkmale
I	Verlagerung der Kleinhirntonsille in das Foramen magnum, ggf. Kaudalverlagerung der Medulla oblongata, meist asymptomatisch (meist mit Syingomyelie)
II	Kaudalverlagerung der Kleinhirntonsille, des Vermis cerebelli, der Medulla oblongata und des IV. Ventrikels, Hydrozephalus (meist mit Spina bifida)
III	Kleinhirn und Hirnstamm sind protrudiert oder eingeklemmt im Foramen magnum (meist okzipitozervikale Enzephalomyelozele)
IV	Hypoplasie bzw. Aplasie des Kleinhirns

18.1.2 Hirndruckzeichen

- **Allgemein**
- Unruhe, Schlafstörung
- Trinkschwäche
- Erbrechen

- **Ophthalmologisch**
- Stauungspapille, Papillenödem, Abblassung der Papille
- Visuseinschränkung bis hin zu -verlust
- Strabismus

- **Neurologisch**
- Apathie bis Somnolenz
- Krampfanfälle
- Abnormes EEG
- Protrahierte psychomotorische Entwicklung

- **Radiologisch**
- Verschmolzene Suturen
- Schädeldysmorphie (kraniale Indizes)
- Impressiones digitatae (»Finger-prints«, lakunäre ossäre Resorptionen im Bereich der Kalotte)
- Erweiterte Foraminae von Emissarien
- Liquorzirkulationsstörungen, führt zur Erweiterung der Ventrikelräume und Zisternen und letztlich zu Hydrozephalus
- Zerebrale Minderperfusion bis hin zu Infarktzeichen
- Herniation der Kleinhirntonsille in das Foramen magnum (Arnold-Chiari-Malformation) (☐ Tab. 18.1)

Arnold-Chiari-Malformation

- **Definition**
- Dysrhaphiesyndrom mit Kaudalverlagerung des Kleinhirns sowie des Hirnstamms
- Häufigste Kleinhirnfehlbildung

- **Epidemiologie**
- 1:25.000 Geburten

- **Klinik**
- Hydrozephalus
- Schluckstörungen
- Atemstörungen
- Opisthotonus

- **Einteilung**
- **Differentialdiagnose**
- Dandy-Walker-Syndrom:
    - zystische Erweitung des IV. Ventrikels
    - Dysgenesie des Vermis cerebelli
    - Atresie des Foramen Luschkae und Magendii

18.2 Kraniofaziale Fehlbildungen

- **Definition**
- ■ **Exorbitismus**
- Protrusio bulbi aufgrund eines zu kleinen Orbitavolumens

- ■ **Exopthalmus**
- Protrusio bulbi aufgrund eines vergrößerten Orbitainhalts z. B.:
    - endokrine Ophthalmopathie
    - retrobulbäre Raumforderungen

- ■ **Orbitaler Hypertelorismus**
- Abnormer Abstand zwischen beiden Orbitae (gemessen zwischen beiden Crista lacrimalia)
- Symmetrisch bzw. asymmetrisch
- Bei ausgeprägten Formen kann das binokuläre Sehen gestört sein

Einteilung nach Günther (1933)
- Grad I: IOD 30–34 mm
- Grad II: IOD 35–40 mm
- Grad III: IOD >40 mm

- ■ **Telekanthus**
- Interkanthaler Abstand 45 mm (Holt u. Holt 1985), z. B.:
    - bei Typ-III-Fraktur des NOE-Komplexes nach Markowitz et. al. (1991)

18.2 · Kraniofaziale Fehlbildungen

- **Einteilung**
- ■■ **Nichtsyndromale kraniofaziale Fehlbildungen**
- ━ Mittellinienagenesie/-aplasie
- ━ Frontonasale Dysplasie
- ━ Duplikatur
- ━ Kraniofrontonasale Raumforderungen:
  - ━ dermoid
  - ━ gliale Heterotopie
  - ━ Meningoenzephalozele

- ■■ **Syndromale kraniofaziale Fehlbildungen**
- ━ Morbus Crouzon
- ━ Akrozephalosyndaktylie-Syndrome (ACS):
  - ━ Morbus Apert (ACS Typ I)
  - ━ Carpenter-Syndrom (ACS Typ II)
  - ━ Morbus Saethre-Chotzen (ACS Typ III)
- ━ Morbus Pfeiffer
- ━ Muenke Syndrom
- ━ Baller-Gerold Syndrom
- ━ Marie-Scheuthauer-Sainton-Syndrom

18.2.1 Krankheitsbilder

Nichtsyndromale kraniofaziale Fehlbildungen
Mittellinienagenesie/-aplasie

- **Klinik**
- ━ Aplasie der Prämaxilla (mediane Spalte, Hypotelorismus)
- ━ Arrhinie

(Kranio-)Frontonasale Dysplasie

- **Klinik**
- ━ Cranium bifidum occultum
- ━ Hypertelorismus
- ━ Cutis verticis gyrata
- ━ Breite, median gefurchte Nase, Oberlippe und Prämaxilla

Duplikatur

- **Epidemiologie**
- ━ Sehr selten

- **Klinik**
- ━ Nasenduplikaturen bis hin zu kompletten Gesichtsduplikatur

Kraniofrontonasale Raumforderungen
Dermoidzyste (zystisches Teratom)

- **Klinik**
- ━ Ektodermales Gewebe, das während der Embryonalentwicklung versprengt wurde

- ━ Gewebeanteile aller 3 Keimblätter können vorhanden sein

Gliale Heterotopie

- **Klinik**
- ━ Heterotopes Nervengewebe, das durch Gliazellen charakterisiert ist
- ━ Keine Kontinuität nach intrakraniell

Meningoenzephalozele

- **Klinik**
- ━ Herniation von Hirngewebe (Dura, Hirngewebe) in einen Neurokraniumdefekt
- ━ Enzephalozele:
  - ━ anterior (nasofrontal, nasoethmoidal, naso-orbital)
  - ━ parietal
  - ━ okzipital

Syndromale kraniofaziale Fehlbildungen
Morbus Crouzon (Dysostosis craniofacialis)

- **Epidemiologie**
- ━ 1:25.000 Geburten

- **Ätiologie**
- ━ Autosomal-dominantes Vererbungsmuster (Mutation des Fibroblast-Growth-Faktor-Rezeptor-(FGFR)-2-Gen) mit variabler Expressivität
- ━ Ca. 25 % sporadische Mutation

- **Klinik**
- ■■ **Kranial**
- ━ Prämature Synostose meist im Bereich der Koronarnaht, führt zu oxyzephaler Schädelkonfiguration
- ━ Bei Beteiligung der Sagittalnaht, führt zu brachyzephaler Schädelkonfiguration
- ━ Gelegentlich Synostosierung von Schädelbasisnähten und der Lamdanaht
- ━ Frontoorbitale Retrusion

- ■■ **Fazial**
- ━ Exorbitismus mit antimongoloider Lidstellung
- ━ Gelegentlich Hypertelorismus
- ━ Nasomaxilläre Retrusion und Intrusion, führt zur Obstruktion der Nasenwege (gelegentlich Choanalatresie)
- ━ Paradoxe Retrogenie (relative Antemandibulie)
- ━ Dentale Klasse III

- ■■ **Extremitäten**
- ━ Keine Fehlbildung (DD: Morbus Apert)

- **Assoziation mit Acanthosisnigricans möglich (Mutation FGFR-3)**
- Crouzonoide Fazies
- Acanthosis nigricans
- Melanozytäre Naevi, Choanalatresie bzw. -stenose
- Hydrozephalus
- Arnold-Chiari-Malformation

Morbus Apert (Akrozephalosyndaktylie-Syndrom (ACS) Typ I, Eugene Apert 1896)

- **Epidemiologie**
- 1:100.000 bis 1:160.000 Geburten

- **Ätiologie**
- Hauptsächlich sporadische Mutation (missense-Mutation)(FGFR-2)
- Autosomal-dominante Vererbung wurde beschrieben

- **Klinik**
- **Kranial**
- Brachy- bzw. Oxyzephalie
- Koronarnaht bei Geburt verschlossen
- Alle anderen Schädelnähte weit offen
- Meist Persistenz der anterioren Fontanelle
- Prominente Stirn

- **Fazial**
- Exorbitismus (Orbitae sind zu klein)
- Hypertelorismus
- Antimongoloide Lidstellung und Strabismus
- Mittelgesichtshypoplasie, -retrusion
- Kleine Nase
- Hohe und schmaler Gaumen, ggf. isolierte Gaumenspalte
- Verzögerter Zahndurchbruch mit multiplen Zahnretentionen

- **Extremitäten**
- Syndaktylien von Fingern und Zehen

- **Differentialdiagnose**
- Morbus Crouzon (keine Fehlbildung der Extremitäten)

Carpenter-Syndrom (Akrozephalosyndaktylie-Syndrom (ACS) Typ II)

- **Epidemiologie**
- 1:10.000 Geburten

- **Ätiologie**
- Autosomal-rezessives Vererbungsmuster (Mutation RAB-23-Gen)

- **Klinik**
- **Kranial**
- Brachyzephalie bis zur Kleeblattdeformierung

- **Fazial**
- Mittelgesichtshypoplasie
- Schmalkiefer »high archedpalate«
- Sehschwäche
- Tiefsitzende Ohren
- Gelegentlich Schwerhörigkeit

- **Extremitäten**
- Polysyndaktilie der Finger und Zehen
- Brachydaktilie, Clinodaktilie
- Coxavalga, Genu valgum

- **Organmanifestationen**
- Herz- und Nierenmissbildungen

Morbus Saethre-Chotzen (Akrozephalosyndaktylie-Syndrom (ACS) Typ III)

- **Epidemiologie**
- 1:25.000 bis 1:50.000 Geburten

- **Ätiologie**
- Autosomal-dominantes Vererbungsmuster (Mutation FGFR-2, TWIST)
- Hohe Penetranz und hohe Expressivität

- **Klinik**
- **Kranial**
- Variables Bild: Turrizephalie, aber auch Trigonozephalie
- Später Schluss der Fontanellen
- Große Foramina parietalia
- Ossifikationsdefekte

- **Fazial**
- Fliehende Stirn mit tiefem frontalem Haaransatz
- Hypoplastische Supraorbitalbögen
- Geringer Exorbitismus
- Häufig Gesichtsasymmetrien
- Prominente Nase (Hakennase)
- Mikromaxillie, Retromaxillie
- Gelegentlich Gaumenspalte
- Kleine tiefsitzende Ohren mit Schwerhörigkeit

- **Extremitäten**
- Brachydaktylie
- Kutane Syndaktylie der Finger (v. a. Dig. II und III), selten der Zehen
- Kleinwuchs

18.2 · Kraniofaziale Fehlbildungen

■■ Organmanifestation
— Herzfehler

■■ Weitere Beeinträchtigungen
— Gelegentlich verzögerte psychomotorische Entwicklung

Morbus Pfeiffer

■ Epidemiologie
— 1:100.000 Geburten

■ Ätiologie
— Autosomal-dominantes Vererbungsmuster (Mutation FGFR-1, -2)
— Hohe Penetranz mit variabler Expressivität

■ Klinik
■■ Kranial
— Brachyturrizephalie (abnorm kurzer und hoher Schädelform)
— Flaches Okzipitale

■■ Fazial
— Siehe Morbus Apert, jedoch meist deutlich geringer ausgeprägt

■■ Extremitäten
— Breite und kurze nach radial bzw. tibial abweichende Endphalangen der ersten Strahlen
— Syndaktylie der 2. und 3. Phalanx

■■ Organmanifestationen
— Hydronephrose
— Hyperplastische Gallenblase
— Beckenniere

■ Einteilung (■ Tab. 18.2)

Muenke-Syndrom

■ Epidemiologie
— 1:30.000 Geburten

■ Ätiologie
— Autosomal-dominates Vererbungsmuster (Mutation FGFR-3)

■ Klinik
■■ Kranial
— Makrozephalie
— Brachyzephalie
— Plagiozephalie

■ Tab. 18.2	Morbus Pfeiffer: Einteilung nach Cohen (1993)
Typ	**Merkmale**
I	Klassisches Pfeiffer-Syndrom mit milder Ausprägung der oben genannten klinischen Manifestationen. Meist normale psychomotorische Entwicklung mit guter Prognose
II	Kleeblattschädel, ausgeprägter Exorbitismus, Finger und Zehenmissbildungen, Ankylosierung des Ellbogengelenkes, verzögerte psychomotorische Entwicklung
III	Ähnlich Typ II; ausgeprägte Kraniostenose, ohne Ausbildung eines Kleeblattschädels, unterschiedliche Organmissbildungen, frühzeitiges Versterben

■■ Fazial
— Mittelgesichtshypoplasie

■■ Extremitäten
— Finger-, Fuß- und Zehenmissbildungen

■■ Weitere Beeinträchtigungen
— Schwerhörigkeit
— Verzögerte psychomotorische Entwicklung

Baller-Gerold-Syndrom

■ Epidemiologie
— Ca. 1:200.000 Geburten

■ Ätiologie
— Autosomal-rezessives Vererbungsmuster (Mutation RECQL 4)

■ Klinik
■■ Kranial
— Turrizephalie

■■ Fazial
— Hypertelorismus
— Prominente Nase
— Mikromaxillie
— Tiefsitzende Ohren

■■ Extremitäten
— Kleinwuchs
— Wirbelmissbildungen

■■ Organmanifestationen
— Herz- und Nierenmissbildungen

Weitere Beeinträchtigung
- Mentale Retardierung

Marie-Scheuthauer-Sainton-Syndrom (Dysostosis cleidocranialis)

- **Epidemiologie**
- 0,5:100.000 Geburten

- **Ätiologie**
- Autsomal-dominates Vererbungsmuster (Mutation CBFA-1) mit hoher Penetranz und variabler Expressivität

- **Klinik**
- **Kranial**
- Brachyzephalie
- Hypopneumatisation des Sinus frontalis

- **Fazial**
- Prominente breite Stirn
- Breite eingezogenen Nasenwurzel
- Hypertelorismus
- Hypoplasie Maxilla
- Verzögerter Zahndurchbruch mit multiplen Zahnretentionen

- **Extremitäten**
- Ein- bzw. beidseitige Hypoplasie/Aplasie der Claviculae

18.3 Faziale Fehlbildungen

- **Einteilung**
- **Nichtsyndromale faziale Fehlbildungen**
- Mittelgesichtshypoplasien
- Hemifaziale Atrophie (Hemiatrophia faciei progressiva, Parry-Romberg Syndrom)

- **Syndromale faziale Fehlbildungen**
- Binder-Syndrom (Nasomaxilläre Hyoplasie, Dyostosis nasomaxillaris)
  Kiemenbogensyndrome:
    - Treacher Collins Syndrom (Dyostosis mandibulofacialis)
    - hemifaziale Mikrosomie (Dysostosis otomandibularis)
    - Velocardiofaziales Syndrom
- Pierre-Robin-Sequenz (Pierre-Robin-Syndrom)
- Stickler-Syndrom

18.3.1 Krankheitsbilder

Nichtsyndromale faziale Fehlbildungen
Nichtsyndromale Mittelgesichtshypoplasien

- **Ätiologie**
- Angeborene Entwicklungsvariationen
    - asiatische Gesichtsphysiognomie (betrifft jedoch meist nicht die dentoalveoläre Entwicklung)
    - Hypoplasie des Mittelgesichtes aufgrund eines Wachstumsdefizites, z. B. bei LKG-Spaltpatienten
- Erworbene Ursachen
    - z. B. traumatisch-bedingte Wachstumsstörung

- **Klinik**
- Hypoplasie des Mittelgesicht
- Ophthalmologische Klinik fehlt meistens

Hemifaziale Atrophie (Hemiatrophica faciei progressiva, Parry-Romberg Syndrom)

- **Epidemiologie**
- Keine gesicherten Daten

- **Ätiologie**
- Bislang ungeklärt
- Vermutet wird:
    - Autoimmunerkrankung (Vaskulitis)
    - genetischer Hintergrund
    - Infektionen als Trigger (virale oder bakterielle Infektionen v.a. Borrelien)
    - Traumen
    - endokrine Störungen
    - hormonelle Faktoren
        - erste Symptome zeigen sich meist in den ersten beiden Lebensjahrzehnten, häufig in der frühen Kindheit, selten bei Geburt
        - 95 % der Fälle sind einseitig
        - Atrophie zeigt sich progressiv, kann bis zu 10 Jahren andauern, bis sie in eine stabile Phase übergeht

- **Klinik**
- Makulöse Hyperpigmentierungen
- Sklerodermiforme Atrophie der Haut (»Coup de sabre«)
- Atrophie der Subkutis, Muskulatur und Knochen, gelegentlich der Hautanhangsorgane (Haare)
- Enophtalmus durch Atrophie des periorbitalen Fettgewebes
- Zahn- und Kieferfehlstellungen können vorkommen

- **Differentialdiagnose**
- Systemischer Lupus erythematodes

18.3 · Faziale Fehlbildungen

Tab. 18.3 Kiemenbogenderivate

Kiemenbogen	Nerv	Muskel	Knochen	Ligamente
1. (Mandibularbogen)	N. V (R. mandibularis)	Kaumuskulatur M. mylohyoideus Vorder Bauch des M. digastricus M. tensor tympani M. tensor veli palatini	Quadatum, Malleus, Incus, Meckelknorpel	Lig. ant. malleoli Lig. sphenomandibulare
2. (Hyoid)	N. VII	Mimische Muskulatur M. stapedius M. stylohyoideus Posteriorer Anteil des M. digastricus	Stapes Processus styloideus Cornu minus (Hyoid) Oberer Anteil des Hyoid	Lig. stylohyoideum
3.	N. glossopharyngeaus (N. IX)	M. stylopharyngeus	Cornu majus (Hyoid) Unterer Anteil des Hyoids	
4.–6.	N. laryngeus superior (N. X, 4. Kiemenbogen) N. laryngeus inferior (N. X, 6. Kiemenbogen)	M. cricothyroideus M. levator veli palatini M. constrictor pharyngis Innere Kehlkopfmuskeln	Cartilago thyroidea Cartilago cricoidea Cartilago arytenoidea Cartilago corniculata Cartilago cuneiformis	

> Operative Korrektur ausschließlich, wenn eine stabile Phase erreicht ist.

Syndromale faziale Fehlbildungen

Binder-Syndrom (Nasomaxilläre Hyoplasie, Dyostosis nasomaxillaris)

- **Epidemiologie**
- 1:10.000 Geburten

- **Ätiologie**
- Bislang unklar (vermutet wird ein autosomal-rezessives Vererbungsmuster mit geringer Penetranz als auch multifaktorielle Ursachen)

- **Klinik**
- **Fazial**
- Ausgeprägte zentrale Mittelgesichtshypoplasie
- Nase ist kurz, klein
- Hypoplastische Nasenflügel, kann zur Einschränkung der Nasenatmung führen
  Cave: Neonatus
- Os nasale ist steil nach unten gerichtet
- Hypopneumatisation des Sinus frontalis
- Mikromaxillie, ggf. mit Dorsalrotation, konsekutiv offener Biss, dentale Klasse III
- Wirbelkörperdeformitäten wurden beschrieben

Kiemenbogensyndrome (Tab. 18.3)
Treacher-Collins-Syndrom (TCS I–III, Dyostosis mandibulofacialis, Francescetti-Zwahlen-Klein Syndrom, Berry-Syndrom)

- **Epidemiologie**
- 1:40.000 bis 1:70.000 Geburten

- **Ätiologie**
- Autosomal-dominant (Mutation TCOFS 1) mit variabler Penetranz und Expressivität
- Strukturanomalien, ausgehend vom 1. und 2. Kiemenbogens

- **Klinik**
- **Kranial**
- Schädellänge normal bis leicht reduziert zur Norm

- **Fazial**
- Symmetrische Fehlbildung
- Charakteristische beidseitige Hypoplasie bzw. Aplasie im Bereich der lateralen inferioren Orbitawand sowie des Jochbeinkörpers
- Antimongoloide Lidachsenstellung
- Fissura palpebralis lateralis ist kurz und nach unten verlagert
- Unterlid colobom
- Fehlen der Unterlidzilien
- Fehlbildung bis Aplasie des äußerer Ohres, Meatus acusticus externus, ggf. auch Hypoplasie des Mittelohrs mit konsekutiver Schwerhörigkeit

- Kleine Papageiennase
- Maxilla clockwise rotiert, gelegentlich mit Gaumenspalte (30 %)
- Mandibula ist ebenfalls clockwise rotiert, Retro-und Mikrognathie
- Gelegentlich Makrostomie
- Einengungen der Luftwege (nasal, oral, pharyngeal)

- **Differentialdiagnose**
- Nager-Syndrom
  - Daumenhypoplasie bzw. -aplasie (DD Charakteristikum)

Hemifaziale Mikrosomie (okuloaurikulovertebrales Syndrom, Dysostosis otomandibularis)

- **Epidemiologie**
- 1:3.500 bis 1:5.600 Geburten
- Nach LKG-Spalte, 2. häufigste kraniofaziale Anomalie
- Rechts häufiger als links
- Meist unilateral, bilateral in 16 % der Fälle

- **Ätiologie**
- Meist Spontanmutation
  - autosomal-rezessives Vererbungsmuster wurde beschrieben
  - Strukturveränderungen im Bereich des 1. und 2. Kiemenbogens

- **Klinik**
- Unterschiedliche Ausprägung und Variabilität der klinischen Merkmale

- ■ **Fazial**
- Orbita (Hypoplasie, Dystopie, Mikrophthalmie bis Anophthalmie)
- Hypoplasie der Mandibula und Maxilla (kann weitere Strukturen involvieren, z. B. Jochbein, -bogen)
- Hängende Okklusionsebene (Engstand, verzögerte Dentition)
- Hypoplasie der Kaumuskulatur
- Makrostomie
- Asymmetrie im Bereich des Weichengaumens
- Volumenreduktion des subkutanen Fettgewebes
- Ohrmissbildung (Mikrootie, Ohranhängsel, Aplasie des Meatus acusticus externus, Mittelohrfehlbildungen, Schallleitungsschwerhörigkeit)
- Parese HN VII (v. a. Ramus marginalis mandibulae), zusätzliche Paresen weiterer HN wurden beschrieben
- Gelegentlich unilaterale bzw. bilaterale Lippen-Kiefer-Gaumen-Spalte

Tab. 18.4 Einteilung der mandibulären Hypoplasie nach Pruzansky (1979) und Kaban et al. (1988)

Typ	Merkmale
I	Unterkiefer und Kiefergelenk sind normal entwickelt, jedoch hypoplastisch
IIa	Unterkiefer (Ramus, Condylus) und Kiefergelenk sind abnorm konfiguriert und hypoplastisch, in Artikulation mit der Fossa glenoidalis
Typ IIb	Unterkiefer (Ramus, Condylus)und Kiefergelenk sind deutlich abnorm konfiguriert und hypoplastisch, ohne Artikulation mit der Fossa glenoidalis
Typ III	Unterkiefer (Ramus, Condylus) und Kiefergelenk sind aplastisch. M. pterygoideus lateralis und temporalis, falls vorhanden, stehen nicht in Verbindung zum hypoplastischen Unterkiefer

- ■ **Extremitäten**
- Wirbel- und Rippenfehlbildungen

- ■ **Organemanifestationen**
- Herz
- Lunge
- Gastrointestinal

- ■ **Goldenhar-Syndrom**
- In Verbindung mit Augenfehlbildungen:
  - epibulbärem Dermoid bzw. Lipom
  - Lipodermoid
  - Colobom

- ■ **Kraniofaziale Mikrosomie**
- In Verbindung mit einer frontoorbitalen Fehlbildung (Plagiozephalie)

- **Einteilung (** Tab. 18.4)
- **Klassifikationen**
- ■ **OMENS-Klassifikation**

Orbita		
	O0	normale Größe und Position der Orbita
	O1	abnorme Größe
	O2	abnorme Position
	O3	abnorme Größe und Position
Mandible		
	M0	normale Konfiguration
	M1	kleine Mandibula und Fossa glenoidalis mit einem kurzen Ramus

18.3 · Faziale Fehlbildungen

	M2	Ramus kurz und veränderte Konfiguration
	M2A	Kontinuität zur Fossa glenoidalis vorhanden
	M2B	Gelenksposition verändert nach inferior, medial und anterior, Kondylushypoplasie
	M3	Fehlen des Ramus, der Fossa glenoidalis und des Gelenks
Ear		
	E0	normale Konfiguration
	E1	geringe Hypoplasie, alle Strukturen vorhanden
	E2	Atresie des Meatus acusticus externus mit unterschiedlich ausgeprägten Hypoplasie der Concha
	E3	Fehlposition des Ohrläppchens mit Aplasie der Pinna, rudimentärer Anteil des Ohrläppchens meist nach inferior und anterior verlagert
N. VII		
	N0	regelrechte Funktion
	N1	Funktionsdefizit des kranialen Anteils (R. temporales und R. zygomatici)
	N2	Funktionsdefizit des kaudalen Anteils (R. buccales, R. lingualis, R. marginalis mandibulae, R. cervicalis)
	N3	Funktionsdefizit aller Äste
Soft tissue		
	S0	kein Weichgewebe- bzw. Muskeldefizit
	S1	leichtes Weichgewebe- bzw. Muskeldefizit
	S2	moderates Weichgewebe- bzw. Muskeldefizit
	S3	ausgeprägtes Weichgewebe- bzw. Muskeldefizit

■ ■ **Klassifikation der externen Ohranomalie nach Meurman (1957)**
- Grad I:
  - Gehörgangsatresie mit
    - normaler Pinna
    - Malformation und kleine Pinna
- Grad II:
  - Gehörgangsatresie mit rudimentärer Pinna
- Grad III:
  - Gehörgangsatresie mit partieller Aplasie der Pinna
  - Anteile des Ohrläppchens können vorhanden sein

Velocardiofaciales Syndrom (VCFS)

■ **Epidemiologie**
- 1:2.000 bis 1:4.000 Geburten

■ **Ätiologie**
- Autosomal-dominant

■ **Klinik**

■ ■ **Fazial**
- Schmale Lidspalte
- Mikrotie
- Vertikaler Wachstumstyp Maxilla
- Flache Jochbeinprominenz
- Lippen-, Kiefer-, Gaumenspalte (häufig auch submuköse Gaumenspalte)
- Relative Retromandibulie

■ ■ **Organe**
- Kardial (variabel):
  - Ventrikelseptumdefekt (VSD)
  - Fallotsche Tetralogie
  - rechter Aortenbogen
    Cave: Carotis ist deutlich nach medial (pharyngeal) verlagert

■ **Differentialdiagnose**
- Di George-Syndrom:
  - Hypoplasie der Tonsillen, Adenoide und Thymus
  - Hypokaliziämie
  - Immundefizienz

Pierre Robin Sequenz (Pierre Robin Syndrom, PRS)

■ **Epidemiologie**
- 1: 8.500 bis 1:20.000 Geburten

■ **Ätiologie**
- Pathogenese bislang ungeklärt
- Mehr als die Hälfte der PRS-Patienten sind syndromassoziiert
- Hypothese: die Zunge kann sich, bedingt durch Mikrognathie, nicht nach unten entwickeln, sodass diese zwischen beiden Gaumenplatten zu liegen kommt und eine Fusion derselben verhindert
- Es entsteht eine typische U-förmige Gaumenspalte im Bereich des Hart- und Weichgaumens

■ **Klinik**
- Charakteristischer Trias:
  - Gaumenspalte
  - Mikrognathie
  - Glossoptosis

> **Wachstumsdefizit der Mandibula führt zu eine retralen Lage der Zunge, wodurch es zu einer Obstruktion der Luftwege kommen kann.**

Therapie
■■ Konservativ
- Lagerung (aufrecht)
- Sicherung der nasopharyngealen Luftwege mittels Wendeltubus
- Endotracheale Intubation

■■ Chirurgisch
- »Tongue-lipadhesion«
- Unterkieferdistraktion
- Tracheotomie

> ❯ Im Rahmen der weiteren Entwicklung ist es möglich, dass die Mandibula das Wachstumsdefizit aufholt.

Stickler-Syndrom (Typ I–IV)
■ Epidemiologie
- 1:10.000 Geburten

■ Ätiologie
- Typ I–III, autosomal-dominantes Vererbungsmuster (Mutation COL2A1, COL11A1, –2)
- Typ IV–V, autosomal-rezessives Vererbungsmuster (Mutation COL9A1, -2)

■ Klinik
■■ Fazial
- Hypoplasie Mittelgesicht
- Gaumenspalte
- Augenfehlbildungen (Netzhautablösung, Katarakt, Myopie)
- Ggf. mit Pierre Robin Sequenz einhergehend

■■ Extremitäten
- Spondyloepiphyseale Dysplasie

■■ Weitere Beeinträchtigung
- Schwerhörigkeit

18.4 Kraniofaziale Spalten

■ Epidemiologie
- 1,4–4,9:100.000 Geburten

■ Ätiologie
- Unterschiedliche Theorien:
  - fehlende Fusion der Gesichtswülste (ca. in der 6. Gestationswoche)
  - Infarzierung von primordialen Blutgefäßen

- Genetische Faktoren
- Nichtgenetische Faktoren:
  - ionisierende Strahlung
  - Infektionen
  - maternale metabolische Störungen
  - Noxen

■ Grundformen
- Mediane Gesichtsspalten
- Schräge Gesichtsspalten
- Quere Gesichtsspalten
- Spaltbildung im Bereich der Unterlippe, Mandibula und Zunge

■ Differentialdiagnose
■■ Amnionbänder
Epidemiologie
- 1:1.200–15.000

Ätiologie
- Segel bzw. Bänder die Fruchthöhle durchziehen, hervorgerufen durch:
  - Amnionruptur
  - Dissoziation der Amnionmembran vom Chorion
  - Blutungen bzw. uterine Synechien

■ Einteilung
Unterteilung in Weichgewebespalten und Hartgewebespalten (❑ Abb. 18.1 und ❑ Tab. 18.5).

> ❯ Hart- und Weichgewebespalten müssen nicht immer gemeinsam vorkommen.

■■ Spalte Nr. 0 (mediane kraniofaziale Dysrhaphie)
Knöchern
- Mediane Spaltbildung durch:
  - Os frontale (»Cranium bifidum, mediane Enzephalocele)
  - Crista galli
- Hypertelorismus
- Mediane Hypoplasie Maxilla
- Kielförmiger Processus alveolaris maxillae

Weichgeweblich
- Verbreiterung und Spalbildung im Bereich der
  - Nase
  - Columella
  - Philtrum
- Alaenasi sind intakt

18.4 · Kraniofaziale Spalten

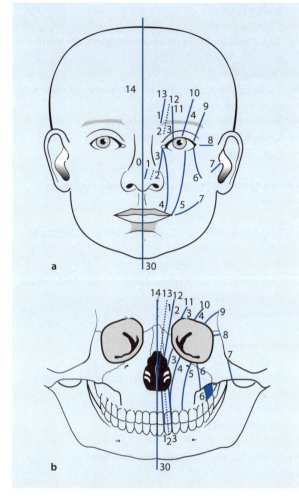

◘ Abb. 18.1 Klassifikation der kraniofazialen Spalten nach Paul Tessier

◘ Tab. 18.5 Klinische Einteilung nach Paul Tessier (1976)

Spalte	Typ
0	Mediane kraniofaziale Gesichtsspalte
1	Paramediane kraniofaziale Gesichtsspalte
2	Paramediane, laterale kraniofaziale Gesichtsspalte
3	Okulonasale kraniofaziale Gesichtsspalte
4	Okulofaziale Gesichtsspalte I
5	Okulofaziale Gesichtsspalte II
6	Zygomatikomaxilläre Gesichtsspalte
7	Zygomatikotemporale Gesichtsspalte
8	Zygomatikofrontale Gesichtsspalte
9	Laterale orbitokraniale Gesichtsspalte
10	Zentrale orbitokraniale Gesichtsspalte
11	Mediale orbitokraniale Gesichtsspalte
12	Kraniale Fortsetzung der paramedianen, lateralen kraniofazialen Gesichtsspalte
13	Kraniale Fortsetzung der paramedianen kraniofazialen Gesichtsspalte
14	Kraniale Fortsetzung der medianen, lateralen kraniofazialen Gesichtsspalte

■■ Spalte Nr. 1 (paramediane kraniofaziale Spalte)
Knöchern
- Paramediane Spaltbildung im Bereich der Maxilla und Processus alveolaris maxillae (Kielform)
- Hypoplasie Maxilla
- Frontal-offener Biss
- Gelegentlich Spalte des harten und weichen Gaumens
- Flache Nase
- Gelegentlich assoziiert mit einer milden Plagiozephalie

Weichgeweblich
- Paramediane Spalt- bzw. Furchenbildung im Bereich der Alaenasi
- Lippenspalte
- Cutis verticis gyrata nasal
- Telekanthus

■■ Spalte Nr. 2 (paramediane, laterale kraniofaziale Spalte)
Knöchern
- Weiter lateral als Nr. 1, jedoch nicht paranasal
- Spaltbildung durch den lateralen Anteil des Os ethmoidale, Processus alveolaris sowie Hart- und Weichgaumen
- Hypoplastische Maxilla (ipsilateral)
- Septum nasale intakt und deviiert
- Fehlende Pneumatisation des ipsilateralen Sinus frontalis
- Ggf. Brachyzephalie

Weichgeweblich
- Spaltbildung paramedian im Bereich der Alaenasi (mittleres Drittel) und Oberlippe
- Ductus lacrimalis, Fissura palpebralis und Augenbrauen sind intakt

■■ Spalte Nr. 3 (oculonasalekraniofaziale Spalte)
Knöchern
- Spaltbildung schrägverlaufend durch das Os lacrimale und Maxilla bis Processus alveolaris
- Fehlen der medialen Wand des Sinus maxillaris

- Inferiore Orbitadystopie
- Fehlende Pneumatisation der ipsilateralen Maxilla

Weichgeweblich
- Verläuft vom medialen Unterlid über die Nasolabialfalte in die Oberlippe
- Deutliche vertikale Einziehung im Bereich der Spalte
- Ductus nasolacrimalis endet im Wangenbereich, ohne Verbindung zur Nasenhöhle

■■ Spalte Nr. 4 (oculofaziale Spalte I, bzw. zentrale orbitomaxilläre Spalte)
Knöchern
- Spaltbildung im Bereich des Margo infraorbitalis, zwischen Processus frontalis maxillae und Foramen infraorbitale, durch den Sinus maxillaris nach palatinal
- Mittelgesichtshypoplasie
- Gelegentlich Plagiozephalie

Weichgeweblich
- Spaltbildung im Bereich des medialen Augenwinkels, lateral des Puntum lacrimale, über die Wange bis zur Oberlippe (zwischen Philtrum und Kommissur)
- Medial des Foramen infraorbitale
- Paranasal
- Gelegentlich Unterlidcolobom
- Deutliche vertikale Einziehung im Bereich der Spalte

■■ Spalte Nr. 5 (okulofaziale Spalte II, laterale orbitomaxilläre Spalte)
Knöchern:
- Spaltbildung im Bereich des Margo infraorbitalis (mittleres Drittel)
- Orbitaboden
- Lateral des Foramen infraorbitale
- Sinus maxillaris bis distal des OK 3ers in die Prämolarenregion

Weichgeweblich:
- Spaltbildung bzw. Furche im Bereich des mittleren Unterliddrittels bis zum lateralen Drittel der Oberlippe
- Vertikale Orbitadystopie
- Keine Spaltbildung im Bereich des Oberlides, der Augenbraue und der Stirn

■■ Spalte Nr. 6 (zygomatikomaxilläre Spalte)
Knöchern
- Einziehung zygomaticomaxillär
- Ansonsten regelrechte Konfiguration des Jochbein, -bogens
- Ipsilaterale Hypoplasie der Maxilla

- Hoher Gaumen
- Choanalatresie
- Keine Spalten im Bereich des Processus alveolaris

Weichgeweblich
- Spaltbildung im Bereich des lateralen Augenlids und der Lippenkommissur
- Antimongoloide Lidachsenstellung
- Unterlidcolobom, -ektropium
- Ggf. Anophthalmie

■■ Spalte Nr. 7 (zygomatikotemporale Spalte)
Knöchern
- Spaltbildung pterygomaxillär
- Hypoplasie des Processus alveolaris und der Maxilla (distal offener Biss)
- Hypoplasie des Jochbogens
- Deformitäten des Ramus, des Processus coronideus, des Condylus mandibulae
- Lateralste Gesichtsspalte

Weichgeweblich
- Makrostomie
- Furchenbildung von Lippenkommissur bis präaurikulär
- Regelrechte Anatomie des Ohres
- Unterlid intakt

■■ Spalte Nr. 8 (zygomatikofrontale Spalte)
Knöchern:
- Fehlen der knöchernen lateralen Orbitawand

Weichgeweblich:
- Siehe:
  - Goldenhar-Syndrom: Weichgewebedefekte sind ausgeprägter
  - Treacher-Collins-Syndrom: Hartgewebedefekte dominieren

■■ Spalte Nr. 9 (lateroorbitokraniale Spalte)
Knöchern
- Spaltbildung nach superior und posterior durch den oberen Anteil des großen Keilbeinflügels bis zum Os temporale
- Hypoplasie des großen Keilbeinflügels
- Posterior und lateral Rotation der lateralen Orbitawand
- Gelegentlich Plagiozephalie

Weichgeweblich
- Deformation des laterales Drittel des Oberlides und des medialen Kanthus
- Furchenbildung nach temporoparietal

- - **Spalte Nr. 10 (zentrale-orbitokraniale Spalte)**

Knöchern
- Spaltbildung im Bereich des mittleren Drittels der Orbitaoberrandes und
- Lateral des N. supraorbitalis
- Kranial bis zu zwei Drittel des Stirnbeins
  - vertikale Orbitadystopie

Weichgeweblich
- Spaltbildung im mittleren Drittel des Oberlides
- Mediale Aplasie des medialen Anteils der Augenbraue
- Amblyopie, Strabismus
- Globus ist nach inferior und lateral verlagert

- - **Spalte Nr. 11 (mediale-orbitokraniale Spalte)**

Knöchern
- Abflachung des Processus frontalis maxillae
- Hyperpneumatisation des ipsilateralen Sinus frontalis und Cellulae ethmoidales
- Keine Spaltbildung im Bereich der Orbita bzw. Stirnbein

Weichgeweblich
- Spaltbildung im Bereich des medialen Oberlids
- Unregelmäßige Haarwuchsrichtung im Bereich der medialen Augenbraue

- - **Spalte Nr. 12 (kranial korrespondierende Spalte zur Nr. 2)**

Knöchern
- Abflachung des Processus frontalis maxillae
- Hyperpneumatisation der ipsilateralen Sinus frontalis und sphenoidalis und Cellulae ethmoidales
- Lateral-konvexe Konfiguration der medialen Orbitawand, führt zu Hypertelorismus

Weichgeweblich
- Spaltbildung medial des medialen Kanthus
- Laterale Verlagerung des medialen Kanthus
- Minimale Spaltbildung im Bereich des medialen Augenbrauenanteils
- Keine Spaltbildung des Oberlides

- - **Spalte Nr. 13 (kranial korrespondierende Spalte zur Nr. 1)**

Knöchern
- Spaltbildung im Bereich des Os nasale über Processus frontalis maxillae inklusive Os frontale
- Posterior bis zum Sphenoid reichend
- Hypertelorismus

Weichgeweblich
- Augenbraue ist nicht gespalten
- Lipom frontonasal

- - **Spalte Nr. 14 (kranial korrespondierende Spalte zur Nr. 0)**

Knöchern
- Spaltbildung median (führt zu Herniation, Meningoenzephalozele)
- Fehlende Pneumatisation des Sinus frontalis
- Spaltbildung im Bereich der Cristagalli und Lamina perpendicularis
- Verbreiterung des Os ethmoidale
- Hyperpneumatisation des Sinus sphenoidalis

Weichgewebe
- Augenbraue ist nicht gespalten
- Kaudalverlagerung der medianen Haaransatzes
- Ausgeprägter Hypertelorismus

18.5 Diagnostik

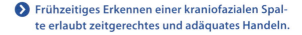

> Frühzeitiges Erkennen einer kraniofazialen Spalte erlaubt zeitgerechtes und adäquates Handeln.

- **Klinik**
- Anamnese (Familienanamnese)
- Umfangreiche klinische Untersuchung (inkl. Organe, Extremitäten)
- Dokumentation (kraniofaziale Konfiguration, Schädelvermessung, 3-D-Photographie, Zahnmodelle)
- Ophthalmologische Untersuchung (Strabismus, Augenhintergrund, ggf. visuell evozierte Potentiale (VEP))
- HNO-ärztliche Untersuchung
- Neuropädiatrische Untersuchung (psychomotorische Entwicklung, neurologischer Status)
- Molekulargenetische Untersuchung und Typisierung
- Interdisziplinäre Zusammenarbeit ist essentiell

- **Bildgebung**
- Konventionelles Schädelröntgen
- (Doppler-)Sonographie
- Bei spezifischen Fragestellungen
  - CT- bzw. MR-Untersuchung, ggf. mit Angiographie

Tab. 18.6 Zürcher Timing zur Korrektur von kraniofazialen Anomalien in Abhängigkeit der verschiedenen Etagen des Schädels	
Alter	**Eingriffslevel**
1 Jahr	Kranial inkl. des frontoorbitalen Komplexes (Level I)
2–3 Jahren	Kranial, frontoorbitaler Komplex, inkl. Le Fort-III-Ebene, ohne Hypertelorismuskorrektur (Level I und II)
4–10 Jahren	Kranial, frontoorbitaler Komplex, Le Fort-III-Ebene, inkl. Hypertelorismuskorrektur und Kinnaugmentation durch Onlay (Level I, II und III)
Mehr als 10 LJ	Alle Level (Unterkiefervorverlagerung ab 10. LJ, Unterkieferrückverlagerung ab dem 16. LJ)

18.6 Therapie

- Individualisierten Therapiestrategien wegen unterschiedlichem individuellem Ausprägungsgrad und -muster
- Chirurgisches Ziel sollte nach sorgfältiger Risiko-Nutzen-Abwägung definiert werden

18.6.1 Operationsplanung

- Anhand von:
  - klinischen Erkenntnissen (Hart- und Weichgewebesituation)
  - radiologischen Daten
  - 3-D-Simulation
  - ggf. mittels Stereolithographiemodellen

> - **Weichgewebesituation muss neben der knöchernen Dysmorphie immer beachtet werden, um eine harmonisches und ästhetisches Ergebnis erzielen zu können.**
> - **Zusammenschau aller diagnostizierten Merkmale bestimmen:**
>   - **Operationszeitpunkt**
>   - **Lokalisation**
>   - **Art des Eingriffs**
>   - **Planung (one-step, two-step-, multi-step-approach)**

18.6.2 Operations-Timing

- Zeitpunkt des operativen Eingriffs abhängig von:
  - zugrunde liegender Deformität (**Tab. 18.6 und Abb. 18.2)
  - Klinik

■ Sofortige (absolute) OP
- Anzeichen von Hirndrucksymptomen

■■ Risiko
- Neurologische Defizite
- Psychomotorische Entwicklungsverzögerung

■ OP innerhalb des ersten Lebensjahres
- Bei prämaturen Kraniosynostosen

■■ Vorteile
- Frühzeitiges Lösen der Wachstumsbremse
- Leichte Formbarkeit der Knochen möglich (Infrakturen)
- Nutzen des Gehirnwachstums als physiologischer Wachstumsstimulus und Automodellierung des Neurokraniums
- Hohe regenerative osteogene Potenz der Dura mater vermindert das Risiko von Residualdefekten

■ OP zu späterem Zeitpunkt
- Eingriffe, welche das Mittelgesicht und den Unterkiefer betreffen
- Osteotomielinien können Wachstumszonen tangieren

■■ Risiko
- Wachstumsstörungen und Rezidive bei vorzeitigen Eingriffen
- Schädigungen von Zahnkeimen, da diese in den ersten Lebensjahren noch deutlich kranial verlagert sind

■■ Ausnahmefälle
- Funktionelle Einschränkungen
  - schwere ophthalmologische und respiratorische Dysfunktion
- Ästhetische Faktoren
  - psychosoziale Probleme

18.6.3 Chirurgische Korrektur des Neurokraniums

■ Passive Umformung
- Durch die Schwächung des Neurokraniums wird der physiologische Hirndruck des wachsenden Gehirns

18.6 · Therapie

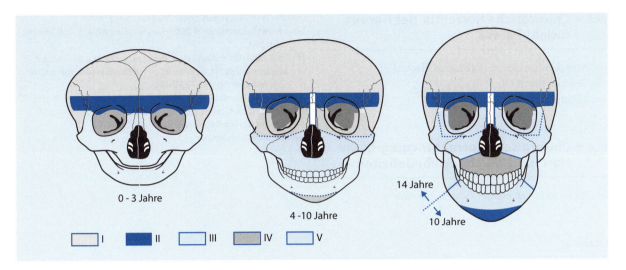

Abb. 18.2 Etagen des Schädels zur Korrektur von kraniofazialen Anomalien entsprechend dem Zürcher Timinig

zur normalen Formgebung der Schädelkalotte genutzt
- Unterschiedliche Techniken:
    - Suturektomien
    - Stripektomien
    - Fragmentierungstechnik (Morcellierungstechnik)
    - Kraniektomie (linear, partiell, total)
    - Floating-bone-Technik

- **Aktive Umformung**
- Aktive Modellierung der knöchernen Schädelstrukturen zur:
    - Vergrößerung des intrakraniellen Volumens
    - Harmonisierung der Schädelform
- Unterschiedliche Techniken:
    - Partielle und totale Kranioplastik
    - Segmentverlagerung durch »Advancement« bzw. Distraktion (intern und externe)

18.6.4 Chirurgische Korrektur des frontoorbitalen Komplexes

- »Frontoorbital Advancement« mit subtotaler Kranioplastik
- Le Fort-III-Osteotomie mit simultaner Vorverlagerung bzw. postoperativer Distraktion
- Frontofazialer Monoblock
- Hypertelorismuskorrektur:
    - transkranielle Orbitarotation, »Box-Osteotomie«

18.6.5 Chirurgische Korrektur des Mittelgesichts

- Le Fort-II-Osteotomie mit simultaner Vorverlagerung bzw. postoperativer Distraktion
- Onlay-Grafting
- Le Fort-I-Osteotomie
- SARPE ("surgically assisted rapid palatal expansion")

18.6.6 Chirurgische Korrektur der Mandibula

- Unilaterale, bilaterale sagittale Spaltung
- Zirkuläre Spaltung
- Segmentosteotomien
- Autologes Rippentransplanat (bei z. B. Pruzansky Typ IIb, III)
- Onlay-Grafting

18.6.7 Chirurgische Korrektur des äußeren Ohres

- Autologes Rippentransplantat mit temporoparietalen Fazie
    - Zeitpunkt ca. 6 Jahre (90 % Schädelwachstum abgeschlossen)
    - Rippenentnahme einfach
- Implantatgetragene Ohrepithese

18.6.8 Chirurgische Korrektur der Nervus facialis Parese

- Nervrekonstruktion (Crossface Plastik)
- Goldimplantat Oberlid
- Zügelungsplastik

18.6.9 Chirurgische Korrektur von großen Hart- und Weichgewebedefiziten

- Freier mikrovaskulärer Gewebetransfer

Literatur

Arnaud E, Renier D et al. (1995) Prognosis for mental function in scaphocephaly. J Neurosurg 83: 476–479

Arnaud R, Marchac D, Renier (2001) Double distraction interne avec avancementfronto-facial précoce pour faciocraniosténose. À propos de cinqcas. Ann Chir Plast 46(4):268–276

Cohen MM Jr (1993) Pfeiffer syndrome update, clinical subtypes, and guidelines for differential diagnosis. Am J Med Genet 45: 300–307

Günther H (1933) Konstitutinelle Anomalien des Augenabstandes und der Interorbitalbreite. Virchows Arch Pathol Anat 290:373–384

Holt GR, Holt JE (1985) Nasoethmoid complex fractures. Otolaryngol Clin North Am 18:89

Kaban LB, Moses MH, Mulliken JB (1988) Surgical correction of hemifacial microsomia in the growing child. Plast Reconstr Surg 82(1):9–19

Mathes SJ (2006) Plastic Surgery, Vol.4; Pediatric Surgery, 2nd Edition Saunders

Marchac D (1978) Radical Forehead Remodelling for Craniostenosis. Plastreconst Surg 61(6):823–835

Marchac D, Renier D et al. (1982) Craniofacial Surgery for Craniosynostosis. Little Brown and Co, Boston

Markowitz BL, Manson PN, Sargent L, Vander Kolk CA, Yaremchuk M, Glassman D, Crawley WA (1991) Management of the medial canthal tendon in nasoethmoid orbital fractures: the importance of the central fragment in classification and treatment. Plast Reconstr Surg 87(5):843–53

Mathes SJ, Hentz VR (2006) Plastic Surgery Pediatric plastics urgery, Bd. 4 Saunders Elsevier

Meurman Y (1957) Congenital microtia and meatal atresia; observations and aspects of treatment. AMA Arch Otolaryngol 66(4):443–63

Obwegeser JA (2007) Maxillary and midface deformities: characteristics and treatment strategies. Clin Plast Surg 34(3):519–33. Review

Obwegeser HL (1969) Surgical Correction of Small and Retrodisplaced Maxillae. The Dish-Face Deformity. Plastreconst Surg 43(4):351–365

Ortiz-Monasterio F, del Campo AF et al. (1978) Plast Reconstr Surg 61(4):507–516

Pruzansky S (1979) Not all dwarfed mandible sare alike. Birth Defects 5:120–129

Renier D, Sainte-Rose C et al. (1982) Intracranial Pressure in Craniostenosis. J Neurosurg 57(3):370–377

Schüller A (1929) Craniostenosis. Radiology 13:377–382

Schwenzer N, Ehrenfeld M (2001) Spezielle Chirurgie, 3. Aufl. Thieme, Stuttgart

Tessier P (1967) Osteotomiestotaldelaface: syndrome de Crouzon, syndrome d'Apert, oxycéphalies, scaphocéphalies, turricéphalies. Ann Chir Plast 12(4):273–286

Tessier P (1972) Orbital Hypertelorism. Scand J Plast Surg 6(2):135–155

Tessier P (1976) Anatomical classification facial, cranio-facial and latero-facial clefts. J Maxillofac Surg 4(2):69–92

www.ncbi.nlm.nih.gov/omim

Rekonstruktion

M. Bredell und C. Maake

19.1 Knochenrekonstruktionen – 278
19.1.1 Freie Knochen – 278
19.1.2 Gestielt – 281
19.1.3 Frei vaskularisiert – 281

19.2 Weichteilrekonstruktion – 288
19.2.1 Gestielt – 288
19.2.2 Frei Vaskularisiert – 291

19.3 Intraoraler Weichteillappen – 295
19.3.1 Mucosaler oder musculomucosaler Lappen – 295
19.3.2 Fett – 296

19.4 Hautlappen – 296

19.5 Aspekte der Mikrochirurgie – 296
19.5.1 Präoperative Planung – 296
19.5.2 Intraoperativ – 297

Literatur – 298

19.1 Knochenrekonstruktionen

19.1.1 Freie Knochen

- Einbau von freien Knochentransplantaten nur in gut vaskularisiertes Gebiet
- Bei größeren freien Knochentransplantaten werden zentrale Teile des Knochens nekrotisch
- Knochen wird dann über die nächsten Wochen oder Monate revaskularisiert
- Gute Fixation am Empfängerknochen notwendig (auch bei »onlay« Grafts)
- Entfernung aller Weichteile am Knochen vor Transplantation
- Bohrlöcher oder Teildekortikation führen zu schnellerer Vaskularisierung
- Erfolg geringer als beim vaskularisierten Knochen
- Risiko von Verlust größer bei größeren Rekonstruktionsfällen (> ca. 7–8 cm)
- Membranöse Knochen zeigen niedrigere Resorptionsraten als endochondrale Knochen
- Kann direkt in Osteomyelitisgebiet eingebaut werden

Extraoral
Crista iliaca
- **Allgemein**
- Freie Beckenkammtransplantate in gut vaskularisiertem Empfängergebiet möglich
- Alternativ als Stück (mono- oder bikortikal) oder als Knochenfragmente, die mit einer Knochenmühle verarbeitet wurden
- Knochenfragmente können mit langsam resorbierbarem Material gemischt werden, um Resorptionsrate zu reduzieren (z. B. verarbeitete Rinderknochen oder β-Tricalciumphosphat)
- Kann von anterior oder posterior genommen werden
- Posterior mehr Knochenvolumen, aber geringere Knochendichte
- Posteriore Entnahmestelle zeigt weniger Morbidität und mehr Volumen
- Kann kombiniert werden mit freien Lappen für Weichteildeckung
- Resorptionsrate bis ca. 50 %

- **Historisch**
- Häufigste Entnahmestelle

- **Patientenvorbereitung**
- Für anteriore Entnahme
- Rückenlage mit Keil unter Hüfte
- Markieren der Spina iliaca anterior superior und Verlauf der Crista iliaca

- Schnittmarkierung ca. 2 cm posterior der Spina iliaca anterior superior und 2 cm lateral der Crista iliaca

- **Technik**

> **Anatomische Dissektion (Dimitriou et al. 2011; Velchuru et al. 2006; Zijderveld et al. 2004)**
> - Hautschnittführung:
>   - Schichtweise Dissektion bis Ursprung des M. gluteus medius an Crista iliaca
>   - Medial: Subperiostale scharfe und stumpfe Dissektion des M. obliquus externus abdominis, M. obliquus internus abdominis, M. transversus abdominis und M. iliacus
>   - Markierung des Entnahmestücks
>   - mindestens 2–3 cm Knochen in Bereich der Spina iliaca anterior superior belassen
> - Anschließend drei mögliche Varianten:
>   - I: Entnahme nur des medialen Knochens von kranial nach kaudal (der laterale Rand der Crista iliaca bleibt erhalten)
>   - II: kraniale Deckelentnahme mit medialer Knochenentnahme
>   - III: bikortikale Entnahme mit oder ohne Knochendeckel
> - Entnahme am besten mittels Säge und Meißel
> - Weitere Spongiosaentnahme mittels Meißel oder scharfem Löffel
> - Knochenwachs in Arealen von Blutungen, allgemeine Blutstillung
> - Entfernung von überflüssigem Knochenwachs
> - Celluloseschwamm als Hohlraumfüllung, ggf. in Lokalanästhetikum getränkt
> - Knochendeckel müssen sehr gut mit dicken resorbierbaren Nähten befestigt werden
> - Bei größeren Defekten kann ein Titannetz benutzt werden
> - Weichteilverschluss über Vakuumdrainage
> - Alternativ:
>   - Verwendung einer Knochenstanze oder Bohrer für kleinere Defekte
>   Cave: mediale Penetration und Darmverletzung
>   Vorteil: weniger postoperative Schmerzen wegen begrenzter Dissektion

- **Einsatz**
- Defektrekonstruktionen der Mandibula und Maxilla
- Mandibuladefekte kleiner als ca. 7 cm haben höhere Erfolgsrate
- Sinus lift

19.1 · Knochenrekonstruktionen

> ❗ **Cave**
> - Knochen muss teilbelastet werden und stabilisiert sein, sonst ist Resorptionsrate hoch
> - Resorptionsrate bis 50 %

Rippen

- **Allgemein**
- Im älteren Patienten kann Knochen sehr weich sein
- Maximal zwei Rippen zur Sicherung der Thoraxstabilität

- **Historisch**
- Anwendung vor allem bei atrophischen Unterkieferfrakturen und Kieferköpfchenersatz mit costochondralen Anteilen der Rippen (Gillies 1920)

- **Technik**

> **Anatomische Dissektion**
> - Meistens 6. oder 7. Rippe, meist von rechts
> - Hautschnitt einige Zentimeter unter Brustwarze (vor allem bei Frauen) und parallel der Rippenkurvatur, in Inframammärfalte
> - Dissektion bis Rippen
> - Subperiostale, wenn nötig subchondrale Dissektion notwendig (Rippendissektionsinstrument kann hilfreich sein)
> - Mittels Rippenzange kann Rippenstück entfernt werden (mit oder ohne Knorpelstück)
> - Identifikation eines möglichen Pleurarisses, indem Wasser in Wunde gelassen wird und von Anästhesisten ein Valsalva-Manöver angefordert wird
> - Dichter schichtweiser Verschluss, über Vakuumdrainage

- **Einsatz (Christophel u. Hilger 2011; Munro u. Guyuron 1981)**
- Häufig für Aufbau der atrophischen Mandibula mit oder ohne gleichseitiger Fraktur oder für alveoläre Defekte bei Spaltpatienten
- Als costochondrales Transplantat für condylären Ersatz, vor allem bei Ankylose
- Für Rekonstruktion des Schädels oder Orbitadefekte

> ❗ **Cave**
> - Vor Einsatz Entfernung aller Weichteile von Rippen und Verdünnung der Corticalis
> - Resorptionsrate kann hoch sein, wenn Knochen nicht belastet wird
> - Intercostale Gefäße liegen am unteren Rippenrand
> - Thorax-Röntgen postoperativ zum Ausschluss von Hämothorax und Pneumothorax
> - Physiotherapie für Mobilisierung
> - Husten kann schmerzhaft sein
> - Zur Verringerung des Ankyloserisikos Dermisfetttransplantat um Kiefergelenkersatz legen
> - Wachstum von costochondralen Transplantaten oft zu wenig oder zu viel

Schädel

- **Allgemein (Carinci et al. 2005; Iturriaga u. Ruiz 2004)**
- Intramembranöser Knochen
- Kann mono- oder bikortikal entfernt werden
- Sehr harter Knochen mit geringerer Resorptionsrate
- Morbidität meistens gering
- Besteht aus Tabula externa und interna (Kortikalis), mit Diploë in der Mitte

- **Technik**

> **Anatomische Dissektion**
> - Coronarer Zugang oder kleinerer Zugang seitlich
> - **Monokortikale Entfernung:**
>   - Markierung Entnahmegebiet
>   - am besten an der Seite der dominanten Hand
>   - mindestens 1–2 cm von der Mittellinie
>   - mit Rosenbohrer Furche entlang der Markierung ausbohren bis in die Diploë
>   - von allen Seiten mit Meißel Knochenstück vorsichtig entfernen
>   - Defektdeckung kann mit Knochenersatzzement durchgeführt werden
>   Cave: intrakranielle Penetration mit Dura-Verletzung ist möglich
> - **Bikortikale Entfernung:**
>   - Eingriff wie bei Kraniotomie
>   - Markierung des Entnahmegebiets:
>   - an Seite der dominanten Hand
>   - mindestens 1–2 cm lateral von der Mittellinie
>   - Entnahmegebiet muss doppelt so groß wie benötig sein, damit genügend Knochen für Rekonstruktion zu Verfügung steht
>   - Bohrlöcher in Abständen von ca. 3–4 cm
>   - Mittels Penfil-Dissektionsinstrument Ablösung der Dura von Tabula interna
>   - Entfernung des Knochenstücks und Aufteilung in Rekonstruktionsteil und Defektdeckungsteil
>   - Teilung des Defektdeckungsteils in äußere und innere Corticalis
>   - Blutstillung und Dura-Hochnähte

- Celluloseschaumstoff in Hohlraum zwischen Dura und monokortikalen Knochendeckel einpacken
- Fixierung von Knochendeckel mittels Titannetz oder Platte und Schrauben

- **Einsatz**
- Kleinere oder größere Knochendefekte
- Gute Implantaterfolgsrate
- Ideal für Orbitarekonstruktion sowie Mandibularekonstruktion
- Morbidität meistens gering
- Oberflächliche Dekortikation unterstützt Vaskularisation

- ❶ **Cave**
  - **Verletzungen intrakranieller Strukturen möglich**
  - **Verletzungen des Sinus sagittalis superior möglich bei Entnahme zu nahe der Mittellinie**
  - **Postoperative neurologische Kontrollen wichtig**

Tibia
- **Allgemein**
- Unter Lokalanästhesie (meistens mit Sedation) oder
- In Vollnarkose

- **Historisch**
- Catone et al. 1992

- **Technik**

Anatomische Dissektion (Catone et al. 1992; Kushner 2005; Lezcano et al. 2007; Mazock et al. 2004)
- Medialer oder lateraler Zugang möglich
- Lateraler Zugang am Häufigsten
- Liegende oder sitzende Position mit Knie in Flexion
- Antibiotische Prophylaxe und zusätzlich Cortison
- Sterile Abdeckung
- Tourniquet
- Palpieren und Markieren:
  - Gerdy's Tuberkel (mittig zwischen lateralem Rand der Patella und Fibula, im Ansatzgebiet des Tractus iliotibialis)
  - Patella und anteriores Profil der Tibia
- Infiltration mittels Lokalanästhesie
- 3–4 cm Inzision genau über Gerdy's Tuberkel; durch Haut, subkutanes Gewebe, Tractus iliotibialis und Periost
- Mittels Bohrer oder Trephine rundes Fenster in die Corticalis bohren

- Entfernung der Knochenspongiosa in medialer und inferiorer Richtung mittels Küretten
- Superiore Curettage kann zur Verletzung der kortikalen Gelenkoberfläche führen
- Hämostase und Tourniquet-Dekompression
- Schichtweiser Wundverschluss

- **Einsatz**
- Kleinerer Volumenaufbau
- Sinuslift Eingriffe

- ❶ **Cave**
  - **N. peroneus verläuft inferior**
  - **Beim Kind Epiphysenverletzung möglich**
  - **Kniegelenkverletzung möglich**

Intraoral
Kieferwinkel
- **Allgemein (Sittitavornwong u. Gutta 2010)**
- Vom Ramus mandibulae (Linea obliqua und posterolateraler Anteil des Unterkiefers)
- Nur für kleineren Aufbau

- ❶ **Cave**
  - **N. alveolaris inferior muss präoperativ genau lokalisiert werden**
  - **Postoperativ weiche Kost wegen Frakturgefahr**

Symphyse
- **Allgemein**
- Anteriorer vestibulärer Zugang
- Identifikation des N. mentalis beidseits
- Mono- oder bikortikale Entnahme möglich
- Für kleineren Aufbau

- ❶ **Cave**
  - **Mindestens 5 mm Knochen unterhalb Wurzelspitze behalten zur Gewährleistung der Durchblutung**
  - **Oft vorübergehende postoperative Hypästhesie der Unterlippen**

19.1.2 Gestielt

M. temporalis mit Calvarium
- **Allgemein**
- Relativ selten verwendet
- Gelegentlich verwendet wird temporoparietale Faszie mit Calvarium oder M. temporalis und Fascia temporalis superficialis mit Calvarium (um Durchblutung zu gewährleisten)

19.1 · Knochenrekonstruktionen

— Reicht nur für orbitale, maxilläre und Schädelbasis-
rekonstruktion

- **Patientenvorbereitung**
— Wie bei coronarem Zugang

- **Technik**

> **Anatomische Dissektion**
> — Beim temporoparietalen Faszienlappen wird A.
>   und V. temporalis superficialis erhalten
> — Beim M. temporalis wird Lappen auf A. und
>   V. temporalis profunda gestielt
> — Fixieren des Knochens an Fascia temporalis super-
>   ficialis oder M. temporalis mittels Nähten
> — Arcus zygomaticus muss osteotomiert werden,
>   um gestieltes Knochenstück nach inferior zu
>   transportieren

- **Einsatz**
— Reicht nur für Rekonstruktion der Orbita, der Maxil-
la und der Schädelbasis
— Temporopatietaler Faszienlappen hat einen längeren
Stiel, Durchblutung ist aber nicht so zuverlässig im
Vergleich zum M.-temporalis-Lappen

> ❗ **Cave**
> — Knochen löst sich leicht vom Muskel oder der
>   Faszie
> — Größere Knochenstücke schwer transportierbar

19.1.3 Frei vaskularisiert

Fibula
- **Allgemein**
— Lappen mit längstem Knochenstück (bis ca. 26 cm).
Länge des Gefäßstiels abhängig von Knochenlänge
und benutztem Knochenstück
— Nur als Knochenlappen oder kombiniert mit Weich-
teillappen (septokutaner Perforatorlappen mit oder
ohne M. soleus und M. flexor hallucis longus)
— Kann mit oder ohne Hautlappen gehoben werden
— Hautlappen kann gehoben werden, um als Fenster
der Knochendurchblutung zu dienen
— Hautlappen kann:
  — bis 9 × 13 cm groß sein
  — kann in mehrere Lappen unterteilt werden, wenn
    mehrere Perforatoren vorhanden sind
— Teile des M. soleus und/oder M. flexor hallicus longus können zusätzlich gehoben werden

— Es kann in 2 Teams gearbeitet werden
— Beschränkte Knochenhöhe

- **Historisch**
— Hidalgo DA 1989: Erstbeschreibung für Unterkiefer-
rekonstruktion (Hidalgo 1989)

- **Patientenvorbereitung**
— Klinische Untersuchung der Vaskularisierung (für
A. tibialis anterior: A. dorsalis pedis; für A. tibialis
posterior: hinter Malleolus medialis)
— MRI oder CT-Angiographie zeigt vaskulären Verlauf
und Abnormalitäten
— Präoperative Doppleruntersuchung mit Perforator-
markierung für septokutanen Hautlappen
— Operative Positionierung
  — Fußunterstützung
  — Knie ca. 90° gebeugt
  — Tourniquet 250–350 mmHg
— Markierung des Malleolus lateralis und des Caput
fibulae, Hautinsel (bei Bedarf) (◨ Abb. 19.1)
— Hautperforatoren zwischen M. peroneus longus und
M. soleus
— Die meisten Perforatoren sind ca. 1–2 cm posterior
der Linie zwischen Malleolus lateralis und des Caput
fibulae, am Übergang vom mittleren zum kaudalen
Drittel

- **Technik**

> **Anatomische Dissektion (Graham et al. 2003)**
> Hinweis: die Fibula kann mit einem Buch verglichen
> werden, bei dem die Seiten jeweils Muskeln entspre-
> chen (◨ Abb. 19.3).
> — Anteriorer Hautschnitt: mindestens 2 cm anterior
>   von den vorher identifizierten Perforatoren im
>   Hautinselbereich
> — Schnittführung durch Haut, subkutanes Fettgewe-
>   be und Fascia cruris
> — Identifikation des Septum zwischen M. peroneus
>   longus und M. soleus (Septum intermusculare
>   cruris posterior)
> — Fibula hier tastbar
> — Klappen des Hautlappens nach posterior und
>   Identifikation von Perforatoren (meistens septo-
>   kutan) zwischen M. peroneus longus und M. so-
>   leus (◨ Abb. 19.2)
> — Dissektion jetzt von lateral nach medial:
>   – M. peroneus longus und brevis. Belassen von
>   ca. 2–3 mm Muskel auf der Fibula zur Siche-
>   rung der Durchblutung (◨ Abb. 19.3)
> — Erreichen des Septum intermusculare cruris ante-
>   rior und Durchtrennung

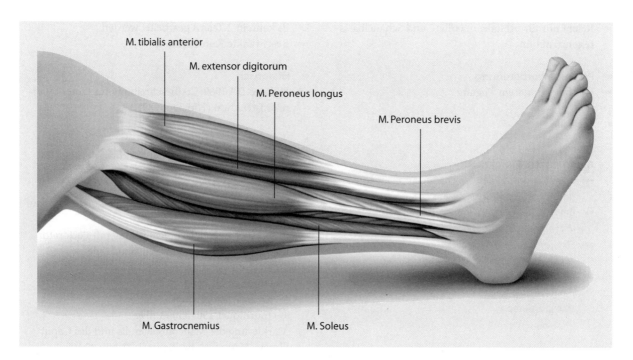

Abb. 19.1 Muskelanatomie und Positionierung der Hautinsel des Fibulalappens. (Aus Wolff u. Hölzle 2005)

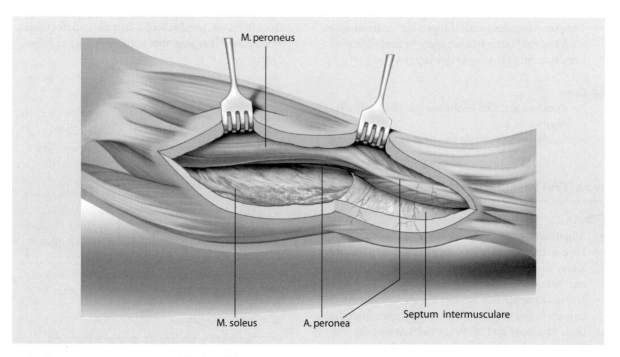

Abb. 19.2 Identifikation von Perforatoren (meistens septokutan) zwischen M. peroneus longus und M. soleus. (Aus Wolff u. Hölzle 2005)

- Identifizieren und Schützen der A. und V. tibialis anterior und des N. peroneus profundus
- Durchtrennung des M. extensor digitorum longus, M. extensor hallucis longus (Behalten von ca. 2–3 mm Muskel auf Knochen)
- Identifizierung der Membrana interossea und Durchtrennung ca. 7–10 mm medial vom Knochen
- Beibehalten der Fibula 7–8 cm proximal und distal. Entnahme hier von einer Scheibe Knochen (ca. 1 cm breit) zur besseren Identifikation des Gefäßstiels

19.1 · Knochenrekonstruktionen

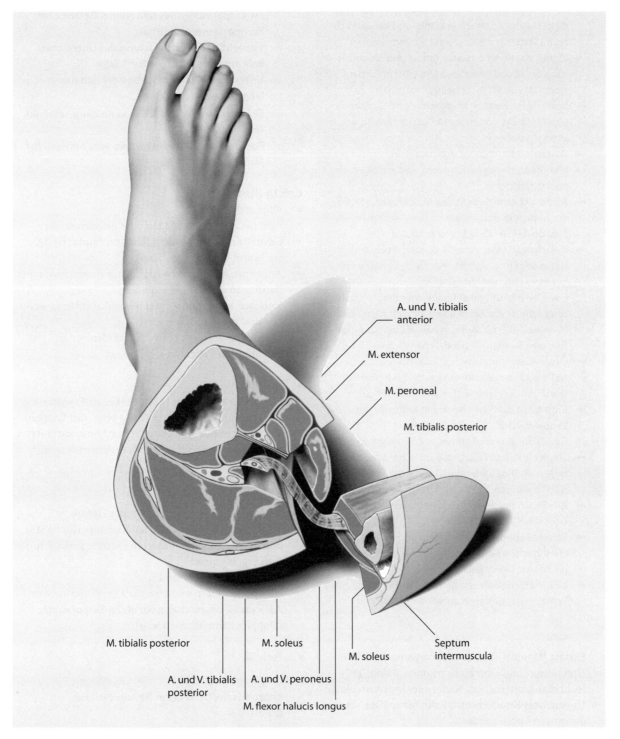

◨ Abb. 19.3 Querschnitt durch den Unterschenkel mit Entnahme des Fibulalappens. (Aus Wolff u. Hölzle 2005)

> Cave: Genügend Knochen kranial und kaudal wichtig für Stabilität des Knie- und Sprunggelenks
> - Ziehen des Knochens nach lateral und Identifizierung der A. und V. peronea und Ligatur (Verlauf oberhalb von M. flexor hallucis longus)
> - Stumpfe Präparation zwischen A. und V. peronea und M. tibialis posterior mit Durchtrennung von Letztgenanntem
> - Posteriorer Hautschnitt: für Hautinsel
> - Identifikation von Perforatoren und Verfolgen bis zum Gefäßstiel
> - Als Schutz kann Schicht von M. soleus und M. flexor hallucis longus mitgenommen werden, Identifikation des Gefäßstiels von posterior
> - Zwischen M. soleus und M. flexor hallucis longus ist ein deutliche Schicht, was durch einfache Fingerdissektion identifizierbar ist
> Cave: Bei Bedarf und abhängig von der Durchblutung kann ein größerer oder kleinerer Anteil des M. soleus und des M. flexor hallucis longus mitgenommen werden als zusätzlicher Lappen
> - Finale Auspräparation des Gefäßstiels von posterior bis anterior und von kaudal bis kranial mit Durchtrennung des M. flexor hallucis longus
> - Entlastung des Tourniquets mit Kontrolle der Lappendurchblutung, Blutstillung
> Cave: Kontrolle der Fußdurchblutung ist wichtig
> - Wenn nötig, kann die Osteotomie der Fibula jetzt oder nach Durchtrennung des Gefäßstiels durchgeführt werden
> - Alle Zehen müssen durch Weichteile wie Faszie oder Muskel bedeckt sein
> - Schichtweiser Wundverschluss (und ca. 10–12 F chirurgische Vakuumdrainage) und Hauttransplantat auf Donorgebiet
> - Dorsalschiene hilfreich für frühe Mobilisation und Schutz des Hauttransplantats

- **Einsatz (Momoh et al. 2011; Nakayama et al. 1994)**
- Unterkiefer- und Oberkieferrekonstruktion, Teil-Jochbeinrekonstruktion, Kiefergelenkrekonstruktion
- Unbenutztes Knochenstück kann für spätere Verwendung tiefgefroren werden
- Double-Barrel-Technik für bessere Knochenhöhe
- Implantationen sofort oder später möglich

❗ Cave
- **Osteotomiestücke nicht kleiner als ca. 2 cm**
- **Vorgebogene eckige Platte am einfachsten für Fragmentanpassung**
- **Wundverschluss des Unterschenkeldefekts**

> muss spannungsfrei sein wegen Gefahr eines Kompartementsyndroms
> - **Vorsichtige Sofortbelastung des Unterschenkels mit Dorsalschiene für 7 Tage**
> - **Unterschenkelödem verbessert sich nur langsam**
> - **Dorsiflexion der Großzehe kann eingeschränkt sein**
> - **Postoperative Physiotherapie sehr hilfreich für Mobilisierung**

Crista iliaca (DCIA)

- **Allgemein**
- Rein ossär oder osteokutan oder osteomuskulär
- Gestielt an A. circumflexa ilium profunda (DCIA); Stiel kann kurz sein (3–5 cm)
- Anatomische Varianten häufig, mit unterschiedlichen Positionen des Ramus ascendens
- Knochen kann mono- oder bikortikal entfernt werden und bis 16 cm lang sein
- Es kann im 2 Teams gearbeitet werden
- Bei adipösen Patienten schwieriger

- **Historisch**
- Entwickelt von Taylor (Taylor 1982) als Erweiterung seiner Erfahrung mit dem Groin Flap (List Lappen)
- Zuerst verwendet für Unterkieferrekonstruktionen, später für Oberkiefer und andere Anwendungen (Brown 1996)

- **Patientenvorbereitung**
- Rückenlage mit großem Keil unter Hüfte
- Markieren der Spina iliaca anterior superior (ASIS) und des Tuberculum pubicum (Arterie verläuft hinter dem Lig. inguinale)
- Palpieren der A. femoralis
- Hautperforatoren meistens ca. 9 cm posterior von ASIS und 2 cm medial in Richtung Skapulaspitze (Doppler kann hilfreich sein)

- **Technik**

> **Anatomische Dissektion (▣ Abb. 19.4 und ▣ Abb. 19.5)**
> - Schnitt mindestens 2 cm medial des Knochenrands Richtung Tuberculum pubicum (im Gebiet der Hautperforatoren muss 2–3 cm Haut medial des Knochenrands belassen werden); durch Haut, M. obliquus externus und Externus-Aponeurose
> - Identifikation der muskulokutanen Perforatoren; Haut kann zur Schonung des Knochens bis ca. 2,5 cm von Knochenrand gehoben werden

- Nächste Schicht:
  - M. obliquus internus
  - wird breit dargestellt
- Inzision durch M. obliquus internus bis M. transversus abdominis (veränderte Faserrichtung)
- Präparation lateral, dann wird Ramus ascendens von DCIA sichtbar
- Verfolgen des Ramus ascendens nach medial und inferior zwischen M. obliquus internus und transversus abdominis und Abgang aus DCIA (liegt mehr am Knochen)
- Anschluss zur DCIA und V ist meist medial der ASIS
- A. und V. circumflexa ilium profunda zur A. und V. iliaca externa verfolgen
  Cave: A. epigastrica inferior ist medial davon
- Inzision durch lateralen Teil des M. transversus abdominis, mit 2 cm an Knochen verbunden
- DCIA verläuft zwischen M. iliacus und M. transversus abdominis
- Inzision durch M. iliacus bis Knochen
- Laterale Inzision durch Haut, M. tensor fasciae latae und M. gluteus medius bis Os ilium (laterale Grenze)
- Ligatur DCIA und Begleitvene an posteriorer Grenze des Lappens unter Berücksichtigung des N. cutaneus femoris lateralis
- Knochenosteotomie mit Säge
- ASIS kann mitgenommen werden oder anteriore Osteotomie kann posterior davon sein
  Vorteil: bessere Funktionalität und verlängerter Gefäßstiel
- Ligatur DCIA und Begleitvene
- Schichtweiser Verschluss: M. transversus abdominis an M. iliacus oder an Knochen mittels Bohrlocher
- M. obliquus internus und externus an M. tensor fasciae latae vernähen
- Vakuumdrainage 10 oder 12 F
- Alternativ:
  - bei mageren Patienten kann es einfacher sein, die DCIA im Inguinalgebiet zu identifizieren (mit klarer Identifizierung des Ramus ascendens)
  - vor allem verwendet, wenn keine Muskelschicht (M. obliquus internus) benötigt wird
  - dann nach posterior und kranial dissektieren
  - da Ramus ascendens groß sein kann, besteht Verwechslungsgefahr mit A. circumflexa ilium profunda

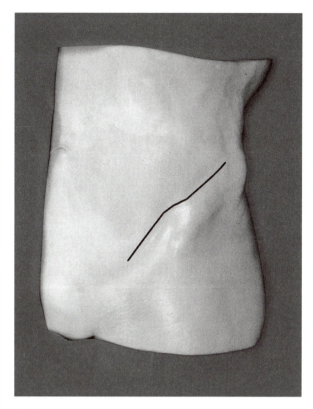

Abb. 19.4 Hautschnitt mindestens 2 cm medial des Knochenrands. (Aus Wolff u. Hölzle 2005)

■ **Einsatz**
- Mandibula und Maxilla sowie Os zygomaticum, Orbitarekonstruktion
- ASIS kann als Kieferwinkel verwendet werden
- Gefäßstiel muss lang genug sein oder A. und V. facialis müssen weiter nach kranial auspräpariert werden
  - Alternativ: Venentransplantat
- Gutes Knochenvolumen, aber Knochendichte kann zu gering sein
- Hautlappen oft voluminös
  - Alternativ: Knochen und Teil von M. obliquus internus

❗ **Cave**
- **Bauchkontrolle postoperativ notwendig**
- **Ileus oder intraabdominelle Blutung möglich**
- **Untersuchung auf Peritonismuszeichen**
- **Herniation später möglich, wenn Bauchverschluss nicht ordentlich direkt oder mit einem Ersatzmaterial gemacht wurde**
- **Schmerzhafter postoperativer Verlauf**
- **Mobilisierung mittels Gehstöcken**
- **Femorale Neuropathie von Oberschenkel und Skrotum möglich**
- **Konturdefekte vermeiden: nur Tabula interna benutzen oder Titanplatte zur Wiederherstellung**

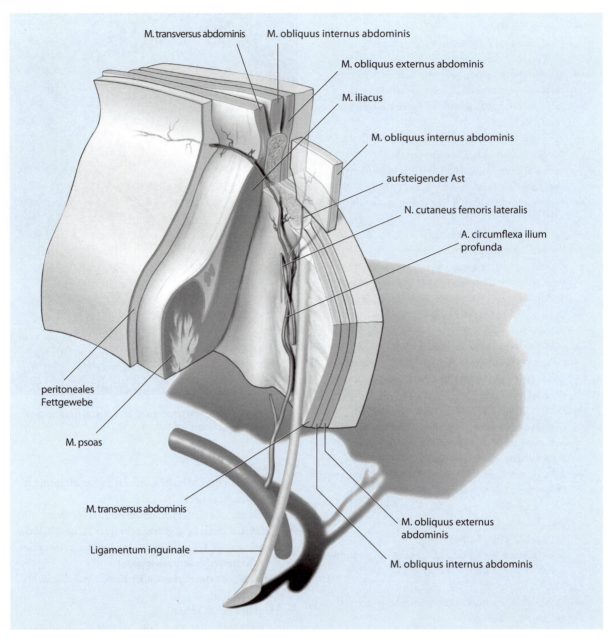

Abb. 19.5 Relevante Anatomie des Crista-iliaca-Lappens. (Aus Wolff u. Hölzle 2005)

Scapula
- **Allgemein**
- Basierend auf System der A. circumflexa scapulae (Abb. 19.6)
- Nur Knochen oder mit verschiedenen Hautinseln oder Muskellappen basierend auf transversalen und absteigenden Ästen der A. circumflexa scapulae (scapuläre und parascapuläre Hautlappen)
- Knochen bis 12 cm, aber von variabler Dicke und Knochendichte, kortikaler Knochen sehr dünn
- Kann kombiniert werden mit M.-latissimus-dorsi- oder M.-serratus-anterior-Muskellappen, gestielt an A. thoracodorsalis
- Patient muss im Seitenlage positioniert werden
- Arbeit in zwei Teams nicht möglich
- Scapulaspitze kann separat gehoben werden auf dem angulären Ast der A. thoracodorsalis

19.1 · Knochenrekonstruktionen

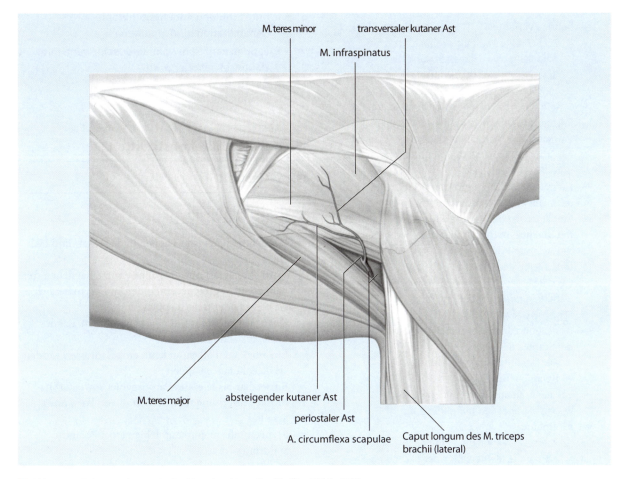

Abb. 19.6 Relevante Anatomie des Skapulagebiets. (Aus Wolff u. Hölzle 1995)

- **Historisch**
  - Entwickelt durch Dos Santos und Gilbert 1980 (dos Santos 1984; Gibert u. Teot 1982)

- **Patientenvorbereitung**
  - Doppler der A. circumflexa scapulae und Ästen zu parascapulären und scapulären Hautinseln
  - Seitenlage mit Arm in 90° Abduktion
  - Markieren des Scapularandes, Verlauf der A. circumflexa scapulae zwischen Caput longum des M. triceps brachii (lateral), M. teres major (inferior) und minor (superior). Meistens palpabel ca. 2 cm superior von hinterer Achselfalte
  - Markieren des anterioren Randes des M. latissimus dorsi (mittaxillär bis Mitte zwischen Crista iliaca anterior und posterior)

- **Technik**

  Anatomische Dissektion (für Paraskapulären und Scapulalappen)
  - Schnittführung beim Paraskapulärlappen:
    - hintere Achselfalte
    - dann ca. 4 cm posterior vom Vorderrand der Scapula Richtung Spina iliaca posterior superior
  - Hautschnitt bis Muskelfaszie des M. infraspinatus. Dissektieren nach lateral und superior. Identifikation von transversalen und absteigenden Ästen der A. circumflexa scapulae und Ligatur Letztgenannter
  - Hautinsel kann auf seinem eigenen vaskulären Stiel gut mobil von Scapulateil gehoben werden, wie beschrieben oder als Perforatorlappen
  - Ermöglicht mehr Bewegungsoptionen der verschiedenen Lappenanteile
  - Verfolgen der Äste bis zur A. circumflexa scapulae durch dreieckige mediale Achsellücke (Spatium axillare mediale) bis zur A. subscapularis

- **Seltene Variante:**
  - A. circumflexa scapulae kommt direkt aus A. axillaris, dann ist gemeinsame Hebung von Scapula- mit Latissimus-dorsi-Lappen nicht möglich
- Schnitt durch posteriore Scapulamuskulatur (M. infraspinatus und M. teres minor) bis zum Knochen
- Vertikaler Knochenschnitt (Säge). Nach inferior bis zur Scapulaspitze und superior transvers knapp unter Fossa glenoidalis
- Lateraler Hautschnitt mit Identifikation des M. teres major und M. latissimus dorsi
- Mobilisierung des Knochenstücks am Gefäßstiel mit Durchtrennung der tiefer gelegenen Serratusmuskulatur und des superolateralen Teils des M. teres major
  Cave: Belassen einer kleinen Muskelschicht zur Sicherung der Durchblutung
- Schichtweiser Verschluss
- Befestigung des M. teres major am lateralen Rand der Scapula mittels
  - Periostnähten oder
  - Bohrlöchern
- Vakuumdrainage zuerst mit, später ohne Zug wegen häufiger Serumansammlung
- **Alternativ:**
  - zuerst Dissektion der A. thoracodorsalis und retrograde Identifikation der A. circumflexa scapulae
  - Verfolgen der A. circumflexa scapulae retrograd durch Spatium axillare mediale bis zur Scapula, Identifikation kann dann einfacher sein

- **Einsatz (Coleman u. Sultan 1991; Schustermann et al. 1993; Valentini et al. 2009)**
- Maxilla, Mandibula, Jochbein, Orbita, Schädelrekonstruktion
- Ideal für Defekte, die viel Weichteile brauchen
- Knochenoberfläche kann relativ groß sein
- Fettschicht kann zu viel sein, muss oft reduziert werden
- Wegen denervierter Muskulatur ist erhebliche Schrumpfung möglich
- Kann mit M. latissimus dorsi oder M. serratus anterior kombiniert werden
- Knochen kann sehr weich sein, spätere Implantation kann unmöglich sein

- **⊘ Cave**
  - **Serumansammlung kommt häufig vor**
  - **Armbewegung ist anfangs eingeschränkt, aber**

gute Erholung mit Physiotherapie
  - **Rehabilitation bis 6 Monaten**
- **Lappen kann sehr voluminös sein, wenn mit Hautinsel gehoben wird**
- **Alternativ:**
  - **nur Muskel und Knochen**

19.2 Weichteilrekonstruktion

19.2.1 Gestielt

M. pectoralis major
- **Allgemein**
- War früher häufigster Lappen in der Kopf- und Halschirurgie
- Wird aktuell fast nur für Fälle benutzt, bei denen freie Lappen nicht geeignet sind oder im Larynxbereich
- Gestielter oder freier Lappen
- Kann ausgedehnt werden bis zum oberen Teil des M. rectus abdominis
- Ein Stück vom Sternum kann eingeschlossen werden als osteokutaner Lappen
- Einsetzbar bis laterales Parotisgebiet sowie Orbita
- Muskelentfernung reduziert Kraft von Arm und Schulter
- M. pectoralis major kann fehlen (sog. Poland's Syndrom)

- **Historisch (Rose 1981; Ariyan 1979)**
- Erstmals für Kopf- und Halsrekonstruktion durch Ariyan 1979

- **Patientenvorbereitung**
- Markieren des Acromions und Processus xyphoideus
- Verbinden dieser zwei Punkte (ungefährer Verlauf der A. thoracoacromialis)
- Markierung der Clavicula und Unterteilung in Drittel
- Abgang der A. thoracoacromialis aus A. axillaris Auf Höhe Übergang von mittlerem und zu lateralem Drittel der Skapula
- Anzeichnen und Schützen der Perforatorgefäße aus der A. mammaria interna im Parasternumgebiet für mögliche spätere Deltopectorallappen
- Anzeichnen der Hautinsel auf M. pectoralis major, meistens zentriert über parasternalem und inframammärem Gebiet (◻ Abb. 19.7)

Anatomische Dissektion
- Inzision des Hautlappens bis M. pectoralis major
  - zuerst kaudal
  - dann kranial

- Befestigung der Haut mittels Nähten an Muskelschicht
- Gebogener Schnitt parallel des eingezeichneten Deltopectorallappens, parallel der Clavicula
- Parallel dazu Schnitt über Clavicula, wenn nötig
- Identifikation des lateralen Randes des M. pectoralis major (Schicht zwischen M. pectoralis major und minor muss genau identifiziert werden)
- Vertiefen des kaudalen Schnitts durch M. rectus abdominis
    - wenn Lappen mehr kranial gelegen ist:
        - durch M. pectoralis major bis zur intercostalen Muskulatur
        - Präparieren nach kranial bis zur vorbereiteten Schicht zwischen M. pectoralis major und minor
- Ligatur aller Perforatoren
  Cave: Vorsicht vor möglichem Haemo- oder Pneumothorax
- A. thoracoacromialis jetzt in der Tiefe palpabel und sichtbar
- Totale Freilegung des M. pectoralis major bis Clavicula (Tunnelierung unter Hautlappen, unterhalb der Faszie des M. pectoralis major)
- Anzeichnung der A. thoracoacromialis an der Oberfläche des M. pectoralis major
- Zusammen mit Schutzschicht von Muskelgewebe wird Lappenstiel auspräpariert
    - zuerst medial
    - dann lateral
- Lateral müssen meist A. thoracica lateralis und Nn. pectorales durchtrennt werden
- Durchtrennung des Ansatzes des M. pectoralis major am Humerus
- Für bessere Länge kann vaskulärer Stiel mit weniger Muskelgewebe herausdisseziert werden
- Tunnelieren des Lappens bis in Hals und gewünschte Position
- Fixieren des Muskelanteils unabhängig von Hautinsel an Donorareal
- Verschließen des Donorareals mittels Direktverschluss oder wenn nötig Hauttransplantat

- **Einsatz**
- Halsgefäßdeckung
- Intraoral, aber am Besten nicht im anterioren Oralbereich
- Hautinsel kann geteilt werden zur Deckung von zwei Oberflächen
- Bis in Höhe der Parotis

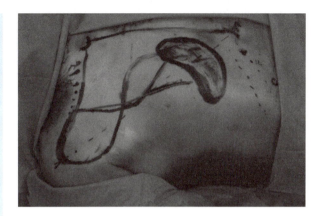

Abb. 19.7 Hautmarkierung für den Pectoralis-major- und den deltopectoralen Lappen

- Zungenrekonstruktion, aber mit Schrumpfung muss gerechnet werden

Cave
- **Lappen am Besten nicht mehr als 90° drehen**
- **Schrumpfung wegen Muskelatrophie**
- **Inferiorer Zug kommt häufig vor und kann Kopfdrehung zur Gegenseite hemmen**
- **Wenn nötig, kann Stiel nach 2–3 Monaten durchtrennt werden**
- **Hautteil, der nicht über M. pectoralis major liegt, hat keine zuverlässige Durchblutung**

M. temporalis
- **Allgemein**
- Einsetzbar für die Weichteilrekonstruktion von Maxilla, Gaumen, retromolaren und Mandibuladefekten bis zu Premolargebiet
- Durchblutung durch A. temporalis profunda, die sich in anteriore und posteriore Äste aufteilt
- A. temporalis superficialis spielt keine Rolle bei diesem Lappen

- **Patientenvorbereitung**
- Rasieren wie für coronaren Zugang

Anatomische Dissektion
- Hautmarkierung Coronarzugang und inferior bis Höhe des Jochbogens
- Coronare Extension bis an Gegenseite oder bogenförmig bis Haaransatz in der Mitte
- Dissektionsgebiet 1 auf Höhe des Jochbogens:
    - Schnitt durch Haut

- oberflächliche Faszie und weiter in die Tiefe (zwischen Gl. parotis und Meatus acusticus externus, Ohrknorpel)
  - Mobilisierung der A. und V. temporalis superficialis nach anterior (Anteile des N. auriculotemporalis können sichtbar sein)
  - Dissketion bis zum Periost
- Dissektionsgebiet 2 im Temporalgebiet:
  - Schnitt durch Haut
  - Dissektion bis zur Fascia temporalis superficialis (deutliche glänzende dichte weißliche aponeurotische Schicht)
  - Darstellung der A. und V. temporalis superficialis (posterior verlaufende Äste müssen durchtrennt werden)
  - N. auriculotemporalis und Rami temporales des N. facialis verlaufen in dieser Schicht
- Verbindung zwischen dem Dissektionsgebiet 1 und 2 kann jetzt gemacht werden, Schonung der A. und V. temporalis superficialis, die nach anterior verlagert werden.
- Ausbreitung zum coronaren Zugang (s. ▶ Kap. 1)
- Durch Retraktion des Gewebes nach anterior kann die dünne Fettgewebsschicht zwischen den zwei Blättern der Fascia temporalis dargestellt werden (dünne Spaltung)
- Zum Schutz der Rami temporales nervi facialis wird ein Schnitt von der Jochbeinwurzel in Richtung nach kranial, ca. 3 cm oberhalb des supraorbitalen Randes gemacht, der in der Tiefe bis zu der dünnen Fettschicht reicht
- Identifikation des Vorderrands des M. temporalis an posteriolateralen Rand der Orbita
- Mobilisierung des M. temporalis vom Knochen sowie lateral, posterior und an medialer Seite vom Jochbein und Jochbogen
- Markierung der anterioren und posterioren Seite des Muskels
- Tiefe Mobilisierung bis in Fossa infratemporalis und an Schädelbasis unter Schonung der A. und V. temporalis profunda
- Ganzer M. temporalis oder nur ein Teil kann als Lappen genommen werden
  - wenn nur anteriorer Teil verwendet wird, kann posteriorer Teil nach anterior mobilisiert werden zur Defektdeckung
- Markierung der geplanten Osteotomie des Jochbogens und darüber Positionierungsplatte
- Intraoralen Zugang mit Tunnelierung posterior des Jochbeins und der lateralen Orbita

- Ziehen des Muskellappens unter genauer Kontrolle der Lappenposition mittels Markierungsfaden
- Meistens kann Lappen so orientiert werden, dass Faszie an der intraoralen Seite ist
- Bei Bedarf kann eine Coronoidektomie oder Coronoidotomie duchgeführt werden zur Verbesserung der Mobilisierung
- Befestigen des Lappens mittels resorbierbaren Fäden
- Bei Bedarf kann Temporalisdefekt gefüllt werden mit:
  - Dermisfetttransplantat
  - porösem Polyethylen
  - PEEK
  - Titannetz
- Schichtweiser Verschluss über Vakuumdrainage

- **Einsatz**
- Einsetzbar für Rekonstruktion von:
  - Maxilla
  - Gaumen
  - retromolaren Defekten
  - Mandibuladefekten bis zum Premolargebiet

!! **Cave**
- **Schrumpfung mit oft starker Narbenentwickelung**
- **Eingeschränkte Mundöffnung beim Einsatz im Unterkieferbereich möglich**

19.2.2 Frei Vaskularisiert

A. radialis
- **Allgemein**
- Häufigster freier Lappen der rekonstruktiven Chirurgie von Kopf und Hals
- Gestielt an A. radialis
- Meistens verwendet als fasciokutaner Lappen, kann aber auch begrenzt als osseokutaner oder sogar fascialer Lappen verwendet werden
- Großer Teil des Umfangs des Vorderarms kann als Hautinsel gehoben werden
- Stiellänge bis 20 cm (abhängig von Lappengröße und Position)
- Durchmesser der Arterie ca. 2–3 mm
- Begleitvenen (Vv. comitantes) können benutzt werden oder V. cephalica separat oder nach Zusammenfluss (der Begleitvenen und V. cephalica)

19.2 · Weichteilrekonstruktion

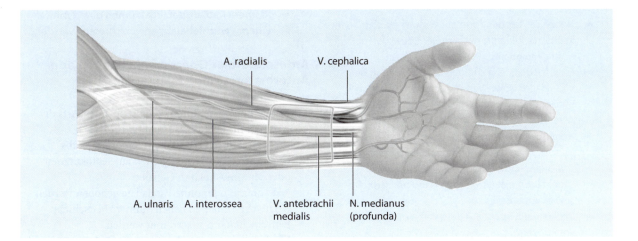

Abb. 19.8 Positionierung des Vorderarmlappens. (Aus Wolff u. Hölzle 2005)

- **Historisch**
- Zuerst beschrieben durch Yang et al. 1978
- Im Kopf- und Halsbereich vor allem durch Soutar et al. (1983) verwendet

- **Patientenvorbereitung**
- Allen-Prüfung:
  - Gleichzeitige Kompression von A. radialis und A. ulnaris
- Nach Druckentfernung auf A. ulnaris muss innerhalb von ca. 7 Sekunden Hand durchblutet sein (= negative Allen-Prüfung)
- Kompensatorische Durchblutung via Arcus palmaris superficialis und profundus. Wenn Allen negativ ist, ist Angiographie nicht nötig
- Armseitenlage mit oder ohne Tourniquet
- Anzeichnen:
  - A. radialis und Verlauf bis Fossa cubitalis
  - V. cephalica
  - Hautinsellappen (Überlappung mit V. cephalica, wenn gewünscht), aber so zentral wie möglich über A. radialis (○ Abb. 19.8)

Anatomische Dissektion
- Hautschnitt an ulnarer Seite der Hautlappens, durch Faszie über M. flexor carpi ulnaris oder M. palmaris longus
- Präparation subfascial nach radial
- Belassen einer dünnen Faszienschicht über Sehnen (meistens zuerst M. plamaris longus, M. flexor carpi radialis bis zum intermuskulären Septum zwischen M. flexor carpi radialis und M. brachioradialis)
- Scharfe Durchtrennung des letztgenannten Septums für Zugang zum Gefäßstiel

- Jetzt kaudale und radiale Inzision des Hautlappens
- Radiale Inzision lateral der V. cephalica
- Dissektion tief und lateral der V. cephalica mit kranialer Ausbreitung und Auspräparierung der V. cephalica
- Freilegung der Vene und Ligatur am kaudalen Ende
- Von radialer Seite folgt Präparation der subfascialen Schicht, außer für die Präparation über N. radialis mit seinen 2 oder 3 Ästen
- Dann sofort wieder subfascial, über M. brachioradialis
- Kaudale Dissektion der Hautinsel bis Septum intermusculare, dann bis A. und V. radialis mit Ligatur (zwischen M. flexor carpi radialis und M. brachioradialis)
- N. cutaneus antebrachii lateralis muss hier durchtrennt werden
  Cave: N. cutaneus antebrachii lateralis darf nicht mit Ästen des N. radialis verwechselt werden
- Kraniale Hautinseldissektion mit Identifikation des N. cutaneus antebrachii medialis
- Freilegung des Septums zwischen M. brachioradialis und M. flexor carpi ulnaris
- Anschließend Dissektion von radialer Seite mit Retraktion des M. brachioradialis
  - Gefäßstiel liegt unter dem Muskel
- Ligatur der kaudalen Anteile der A. und V. radialis
- Ligatur der vielen kleineren Gefäße zur tiefen und lateralen Muskulatur

> — Heben des Lappens und des Gefäßstiels von kaudal nach kranial mit weiterer Retraktion des M. brachioradialis
> — Eröffnen der Fossa cubitalis und Freilegung der V. cephalica (sowie Verbindung zwischen V. cephalica und Vv. comitantes der A. radialis) und der A. radialis
> — Herausdissektieren aller Gefäße mit Durchtrennung des N. cutaneus antebrachii medialis
> — Tourniquet-Entfernung
> — Durchblutungskontrolle von Hand und Lappen sowie Lappenstiel
> — Deckung mit Spalthaut oder Vollhaut, meistens vom Oberarm
> — Volare Schiene für 6–10 Tage

- **Einsatz**
- Geeignet für:
  - Mundboden
  - Zunge
  - weicher Gaumen
  - Wange
  - Gebiete, bei denen mobiles Gewebe wichtig ist
  - Gaumendefekte, bei denen Knochenunterstützung nicht wichtig ist
  - Lippen oder Lippenteilrekonstruktion, wobei Sehne des M. palmaris longus für Lippenunterstützung verwendet werden kann
- Knochenstück bis ca. 7 cm kann aus Radius entfernt werden
  Cave: wegen Frakturgefahr maximal 30–40 % des Durchmessers
- Knochenentfernung nur von ulnarer Seite
- Zur Verstärkung des Radius kann Titanplatte verwendet werden
- Mit Knochen als Ersatz für Spangenresektionen der Maxilla oder Mandibula oder als infraorbitale Randrekonstruktion
- Lappen kann auch prälaminiert werden
- Innervation des Lappens kann durch Anastomose gesichert werden, z. B. des N. lingualis an N. cutaneus antebrachii medialis (nicht mehr häufig gemacht)

- **❗ Cave**
  > — **Wundheilungsstörung, wenn zu wenig Gewebe über Sehen belassen wird**
  > — **Sehnen sollten vor Hauttransplantation mit Muskel oder Faszie bedeckt werden**
  > — **Sensibilitätsstörungen durch Verletzungen des N. radialis können vorkommen, sind aber meistens vermeidbar**

> — **Kleinere Radialisdefekte können direkt mit einem Verschiebelappen verschlossen werden**

Anterolateraler Oberschenkellappen oder Anterolateral Thigh Flap (ALT)

- **Allgemein**
- Basiert auf Perforatoren des absteigenden Asts der A. circumflexa femoris lateralis
- Innerviert durch N. cutaneus femoris lateralis
- Ist ein Perforatorlappen gestielt auf septokutanen oder septomuskulären Gefäßen
  - kann mit oder ohne Fascia lata gehoben werden
- Asiatische Patienten haben dünnere Fettschicht
- Fettschicht kann ausgedünnt werden
- Muskelkomponenten können mitgehoben werden (M. vastus lateralis)

- **Historisch**
- Beschrieben durch Baek (1983)
- Häufigster Perforatorlappen

- **Patientenvorbereitung**
- Einzeichnen einer Linie von Spina iliaca anterior superior bis Lateralseite der Patella
- Linie entspricht dem Septum zwischen M. rectus femoris und M. vastus lateralis (lateral)
- Ca. 2 cm lateral und kranial vom Mittelpunkt dieser Linie sind die meisten Perforatoren vorhanden
- Doppler-Markierung der Perforatoren und Hautlappen
- Lappengröße maximal ca. 8 cm breit und ca. 11 cm lang (von kaudal nach kranial), zentriert um Perforatoren
- Mit mehreren Perforatoren können größere oder geteilte Lappen gehoben werden

> **Anatomische Dissektion**
> — Medialer Hautschnitt (lateralen Zugang auch möglich)
> — Fettdurchtrennung
> — Durchtrennung der Fascia lata
> — Reflektion nach lateral
> — Identifikation der septokutanen oder septomuskulären Perforatoren (60 % septomuskulär, 40 % septokutan)
> — Septomuskuläre Perforatoren verlaufen durch M. vastus lateralis
> — Verfolgen der größten Perforatoren mit Ligatur der distalen Äste in der Tiefe, zwischen M. vastus lateralis und M. rectus femoris bis zum absteigenden Ast der A. circumflexa femoris lateralis
> — Einsetzen von Gelpie-Retraktor, kann Dissektion vereinfachen

19.2 · Weichteilrekonstruktion

- Motorische Innervation des M. vastus lateralis sollte erhalten bleiben
- Lateralen Hautschnitt durchführen
- Dissektion in die Tiefe entlang des Perforator
- Absetzen der kaudalen Äste der A. circumflexa femoris lateralis
- Verfolgen des sich progredient vergrößernden Gefäßstiels
- Absetzen des Lappens durch Ligatur der A. circumflexa femoris lateralis (vor Anschluss an A. femoralis profunda)
- Hämostase
- Direkter Verschluss
- Alternativ:
  - Zugang von lateral oder oberhalb der Fascia lata
  - Lappen kann dann als ein dünner Lappen gehoben werden
  - Areal von Fascia lata um Perforatoren muss erhalten bleiben

- **Einsatz**
- Für fast alle Weichteildefekte, bei denen begrenzt Muskel gebraucht wird
- Vor allem für Pharynx und totale Zungenrekonstruktionen
- Für größere Weichteildefekte, wie Wangendefekte
- Separate Fixation von Fascia lata möglich

> ❗ **Cave**
> - **Morbidität gering, außer möglicher Hypästhesie der anterolateralen Seite des Oberschenkels**
> - **Atrophie nur gering**
> - **Haut meistens nicht mobil/dünn genug für Rekonstruktion einer Teilresektion der Zunge und des Mundbodens**
> - **Lappen (Gewebeschicht) dünner bei asiatischen Patienten**
> - **Vor Einsatz muss Oberschenkel auf Hautdicke und mögliche Fettdicke untersucht werden**

M. rectus abdominis

- **Allgemein**
- Kann als Muskel alleine oder als myokutaner oder Perforatorlappen (meistens im Periumbilikalgebiet) gehoben werden
- Gefäßstiel
  - A. und V. epigastrica inferior mit einem Durchmesser von 3–4 mm

- **Historisch**
- Klinische Anwendung nach Drever als epigastrischer Lappen (Drever 1977)

- **Patientenvorbereitung**
- Perforatoren im Periumbikalgebiet können vorher mit Doppler identifiziert werden
- Einzeichnen:
  - der A. epigastrica inferior
  - der A. femoralis
  - der Spina iliaca anterior superior
  - der untere Rippengrenze
  - der Linea alba
  - der Linea semilunaris (ungefähr zwischen Tuberculum pubicum links und rechts bis Spina iliaca anterior superior)
  - des Lappens mit Stiel in Richtung Mitte des Lig. inguinale

Anatomische Dissektion
- M. rectus abdominis ist ein langer, schmaler Muskel paramedian
- Durchblutung von inferior durch A. epigastrica inferior
- Hautinsel einzeichnen, am besten im Periumbilikalgebiet (mehr Perforatoren in diesem Gebiet)
- Lappen darf nicht unterhalb der Linea arcuata gehoben werden (etwa auf Ebene der Spinae ischiadicae anteriores superiores)
- Hautinzision superior und inferior bis zum M. rectus abdominis, durch Rektusscheide mit Freilegung der Linea semilunaris (lateral) bis Linea alba (zentral), um so M. rectus abdominis zu identifizieren
- Alle Perforatoren, die lateral vom M. rectus vorhanden sind, können durchtrennt werden
- Durch weitere Dissektion nach medial können einige muskulokutane Perforatoren identifiziert werden
- Danach folgt eine querverlaufende Inzisionen durch die Rectusscheide mit den Perforatoren in der Mitte
- Befestigung der Haut an der Rectusscheide mit Nähten
- Dissektion von superior nach inferior unter M. rectus. Vasa epigastrica inferior sind an der posterioren Seite des M. rectus sichtbar und palpabel. Einfach zu identifizieren
- Inferiorer Schnitt durch M. rectus abdominis unter Schonung der Vasa epigastrica inferior
  - Je nach Situation mehr oder weniger Muskelvolumen

> - Vaskulärer Stiel wird verfolgt bis er den poster-
>   olateralen Teil des M. rectus abdominis verlässt,
>   knapp unter der Linea arcuata bis zur A. iliaca
>   externa
> - Extrafett kann von Peripherie des Hautlappens
>   entfernt werden (ab ca. 1–2 cm von Perforatoren)
> - Alle möglichen peritonealen Perforationen müs-
>   sen dicht repariert werden
> - Rekonstruktion der Rectusscheide mittels Direkt-
>   verschluss oder synthetischem Netzmaterial

- **Einsatz**
- Große Weichteildefekte
  - Mittelgesicht
  - Schädelbasis
  - Wange
  - Hals
  - Zunge
    Rektusmuskel kann am Unterkiefer fixiert werden
    zusammen mit Hautinsel darauf. Wenn nur
    Muskel verwendet wird, kommt es zu starker
    Schrumpfung, und er verändert sich in eine dünne
    vernarbte Schicht
- Gesichtskonturlappen
- Gesichtsreanimation durch Anastomose an eine oder
  mehrere der Thorakalnerven (T7–T12)
- Verwendung mit freiem Knochentransplantat Bianchi
  2006)

🛈 Cave
- **Ileus kann entstehen**
- **Nichtinnervierter Muskellappen schrumpft**
  stark
- **Hernienentwicklung kann vorkommen**

M. latissimus dorsi
- **Allgemein**
- Relativ einfacher Weichteillappen, verwendet als:
  - Muskellappen (bis 20×40 cm)
  - myokutaner Lappen
- Gleichzeitige Operation in 2 Teams schwierig
- Zwei Haut- oder Muskellappen können auf einem
  gemeinsamen Stiel gehoben werden (auf anterioren
  oder horizontalen Ästen)
- Patient muss mindestens leicht auf die Seite gedreht
  werden, mit Arm in Abduktion
- Kann als freier oder gestielter Lappen verwendet
  werden
- Proximal positionierte Lappen sind erfolgreicher
  wegen zuverlässiger Perforatoren (Zonen I und II)
- Kombination mit Lappen gestielt möglich auf:

  - A. subscapularis
  - M.-serratus-anterior-Lappen oder
  - Scapulaspitzenlappen via angulärer Ast der A. tho-
    racodorsalis

- **Historisch**
- Zuerst als gestielter Lappen entwickelt
- Später benutzt als freier Lappen im Gesichtsbereich
  (Quillen)

- **Patientenvorbereitung**
- Arm am besten in 90° Abduktion
- Hautmarkierung:
  - von Axillamitte bis zur Mitte zwischen Spina ilica
    anterior superior und posterior superior entspricht
    anteriorer Rand: M. latissimus dorsi
  - Eintrittspunkt der A. thoracodorsalis: ist ca.
    8–10 cm unterhalb der Axillamitte
- Orientieren und markieren der Hautinsel über dem
  anterioren Anteil des M. latissimus dorsi
- A. thoracodorsalis teilt sich dann auf in anteriore und
  horizontaler Äste
- M. latissimus dorsi kann von kranial nach kaudal in
  3 Zonen unterteilt werden
- Zone I und II hat zuverlässigste Durchblutung

> **Anatomische Dissektion**
> - Anteriorer Hautschnitt entlang Hautmarkierung
>   (Axillamitte bis zur Mitte zwischen Spina ilica
>   anterior superior und posterior superior)
> - Identifikation des Vorderrandes des M. latissimus
>   dorsi im kaudalen Bereich und stumpfe Dissektion
>   unter den Muskel nach kranial
> - Verfolgen des Muskelrands kranial bis A. thoraco-
>   dorsalis sichtbar wird
> - Querschnitt durch M. latissimus dorsi im unteren
>   Bereich mit Ligatur der terminalen Äste der A. tho-
>   racodorsalis, danach posterolaterale und superio-
>   re Hautschnitte und Muskeldurchtrennung
> - Vernähung des Muskels an der Haut zum Schutz
>   der muskulokutanen Perforatoren
> - Mobilisieren des Lappens und des Gefäßstiels
>   nach kranial bis Anschluss an die A. subscapularis
>   oder weiter an A. axillaris
> - Fast immer ist direkter Wundverschluss möglich
> - Seromvermeidung durch gute Tiefnähte und
>   frühe Entfernung der Vakuumdrainage

- **Einsatz**
- Mehre Verwendungen möglich, bei denen ein dünner
  größerer Lappen benötig wird

19.3 · Intraoraler Weichteillappen

- Ideal für Schädeldeckung
- Schädelbasisdeckung
- Muskellappen schrumpft stark
- Mit Haut kann es ein voluminöser Lappen sein
- Ideal für Deckung größerer Oberflächen nur als Muskellappen mit Hauttransplantat (Spalt- oder Volhaut) darauf
- Kann als gestielter Lappen verwendet werden, wenn Tunnel nach kranial präpariert wird

> **⊗ Cave**
> Kann negativen Einfluss auf Schulterbewegung haben.

19.3 Intraoraler Weichteillappen

19.3.1 Mucosaler oder musculomucosaler Lappen

Zunge
- Zentral anterior oder posterior gestielt
  - meistens für Gaumendefekte
  - Zungenlappen muss in gut durchblutetes chirurgisches Bett eingenäht werden
  - nach ca. 3 Wochen kann der Stiel getrennt und Restzunge kann wieder eingenäht werden
- Lateral
  - meistens verwendet für Alveolarkamm und Mundbodendefekte
  - gestielt auf A. lingualis
- Anterior
  - für Aufbau des Lippenrots

Buccale oder vestibuläre Mucosa
- Kann für verschiedene regionale Defekte verwendet werden
- Meistens als Verschiebelappen von zentral, z. B. V-Y-Verschiebelappen
- Als Rotationslappen (Fingerlappen)

> **⊗ Cave**
> Basis darf nicht schmaler als ein Drittel der Länge sein, außer wenn gestielt auf A. lingualis.

Facial Artery Musculo-Mucosal Lappen (FAMM)
- **Allgemein**
- Kann fast als intraoraler nasolabialer Lappen angesehen werden
- Am besten eingesetzt für Patienten mit wenigen posterioren Zähnen
- Je mobiler das Gewebe, desto besser

- **Historisch**
- Pribaz et al. 1992

- **Patientenvorbereitung**
- Rückenlage
- Markieren der A. facialis und des nasolabialen Asts mittels Doppler von intra- und extraoral
- Markieren des Lappens (kann bis 8×2 cm groß sein)
- Lappen meistens inferior gestielt, kann aber auch superior gestielt sein

> **Anatomische Dissektion (Dupoirieux 1999)**
> - Schleimhautschnitt zuerst im posterioren und superioren Bereich mit Blutstillung
> - Schleimhautinzision anterior mit Identifikation der A. labialis (Ast der A. facialis), sowie der A. und V. facialis
> - V. facialis ist im inferioren Bereich posterior der A. facialis
> - Tunnelieren lateral der A. facialis und Schützen der V. facialis
> - N. marginalis mandibularis ist oberflächlich der A. und V. facialis und muss geschont werden
> - Wenn möglich, Erhalt einer kleinen Mucosaverbindung oder Muskelgewebe mit Gefäßstiel
> - Rotieren des Lappens bis in das gewünschte Gebiet
> - Wenn nötig, kann Stiel im ca. 3 Wochen durchtrennt werden

- **Einsatz**
- Lippenrot
- Zunge
- Gaumen
- Mundboden
- Vestibulum
- Schleimhautdefekte am Alveolarkamm

> **⊗ Cave**
> Rekonstruktionen im Mundboden und Zungenbereich im voll bezahnten Patienten können schwierig sein, weil Zähne im Weg des Gefäßstiels sein können.

19.3.2 Fett

Bichat

- **Allgemein (Chien et al. 2005; De Rui et al. 2006; Dean et al. 2001)**
- Oft für Verschluss von oroantralen Defekten verwendet
- Alle anderen Defekte im Bereich des harten und weichen Gaumens, sowie der Arcus palatoglossus und buccale Mucosa können so gedeckt werden

❗ Cave
Schrumpfung findet immer statt.

19.4 Hautlappen

Beim Hautlappen müssen die gesichtsästhetischen Einheiten immer berücksichtigt werden (Gaboriau u. Murakami 2001; Honrado u. Murakami 2005; Kunert 1991; Pletcher u. Kim 2005):
- Ästhetische Gesichtsunterteilung
  - entspannte Gesichtsfalten
  - Prinzipien von Z-Plastik (Hove u. Williams 2001; Hudson 2000)
- Verschiebelappen
  - geradlinige Bewegung
  - Burrow-Dreieck oder V-Y-Verschiebelappen
  - Gleitlappen mit Durchblutung des subkutanen Gewebes
- Gestielte Lappen
  - Transpositionslappen
  - Rotationslappen
  - Bi-lobed-Lappen
  - Rhomboidlappen
  - Rolllappen

19.5 Aspekte der Mikrochirurgie

Mikrochirurgie ist inzwischen eine gut etablierte Behandlungstechnik.

- **Apparatur**
- Lupenbrille mit 2,5facher-Vergrößerung
- Operationsmikroskop
- Mikrochirurgische Instrumente
  - Nadelhalter
  - Mikropinzette
  - Schere (gebogen und gerade)
- Mikrovaskuläre Klemme
- Nahtmaterial 8.0 bis 10.0

19.5.1 Präoperative Planung

- **Allgemeine Gesundheit**
- Präoperative Beurteilung wichtig, da Operationen oft lang
- Alter
  - keine Kontraindikation
- Blutgerinnung:
  - Aspirin 100 mg täglich keine Kontraindikation
  - alle anderen Blutgerinnungsparameter müssen im Normalbereich sein

- **Lappenwahl**
- Lappen-Donor-Gebiet muss ausgewählt werden nach:
  - Weichteilkomponenten (Haut, Fett und Muskelkomponenten)
  - Mobilität
  - Knochenkomponenten
    - Knochenvolumen
    - Qualität
    - Positionierung
- Rekonstruktionsplanung muss patientenspezifisch sein, weil jeder Patient eine andere Gewebezusammenstellung hat (mehr oder weniger Fett oder Muskel, Gewebemobilität etc.)
- Gefäßstiel muss ausreichend sein für vorhandende Anschlussgefäße
  - Falls nicht, muss Veneninterponat oder Mobilisierung anderer Gefäße wie A. und V. transversa colli, V. cephalica geplant werden
- Gewebedurchblutung muss gewährleistet werden mittels:
  - klinischer Untersuchung
  - Doppler oder
  - Angiographie
- Wenn möglich, Wahl der nichtdominanten Seite für den Fall funktioneller Einschränkungen
- Lappenseite präoperativ markieren, um Gefäßverletzung durch Kanülen für Blutentnahme zu verhindern
- Genaue präoperative Abklärung notwendig im Donor- und im Empfängergebiet wegen:
  - postoperativem Funktionalitätsverlust
  - ästhetischer Einschränkungen

19.5.2 Intraoperativ

- **Narkose**
- Vorgespräch mit dem Narkoseteam wichtig
- Besprechen
  - Risiko
  - Lagerung
  - Leitungen

19.5 · Aspekte der Mikrochirurgie

- Intubation
- Gerinnung
- Blutdruck
- Blutverlust
- OP-Zeit
- kritische intraoperativen Schritte
- Tracheotomie oft notwendig. Am einfachsten, wenn Durchführung direkt nach Intubation
- bei oralen Tumoren ist Einlage der Magensonde am einfachsten nach Intubation
- Während Resektion sollte Blutdruck so tief wie möglich sein:
  - Mitteldruck von ca. 60 mmHg
- Bei Anastomosenanfang sollte Blutdruck gesteigert werden:
  - Mitteldruck von ca. 80–85 mmHg

Intraoperative Maßnahmen
- Vorbereitung Anschlussgefäße:
  - Bestätigung :
    - gute arterielle Durchblutung
    - anastomosierbares Kaliber
    - Gefäßqualität
  - In den meisten Fällen wird als Arterie verwendet:
    - A. thyroidea superior oder
    - A. facialis
  - A. und V. temporalis superficialis können vor allem für maxilläre Tumoren verwendet werden
  - Beim bestrahlten oder voroperierten Patienten ist die A. transversa colli im posterioren Halsdreieck zur Verfügung (meistens außerhalb Bestrahlungsgebiet)
  - Anschlussvene meistens:
    - V. facialis
    - V. jugularis anterior
    - V. jugularis externa
    - andere
- Anastomose der Arterie meistens End-zu-End, obwohl End-zu-Seit zur A. carotis externa (2–3 cm kranial der Bifurkation) möglich
  Loch muss mittels Mikromesser, Mikropunch oder Mikroschere gemacht werden
- Venenanastomose: End-zu-Seit oder End-zu-End
- Venengraft möglich vom:
  - V.-jugularis-System
  - Arm (V. cephalica) oder
  - Unterschenkel (V. saphena magna)
- Gefäßvorbereitung:
  - Entfernen der Adventitia bis Tunica media für ca. 2–3 mm vom Gefäßende

- Sehr vorsichtige Dilatation der Gefäße und Spülung mit Heparin oder Ringer-Lösung
- Bei Gefäßspasmus kann Lidocain oder Papaverin verwendet werden, wobei Papaverin möglicherweise erfolgreicher ist (Evans et al. 1997)
- Anastomose der Arterie meistens zuerst – Vorteil der sofortigen Beurteilung der venösen Rückströmung
  - Arterielle Anastomose zuerst nur, wenn Vene für venöse Anastomose gut zugänglich ist
- Anastomose kann durchgeführt werden durch:
  - individuelle Nähte
  - fortlaufende Nähte
    Cave: Äußerst genaue Nahttechnik ist zwingend notwendig
- Für bessere Anpassung bei großen Kaliberunterschieden:
  - End-zu-Seit-Anastomose oder
  - kleinere Gefäße schräg anschneiden
- »Coupler«-Benützung vor allem für Vene
- Nach Anastomose: Kontrolle der:
  - peripheren Durchblutung des Lappens
    - am Randbereich des Lappens muss hellrotes Blut sichtbar sein
    - venöser Stau – durch dunkelrotes Blut gekennzeichnet
  - venösen Füllung beidseits der Anastomose
- Verschluss der Wunde und Einnähen des Lappens: es kann Druck auf die anastomosierten Gefäße entstehen und zum venösen und eventuell zum arteriellen Verschluss führen
- Blutdruck: Mitteldruck von mindestens 80 mmHg, am besten mittels Flüssigkeitsergänzung einstellen

❗ Cave
- Achtung, dass Gefäßstiel bei der Positionierung der Anastomose nicht gedreht ist
- Vakuumdrainage muss so positioniert werden, dass kein Druck auf dem Gefäßstiel ist
- Traumatisierte Gefäßen neigen zur Thrombosierung

Postoperative Maßnahmen
- zur Vereinfachung der Lappenkontrolle:
  - Markieren der Gefäßstielposition unter der Haut oder Perforator auf dem Hautlappen
- Beobachtung der Lappendurchblutung am besten durch Kombination von Kontrolltechniken
- Lappenkontrolle muss die ersten 24 Stunden stündlich durchgeführt werden:

- Doppler (invasiv oder oberflächlich)
- Farbe
- Temperatur

- Kapillare Füllung; Farbe:
  - blasser Lappen mit keiner oder sehr langsamer Füllung der Kapillaren: arterielle Insuffizienz
  - rosa oder bläulicher Lappen mit schneller Kapillarfüllung: venöse Insuffizienz
- Kopfposition gerade und in geringer Extension
- Tracheotomiekanüle muss angenäht werden Cave: Bändchen um den Hals gebunden kann zur Kompression des Gefäßstiels führen
- Untergrenze:
  - Hämatokrit ist 28 %
  - Transfusionsgrenze um 25 %
- Mitteldruck ca. 80 mmHg für mindestens 24 Stunden
- Mobilisierung kann rasch stattfinden, aber mit gerader Kopfhaltung
- Hals muss regelmäßig auf Schwellungen (Hämatom) untersucht werden, die zur Gefäßkompression führen können
- Revision des Lappens meistens erfolgreich, wenn früh genug durchgeführt
- Sobald Hämostase gesichert ist (meistens ab 6 Stunden postoperativ) kann verwendet werden:
  - Heparin i.v. oder
  - Heparin mit niedrigem Molekulargewicht

❶ Cave
- **Größtes Risiko für Komplikationen des Gefäßstiels innerhalb der ersten Stunden nach Anastomose**
- **Rasche Revision kann zu höheren Erfolgsraten führen**
- **Bei Revision des Lappens wegen venösem Stau kann Durchspülen mit Urokinase (bis 50.000 IE) oder Streptokinase erfolgreich sein**
- **Kann auch minimal-invasiv durchgeführt werden (Anavekar et al. 2011; D'Arpa et al. 2005; Serletti 1998)**

Literatur

Anavekar NS, Lim E, Johnston A et al. (2011) Minimally invasive late free flap salvage: indications, efficacy and implications for reconstructive microsurgeons. Journal of Plastic, Reconstructive & Aesthetic Surgery: JPRAS 64:1517–20

Ariyan S (1979) The pectoralis major myocutaneous flap. A versatile flap for reconstruction in the head and neck. Plastic & Reconstructive Surgery 63:73–81

D'Arpa S, Cordova A, Moschella F (2005) Pharmacological thrombolysis: one more weapon for free-flap salvage. Microsurgery 25:477–80

Bianchi B, Bertolini F, Ferrari S et al. (2006) Maxillary reconstruction using rectus abdominis free flap and bone grafts. British Journal of Oral & Maxillofacial Surgery 44:526–30

Brown JS: Deep circumflex iliac artery free flap with internal oblique muscle as a new method of immediate reconstruction of maxillectomy defect. Head & Neck 18:412-21, 1996

Carinci F, Farina A, Zanetti U et al. (2005) Alveolar ridge augmentation: a comparative longitudinal study between calvaria and iliac crest bone grafrs. Journal of Oral Implantology 31:39–45

Catone GA, Reimer BL, McNeir D et al. (1992) Tibial autogenous cancellous bone as an alternative donor site in maxillofacial surgery: a preliminary report. Journal of Oral & Maxillofacial Surgery 50:1258–63

Chien C-Y, Hwang C-F, Chuang H-C et al. (2005) Comparison of radial forearm free flap, pedicled buccal fat pad flap and split-thickness skin graft in reconstruction of buccal mucosal defect. Oral Oncology 41:694–7

Christophel JJ, Hilger PA (2011) Osseocartilaginous rib graft rhinoplasty: a stable, predictable technique for major dorsal reconstruction. Archives of Facial Plastic Surgery 13:78–83

Coleman JJ 3rd, Sultan MR (1991) The bipedicled osteocutaneous scapula flap: a new subscapular system free flap. Plastic & Reconstructive Surgery 87:682–92

Dean A, Alamillos F, Garcia-Lopez A et al. (2001) The buccal fat pad flap in oral reconstruction. Head & Neck 23:383–8

De Riu G, Meloni SM, Bozzo C et al. (2006) A double buccal fat pad flap for middle palate defect closure – a new technique for palate closure. International Journal of Oral & Maxillofacial Surgery 35:1057–9

Dimitriou R, Mataliotakis GI, Angoules AG et al. (2011) Complications following autologous bone graft harvesting from the iliac crest and using the RIA: a systematic review. Injury 42 Suppl 2:S3–15

dos Santos LF (1984) The vascular anatomy and dissection of the free scapular flap. Plastic & Reconstructive Surgery 73:599–604

Drever JM (1977) The epigastric island flap. Plastic & Reconstructive Surgery 59:343–6

Dupoirieux L, Plane L, Gard C et al. (1999) Anatomical basis and results of the facial artery musculomucosal flap for oral reconstruction. British Journal of Oral & Maxillofacial Surgery 37:25–8

Evans GR, Gherardini G, Gurlek A et al. (1997) Drug-induced vasodilation in an in vitro and in vivo study: the effects of nicardipine, papaverine, and lidocaine on the rabbit carotid artery. Plastic & Reconstructive Surgery 100:1475–81

Gaboriau HP, Murakami CS (2001) Skin anatomy and flap physiology. Otolaryngologic Clinics of North America 34:555–69

Gilbert A, Teot L (1982) The free scapular flap. Plastic & Reconstructive Surgery 69:601–4

Graham RG, Swan MC, Hudson DA et al. (2003) The fibula free flap: advantages of the muscle sparing technique. British Journal of Plastic Surgery 56:388–94

Hidalgo DA (1989) Fibula free flap: a new method of mandible reconstruction. Plastic & Reconstructive Surgery 84:71–9

Honrado CP, Murakami CS (2005) Wound healing and physiology of skin flaps. Facial Plastic Surgery Clinics of North America 13:203–14

Hove CR, Williams EF 3rd, Rodgers BJ: Z-plasty: a concise review. Facial Plastic Surgery 17:289-94, 2001

Hudson DA (2000) Some thoughts on choosing a Z-plasty: the Z made simple. Plastic & Reconstructive Surgery 106:665–71

Literatur

Iturriaga MTM, Ruiz CC (2004) Maxillary sinus reconstruction with calvarium bone grafts and endosseous implants. Journal of Oral & Maxillofacial Surgery 62:344–7

Kunert P (1991) Structure and construction: the system of skin flaps. Annals of Plastic Surgery 27:509–16; discussion 517–8

Kushner GM (2005) Tibia bone graft harvest technique. Atlas of the Oral & Maxillofacial Surgery Clinics of North America 13:119–26

Lezcano FJB, Cagigal BP, Cantera JMG et al. (2007) Technical note: medial approach for proximal tibia bone graft using a manual trephine. Oral Surgery Oral Medicine Oral Pathology Oral Radiology & Endodontics 104:e11–7

Mazock JB, Schow SR, Triplett RG (2004) Proximal tibia bone harvest: review of technique, complications, and use in maxillofacial surgery. International Journal of Oral & Maxillofacial Implants 19:586–93

Momoh AO, Yu P, Skoracki RJ et al. (2011) A prospective cohort study of fibula free flap donor-site morbidity in 157 consecutive patients. Plastic & Reconstructive Surgery 128:714–20

Munro IR, Guyuron B (1981) Split-rib cranioplasty. Annals of Plastic Surgery 7:341–6

Nakayama B, Matsuura H, Hasegawa Y, et al. (1994) New reconstruction for total maxillectomy defect with a fibula osteocutaneous free flap. British Journal of Plastic Surgery 47:247–9

Pletcher SD, Kim DW (2005) Current concepts in cheek reconstruction. Facial Plastic Surgery Clinics of North America 13:267–81

Pribaz J, Stephens W, Crespo L et al. (1992) A new intraoral flap: facial artery musculomucosal (FAMM) flap. Plastic & Reconstructive Surgery 90:421–9

Quillen CG (1979) Latissimus dorsi myocutaneous flaps in head and neck reconstruction. Plastic & Reconstructive Surgery 63:664–70

Rose EH (1981) One-stage arterialized nasolabial island flap for floor of mouth reconstruction. Annals of Plastic Surgery 6:71–5

Schusterman MA, Reece GP, Miller MJ (1993) Osseous free flaps for orbit and midface reconstruction. American Journal of Surgery 166:341–5

Serletti JM, Moran SL, Orlando GS et al. (1998) Urokinase protocol for free-flap salvage following prolonged venous thrombosis. Plastic & Reconstructive Surgery 102:1947–53

Sittitavornwong S, Gutta R (2010) Bone graft harvesting from regional sites. Oral & Maxillofacial Surgery Clinics of North America 22:317-30, v–vi

Soutar DS, Scheker LR, Tanner NS et al. (1983) The radial forearm flap: a versatile method for intra-oral reconstruction. British Journal of Plastic Surgery 36:1–8

Taylor GI (1982) Reconstruction of the mandible with free composite iliac bone grafts. Annals of Plastic Surgery 9:361–76

Urken MC, ML. Sullivan, MJ. Biller HF (1995) Atlas of regional and free flaps for head and neck reconstruction. New York, Raven Press, pp 361

Valentini V, Gennaro P, Torroni A et al. (2009) Scapula free flap for complex maxillofacial reconstruction. Journal of Craniofacial Surgery 20:1125–31

Velchuru VR, Satish SG, Petri GJ, et al. (2006) Hernia through an iliac crest bone graft site: report of a case and review of the literature. Bulletin of the Hospital for Joint Diseases 63:166–8

Wolff K-D, F Hölzle (2005) Raising of Microvascular flaps. A systematic approach. Springer, Berlin Heidelberg New York

Zijderveld SA, ten Bruggenkate CM, van Den Bergh JPA et al. (2004) Fractures of the iliac crest after split-thickness bone grafting for preprosthetic surgery: report of 3 cases and review of the literature. Journal of Oral & Maxillofacial Surgery 62:781–6

Nervläsionen und Therapie-möglichkeiten

K. W. Grätz, A. Kruse Gujer

20.1 N. alveolaris inferior und N. lingualis – 302

20.2 Klassifikation der Nervverletzungen – 302

20.3 Trigeminusneuralgie – 303

20.4 Facialisparese – 304
20.4.1 Periphere Facialisparese – 304
20.4.2 Idiopathische Facialisparese (Bell-Parese) – 304

20.5 Klassifikation der Nervrekonstruktion bei Verletzung des N. facialis – 304

Literatur – 305

20.1 N. alveolaris inferior und N. lingualis

- **Verletzungsgefahren**
- Unterkieferfrakturen
- Leitungsanästhesie
- Kontinuitätsunterbrechung durch Abgleiten eines Bohrers
- Entfernung Weisheitszähne
- Implantologie
- Sagittale Unterkieferspaltung
- Resektion von Neoplasien
- Exstirpation Gl. submandibularis
- Gangschlitzungen

- **Inzidenz**
- ■ **N. alveolaris (■ Tab. 20.1)**

- ■ **N. lingualis (■ Tab. 20.2)**

- **Allgemein**
- ■ **Nervheilung**

Epineurium	außen
Perineurium	↓
Endoneurium	innen

- ■ **Nervaufbau**

Degeneration
- Segmentale Demyeliniserung
- Myelinscheide wird in einem Segment aufgelöst
- Waller-Degeneration
  - Auflösung der Myelinscheide und des Axons

Regeneration
- Wachstumsgeschwindigkeit aussprossender Axone beträgt ca. 1 mm/Tag

20.2 Klassifikation der Nervverletzungen

- ■ **Nach Sunderland: Einteilung nach mechanischer Nervläsion**
- Sunderland Grad 1:
  - demyelinisierte axonkavitätenartige Situation mit intakten Axonen
  - Dauer: Stunden bis Wochen
- Sunderland Grad 2:
  - Demyelinisierung und Axondegeneration, Kavitäten mit intakter Basalmembran

- Dauer: Wochen bis Monate
- Sunderland Grad 3:
  - Läsion von Axon, Myelin, Basalmembran und Endoneurium mit konsekutiver Vernarbung
- Sunderland Grad 4:
  - Verletzung der Nevenfaszikel einschließlich der Perinuerien
  - komplette interne Fibrosierung des gesamten Nevenquerschnittes bei intaktem externen Epineurium
- Sunderland Grad 5:
  - komplette Kontinuitätsunterbrechung

- ■ **Einteilung nach Seddon**
- Neurapraxie (entspricht Sunderland 1)
  - keine Strukturunterbrechung der Nerven
  - vollständig reversibel wenige Tage bis Wochen
- Axonotmesis (entspricht Sunderland 2)
  - Axone:
    - selektiv Kontinuitätsunterbrechung
    - Regeneration möglich, wenn keine endoneurinale Fibrosierung oder degenerative Veränderung des Endorgans
- Neurotmesis (entspricht Sunderland 5)
  - komplette Kontinuitätsunterbrechung

> - **Grad 1 und 2: evtl. Neurolyse durchführen**
> - **Grad 3: Wiederherstellung der Nervenfunktion auf natürliche Weise nicht möglich**

❗ Cave
- **Keine Schaffung neuer Narben**
- **Keine Gefährdung der Blutversorgung des Nerven durch große Epineurektomie**

- **Nahttechnik**
- Epineural
  - Epineurium wird vernäht
  - Cave: Gefahr der endoneuralen Narbenbildung durch epineurales Bindegewebe zwischen den Nervenenden
- Perineural
  - einzelne Faszikel werden getrennt vernäht
  - Cave: technisch schwierig bei sehr kleinen Nerven
- Spannungsfreie Nervadaptation
  - falls nicht möglich: Nervinterponat (meist N. suralis oder N. auricularis magnus)
- Therapieerfolge
  - 54,9–90,5 % (Bagheri et al. 2010)

- **Therapie**

In Anlehnung nach den Leitlinie der DGZMK:
- Intraneurale Injektion

◘ Tab. 20.1 Häufigkeit der Sensibilitätsstörung des N. alveolaris inferior in Zusammenhang mit Weisheitszahnentfernung

Autor	Jahr	Anzahl Patienten	Direkte Sensibilitätsstörung (%)	Permanente Sensibilitätsstörung (%)
Jerjes	2006	1.087	4,1	0,7
Gülicher	2001	1.106	3,6	0,37
Valmasseda-Castellon	2001	946	1,3	0,42

◘ Tab. 20.2 Häufigkeit der Sensibilitätsstörung des N. lingualis in Zusammenhang mit Weisheitszahnentfernung

Autor	Jahr	Anzahl Patienten	Direkte (%)	Permanente (%)
Jerjes	2006	1.087	6,5	1
Gülicher	2001	1.106	2,1	0,37
Batainach	2001	741	2,6	–

- — für 3-4 Tage antiödematöse Therapie (Prednison 20 mg, 10 mg, 5 mg/d)
- Durchtrennung des Nerven
  - — direkte Rekonstruktion
- Erstbehandler hat Durchtrennung nicht beobachtet:
  - — zunächst Abwarten
  - — anschließend antiödematöse Therapie
  - — 4-wöchige Kontrolle
  - — wenn nach 3 Monaten keine Verbesserung:operative Therapie
    - – Freilegung des Nerven, z. B. aus Nervkanal
    - – direkte Anastomose oder
    - – via Graft

20.3 Trigeminusneuralgie

- **Definition**

Einseitige einschießende Schmerzattacken von Sekunden im Ausbreitungsgebiet des N. trigeminus

- **Ätiologie**
- Janetta-Konzept
  - — N. trigeminus wird an Nerveneintritt am Hirnstamm durch Gefäßschlinge (A. cerebelli inferior anterior) komprimiert, führt zum langsamen Abbau der Myelinscheide
- Herpes zoster
- Demyelinisierung bei Multiper Sklerose
- Idiopathisch
- Ast V2 (18 %), V3 (15 %), beide in Kombi (36–40 %), V1 (1–5 %)

- **Diagnostik**

Kriterien der International Headache Society (IHS):
- Paroxysmale Attacken eines frontal oder im Gesicht lokalisierten Schmerz über Sekunden bis 2 Minuten
- Schmerz erfüllt wenigstens 4 der folgenden Charakteristika:
  - — Verteilung gemäß eines oder mehrerer Äste des N. trigeminus
  - — plötzlich einsetzend, intensiv, oberflächlich, einschießend von stechender oder brennender Qualität
  - — hohe Schmerzintensität
  - — Auslösbarkeit in Triggerzonen oder durch bestimmte tägliche Aktivitäten wie Essen, Sprechen, Waschen des Gesichts oder Zähneputzen
  - — vollständige Beschwerdefreiheit zwischen den Schmerzparoxysmen
- Kein neurologisches Defizit
- Stereotypes Attackenmuster
- Ausschluss anderer Ursachen für Gesichtsschmerzen durch die Anamnese, körperliche Untersuchung und falls notwendig geeignete Zusatzuntersuchungen

- **Differentialdiagnosen**
- Atypischer Gesichtsschmerz
- Herpes zoster/Post-Herpes-zoster-Neuralgie
- Migräne, Cluster-Kopfschmerz
- Arteriitis temporalis
- Sinusitis maxillaris
- Glaukom
  - — Tolosa-Hunt-Syndrom (Sinus cavernosus) (= akut unspezifische granulomatöse Entzündung im Be-

20.4.2 Idiopathische Facialisparese (Bell-Parese)

- **Ätiologie**
- Bei 80 % der Patienten mit peripherer Facialisparese ist Ursache unklar
- Kälteexposition, Herpese simplex 1 und 2, Zytomegalie, Diabetes mellitus, Hypertonie, Neuroborreliose
- Theorie: Autoimmunerkrankung gegen peripheres Nervengewebe ausgelöst durch virale Infekte

- **Inzidenz**
- 22–25 auf 100.000 Einwohner/Jahr

- **Prodromalsymptome**
- Schmerzen
- Retroaurikulär/tiefer Gehörgang
- Hypästhesie Wange
- Geschmackstörung
- Hyperakusis

- **Therapie**
  Gemäß AWMF-Leitlinie:
- Steroidtherapie : 10 Tage 2-mal 25 mg Prednisolon (Sullivan et al. 2007) oder für 5 Tage: 60 mg Prednisolon und dann tgl. Reduktion um 10 mg (Engström et al. 2008)
- zusätzliche antivirale Therapie wird nicht empfohlen
- Hornhautschutz (Uhrglasverband, Tränenersatz, Depanthenol-Augensalbe)

20.5 Klassifikation der Nervrekonstruktion bei Verletzung des N. facialis

- ■ ■ **Nach zeitlichem Ablauf**
- Primär
- Früh-sekundär
  - Nervrekonstruktion bis 3 Wochen nach Verletzung
- Spät-sekundär
  - 3 Wochen nach Verletzung

- ■ ■ **Nach operativer Möglichkeit**
- Hypoglossus-Facialis-jump-Anastomose
  - ein Teil des N. hypoglossus wird via Interponat mit N.-facialis-Stamm vernäht
- Facialis-cross-face-Anastomose
  - Facialisast der gesunden Gegenseite wird via Interponat (N. suralis) mit erkrankten Seite vernäht

- **Therapie**
- Steroide (Frühphase) in Kombination mit Dextran (Mikrozirkulation) und Trental (Vasodilatation)

---

reich der Orbitaspitze und Sinus cavernosus, führt zur schmerzhaften Augenmuskellähmung)

- **Therapie**
- Medizinische Langzeitprophylaxe mit Antikonvulsiva Retardform (Carbamazepin/Tegretal), Serumspiegel bestimmen
- Alternativ: Phenytoin
- Kombination mit Muskelrelaxantium (Baclofen)
- Mikrochirurgische vaskuläre Dekompression nach Janetta

> **! Cave**
> **Keine Alkoholinjektion in das Ganglion trigeminale, da:**
> - **Gefahr der Anästhesie dolorosa**
> - **hohe Rezidivrate**

20.4 Facialisparese

- **Einteilung nach Ursache**
- Idiopathisch
- Traumatisch
- Entzündlich
- Neoplastisch

20.4.1 Periphere Facialisparese

- **Klinik**
- Distal (unterhalb Foramen stylomastoideum)
  - Lähmung einzelner Gesichtmuskeln oder Gesichtshälfte
- Mastoidal (Chorda tympani)
  - halbseitige Gesichtslähmung
  - Geschmacksstörung (vordere zwei Drittel Zunge)
  - Sensibilitätsstörung Concha
  - äußerer Gehörgang
  - Störung der Speichelsekretion
- Zwischen tympanal und mastioidal (N. stapedius)
  - zusätzliche Hörstörung durch Ausfall (Stapediusreflex/Hyperakusis)
- Labyrinthär-ganglionär (N. petrosus major)
  - zusätzlich verminderte Sekretion der Tränen-/ Nasendrüsen
- Kleinhirnbrückenwinkel
  - Mitbeteiligung N. vestibulocochlearis
  - Schwerhörigkeit
  - Taubheit

- Bei frischen Läsionen: am besten MRI (nicht kontrastgewichtet T1)
- Am besten schnellst möglich End-zu-End-Nervennaht bei eindeutiger Durchtrennung binnen 30 Tagen
- N. facialis ist ein monofaszikulärer Nerv
  - Readaption durch zirkuläre epineurale Naht (4–6 Einzelknopfnähte)
- Meist nach 4–6 Monaten Gesichtsbewegungen sichtbar
- Nach 12 Monaten Endergebnis erreicht
- 60 % Heilung

Operationen zur Facialisrekonstruktion

- Direkte Facialisnaht (End-zu-End-Anastomose)
  - 6 maximal 12 Monate nach Läsion: beste funktionelle Ergebnisse im Vergleich zu anderen Methoden
- Facialis-Interponat
  - Verfahren der 1. Wahl bei segmentalen Defekten im Facialisfächer
- Hypoglossus-Facialis-jump-Anastomose bei
  - proximalen infratemporalen oder intrakraniellen Läsionen
  - Fehlen des proximalen N. facialis
  - Rekonstruktion ab 6 Monate nach Läsion
- Facialis-cross-face-Anastomose
  - bei Segmentausfällen
- Kombinierter Nervenwiederaufbau
  - bei ausgeprägten segmentalen Defekten:
    - Kombination Facialis-Interponat zur Rekonstruktion des obere Gesichtes
    - Hypoglossus-Facialis-jump-Anastomose
- Oberlid-Implantat
  - gut zur Wiederherstellung Augenschluss
- Temporalis-Muskelplastik
  - Muskelplastik zur Reanimation der Mundwinkel in Kombination mit Nervplastik möglich
- Mikrovaskuläres Muskeltransplantat
  - wichtig bei:
    - kongenitäer Parese
    - fehlender mimischer Muskulatur auch mehr als 2 Jahre nach Läsion
- Statische Zügelplastik
  - verbessert Ruhetonus
  - Kombination mit Nervenplastik und mikrovaskulärem Muskeltransplantat möglich

Literatur

Bagheri SC, Meyer RA, Khan HA, Kuhmichel A, Steed MB (2010) Retrospective review of microsurgical repair of 222 lingual nerve injuries. J Oral Maxillofac Surg 68(4):715–23

Bataineh AB (2001) Sensory nerve impairment following mandibular third molar surgery. J Oral Maxillofac Surg 59(9):1012–7

Engström M, Berg T, Stjernquist-Desatnik A, Axelsson S, Pitkäranta A, Hultcrantz M, Kanerva M, Hanner P, Jonsson L (2008) Prednisolone and valaciclovir in Bell's palsy: a randomised, double-blind, placebo-controlled, multicentre trial. Lancet Neurol 7:993–1000

Gülicher D, Gerlach KL (2001) Sensory impairment of the lingual and inferior alveolar nerves following removal of impacted mandibular third molars. Int J Oral Maxillofac Surg 30(4):306–12

Hillerup S, Stoltze K (2007) Lingual nerve injury II. Observations on sensory recovery after micro-neurosurgical reconstruction. Int J Oral Maxillofac Surg 36(12):1139–45

Jerjes W, Swinson B, Moles DR, El-Maaytah M, Banu B, Upile T, Kumar M, Al Khawalde M, Vourvachis M, Hadi H, Kumar S, Hopper C (2006) Permanent sensory nerve impairment following third molar surgery: a prospective study. Oral Surg Oral Med Oral Pathol Oral Radiol Endod 102(4):e1–7. Epub 2006 Aug 4

Jorns TP, Zakrzewska JM (2007) Evidence-based approach to the medical management of trigeminal neuralgia. Br J Neurosurg 21(3):253–61

Junghülsing M, Guntinas-Lichius O, Stennert E (2001) Rehabilitation in chronic facial paralysis. 1. HNO 49(5):418–26

Junghülsing M, Guntinas-Lichius O, Stennert E (2001) Rehabilitation of chronic facial paralysis. 2. HNO 49(6):484–96

Sullivan FM, Swan IR, Donnan PT, Morrison JM, Smith BH, McKinstry B, Davenport RJ, Vale LD, Clarkson JE, Hammersley V, Hayavi S, McAteer A, Stewart K, Daly F (2007) Early treatment with prednisolone or acyclovir in Bell's palsy. N Engl J Med 357:1598–1607

Valmaseda-Castellón E, Berini-Aytés L, Gay-Escoda C (2001) Inferior alveolar nerve damage after lower third molar surgical extraction: a prospective study of 1117 surgical extractions. Oral Surg Oral Med Oral Pathol Oral Radiol Endod 92(4):377–83

Patientenbetreuung auf einer mund-, kiefer- und gesichtschirurgischen Station

H.-T. Lübbers

21.1 **Präoperative Maßnahmen – 308**
21.1.1 Aufnahmeuntersuchung – 309

21.2 **Perioperative Maßnahmen – 310**

21.3 **Postoperative Maßnahmen – 310**

21.4 **Spezielle Themen – 310**
21.4.1 Ästhetische Chirurgie – 310
21.4.2 Tumorpatienten – 311
21.4.3 Orale Antikoagulation – 311
21.4.4 Patienten mit Endokarditisprophylaxe – 312
21.4.5 Wasser-Elektrolyt-Haushalt – 312
21.4.6 Analgesie nach WHO-Schema – 312
21.4.7 Antibiotikagabe – 312
21.4.8 Präoperative Indikation für EKG und Rö-Thorax – 313

21.5 **Patientenmanagement – 313**

Literatur – 313

Viele Krankenhäuser arbeiten heutzutage mehr oder weniger intensiv mit »Standard Operating Procedures« kurz »SOP«s. Die perioperative Thromboseprophylaxe ist ein typischer, häufig durch SOP abgedeckter Bereich.

Wenn eine SOP besteht, sollte diese grundsätzlich eingehalten und nur in begründeten Einzelfällen – allenfalls in Rücksprache mit dem patientenführenden Oberarzt – abgewichen werden.

> **Gute SOPs sind:**
> - **evidenzbasiert**
> - **werden in regelmäßigen Abständen überarbeitet**
>
> **In der SOP werden standardmäßig angegeben:**
> - **Evidenzquellen**
> - **Datum der letzten Aktualisierung**
> - **Datum der geplanten nächsten Überarbeitung**

Zunehmend gibt es auch definierte Abläufe/Patientenpfade. Für die Einhaltung gilt selbstredend der gleiche Grundsatz wie für SOPs. Ein Abweichen ist häufig mit hohem zusätzlichen Koordinationsaufwand verbunden, da in der Regel die interne Organisation des Krankenhauses auf die Patientenpfade abgestimmt ist und vice versa.

> - **Die Stationsarzttätigkeit steht im Zentrum der Patientenversorgung und ist Dreh- und Angelpunkt einer effizienten und in diesem Sinne erfolgreichen Behandlung**
> - **Probleme können hier oft am frühesten gesehen und gelöst werden**
> - **Das Aufrechterhalten von engem Kontakt zu Patienten, deren Angehörigen, dem zuständigen Pflegepersonal und natürlich den ärztlichen Kollegen ist essentiell**
> - **Stationsarzttätigkeit meint immer auch zu einem großen Anteil Organisation und Administration**
> - **Die Wirtschaftlichkeit einer chirurgischen Einheit wird letztlich entscheidend von der Organisationsfähigkeit des Stationsarztes beeinflusst**

21.1 Präoperative Maßnahmen

Präoperative Stationsarbeit am Patienten
- Versicherungsstatus abklären
- Organisation eines adäquaten Bettes/Zimmers
- Vorbesprechung mit dem
  - einweisenden Kollegen
  - geplanten Operateur

- Frühzeitige Rücksprache mit ambulant betreuenden Kollegen
  - Hausarzt
  - Privatzahnarzt etc.
- Triage der noch erforderlichen diagnostischen und therapeutischen Maßnahmen nach Dringlichkeit und unter Berücksichtigung ihrer Verfügbarkeit ggf. voranmelden, z. B.:
  - MRI-Angio o. ä.
- Zeitreserve einplanen
  - für sich ergebende weitere Abklärungen, z. B. Herzecho
- Unnötige »Hau-Ruck-Aktionen« in der anästhesiologische Abklärung vermeiden durch:
  - ambulante Sprechstunden in früher Behandlungsphase
  - erforderliche Abklärungen können anschließend in »aller Ruhe« über ambulant tätige Kollegen, v. a. Hausärzte erfolgen
- Anmeldung notwendiger präoperativer Konsiliaruntersuchungen:
  - typisch: augenärztliche Vorstellung bei Frakturen des Orbitarahmens respektive der knöchernen Orbitawände
- Überprüfung der organisatorischen Machbarkeit und Bestätigung respektive Verschiebung des OP-Termins
- Abschätzung eines möglichen Entlassungstermins und Einschätzung der erforderlichen Anschlussbehandlung (stationär, ambulant, keine)
- Voranmeldung von Anschlussheilbehandlung oder ambulanter Hauspflege

> **Verspätete Anästhesievorstellung eines Patienten kann unter Umständen:**
> - **die gesamte OP- und Belegungsplanung der Woche obsolet machen**
> - **umfangreiche Verschiebungen nach sich ziehen**
> - **hohe interne Kosten verursachen**

> **❗ Cave**
> **Aufnahmeanamnese und -untersuchung müssen unbedingt korrekt durchgeführt werden. Hier ist in der Regel die letzte Gelegenheit zur:**
> - **Korrektur der OP-Indikation**
> - **Erfassung relevanter Allergien**
> - **Erfassung etwaiger Gerinnungsstörungen**
> - **Erkennung abklärungsbedürftiger Patientenfaktoren**
> - **Erkennung rechtlicher Probleme (fehlender »informed consent«, minderjährige oder rechtlich betreute Patienten)**

21.1.1 Aufnahmeuntersuchung

Je nach Aufnahme-Indikation ergeben sich Ergänzungen oder auch Kürzungen der Aufnahmeuntersuchung. Die nachfolgenden Punkte sollen als Basis dienen, die individuell angepasst werden muss!

- **Anamnese**
- Jetzige Beschwerden
- Systemische Erkrankungen (Diabetes mellitus, etc.)
- Unfälle
- Frühere Krankenhausaufenthalten
- Allergien und Medikamentenunverträglichkeiten
- Noxen (Nikotin, Alkohol, etc.)
- Medikamenteneinnahme (ggf. weiterverordnen, respektive anpassen)
- Sozialer Hintergrund, Versorgungsmöglichkeiten in Bezug auf schon bei Eintritt zu planende Entlassung

- **Systemische Anamnese/Untersuchung**
- Fieber, Nachtschweiß, Schüttelfrost, Leistungsknick
- Appetitmangel, Gewichtsveränderungen
- Ödeme
- Schlafstörungen
- Probleme bei Wasser lösen oder Stuhlgang
- Orientierender neurologischer Status, Orientiertheit des Patienten

- **Extraorale Untersuchung**
- Entzündungszeichen (Calor, Dolor, Rubor, Tumor, Functio laesa)
- Gesichtsasymmetrien
- Pathologische Stufen oder Mobilitäten
- Mentaler Kompressions- oder Distraktionsschmerz
- Veränderungen am Integument
- Sensibilität im Versorgungsgebiet des Trigeminus
- Fazialisfunktion
- Augenposition, Augenmotilität, Pupillomotorik, Doppelbilder, orientierender Visus
- Druckdolenzen über Nasennebenhöhlen
- Kiefergelenksmitbewegung, Geräusche, Druckdolenzen
- Lymphknotenauffälligkeiten (seitenweise palpieren bei entspannter Haut am Hals)
- Speicheldrüsen
- Ggf. Fotodokumentation prüfen/vervollständigen

- **Intraorale Untersuchung**
- Schneidekantenabstand, Mundöffnungsdeviationen
- Okklusion, Vorkontakte, Overbite, Overjet
- Artikulationsbewegungen
- Rachenring, Tonsillen
- Zungenbeweglichkeit und -konsistenz

- Mundschleimhäute
- Zahnstatus (insbesondere bei möglichen Zahntraumata)
- Ggf. Fotodokumentation prüfen/vervollständigen

- **Patientenspezifische Punkte**
- Angehörige, die informiert werden sollen
- Erwartungen des Patienten an Behandlung klären hinsichtlich:
    - spezielle Behandlungsmaßnahmen
    - spezifische Sorgen
    - Ängste
- Spezielle Bedürfnisse, Wünsche oder erforderliche Informationen während des/für den stationären Aufenthalt besprechen
- Festlegung einer Regelung bzgl. lebenserhaltender Maßnahmen (in der Regel v. a. bei polytraumatisierten Patienten in Zusammenarbeit mit den engsten Angehörigen)
- Klärung letzter Fragen in Bezug auf geplante Operation und entsprechende Aufklärung

> **Poststationäre ambulante Pflege bzw. stationäre Anschlussbehandlung frühzeitig klären, da ungeklärte poststationäre Betreuungssituationen der medizinisch durchaus möglichen Entlassung des Patienten entgegenstehen können.**

- **Festlegungen**
- Arbeitsdiagnose und Differentialdiagnosen
- Verordnungen für die aufnehmende Bettenstation (s. u.)
- Einleitung noch erforderlicher Abklärungen
    - augenärztliche Konsilien
    - anästhesiologisch erforderliche Abklärungen
- OP-Termin
- Voraussichtlichen Entlassungstermin
- Ggf. Anmeldung erforderlicher Anschlussbehandlungen (ambulant oder auch stationär)

Verordnungen bei Aufnahme
- Vorbestehende eigene Medikation:
    - Weiterführen mit Abgabe durch Station
    - Weiterführen durch Patient
    - Ersetzen durch andere Medikation
    - Dosisanpassung
    - Pausieren
    - Stoppen
- Ggf. Antibiotikatherapie einleiten
- Präoperative Prophylaxe planen
- Konzept zur Thromboseprophylaxe festlegen

- Reservemedikation verordnen für
  - Einschlafen und Durchschlafen
  - Analgesie
  - Antiemese
- Kostform verordnen
- Laborentnahme (Blutbild, Gerinnung, etc.)

❗ Cave

Es ist ineffizient und birgt auch ein erhöhtes Fehlerrisiko, wenn der diensthabende Kollege sich spät abends oder nachts in eine Patientengeschichte einlesen und ggf. noch eine gezielte Anamnese erheben muss, um beispielsweise eine adäquate Reservemedikation zum Einschlafen festzulegen!

❯ — **Patientenaufklärung muss dokumentiert werden:**
  - **Indikation**
  - **Eingriffsart**
  - **typische und/oder schwere Risiken**
  - **typische und/oder schwere Nebenwirkungen**
- **Empfehlung für Dokumentation:**
  - **Schriftform**
  - **inklusive Unterschrift beider Parteien**
- **Gilt für Eingriffe:**
  - **in Narkose**
  - **in Lokalanästhesie! (Günther u. Heifer 1984; Biscoping et al. 1990; Biermann 2001)**

21.2 Perioperative Maßnahmen

Stationsarzt soll informiert sein:
- Über OP-Verlauf
- Voraussichtliches OP-Ende
- Postoperative Verlegung seines Patienten

Damit lassen sich:
- Frühzeitig erforderliche Maßnahmen einleiten (z. B. spezielles Monitoring organisieren)
- Postoperative Verordnungen koordinieren

21.3 Postoperative Maßnahmen

- **Maßnahmen und Untersuchungen**
- Hauptaugenmerk liegt direkt nach der OP noch mehr als sonst auf dem Patienten und seinem Allgemeinzustand
- Sobald Zustand des Patienten stabil ist:

- postoperative Röntgenkontrolle (in Absprache mit dem Operateur)
- evtl. notwendige konsiliarische Untersuchungen
  - augenärztliche Konsiliaruntersuchung; oft erst nach Intervall zur Abschwellung sinnvoll
  - ggf. Einbezug von Schmerztherapeuten
- Beginn Physiotherapie

❗ Cave
- **Patientenentlassungen erfolgen ausschließlich nach medizinischen Grundsätzen**
  - **zu frühe, aber auch zu späte Entlassungen beinhalten spezifische Risiken z. B.:**
    - **Beinvenenthrombose**
    - **nosokomiale Infektion während unnötig verlängerter Hospitalisation**
- **Bei allen medizinischen Grundsätzen muss – nicht unbedingt für den Einzelfall aber in der Summe – die Balance zu wirtschaftlichen Zwängen gewahrt bleiben**
- **Falls Balance nicht gewährleistet ist, müssen konzeptionelle Änderungen/Prozessänderungen in die Wege geleitet werden**

- **Nahtentfernung**
- Extraoral
  - zwischen 5. und 7. Tag
- Intraoral
- Zwischen 10. und 12. Tag Abweichungen u. U. notwendig; in der Regel akzeptabel
  - ambulante Nahtentfernung
  - Nahtentfernung durch den Stationsarzt, der Patienten in der frühen ambulanten Phase noch betreut

❗ Cave

Mikrovaskuläre Rekonstruktionen benötigen aufgrund spezieller Risiken ein spezifisches postoperatives Regime (Kruse et al. 2010), z. B.:
- **regelmäßige Lappenkontrollen (klinisch, Doppler, etc.)**
- **Heparingaben**
- **Vorgaben bzgl. Mitteldruck**
- **Einschränkungen bzgl. Medikamentengaben**
- **Kontrolle der Spenderregion (Lison et al. 2010)**

21.4 Spezielle Themen

21.4.1 Ästhetische Chirurgie

- **Vorgespräch bei Wahleingriffen**
- Ambulantes Vorgespräch

21.4 · Spezielle Themen

- vollständige Aufklärung über bevorstehende OP
- schriftliches Einverständnis des Patienten für OP
- achten auf:
  - Vollständigkeit der Dokumentationsunterlagen
  - Vollständigkeit der präoperativen Fotografien
- Einzeichnung
  - Operateur: markiert, wenn nötig, Landmarken, Schnittführungen oder ähnliches im Wachzustand des Patienten (Blepharoplastik ist klassisches Beispiel)
  - Stationsarzt: stellt allenfalls im Ablauf sicher, dass Einzeichnung rechtzeitig erfolgt (vor Prämedikation)

21.4.2 Tumorpatienten

Tumorpatienten sind aufgrund Physis und Psyche in vielen Fällen besonders zeitaufwendige Patienten.

- ■ **Bildgebung im Tumor-Staging**
- Konventionelles Röntgen
  - OPT, OK1/2axial, Thorax
- DVT
  - Schädel
- CT
  - Kopf, Hals, Lunge
- MRT
  - Kopf, Hals
- PET/CT
  - Ganzkörper
- PET/MRI
  - Ganzkörper
- Knochenszintigraphie
  - Ganzkörper
- Ultraschall
  - Hals, Abdomen
- Panendoskopie

> **Konsilien im Tumor-Staging**
> - Anästhesie
>   - frühzeitig, um ggf. weitere Abklärungen machen zu können
> - Innere Medizin
>   - Optimierung der Gesamtsituation vor Beginn der Tumortherapie
> - Hals-, Nasen-, Ohrenheilkunde
>   - Panendoskopie
> - Onkologie
>   - Therapieoption oder -ergänzung
> - Radioonkologie
>   - Therapieoption oder -ergänzung

> - Gastroenterologie
>   - PEG-Sonde
> - Ggf. Thoraxchirurgie
>   - bei V.a. Lungenmetastasen/Zweittumoren

21.4.3 Orale Antikoagulation

- ■ **Problematik**
- Patienten, die unter antikoagulatorischer oder plättchenaggregationshemmender Therapie stehen, stellen für OP besondere Herausforderung dar

- ■ **Empfehlung**
- Indikation der thrombozytenaggregationshemmenden oder antikoagulatorischen Therapie reevaluieren
  - bei fehlender Indikation: Therapiestopp

- ■ **Typische Szenarien**
- ■■ **Indikation besteht nicht mehr**
- Therapiestopp im ausreichenden Intervall vor OP

- ■■ **Thrombozytenaggregationshemmende Therapie**
  Primäre Prävention
- Ohne stattgefundenes Ereignis
  - Therapiestopp im ausreichenden Intervall (7– 10 Tage) vor OP (Chassot et al. 2007)

Sekundäre Prävention
- Mit stattgefundenem Ereignis
  - kein Therapiestopp
  - OP unter laufender Medikamentengabe
  - Ausnahme: z. B. neurochirurgische Eingriffe
  - Kosten-Nutzen-Relation spricht gegen Therapiestopp (Chassot et al. 2007)

- ■■ **Therapie mit oralen Antikoagulantien**
- Präoperative Umstellung auf adäquate Heparinisierung
- Einstellung erfolgt in den allermeisten Fällen mittels kontinuierlicher Gabe von unfraktioniertem Heparin
- Vorgehen hat unter stationären Bedingungen medizinische Vorteile:
  - ideale Einstellbarkeit auf den therapeutischen Bereich anhand von Laborparametern und individueller Einstellung am Perfusor
  - aufgrund der kurzen Halbwertszeit sind schnelle Anpassungen perioperativ oder bei Nachblutungen möglich
  - antagonisierbar durch Protamin
- Heparinstopp in der Regel etwa 6 Stunden vor OP

- Wiederbeginn der Heparingabe je nach Eingriff und in Rücksprache mit dem Operateur etwa 8 Stunden nach Operationsende

■■ Einstellung mit unfraktioniertem Heparin
- Exakte Einstellung erfolgt in zwei Phasen:
  - initial: körpergewichtsangepasster Bolus wird verabreicht
  - 2. Anpassungsphase: laufende Dosis wird angepasst aufgrund von Laborparametern:
    - Anti-FXa-Aktivität
    - aPTT
    - Thrombinzeit 1 und 2

Vorteil
- Bzgl. Zeit bis Erreichen des therapeutischen Bereiches
- Bzgl. Inzidenz von überschießenden Therapien (Raschke et al. 1993)

Optimierung
- Mit Hilfe klinikspezifischer Adjustierung der existierenden Nomogramme (Schlicht et al. 1997)

Kontrolle
- Jeder Patient muss individuell betrachtet und u. U. konsiliarärztlich beurteilt werden
- Labortechnische Kontrolle der Therapie zwingend erforderlich
  - ◘ Tab. 21.1: beispielhaftes Anpassungsschema basierend auf Anti-Xa-Werten
  - Wenn andere Laborparameter verwendet werden, darauf achten, dass:
    - diese auf Anti-FXa genormt sind
    - das Anpassungsschema auf das Kliniklabor abgestimmt ist!

21.4.4 Patienten mit Endokarditisprophylaxe

■ Empfehlung
Einschlägige aktuelle Richtlinien beachten, z. B.:
- der European Society of Cardiology (Habib et al. 2009)oder
- der entsprechenden amerikanischen Gesellschaften (Bach 2009)

21.4.5 Wasser-Elektrolyt-Haushalt

Zum Thema der Flüssigkeitsbilanzierung verweisen wir auf die einschlägigen Fachbücher und Leitfäden der Anästhesie, Intensivmedizin und Inneren Medizin.

◘ **Tab. 21.1** Schema zur Vollheparinisierung

Phase 1 – körpergewichtsabhängiger Therapiestart		
Initialer Bolus	80 IE/kg Körpergewicht	
Initiale Erhaltungsdosis	18 IE/kg Körpergewicht/h	
Phase 2 - Laborbasiertes Anpassungsschema		
Anti-FXa [IE/ml]	Anpassung Erhaltungsdosis	Außerdem
0,1	+4 IE/kg/h	+½ initialer Bolus
0,2	+2 IE/kg/h	
0,3–0,7 (Zielbereich)	Unverändert	
>0,7	−2 IE/kg/h	
1	−4 IE/kg/h	1 h Therapiepause

Die Laborbestimmungen sollten 6 stündlich erfolgen, bis 4 aufeinanderfolgende Messungen im Zielbereich gelegen haben. Dann weiter 12 stündlich.

21.4.6 Analgesie nach WHO-Schema

■ Postoperativ
- Besteht aus Basismedikation mit peripher wirksamem Schmerzmedikament

■ Unzureichende Analgesie
- Ausbau der Schmerzmedikation gemäß Stufenschema
- Großzügig Opiat verabreichen
  - Abhängigkeitsrisiko besteht bei postoperativen Schmerzen in der Regel nicht

■ Komplexe Situationen
- Konsiliarische Mitbetreuung durch Anästhesisten/Schmerzspezialisten bei bestehenden Abhängigkeiten oder bei Unverträglichkeiten

21.4.7 Antibiotikagabe

- In den meisten Fällen perioperative »single-shot«-Antibiotikagabe (beispielsweise durch ein Cephalosporin der 3. Generation) ausreichend
- Unter Umständen verzichtbar
- In nahezu jeder Klinik existieren individuelle Konzept (basieren leider nicht immer auf wissenschaftlicher Evidenz)

Cave

- **In Kliniken ohne SOP zur Antibiotikagabe sollte der Stationsarzt konsequent Rücksprache mit dem Operateur halten.**
- **Bei primär bestehende Infekte und Eingriffe im infizieren Gebiet ist Antibiotikagabe unumgänglich.**

21.4.8 Präoperative Indikation für EKG und Rö-Thorax

- In der Regel nicht routinemäßig
- Durchzuführen:
  - bei entsprechenden Hinweisen
  - auf Veranlassung der Anästhesisten

Cave

Viele Kliniken haben »Standards« bzgl. Alterslimit, ab denen routinemäßig gescreent wird.

21.5 Patientenmanagement

Unter den aktuell geltenden Modalitäten von Abrechnung der Leistungen gegen außen und verschiedenen klinikinternen Messgrößen ist eine pauschale Vorhersage zu idealen Liegezeiten der Patienten aus klinikwirtschaftlicher Sicht nicht mehr zu treffen:

- Diagnosis Related Groups (DRG) dienen der Verrechnung gegenüber den Kostenträgern und haben ein Zeitfenster innerhalb dessen eine fallbezogene Pauschale vergütet wird
- Liegezeiten unter- wie oberhalb dieses Zeitfenster führen in der Regel zu betriebswirtschaftlich ungünstigeren Ergebnissen
- Bettenauslastung und Pflegetage stehen im Kontrast dazu, sind aber gleichzeitig in vielen Kliniken noch wichtige Kenngrößen für die interne Resourcenzuteilung und insofern von Relevanz

- **Empfehlung**
- Sich mit den Vorgesetzen absprechen und eine gemeinsam getragene Entscheidung herbeiführen
- Keine bewusste Steuerung der oben genannten Kenngrößen
- Bestes Vorgehen für Liegezeit
  - nur nach medizinischen Kriterien definieren
  - soziales Umfeld des Patienten berücksichtigen

- **DRG**
- Selbstlernendes System
- Soll zur gerechten Verteilung der Mittel im Gesundheitssystem führen
- Sofern andere (interne) Kenngrößen nicht der Situation angemessene Resultate liefern, erscheint es sinnvoll, gemeinsam mit der betriebswirtschaftlichen Leitungsebene nach besseren Kenngrößen zu suchen und diese zu etablieren

Literatur

Bach DS (2009) Perspectives on the American College of Cardiology/American Heart Association guidelines for the prevention of infective endocarditis. J Am Coll Cardiol 53: 1852–1854

Biermann E (2001) Medico-legale Aspekte in Anästhesie und Intensivmedizin, Teil 2: Einwilligung und Aufklärung in der Anästhesie. AINS-Update. Thieme, Stuttgart

Biscoping J, Bachmann MB, Eyrich R, Hempelmann G (1990) Proposals for standardized documentation of regional anesthetic techniques in anesthesia protocols. Reg Anaesth 13: 193–196

Chassot PG, Delabays A, Spahn DR (2007) Perioperative antiplatelet therapy: the case for continuing therapy in patients at risk of myocardial infarction. Br J Anaesth 99: 316–328

Günther H, Heifer U (1984) Rechtsmedizin und Begutachtung in der zahnärztlichen Praxis. Thieme, Stuttgart New York

Habib G, Hoen B, Tornos P, Thuny F, Prendergast B, Vilacosta I, Moreillon P, de Jesus Antunes M, Thilen U, Lekakis J, Lengyel M, Muller L, Naber CK, Nihoyannopoulos P, Moritz A, Zamorano JL (2009) Guidelines on the prevention, diagnosis, and treatment of infective endocarditis (new version 2009): the Task Force on the Prevention, Diagnosis, and Treatment of Infective Endocarditis of the European Society of Cardiology (ESC). Endorsed by the European Society of Clinical Microbiology and Infectious Diseases (ESCMID) and the International Society of Chemotherapy (ISC) for Infection and Cancer. Eur Heart J 30: 2369–2413

Kruse AL, Luebbers HT, Gratz KW, Obwegeser JA (2010) Factors influencing survival of free-flap in reconstruction for cancer of the head and neck: a literature review. Microsurgery 30: 242–248

Kruse AL, Luebbers HT, Gratz KW, Obwegeser JA (2010) Free flap monitoring protocol. J Craniofac Surg 21: 1262–1263

Lison I, Bredell MG, Luebbers HT, Gratz KW, Kruse AL (2010) Tibial stress fracture after fibular graft harvesting: an unusual complication. J Craniofac Surg 21: 1082–1083

Raschke RA, Reilly BM, Guidry JR, Fontana JR, Srinivas S (1993) The weight-based heparin dosing nomogram compared with a "standard care" nomogram. A randomized controlled trial. Ann Intern Med 119: 874–881

Schlicht JR, Sunyecz L, Weber RJ, Tabas GH, Smith RE (1997) Re-evaluation of a weight-based heparin dosing nomogram: is institution-specific modification necessary? Ann Pharmacother 31: 1454–1459

Differentialdiagnostik

C. Jacobsen

22.1	**Enorale Schleimhautschwellung – 316**	
22.1.1	Diagnostik – 316	
22.1.2	Weiterführende Diagnostik – 317	
22.1.3	Ursachen für Volumenzunahme der Mundschleimhaut – 318	
22.2	**Lymphknotenschwellung – 321**	
22.2.1	Überblick über mögliche Ätiologie – 321	
22.2.2	Klassifikation – 321	
22.2.3	Anamnestische Leit- und Risikofaktoren – 321	
22.2.4	Anamnese – 322	
22.2.5	Klinische Befunde – 322	
22.2.6	Erkrankungen differenziert nach Lokalisation der vergrößerten Lymphknoten – 322	
22.2.7	Vorgehen zur Diagnosefindung – 326	
22.2.8	Diagnostische Methoden – 326	
22.3	**Radiologische, intraossäre Befunde – Differentialdiagnose – 328**	
22.3.1	Typische Lokalisationen – 328	
22.3.2	Erscheinungsbild – 329	
	Literatur – 331	

Differentialdiagnostik ist Detektivarbeit. Leitsymptome führen zu einer Arbeitsdiagnose, die dann mit gezielten diagnostischen Massnahmen zur endgültigen Diagnosestellung führen.

- **Ziel**
- Welche sonstigen anamnestischen Leit- oder Risikofaktoren (Alter, Herkunft etc.) führen zu einer weiteren Spezifizierung der möglichen Arbeitsdiagnosen?
- Welche spezifischen klinischen Befunde führen zu einer weiteren Einschränkung der möglichen Arbeitsdiagnosen?
- Welches sind die häufigsten möglichen Arbeitsdiagnosen für ein Leitsymptom?

22.1 Enorale Schleimhautschwellung

> Der Befund »Gewebezunahme« oder »Schwellung« im Mund wird vom Patienten häufig geäußert, da die Zunge als hochsensibles Organ jede Unebenheit oder Änderung sofort tastet.

22.1.1 Diagnostik

Eine sorgfältig Anamnese und klinische Untersuchung, häufig aber auch mit probatorischer Therapie zur Beobachtung über eine kurze Zeit führt meist zur konkreten Diagnose.

Ist dies nicht der Fall, muss eine feingewebliche Untersuchung stattfinden.

- **Anamnese**
- Allgemeinbefinden
- B-Symptomatik
  - maligne Erkrankung?
- Vorerkrankungen
  - systemische Ursache
  - Ursache, die assoziiert sein kann
- Medikamente
- Familienanamnese
  - v. a. bei Kindern

- **Klinik**
- ■■ **Inspektion**
- **Oberfläche**
- Glatt
- Mit Ulcus
  - Infekt
  - Malignom

Lokalisation
- Genaue Definition
- Zusammenhang zu Zähnen, Sinus, Speicheldrüsen vorhanden?
- Unilokulär
  - viele Möglichkeiten vorhanden
  - lokale Ursache vorhanden?
- Multilokulär
  - eher systemische Ursache vorhanden?
- Unilateral
  - eher lokale Ursache (Neoplasie, Infekt, etc.) vorhanden?
- Bilateral
  - häufig systemische oder entwicklungsbedingte Ursache
- Epulis
  - auf der Gingiva aufsitzend

Farbe
- Schleimhautfarben
  - Ursache das darunterliegenden Gewebe (z. B. Knochen) oder Mukosa selbst
- Bläulich
  - venöse Malformation
  - Hämatom
- Pigmentiert
  - Melanom etc.
- Rot
  - Angiom
  - pyogenes Granulom, etc.
- Weißlich
  - Blasen
  - evtl. Hyperkeratose

Begrenzung
- Gut
  - glatte Begrenzung oder gestielt
  - eher benigne Läsion
- Schlecht
  - wichtig ist der zusätzliche palpatorische Befund:
    - Induration vorhanden? Dann eher Malignom

- ■■ **Palpation**
- Konsistenz
  - Differenzierung des möglichen Gewebes (Knochen, fibröses Gewebe, Mukosa, Granulationsgewebe)
    - weich
    - fest
    - gummiartig
    - hart
    - derb

22.1 · Enorale Schleimhautschwellung

- Fluktuation
  - mit Flüssigkeit gefüllt
    - Eiter
    - Schleim
    - Blut
  - Speichel
- Blutung
  - blutet leicht
    - gut durchblutetes, meist reaktives, schnell wachsendes Gewebe (Neoplasie, Granulationsgewebe, etc.)
- Größe
  - palpatorische = inspektorische Größe?
  - wenn nein: Infiltration vermuten
  - zusammendrückbar, füllt sich wieder: vaskuläre Malformation low flow (venös, kapillär)
- Schmerz
  - druckdolent
    - eher infektiös
  - nicht druckdolent
    - anatomische Struktur, Neoplasie, etc.
- Schichtdicke
  - dünne Schleimhaut
    - in oder direkt unter der Schleimhaut liegende Läsion (Blasen, Speichelretentionszysten, etc.)
    - schnell wachsende Läsion mit Ausdünnung der Schleimhaut
  - dicke Schleimhaut
    - reaktive, narbige Läsion
    - fibröse Läsion, etc.
- Inhalt
  - Speichel
  - Blut
  - Eiter
  - Schleim
  - Sonstiges
- Mobilität
  - Verbacken mit darunter oder darüber liegendem Gewebe?
  - Mobil zum darunter und-, oder darüber liegenden Gewebe?
- Geräusche
  - ausgedünnter Knochen (z. B. bei großer zystischer Struktur) kann Geräusch bei Palpation verursachen
- Farbe
  - Farbveränderung bei Palpation
    - Rekapillarisierung
- Sonstiges
  - Nikolsky-I-Zeichen: Blasen lassen sich bilden durch Verschieben der Haut
  - Nikolsky-II-Zeichen: bestehende Blasen lassen sich verschieben durch Druck
    - I und II positiv: Pemphigus vulgaris
    - I negativ, II positive: bullöses Phemphigoid

22.1.2 Weiterführende Diagnostik

In Abhängigkeit der Systemanamnese und lokalen Befunderhebung müssen zur Einschränkung und definitiven Diagnosefindung weitere Maßnahmen, abhängig vom individuellen Fall, gewählt werden.

- **Ausführliche dentale Befunderhebung**
- Vitalitätsprobe
- Sulkussondierungstiefen
- Perkussion

- **Generalisierte körperliche Untersuchung**
- Bei Verdacht auf systemische Ursache einer Mundschleimhautschwellung
  - Temperatur
  - Blutdruck
  - Puls

- **Labor**
- Infektparameter
  - Leukozyten
  - CRP
  - Blutsenkungsgeschwindigkeit
  - Procalcitonin
- Blutzucker
- Antikörper
  - Immunkomplexe
  - Autoantikörper fallspezifisch (blasenbildende Erkrankungen, M. Crohn, etc.)
- Hormonstatus
  - Schwangerschaft
  - Hyperparathyreoidismus

- **Bildgebung**
- OPT
  - in erster Linie bei V.a. dentogene Läsion
- DVT, CT
  - bei V.a. intraossäre Läsion ist Schichtbildaufnahme zur dreidimensionalen Beurteilung Mittel der 1. Wahl
- MRI
  - bei V.a. fokale Läsionen der Weichteile, Speicheldrüsen, etc.

- Weitere, je nach Fall evtl. endoskopische Untersuchungen, PET
  - zum Staging bei V.a. Malignom, etc.

- **Histologie**
- Wichtigstes Diagnosemittel zur Sicherung einer definitiven Diagnose ist:
  - feingewebliche Untersuchung mit der Möglichkeit zahlreicher Zusatzuntersuchungen
  - verschiedene Färbetechniken, u. a.:
    - Hämatoxlin-Eosin-Färbung als Übersichtsfärbung
    - Spezialfärbungen wie:
    - Azanfärbung
    - PAS-Reaktion = Perjodsäure
    - von Kossa-Färbung
    - Gram-Färbung zur Bakteriendifferenzierung
    - Giemsa-Färbung zur Blutzelldifferenzierung
    - Ziehl-Neelsen-Färbung zur Differenzierung säurefester Stäbchen (Tuberkulose)
    - Kongorot zur Amyloidosediagnostik (Amyloidablagerungen)
    - Berliner Blau zum Eisennachweis
- Möglichkeit von Schnellschnittuntersuchungen bei gleichzeitiger chirurgischer Therapie der jeweiligen Läsion
- Immunhistochemische Untersuchungen zur Diagnose von spezifischen Antikörperreaktionen des jeweiligen Gewebes (Tumordiagnostik). Gewebeentnahme kann in 3 unterschiedlichen Möglichkeiten erfolgen:
  - Probebiospie = Entnahme eines kleinen Areals des zu untersuchenden Gewebes
    - keilförmig in die Tiefe
    - gesundes Gewebe und Gewebe der Läsion erfassen
  - Exzisionsbiopsie
    - Exzision der gesamten Läsion bei kleinen Läsionen
  - Schnellschnittentnahme
    - Beurteilung der Ränder: aus dem Randbereich/aus der Tiefe
    - histologischen Beurteilung: aus der Läsion

❶ **Vor Probenentnahme informieren, wie der Pathologe das zu untersuchende Gewebe erhalten möchte – nativ oder fixiert (z. B. Formalin).**

22.1.3 Ursachen für Volumenzunahme der Mundschleimhaut

Normale anatomische Strukturen oder entwicklungsbedingte Läsionen
- **Klinik**
- **■ Papillen**
- Speicheldrüsenausführungsgänge
  - Speichel exprimierbar

- **■ Zähne**
- Im Durchbruch
  - v. a. Weisheitszähne im Unter- oder Oberkiefer bei Kindern

- **■ Exostosen**
- Torus mandibularis
  - häufig beidseits
- Torus palatinus
  - in Mittellinie liegend
- Andere
  - nicht speziell benannt

Trauma oder reaktive Läsion
- **Klinik**
- Hämatom
- Ödem
- Hyperplasie
  - durch chronisches Trauma einer schlecht sitzende Prothese
- Pyogenes Granulom
  - durch chronisches Trauma induziert
- Faden-, Fremdkörpergranulom
  - durch persistierenden Faden oder Fremdkörper verursachte Gewebereaktion (Anamnese!)

Infekte
Mischinfekte bakteriell
- **Allgemeines**
Häufigste Ursache einer Volumenzunahme der Mundschleimhaut sind alle Arten von bakteriellen Mischinfekten:
- Generalisiert im Bereich des Parodonts
  - Gingivitis
  - Parodontitis
- Lokalisiert als Infiltrat oder Abszess mit evtl. Nachweis einer Fluktuation und Pus
  - Abszess
    - vestibulär = submukös
    - Palatinal

22.1 · Enorale Schleimhautschwellung

– Mundboden
– Zunge
- Osteomyelitis
  - sekundär chronische oder primär chronische Osteomyelitis bewirkt:
    - Volumenzunahme durch »Knochenexpansion« reaktiv (periostale Auflagerungen)
- Osteopathie
  - reaktive Knochen-«Schwellung« in Assoziation mit einem Infekt z. B.:
    - assoziiert mit knochenresorptionshemmender Therapie

Virale Infekte

- Verruca vulgaris
- Sonstige »Warzen«

Tumore

Siehe ▶ Kap. 8 und 10.

- **Allgemeines**
- Jeder periphere oder intraossäre Tumor im Bereich der Mundhöhle, des Kiefers und Gesichtsweichteile bzw. Metastase eines sonstigen Primarius kann zu einer relativen Volumenzunahme des umliegenden Gewebes führen
- Imponiert dann als enorale Schleimhautschwellung
- Definitive Diagnose bei Verdacht nur durch histologische Gewebeuntersuchung gesichert
- Einige odontogene Tumore kommen auch als periphere Variante direkt im Weichgewebe liegend vor

Benigne Tumore

- **Odontogene Tumore**
- Häufigster Ameloblastom im Unterkiefer
- Volumenzunahme durch expansives Wachstum
  Cave: KOT und Odontom liegen IM Knochen ohne expansives Wachstum
- Ossäre: nahezu alle Arten möglich
  - Diagnosestellung der Arbeitsdiagnose
    - radiologisch
    - nach typischer Lokalisation
  - definitive Diagnose nur histologisch möglich

- **Nichtodontogene Tumore**
- Jede Art Weichgewebstumore
- Hämangiome
  - kurz nach Geburt expansiv wachsend
  - Regression meist bis zum 6. Lebensjahr
  - Therapie bei funktioneller Einschränkung mit β-Blockern

- Knochentumore
  - durch Expansion
  - palpatorisch fest
  - evtl. ausgedünnte Schleimhaut

Maligne Tumore

- Odontogene Tumore
- Nichtodontogene Tumore

Systemische Tumore

- Betreffen meist multilokulär die Gingiva des Alveolarfortsatzes
- Langerhans-Zellhistiozytose
  - häufig im Molarenbereich im Unterkiefer
- Leukämien
  - vor allem Monozytische Leukämie
    - schmerzlos, glänzend, hochrote Schwellung der Gingiva
    - häufige Blutung (v. a. bei mechanischem Reiz)
- Lymphome
- Non-Hodgkin-Lymphom
- Hodgkin-Lymphom
- Wegenersche Granulomatose

Zysten

Siehe ▶ Kap. 7

- **Allgemeines**
- Wenn im Knochen liegend, meist ausgedünnte Schleimhaut durch schnelles Wachstum
- Evtl. Krepitation der dünnen Knochenlamelle möglich
- Häufig fluktuierend (= flüssigkeitsgefüllt)

- **Einteilung**
- Ossäre Zysten
  - odontogen
  - nichtodontogene
  - Pseudozysten
- Weichteilzysten
  - Retentionszysten
    - Schleimretentionszyste
    - Speichelretentionszyste

Fibroossäre Läsionen und andere Knochenerkrankungen

Siehe ▶ Kap. 11

- **Allgemeines**
- Volumenzunahme der Schleimhaut meist durch expansives Wachstum des darunterliegenden Knochens

- **Einteilung**
- Fibröse Dysplasie
- Morbus Paget
- Riesenzellhaltige Läsionen
  - Riesenzellgranulom
    - zentral
    - peripher
  - Cherubismus
    - immer bilateral im Kindesalter
    - selbstlimitierend
  - Hyperparathyreoidismus (= brauner Tumor)
    - zystische Struktur mit Hämosiderin und Einblutungen

Systemerkrankungen und Zustände

Siehe auch ► Kap. 9

Hormonassoziierte Zustände

- **Schwangerschaft**
- Schwangerschaftsepulis
  - gut vaskularisiert, leicht blutend
  - lokalisiert, meist 2.–3 SSM
- Schwangerschaftsgingivitis
  - im Bereich des Alveolarfortsatzes
  - vorderer Mundhöhlenbereich
  - leicht blutend, meist 6.–8. SSM

- **Diabetes mellitus**
- Gehäuft parodontale Abszesse (s. oben)

- **Amyloidose**
- Ablagerungen Amyloid im Bereich der Gingiva propria

Blasenbildende Erkrankungen

- **Pemphigus vulgaris**
- Blasenbildende Autoimmundermatose
  - Akantholyse der unteren Epidermisschicht
- Diagnostik durch Nachweis von Autoantikörper im Blut und in einer Biopsie

- **Bullöses Pemphigoid**
- Blasenbildung subepidermal durch Antikörper gegen Strukturproteine der Basalmembran
- Diagnostik durch Nachweis von Autoantikörpern im Blut und Histologie

Sonstiges

- Reizfibrome
- Neurofibromatose: autosomal dominant vererbte Systemerkrankungen

- I = Recklinghausen
  - Neurofibrome, Café-au-lait-Flecken, Weichteiltumore
- II
  - sehr selten, zentral, Hautbeteiligung eher bei Kindern typisch ist das Schwannom des N. vestibularis und andere benigne zentrale Tumore
  - als Gingivahyperplasie in Erscheinung tretend

- **Heriditäre Gingivafibromatose**
- Autosomal dominant auftretende Erkrankung
- Beginn meist im frühen Wechselgebiss
- Massive fibröse Gingivahyperplasie
- Erschwerter Zahndurchbruch Zusatzbefunde: Hypertrichose, Epilepsie u. a.
- Therapie mit Immunmodulatoren

- **Juvenile hyaline Fibromatose**
- u .a. Osteolysen + Beugekontrakturen + Gingivahyperplasie

- **Medikamentenassoziierte Gingivahyperplasien**
- Hydantoin
- Cyklosporin A
- Nifedipin/Kalziumkanalblocker

- **Gingivahyperplasien in Assoziation mit dem blutbildenden System**
- Neutropenie
  - kongenital
    - seltene angeborene Erkrankungen
    - Reduzierte Anzahl an neutrophilen Granulozyten:
    - Kostman-Syndrom = infantile Agranulozytose
    - Shwachman-Diamond-Syndrom
    - Myelokathexis
    - Chediak-Higashi-Syndrom
  - autoimmun
    - granulozytenspezifische Antikörper, die mit zahlreichen Grunderkrankungen assoziiert sein können
  - zyklisch
- Leukozytenadhäsionsstörung (LAD)
  - genetisch bedingte rezessiv vererbte Erkrankung
  - schlechte Heilung von Wunden und Infekte
  - Knochenverlust parodontal
  - Zahnverlust

22.2 · Lymphknotenschwellung

- **Sonstige Ursachen der Gingivahyperplasie**
- Down-Syndrom
  - Mundatmung kann zur Gingivahyperplasie führen
- Sarkoidose
- Alpha-Mannosidose
  - Speicherkrankheit
  - Gewebezunahme im Bereich der Gingiva propria, Gaumen, Wangenschleimhaut

22.2 Lymphknotenschwellung

22.2.1 Überblick über mögliche Ätiologie

- **Infektiöse Ursachen**
- Infekte des oberen Respirationstraktes
- Infekte im Kopf-Hals-Bereich lokal
- Infektiöse Mononukleose (Pfeiffersches Drüsenfieber)
- Toxoplasmose
- Zytomegalie
- HIV
- Röteln, Masern, Varizellen, etc.
- Lymphknotentuberkulose zervikal
- Nichttuberkulöse Mykobakterieninfekt
- Brucellose
- Katzenkratzkrankheit

- **Nichtinfektiöse Ursachen**
- Kawasaki-Syndrom
- Leukämie
- Lymphom
- Lymphknotenmetastasen (Primarius im Kopf-Hals-Bereich)
- Paraproteinämie
- Mikropolyadenopathie (Proteinkomplexe zirkulierend)
- Sarkoidose
- Sjögren-Syndrom, rheumatoide Arthritis
- M. Crohn
- Hyperthyreose
- Castleman-Erkrankung
- Kikuchi-Erkrankung
- Sinushistiozytose (Rosai Dorfman)
- Amyloidose
- Autoimmunhämolytische Anämie
- Pseudotumor entzündlich
- Histiozytose X

22.2.2 Klassifikation

- **Infektassoziierte Erkrankungen**
- Infekte des oberen Respirationstraktes (häufigste Ursache)
- Lokale dentogene/nichtdentogene Infekte im Bereich des Kopfes/Halses
- Systemische Infekte
  - viral
  - bakteriell
  - Pilze
  - Parasiten
- Kawasaki-Syndrom (= mukokutanes Lymphknotensyndrom)

- **Maligne Erkrankungen**
- Kopf-Hals-Tumore verschiedenster Entität
- lymphoretikuläre Erkrankungen
- Langerhans-Histiozytose

- **Andere Erkrankungen**
- Bindewegebserkrankungen
- Medikamente und Drogen
- Autoimmunerkrankungen

22.2.3 Anamnestische Leit- und Risikofaktoren

- **Alter**
- **Kinder**
- Virusinfekt/Streptokokkeninfekt
- Kawasaki-Syndrom (Kleinkinder)

- **Jugendliche**
- Viruserkrankung (Epstein-Barr-Virus)
- Bakterieller Infekt
- Toxoplasmose
- HIV (je nach Kulturkreis)

- **Erwachsene**
- Infekt (viral, bakteriell, sonstiger)
- HIV
- Maligne Erkrankung

- **Ältere Erwachsene**
- Lokaler Infekt
- Maligne Erkrankung

⊡ Tab. 22.1 Spezifische Befunde und zuzuordnende Arbeitsdiagnosen: Konsistenz, Größe, Druckdolenz, Adhärenz zum Umgebenden Weichgewebe

Befund	Akuter Infekt (<4 Wochen)	Chronischer Infekt (>4 Wochen)	Systemischer Infekt	Maligne Erkrankung	Systemische maligne Erkrankung
Druckdolenz	++	++	++	-	+
Größe	Groß	Klein		Progredient	Groß
Konsistenz	Weich	Fest	Fest	Derb	Gummiartig
Umgebendes Gewebe	Mobil	Mobil	Mobil	Fixiert mit umgebenden Gewebe	Fixiert an tiefem Gewebe
Anzahl	Einzeln	Einzeln	Einzeln	Gruppen, Verbacken	Gruppen, zusammenhängend

22.2.4 Anamnese

- Beginn der Symptome
  - über wenige Tage: akute Lymphadenitis
  - über Wochen/Monate: chronische Lymphadenopathie bzw. DD
- Art der Erstsymptomatik
  - Schmerz
  - Größe etc.
- Sonstige Begleitsymptome
- Fieber
- Gewichtsverlust, etc.
- Bewegungseinschränkungen am Hals
- Schluckstörung
- Tierkontakte
- Nahrungsgewohnheiten (Milch, Milchprodukte, etc.)
- Auslandsaufenthalte

22.2.5 Klinische Befunde

Palpation der Halslymphknoten in systematischer Reihenfolge

Beispiel:
- Von submental nach submandibulär, entlang des M. sternocleidomastodieus
- Dann entlang der Gefäßscheide bis supraklavikulär (jugulodigastrische/jugulohomoide Lymphknoten)
- Weiter ins laterale Halsdreieck und wieder nach kranial entlang des N. accessorius (posteriore Lymphknotengruppe
- Zum Schluss Palpation nach retroaurikulär und occipital (palpatorische Befunde s. ⊡ Tab. 22.1).

Untersuchung weiterer Lymphknotenstationen des Körpers (auch Leber und Milz!)

- Lokale Ursache: lokale Lymphadenopathie zervikal
- Systemische Ursache: generalisierte Lymphadenopathie

Ausschließen anderer möglicher Schwellungen im Bereich des Halses

- Infekt (z. B. zervikale Aktinomykose)
- Halszysten (laterale und mediane)
- Ödem, Hämatom, Emphysem
- Maligne Infiltration
- Schilddrüsenerkrankungen
- Vaskuläre Fehlbildungen, Paragangliom

Weitere Zusatzbefunde und Suchen einer möglichen Eintrittspforte

- Pustel im Drainagegebiet
  - Katzenkratzkrankheit
  - bakterielle Lymphadenitis
  - Tularämie
- B-Symptomatik
  - maligne Erkrankung
- Exanthem (charakteristisch)
  - charakteristische infektassoziiertes Exanthem v. a. bei Kindern (z. B. Masern, HHV6)
  - Pilzinfekt
  - Lupus erythematodes
  - Dermatomyositis

22.2.6 Erkrankungen differenziert nach Lokalisation der vergrößerten Lymphknoten

Lymphknotenvergrößerung nur im Bereich des Halses
Infektassoziierte Erkrankung

- **Ätiologie**
- Lymphknotenschwellung als Reaktion auf eine Immunantwort eines Infektes, der im Abflussgebiet liegt
  - Lymphadenitits (in den meisten Fällen akute Lymphadenitis, <4 Wochen bestehend)
- Lokale Ursache meist gut diagnostizierbar

22.2 · Lymphknotenschwellung

— Mögliche Foki
  — dentogener Fokus
  — nichtdentogener Fokus
    – Speicheldrüsen
    – Haut
  — obere Luftwege
    – Rhinitis
    – Tonsillitis
    – Sinusitis
    – Pharyngitis

> — **Bei Kindern ist die häufigste Ursache in den meisten Fällen ein Gruppe-A-Streptokokken-infekt der Tonsillen**
> — **Häufige Erreger sind auch Staphylokokken und Anaerobier**

- **Therapie**
— Bakterielle Infekte mit Antibiotikum behandeln:
  — Cephalosporine 1. und 2. Generation
  — Amoxicillin mit Clavulansäure
  — Clindamycin

Maligne Erkrankung

— Tumor im Abflussgebiet liegend
  — reaktive Hyperplasie der Lymphknoten
  — Lymphknotenmetastasen
— Plattenepithelkarzinom der Mundhöhle
— Tonsillenkarzinom
  — häufigste Ursache eines CUP
— Nasopharynxkarzinom
— Schilddrüsentumore

Lymphknotenvergrößerung im Bereich des Halses und evtl. im Bereich anderer Lymphknotenstationen

Infektassoziierte Erkrankungen

— Zum Teil mit Hepato-, Splenomegalie

Hand-Fuß-Mund-Krankheit

— Bläschen im Bereich der:
  — Handflächen
  — Mundhöhle
  — Fußsohlen
— Coxsackie-A-Virus

Ebstein-Barr-Virus

- **Synonym**
— Infektiöse Mononukleose
— Pfeiffersches Drüsenfieber

- **Definition und Symptomatik**
— Schmerzhafte zervikale Lymphadenitis und Tonsillitis mit grippeähnlichen Symptomen

- **Diagnostik**
— Vorwiegend klinisch
— ELISA möglich (s. u.)
— Labor:
  — Antikörper und Antigene
    – anti EA (Early Antigen)
    – anti VCA (Virus Capsid Antigen)
  — anti EBNA (Ebstein Barr Nuclear Antigen)

- **Therapie**
— Symptomatisch
— Analgesie

⚠ Cave
  — Kein Amoxicillin/Ampicillin wegen möglichem pseudoallergischem Exanthem
  — Komplikationen möglich
    – Menigitis
    – Nephritis
    – Hepatitis etc.

Toxoplasmose

— Der Mensch als Zwischenwirt einer eigentlich Katzen betreffenden Erkrankung
— Meist symptomlos
— Kontakt zu Katzen
— Verzehr ungekochten Fleischs

⚠ Cave
  — Gefährlich nur bei Immunsuppression oder Erstinfekt einer schwangeren Frau
  — Übertragung auf Fetus

Stomatitis aphthosa

— Infektion mit HSV 1 bei Kindern
— Meist starke Schluckschmerzen

HHV 6

- **Einteilung**
— HHV6A
  — Erkrankung immunsupprimierter Patienten (nicht definiert)
— HHV6B

- Roseola infantum (hohes Fieber mit Exanthem für 3–5 Tage) Synonym: Exanthema subitum = 3-Tages-Fieber

Klinik und Symptomatik
- Häufigste Ursache für Fieberkrämpfe bei Kindern (6–24 Monate)
- Exanthem:
  - beginnt am Rumpf
  - breitet sich zentripetal Richtung Gesicht aus

Diagnose
- Klinisch
- Antikörpernachweis möglich

Cytomegalie

Ätiologie und Klinik
- Meist asymptomatischer Infektion mit Virus der Herpesviridae
- Persistierend
- Kann reaktiviert werden (häufiger Grund von »Fieber unbekannter Ursache«)
- Kongenitaler Infekt möglich
- Symptomatischer Verlauf bei immunkompromittierten Patienten
- Meist mononukleoseähnlich
- Organsysteme können betroffen werden:
  - Hepatitis
  - Pneumonie
  - Enzephalitis
  - Myelitis
  - Colitis
  - Uveitis etc.

Katzenkratzkrankheit

Ätiologie und Klinik
- Infekt mit Bartonella henselae (Gram-negativ-Stäbchen) meist chronisch, unilateral, schmerzhaft
- Kontakt mit Katzen (Kratzen, Speichel, Katzenflohbiss)
- Primärläsion an Eintrittspforte wie Insektenstich
- Allgmeinzustand kann reduziert sein
- Einschmelzung und Ruptur des Lymphknoten möglich

Diagnostik
- Serologie
  - Antikörpernachweis und PCR möglich
  - Kultur schwierig

Therapie
- Meist selbstlimitierende Erkrankung
- Bei Komplikationen Gabe von Azythromycin

Atypische Mykobakterien

Ätiologie und Klinik
- Schmerzlose, meist unilaterale chronische Lymphadenitis
- Häufigste Ursache von chronischen Lympadenitiden bei Kindern <5 Jahre
- Schmerzlose, langsam zunehmende Schwellung, meist ohne weitere Symptome
- Violette Verfärbung über dem LK, eitrige Einschmelzung möglich

Diagnostik
- Tuberkulintest intermediär positiv
- Rx Thorax negativ

Therapie
- Spontanremission möglich
- Meist Lymphknotenexstirpation notwendig

Lymphknotentuberkulose

Ätiologie und Klinik
- Mycobacterium tuberculosis
- Anamnestisch Kontakt zu Hochprävalenzländern?

Windpocken

Klinik
- Exanthem eher bullös
- Generalisiert
- Kopfhautbefall (Sternenkarte)
- Kein Befall der Hände und Füße

Röteln

Klinik
- Makulopapulös
- Nicht konfluierend
- Beginn im Gesicht schnelle Ausbreitung
- Lymphknotenschwellung v. a. nuchal

Masern

Klinik
- Makulopapulös
- Großfleckig
- Konfluierend
- Hochrot
- Unscharfer Rand
- Zweigipfliges Fieber

Tularämie

Ätiologie und Klinik
- Sehr seltene ulzeroglanduläre Infektion mit Francisella spezies
- Übertragung durch:
  - Hasenfleisch

22.2 · Lymphknotenschwellung

- Insekten
- Wasser
- Aerosole
- An der Eintrittspforte evtl. sichtbare Läsion (kleines Ulcus)

❗ Cave
Meldepflichtig!

HIV (Human Immunodeficiency Virus)

- **Definition**
- Infekt mit dem Retrovirus (HIV 1 oder HIV2)

- **Ätiologie**
- Klassische Übertragungsmöglichkeit in der Anamnese?
- Sexueller Kontakt ungeschützt
- i.v.-Drogengebrauch
- Herkunft aus Hochprävalenzgebiet

- **Klinik**
- Klassisch meist Primärinfekt mit grippeähnlichen Symptomen und akuter Lymphadenitis

- **Erkrankungsphasen**
- Primärinfekt
  - akutes HIV-Syndrom
- Latenzphase
- AIDS-Stadium
  - mit opportunistischen Infektionen

- **Diagnose**
- ELISA
- Immunfloureszenz
- Western-Blot
- PCR

Kawasaki-Syndrom (Mukokutanes Lymphknotensyndrom, MCLS)

- **Definition**
- Nekrotisierende Vaskulitis der kleinen und mittleren Arterien meist im Kleinkindalter auftretend meist Winter und Frühjahr häufiger in Asien.

- **Ätiologie**
- Ohne Evidenz:
  - Infektion wird vermutet
  - Immer wieder Epidemien
  - Übertragung bisher unbekannt

- **Klinik und Symptomatik**
- Fieber
- Lackzunge

- Konjunktivits
- Exanthem (rumpfbetont)
- Lymphknotenvergrößerung, v. a. Halslymphknoten
- Sonstige Organbeteiligung
  - Urethritis
  - Hepatosplenomegalie
  - Meningitis, etc.

❗ Cave
Zu einem Viertel kardiologische Beteiligung (Myokarditis, Perikarditis) in der Frühphase.

- **Diagnose**
- Vor allem klinisch (>5 Tage Fieber, etc.)
- Labor nicht beweisend
  - Infektparameter erhöht
  - Antikörper gegen Epithel (AECA)

- **Prognose**
- Abhängig von der Beteiligung der Coronararterien

- **Therapie**
- Gammaglobulin
- Aspirin
- Je nach Verlauf weitere Medikation

- **Ziel**

❯ Therapie vor 10. Tag!

Entzündliche Reaktion bei Autoimmunerkrankungen und immunologisch vermittelte Erkrankungen

- Morbus Crohn
- Rheumatoide Arthritis
- Dermatomyositis
- Lupus erythematodes
  - Fieber
  - Arthralgien
  - Schmetterlingsexanthem
- Sjögren-Syndrom
- Sarkoidose
  - granulomatöse Multisystemerkrankung
  - häufig bihiläre Lymphadenopathie
- Wiskott-Aldrich-Syndrom
- Septische Granulomatose
- »Hyper«-Syndrome (IgD, IgM, IgE)
- Septische Granulomatose
  - Defekt in den Granulozyten
  - schwere Infekte mit Lymphknotenbeteiligung

Systemische maligne Erkrankungen

- In den meisten Fällen ist das lymphoretikulären System betroffen
- Lymphome (Hodgkin – Non-Hodgkin)
- Leukämien
- Histiozytose
    - speziell: Rosai-Dorfmann-Syndrom

- **Diagnostik**

Histologische Untersuchung des Gewebes bzw. der Knochenmarksstanz

Andere Ursachen
Medikamente

- Antiepileptika
- Heparin
- Phenazetin
- Salycilate
- NSAID
- Allopurinol
- Antibiotika
- Gold
- Tuberkulostatika
- Methyldopa

Castleman-Syndrom (Castlemans Disease)

- **Synonym**

Angiofollikuläre Lymphknotenhyperplasie

- **Klinik**
- Meist gutartige lymphoproliferative Erkrankung

- **Diagnostik**
- Erhöhte Expression von Interleukin 6

- **Formen**
- Lokalisiert
    - häufiger
    - chirurgische Therapie
- Multizentrisch
    - oft mit HIV, HHV 8 assoziiert
    - führt zu Immunmodulation

Rosai Dorfmann Lymphadenopathie

- **Klinik**
- Sinushistiozytose mit polyklonaler Proliferation von S100-positiver Histiozyten
- benigne Erkrankung
- Jugendliche um die 20 Jahre
- Extranodaler Befall möglich
    - meist Haut oder Sinus

- **Therapie**
- Häufig Spontanremission
    - evtl. Kortikosteroide
    - Immunmodulation

Kikuchi-Lymphadenopathie

- **Synonym**
- Nekrotisierende histiozytische Lympadenitis

- **Klinik**
- Meist Frauen < 40 Jahre
- Selbstlimitierend
- Gutartiger Verlauf

22.2.7 Vorgehen zur Diagnosefindung

Siehe ◘ Abb. 22.1.

22.2.8 Diagnostische Methoden

Sonographie der Lymphknoten

- **Allgemeines**
- Beurteilung der genauen anatomischen:
    - Lage
    - Größe
    - Form
    - Struktur
    - Einschmelzung
    - Ausbreitung
    - sonographische Differentialdiagnostik (◘ Tab. 22.2)
- Hinweis auf Malignität
- Nichtinvasives, schnelles, kostengünstiges Diagnoseverfahren

FNP (Feinnadelaspirationscytologie)

- **Allgemeines**
- Feingeweblich
    - morphologische Untersuchung vergrößerter Lymphknoten zur Diagnosefindung
- Diskussion in der Literatur über die Wertigkeit dieses Verfahrens
- In der Literatur beschrieben:
    - Sensitivität 98 %
    - Spezifität 96 %

- **Vorteile**
- Schnell
- Kosteneffektiv
- Wenig invasiv
- Geringe Komplikationsrate
- Mehrfach durchführbar

22.2 · Lymphknotenschwellung

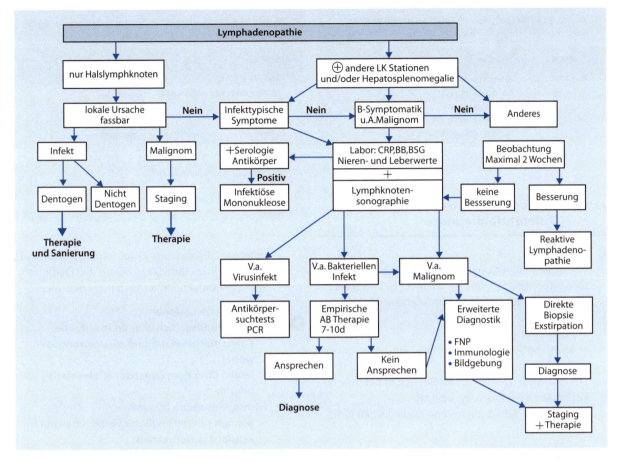

Abb. 22.1 Algorithmus

Tab. 22.2 Kurzdarstellung von typischen, sonographischen Zeichen einer Lymphadenopathie

Charakteristikum	Reaktive Lymphknoten	Maligne Lymphknoten
Form	Oval, elliptoid	Rund
Hilus	Echogen	Nicht echogen
Vaskularisation	Hilus sehr gut vaskularisiert	Periphere Gefäße
Sonstiges	Abszedierung: Echoarm ohne Gefäße	Verkalkungen möglich Nekrosen möglich

- Untersuchung möglich:
  - mikrobiologisch
  - virologisch
  - zytologisch
  - molekularbiologisch

- Metastasen können mit höherer Sensitivität diagnostiziert werden als Lymphome

- **Nachteile**
- Genaue Spezifikation teils schwierig
- Fokale Prozesse können nicht immer erfasst werden
- Differenzierung zwischen Lymphom und reaktiv hyperplastischem Gewebe teilweise schwierig

Lymphknotenexstirpation

- **Vorteile**
- Diagnostik und Therapie in einer Sitzung
- Genaue histopathologische Aufarbeitung möglich

- **Nachteile**
- Aufwändigerer Eingriff mit u. U. Narkose
- Narben möglich

Tab. 22.3 Darstellung der häufigsten Ursachen einer Radioluzenz im Oberkiefer nach Lokalisation

Posterior	Anterior
M. Paget	Adenomatoider odontogener Tumor
	Nasopalatinuszyste
	Nasolabialiszyste
	Globulomaxilläre Aufhellung
	Laterale Parodontalzyste
	Odontom

Tab. 22.4 Darstellung der häufigsten Ursachen einer Radioluzenz im Unterkiefer nach Lokalisation

Posterior	Anterior
Follikuläre Zyste	Periapikale zementoossäre Dysplasie
Odontogener keratozystischer Tumor	Zentrales Riesenzellgranulom
Ameloblastom	Odontom
Intraossäres Mukoepidermoid-Karzinom	
Pseudozysten	
Idiopathischer Knochenmarksdefekt	
Kalzifizierender odontogener Tumor	

22.3 Radiologische, intraossäre Befunde – Differentialdiagnose

- **Allgemeines**
- Einem Befund, radioopak oder radioluzent im Orthopantomogramm, sind in den meisten Fällen eine Vielzahl möglicher Arbeitsdiagnosen zuzuordnen
- Wichtig sind:
  - Anamnese
  - klinische Befunderhebung mit Zahnstatus, v. a. im Bereich der Läsion
- Die meisten intraossären, radiologischen Befunde im Kiefer sind Radioluzenzen wegen:
  - Abbau des Knochens aus unterschiedlichen Gründen oder
  - iatrogen versursacht
- Präsentation der Läsion gibt Auskunft über Geschwindigkeit des Wachstums und Aggressivität:
  - langsames Wachstum
    - Sklerosesaum = reaktive Knochenneubildung im Randbereich
    - eher expansives Wachstum
  - schnelles Wachstum
    - Radioluzenz ohne Sklerosesaum
  - aggressives Wachstum
    - häufig als multilokuläre Läsion imponierend
    - eher kortikale Destruktion
  - periostale Reaktionen
    - häufig Zeichen eines infektiösen, entzündlichen oder malignen Geschehens
- Radioopazitäten
  - Vorkommen bedeutet in den meisten Fällen Reaktion des Knochens auf einen chronischen Reiz denselben aufzubauen
  - Reiz kann sein:
    - lokal, z. B. Infekt oder Druckstelle
    - systemische Steuerung durch Knochenerkrankung
    - medikamentenassoziiert
- tumoröse Läsionen und fibroossäre Läsionen sind häufig in einem mittelalten oder reifen Stadium, wenn im Röntgen Radioopazitäten erscheinen

- **Odontogene Läsionen**
  - sind grundsätzlich eher an spezifische Zahnstrukturen gebunden (Ursprungsgewebe)
  - liegen über dem Canal des N. alveolaris inferior
- **Nichtodontogene Läsionen**
  - können überall im Kiefer vorkommen auch kaudal des Nervkanals

22.3.1 Typische Lokalisationen

Oberkiefer (Tab. 22.3)
Unterkiefer (Tab. 22.4)
Periapikale Läsionen

Jeder odontogene und nichtodontogene Tumor und jede odontogene und nichtodontogene Zyste kann ein solches Erscheinungsbild machen. In erster Linie aber an nachfolgende Diagnosen denken:

- **Aufhellung (Radioluzenz)**
- Periapikales Granulom
  - häufigste Ursache einer periapikalen Radioluzenz
- Paro-Endo-Läsion
  - immer auch zusätzlich parodontal abgebauter Knochen und verbreiterter PA-Spalt
- Iatrogene Läsion
  - z. B. nach Wurzelspitzenresektion
- Radikuläre Zyste
  - immer mit einem nicht vitalen Zahn assoziiert
  - ca. 50 % aller Zysten

22.3 · Radiologische, intraossäre Befunde – Differentialdiagnose

- Residuale Zyste
  - in der Region eines extrahierten Zahnes
- Zementoossäre Dysplasie
  - frühes Stadium Aufhellung
  - später gemischt
  - dann radioopak
  - eher afrikanische, mittel-alte Frauen
  - assoziierte Zähne vital und ohne Symptome
- Zementoblastom
  - im sehr frühen Stadium kann es radioluzent erscheinen
- Idiopatische Knochenhöhle
  - meist junge Erwachsene
  - girlandenförmig interapikal
- Seltene Andere
  - Neurilemmom
  - Neurofibrom, etc.

- **Verschattung (Radioopazität)**
- Hyperzementose
- Osteosklerose
  - z. B. reaktives Geschehen als Antwort auf einen vorhergehenden Infekt (z. T. als »condensing osteoitis« bezeichnet)
- Periapikale zementoossäre Dysplasie
  - im mittelalt und späten Stadium
- Fokale zementoossäre Dysplasie
  - im mittelalt und späten Stadium
- Tori
  - ein lingual liegender Torus mandibularis kann als periapikale Radioopazität erscheinen
- Odontom komplex
  - eher im Kieferkörper liegend
- Odontom zusammengesetzt
  - meist mit retiniertem Zahn assoziiert
- Odontogenes Fibrom
  - im mittelalt und späten Stadium

Perikoronare Radioluzenz

- **Ohne Verkalkungen oder Radioopazitäten**
- Zahnsäckchen
- Follikuläre Zyste
- Odontogener keratozystischer Tumor
- Unizystisches Ameloblastom
- Solides Ameloblastom
- Ameloblastisches Fibrom
- Squamöser odontogener Tumor

- **Mit Verkalkungen oder Radioopazitäten**
- Kalzifizierender odontogener Tumor
- Kalzifizierender odontogener zystischer Tumor
- Adenomatoider odontogener Tumor
- Ameloblastisches Fibroodontom

22.3.2 Erscheinungsbild

Jede Läsion (Zyste und Tumor) kann prinzipiell als Differentialdiagnose möglich sein kann – die wichtigsten werden hier aufgeführt:

Multilokuläre Radioluzenz

- **Zysten**
- Aneurysmatische Knochenzyste

- **Tumore**
- Keratozystisch odontogener Tumor
  - Immuncytochemie Zytokeratin 10 positiv, v. a. auch beim Gorlin-Goltz-Syndrom multilokulär Ameloblastom
- Ameloblastisches Fibrom
  - meist <20 Jahre, oft mit impaktiertem Zahn
  - gemischt Aufhellung/Verschattung
- Myxom
  - seifenblasenartig
- Metastasen
  - häufig als multilokulär imponierend
- Plasmozystom
  - »Schrotschusschädel«

- **Riesenzellhaltige Läsionen**
- Hyperparathyreoidismus
  - unkontrollierte Produktion
    - Parathyreoidhormon (PTH)
    - braune Tumore (Stones + Bones + »abdominal groans«)
- Cherubismus
  - bilateral!
  - »Augen gen Himmel gerichtet«, wenn mit Beteiligung der Orbitawände
- Zentrales Riesenzellgranulom
  - Patienten meist unter 30 Jahre alt

- **vaskuläre Malformationen**
- Low-flow- und high-flow-Malformationen

Unilokuläre Radioluzenz

- **Zystenähnlich**
- Normale anatomische Strukturen
  - Zahnfollikel
  - große Knochenmarksräume
- Iatrogen verursachte
  - Extraktionsalveole nach Chirurgie (Ostektomie)
- Pseudozysten
  - simple Knochenhöhle/traumatische Knochenzyste
  - meist zwischen 10 und 20 Jahren

- Aneurysmatische Knochenzyste
  - riesenzellhaltige Läsion
- Laterale Parodontalzyste
  - meist >50 Jahre
  - Prämolarenregion
- Residualzyste
- Entwicklungsbedingte Zysten
  - Naspalationuszyste
  - globulomaxilläre Aufhellung
- Nasolabiale Zyste
- Keratozystisch odontogener Tumor
  - eher orthokeratotische (= von der WHO nichtdefinierte Zystenvariante)
  - eher posteriorer Unterkiefer
  - zwischen 20 und 40 Jahren
- Ameloblastom
  - typisches Alter 30–40 Jahre
  - unizystischefrüher
  - Ameloblastisches Fibrom
- Kleines Myxom
  - wenn größer, dann eher seifenblasenartig
  - multizystisch
- Odontogener adenomatoider Tumor
  - häufig in der anterioren Maxilla
- Benigne, nichtodontogene Tumore
  - alle möglichen Arten
- Fokale Zementoossäre Läsion
  - in frühem Stadium radioluzenz
- Zentrales Risenzellgranulom
  - häufig im anterioren Unterkiefer
  - mehr Frauen
  - <30 Jahre
- Vaskuläre Malformation

- **Unscharfe Begrenzung**
- Chronischer Abszess
- Akute Osteomyelitis
  - Osteolyse wird erst nach einiger Zeit sichtbar
- Chronische Osteomyelitis
  - sekundär chronisch
  - eher mulitlokulär und gemischt
  - radioopak/radioluzent
- Osteoradionekrose
  - s. oben
- Primär intraossäres Karzinom
- Hellzelliges/geisterzellhaltiges Karzinom
- Metastasen
  - verschiedene Primärtumore (Mamma-Ca, Schilddrüsen-Ca, Melanom, etc.)
- Intraossäres Mukoepidermoid-Ca
  - häufigster Speicheldrüsentumor im Knochen
- Osteosarkom
  - typisches »Sonnenstrahlen-Zeichen«

- Chondrosarkom
- Ewing Sarkom
  - sehr selten im Kieferbereich, eher in langen Röhrenknochen
- Fibröse Dysplasie
  - Frühstadium

Unilokuläre Radioopazität

- Exostosen, Tori
- Wurzelrest
- Jegliche Art Sklerose (s. oben)
- Fremdkörper
- Projektion eines Speichelsteines
  - im OPT je nach Lage
- Phlebolith
  - bei venösen Malformation auf den Kiefer projiziert
- Odontom
  - komplex
  - zusammengesetzt: mit einzelnen, als solche erkennbaren Zahnstrukturen
- Zementom
  - im reifen Stadium
  - immer in Assoziation zur Zahnwurzel
- Osteom
- Fibröse Dysplasie
  - im reifen Stadium

Gemischte Läsionen: radioluzent und radioopak

- **Infektassoziierte Knochenerkrankungen**
- Osteomyelitis
  - sekundär chronisch
    - Anamnese mit lokalem Fokus
  - primär chronisch
    - Sonderform juvenile präpubertär-konservativ, da selbstlimitierend
- Osteoradionekrose
- Osteopathie
  - assoziiert mit knochenresorptionshemmenden Medikamenten
    - Bisphosphonate
    - Denosumab

- **Fibroossäre Läsionen**
- in »mittelaltem Reifestadium«
- Ossifizierendes Fibrom
  - meist 3.–4 Lebensdekade
  - eher Frauen
  - eher Unterkiefer (DD Juveniles ossifizierendes Fibrom ist Variante – selten, aggressiver als Erwachsenenvariante

Literatur

- Fibröse Dysplasie
  - Milchglas
  - eher junge Patienten
    Sonderform
    - Mc Cune-Albright-Syndrom
    - Jaffé Lichtenstein
- Zementoossäre Dysplasien
  - periapikal/fokal/florid

- **Sonstige Knochenerkrankungen**
- M. Paget meist ältere Patienten, «cotton wool appearance«
- Osteopetrose selten im Kieferbereich, mit verzögertem Zahndurchbruch assoziiert

- **Tumore**
- Osteoblastom
- Osteome, z. B. beim Gardener-Syndrom
- Calzifizierender zystischer im mittelalten Reifestadium
- Adenomtatoider odontogener Tumor
- Kalzifizierender odontogener epithelialer Tumor
- Amelobalstisches Fibrodentinom, -odontom
- Odontom
- Zementoblastom immer Kontakt zur Zahnwurzel
- Osteoblastische Metastasen, z. B. Metastasen des Prostatskarzinom
- Osteoblastom
- Osteosarkom/Chondrosarkom

Literatur

Cheng Y-SL, Kessler H, Rees TD, Philofsky D, Pontikas A (2007) Gingival swelling in a 13-year-old girl with multiple recurrences. Oral Surgery, Oral Medicine, Oral Pathology, Oral Radiology, and Endodontology 103 (1):85–91

Gahleitner A, Watzek G, Imhof H (2003) Dental CT: imaging technique, anatomy, and pathologic conditions of the jaws. European radiology 13 (2):366–376

Tertilt C, Nenning B, Staatz G, Faber J (2008) Differentialdiagnose und Management der Lymphadenopathie im Kides- und Jugendalter. Pädiatrie Uptodate

Grötz KA, Kuffner HD, Ekert O, Gutjahr P, Coerdt W, Wagner W (1997) Rosai-Dorfman lymphadenopathy, a rare reactive lymphoproliferative disease. How valid are ultrasound morphologic criteria in lymph node involvement?. Ultraschall Med 18 (2):72–79

Iro F, Waldfahrer F. (2008) Äußerer Hals. In: Probst R., Grevers G., Iro H. (Hrsg) Hals- Nasen- Ohren-Heilkunde, 3. Aufl. Thieme, Stuttgart New York, S 282–305

Leao JC, Hodgson T, Scully C, Porter S (2004) Review article: orofacial granulomatosis. Aliment Pharmacol Ther 20 (10):1019–1027

Lee J, Fernandes R (2008) Neck masses: evaluation and diagnostic approach. Oral Maxillofac Surg Clin North Am 20 (3):321-337

Rajanikanth B, Moogla S et al. (2012) Localized gingival enlargement – a diagnostic dilemma. Indian Journal of Dentistry 3 (1):44–48

Neyaz Z, Gadodia A, Gamanagatti S, Mukhopadhyay S (2008) Radiographical approach to jaw lesions. Singapore Med J 49 (2)

Oda D (2005) Soft-tissue lesions in children. Oral Maxillofac Surg Clin North Am 17 (4):383–402

Rodó X, Ballester J, Cayan D, Melish ME, Nakamura Y, Uehara R, Burns JC (2011) Association of Kawasaki disease with tropospheric wind pattern. Sci.Rep. 1: 152

Van Dis ML (1996) Swellings of the oral cavity. Dermatol Clin 14 (2):355–370

Manor Y, Merdinger O, Katz J, Taicher S (1999) Unusual peripheral odontogenic tumors in the differential diagnosis of gingival swellings. Journal of Clinical Periodontology 26:806–809

Scully C (2008) Oral and Maxillofacial Medicine. The Basis of Diagnosis and Treatment. Second Edition, Churchill Lievingstone Elsevier, Edinburgh London Toronto

Leitlinien

A. Kruse Gujer

23.1   Einteilung – 334

23.2   Evidenzniveau – 334

23.3   Empfehlungsgrad – 334

23.4   Relevante Leitlinien für das Fachgebiet der Mund-, Kiefer- und Gesichtschirurgie – 334

23.5   Angemeldete Leitlinien – 335

        Literatur – 336

23.1 Einteilung

- Leitlinien werden von wissenschaftlichen Fachgesellschaften systematisch gebildet
- Dienen dem behandelnden Arzt als Entscheidungshilfe (s. auch ▶ Kap. 24)
- Man unterscheidet zwischen verschiedenen Entwicklungsstufen:
  - S1
  - S2
  - S3

- **S1**
- Von einer Expertengruppe erarbeiteter Konsens
- Empfehlung, die vom Vorstand der Fachgesellschaft verabschiedet wird

- **S2e**
- Evidenzbasierte Leitlinie einer nichtrepräsentativen Expertengruppe

- **S2k**
- Leitlinie einer repräsentativen Expertengruppe mit einer strukturierten Konsensfindung

- **S3**
- Leitlinie einer repräsentativen Expertengruppe mit einer strukturierten Konsensfindung, die auf der systematischen Evidenzbasierung (Literaturrecherche, Studien) aufbaut

23.2 Evidenzniveau

Man unterscheidet zwischen verschiedenen Evidenzstufen (◘ Tab. 23.1).

23.3 Empfehlungsgrad

Die Empfehlungen werden abhängig von den Evidenzlevel in unterschiedliche Stufen eingeteilt (◘ Tab. 23.2).

23.4 Relevante Leitlinien für das Fachgebiet der Mund-, Kiefer- und Gesichtschirurgie

Die jeweiligen aufgeführten Leitlinien sind auf der Homepage der **A**rbeitsgemeinschaft der **W**issenschaftlichen **M**edizinischen **F**achgesellschaften e.V. zu finden.

- **Leitlinien der Deutschen Gesellschaft für Mund-, Kiefer- und Gesichtschirurgie (DGMKG)**
- Ankylose und Unterkieferhypomobilität
  - Entwicklungsstufe: S1
- Diagnostik und Management von Vorläuferläsionen des oralen Plattenepithelkarzinoms in der Zahn-, Mund- und Kieferheilkunde
  - Entwicklungsstufe: S2k
- Kiefergelenkluxation
  - Entwicklungsstufe: S1
- Kondylushypo- und hyperplasie
  - Entwicklungsstufe: S1
- Idiopathische Kondylusresorption
  - Entwicklungsstufe: S1
- Bisphosphonatassoziierte Kiefernekrosen
  - Entwicklungsstufe: S2
- Einseitige Lippen-Kiefer-Gaumen-Spalten
  - Entwicklungsstufe: S2k

- **Leitlinien der Deutschen Gesellschaft für Zahn-, Mund- und Kieferheilkunde (DGZMK)**
- Zahnsanierung vor Herzklappenersatz
  - Entwicklungsstufe S2k
- Dentale Volumentomographie
  - Entwicklungsstufe: S1
- Indikationen zur implantologischen 3D-Röntgendiagnostik und navigationsgestützte Implantologie
  - Entwicklungsstufe: S2k
- Operative Entfernung von Weisheitszähnen
  - Entwickungsstufe: S2k
- Wurzelspitzenresektion
  - Entwicklungsstufe: S2

- **Leitlinien der Deutschen Gesellschaft für Hals-, Nasen- und Ohrenheilkunde, Kopf- und Halschirurgie e.V.**
- Formstörungen der inneren und äußeren Nase (mit funktioneller und/oder ästhetischer Beeinträchtigung)
  - Entwicklungsstufe: S2k
- Tracheobronchoskopie
  - Entwicklungsstufe: S1
- Antibiotikatherapie der Infektionen an Kopf und Hals
  - Entwicklungsstrufe: S2

- **Leitlinien der Deutschen Dermatologischen Gesellschaft**
- Therapie pathologischer Narben (hypertropher Narben und Keloide)
  - Entwicklungsstufe: S2k

23.5 · Angemeldete Leitlinien

◻ Tab. 23.1 Einteilung der Evidenzlevel

Evidenzlevel	Studien
Ia	Metaanalyse über randomisierte kontrollierte Studien (RCT)
Ib	Eine RCT (mit engem Konfidenzintervall)
Ic	Alle-oder-Keiner-Prinzip
IIa	Metaanalyse gut geplanter Kohortenstudien
IIb	Eine gut geplante Kohortenstudie oder eine RCT minderer Qualität
IIc	Outcome-Studien
IIIa	Metaanalyse über Fall-Kontroll-Studien
IIIb	Eine-Fall-Kontroll-Studie
IV	Fallserien oder Kohorten-/Fall-Kontroll-Studien minderer Qualität
V	Expertenmeinung ohne explizite Bewertung der Evidenz oder basierend auf physiologischen Modellen/Laborforschung

◻ Tab. 23.2 Einteilung des Empfehlungsgrades

Empfehlungsgrad	Studienlage
A	Evidenzlevel I (randomisierte Studien)
B	Evidenzlevel II/III (kontrollierte Studien)
C	Evidenzlevel IV (Fallserien)
D	Evidenzgrad V (Expertenmeinung)

- **Leitlinien des Arbeitskreis »Krankenhaus- und Praxishygiene«**
- Hygienemaßnahmen bei Vorkommen von Clostridium difficile
  - Entwicklungsstufe: S1
- Hygienische Anforderungen an das postoperative Wundmanagement
  - Entwicklungsstufe: S1

- **Leitlinie der Deutschen Gesellschaft für Psychosomatische Medizin und ärztliche Psychotherapie e.V. (DGPM)**
- Umgang mit Patienten mit nichtspezifischen, funktionellen und somatoformen Körperbeschwerden
  - Entwicklungsstufe S3

- **Leitlinie der Deutschen Gesellschaft für Kardiologie- Herz- und Kreislaufforschung**
- Prophylaxe der infektiösen Endokarditis
  - Entwicklungsstufe: S1

- **Leitlinie der AWMF-Arbeitsgemeinschaft der wissenschaftlichen Medizin**
- AWMF-Leitlinie Prophylaxe der venösen Thromboembolie (VTE)
  - Entwicklungsstufe S3

- **Leitlinie der Deutschen Gesellschaft für Neurologie (DGN)**
- Idiopathische Fazialisparese (Bell's Palsy)
  - Entwicklungsstufe: S2k

- **Leitlinie der Deutschen Gesellschaft für Unfallchirurgie e.V. (DGU)**
- Polytrauma/Schwerverletztenbehandlung
  - Entwicklungsstufe: S3

- **Leitlinie der Deutschen Interdisziplinären Vereinigung für Schmerztherapie (DIVS)**
- Behandlung aktuer perioperativer und postttraumatischer Schmerzen
  - Entwicklungsstufe: S 3

- **Leitlinie der Deutschen Gesellschaft für Rechtsmedizin**
- Regeln zur Durchführung der ärztlichen Leichenschau
  - Entwicklungsstufe: S3

- **Leitlinie der Deutschen AIDS-Gesellschaft e.V. (DAIG)**
- Postexpositionelle Prophylaxe der HIV-Infektion
  - Entwicklungsstufe: S2

- **Leitlinie der Deutschen Gesellschaft für Radioonkologie e.V. (DEGRO)**
- Supportive Maßnahmen in der Radioonkologie
  - Entwicklungsstufe: S1

23.5 Angemeldete Leitlinien

- Weisheitszahnentfernung (DGMKG)
  - Entwicklungsstufe: S2k
- Odontogene Infektionen und Abszesse (DGMKG)
  - Entwicklungsstufe: S2k
- Speicheldrüseninfektionen (DGMKG)
  - Entwicklungsstufe: S2e

- Systematische perioperative Antibiotikaprophylaxe bei elektiven Eingriffen im Zahn-, Mund- Kiefer-(ZMK)- und im Mund-, Kiefer- und Gesichts-(MGK)-Bereich (DGMKG)
  - Entwicklungsstufe: S2e
- Dysgnathietherapie interdisziplinär (DGMKG)
  - Entwicklungsstufe: S2k
- Rekonstruktion von Orbitadefekten (DGMKG)
  - Entwicklungsstufe: S2e
- Diagnostik und Therapie des Mundhöhlenkarzinoms (DGMKG)
  - Entwicklungsstufe: S3
- Hypersalivation (HNO)
  - Entwicklungsstufe: S2k
- Palliativmedizin (DGP)
  - Entwicklungsstufe: S3
- Therapie des dentalen Traumas im bleibenden Gebiss (DGZMK)
  - Entwicklungsstufe: S1
- Rechtfertigende Indikation bei Röntgenaufnahmen in der Kinderzahnheilkunde (DGZMK)
  - Entwicklungsstufe: S1
- Implantologische Indikationen für die Anwendung von Knochenersatzmaterialien (DGZMK)
  - Entwicklungsstufe: S2k
- Diagnose von Thrombozytenfunktionsstörungen (GTH)
  - Entwicklungsstufe: S2
- Akuttherapie anaphylaktischer Reaktionen (DGAKI)
  - Entwicklungsstufe: S2k
- Füllsubstanzen in der ästhetischen Medizin (DGPRAeC)
  - Entwicklungsstufe: S2k
- Topische Kombinationstherapie mit Glucocorticoidsteroiden (DDG)
  - Entwicklungsstufe: S1
- Ästhetische Botulinumtoxintherapie (DDG)
  - Entwicklungsstufe: S1
- Basalzellkarzinom der Haut (DKG)
  - Entwicklungsstufe: S2k
- Plattenepithelkarzinom der Haut (DKG)
  - Entwicklungsstufe: S2k
- Merkelzellkarzinom der Haut (DKG)
  - Entwicklungsstufe: S2k
- Malignes Melanom der Haut (DKG)
  - Entwicklungsstufe: S1
- Diagnostik, Therapie und Nachsorge des Melanoms (DKG)
  - Entwicklungsstufe: S3
- Psychoonkologische Diagnostik, Beratung und Behandlung von Krebspatienten (DKG)
  - Entwicklungsstufe: S3
- Trigeminusneuralgie (DGN)

- Entwicklungsstufe: S1
- Hygienische Anforderungen an das Wasser in zahnärztlichen Behandlungseinheiten (DGKH)
  - Entwicklungsstufe: S1

Literatur

www.awmf.org
www.dgzmk.de
www.dgmkg.de
www.thecochranelibrary.com

Arzt-Patienten-Beziehung und ärztliches Handeln in rechtlicher Perspektive – grundlegende Aspekte

A. Gujer

24.1 **Vorbemerkung – 339**

24.2 **Grundverhältnis und Problemfelder – 339**

24.3 **Aufklärungspflichten – 345**
24.3.1 Grundlegendes und Übersicht – 345

24.4 **Urteilsfähigkeit als persönliche Voraussetzung – 350**
24.4.1 Bei Erwachsenen – 350
24.4.2 Bei Kindern und Jugendlichen – 351

24.5 **Verweigerung und Unterlassung des Aufklärungsgesprächs (vgl. § 630f Abs. 3 D-BGB) – 351**

24.6 **Besonderheit: Aufklärung bei Studien – 351**
24.6.1 Good Clinical Practise (GCP) – 351

24.7 **Patientenverfügung und Vorsorgevollmacht – 353**
24.7.1 Patientenverfügung – 353
24.7.2 Vorsorgeauftrag und Vorsorgevollmacht – 354

24.8 **Beweislast und Beweismaß – 355**
24.8.1 Beweislast im Zivilrecht – 355

24.9 **Gutachten als wesentliches Beweismittel – 357**

24.10 **Parallelität des Strafverfahrens – 357**

24.11 **Rechtserheblicher Kausalverlauf – 358**
24.11.1 Natürlicher und adäquater Kausalzusammenhang – 358
24.11.2 Atypischer Kausalverlauf – 359

24.12 **Haftungssubjekt (Wer haftet?) – 360**

24.13 **Sorgfaltspflicht – grundlegende Aspekte – 362**

24.14 **Leitlinien und Richtlinien – 363**

24.15 **Besonderheit: Der »voll beherrschbare Bereich« – 363**

24.16	**Erscheinungsformen der Sorgfaltspflichtverletzung – 363**
24.16.1	Behandlungs- und Therapiefehler – 363
24.16.2	Diagnosefehler – 365
24.16.3	Übernahmeverschulden – 365
24.16.4	Organisationsverschulden – 366
24.16.5	Fehler bei der therapeutischen Sicherungsaufklärung – 366
24.16.6	Fehler bei telefonischen Auskünften – 366

| 24.17 | **Leistungserbringung durch die Krankenversicherung – 367** |
| 24.17.1 | Grundlegendes zu den Vergütungssystemen – 367 |

24.18 Besonderheiten bei der Vergütung von Leistungen im Bereich der Kieferchirurgie (Schweiz) – 368

24.19 Exkurs: Health Technology Assessments (HTA) – 369

Literatur – 370

24.2 · Grundverhältnis und Problemfelder

Abkürzungen	
Deutschland	
D	Deutschland/in Verbindung mit einer weiteren Abkürzung: präzisierendes Adjektiv
D-AMG	Deutsches Arzneimittelgesetz
D-AMNOG	Deutsches Gesetz zur Neuordnung des Arzneimittelmärkte
D-BDSG	Deutsches Bundesdatenschutzgesetz
D-BGB	Bürgerliches Gesetzbuch
BGH	Deutscher Bundesgerichtshof
MKG-Chirurg	
NJW	Neue Juristische Wochenschrift (Beck)
OLG	Oberlandesgericht
D-SGB V	Deutsches Sozialgesetzbuch V
D-StGB	Deutsches Strafgesetzbuch
VersR	Deutsche Zeitschrift für Versicherungsrecht
D-VVG	Deutsches Versicherungsvertragsgesetz
Europa	
EU-RL95/EU-Richtlinie 95/46	EU-Richtlinie 95/46/EG, ABl. Nr. L 281 vom 23/11/1995 S. 0031 – 0050
EMRK	Europäische Menschenrechtskonvention
Schweiz	
CH	Schweiz
BGE	Entscheid(e) des schweizerischen Bundesgerichts
BSK	Basler Kommentar
CH-BV	Schweizerische Bundesverfassung
CH-DSG	Schweizerisches Datenschutzgesetz
CH-FmedG	Schweizerisches Fortpflanzungsmedizingesetz
ZH-GesG	Gesundheitsgesetz des Kantons Zürich
CH-GUMG	Bundesgesetz über genetische Untersuchungen beim Menschen
HAVE	Haftung und Versicherung (Zeitschrift),
ZH-HG	Zürcher Haftungsgesetz
CH-HMG	Schweizerisches Heilmittelgesetz
AG-IDAG	Gesetz über die Information der Öffentlichkeit, den Datenschutz und das Archivwesen des Kantons Aargau

ZH-IDG	Gesetz über die Information und den Datenschutz des Kantons Zürich
CH-KHG	Schweizerisches Kernenergiehaftungsgesetz
CH-KLV	Verordnung des Bundesrates zum schweizerischen Krankenversicherungsgesetz
CH-KVG	Schweizerisches Krankenversicherungsgesetz
CH-MedBG	Bundesgesetz über die Medizinalberufe (Medizinalberufegesetz) SR 811.11
CH-OR	Obligationenrecht
ZH-PatG	Zürcher Patientengesetz
CH-StGB	Schweizerisches Strafgesetzbuch
CH-SVG	Schweizerisches Verkehrsgesetz
CH-VVG	Schweizerisches Versicherungsvertragsgesetz
ZBJV	Zeitschrift des bernischen Juristenvereins
CH-ZGB	Zivilgesetzbuch
ZSR	Zeitschrift für schweizerisches Recht

24.1 Vorbemerkung

Die nachfolgende Kurzdarstellung des Arzt- und Medizinrechts streicht unter Bezugnahme auf das schweizerische und deutsche Recht einige wesentliche Grundzüge und Grundsätze hervor, wie sie sich in den meisten Ländern Europas etabliert haben. Entsprechende Rechtsquellenhinweise haben daher vorwiegend exemplarischen, nicht abschließenden Charakter. Für ein weitergehendes Studium der einschlägigen Themen sei auf die maßgebliche Spezialliteratur verwiesen. Das Literaturverzeichnis am Schluss des Kapitels bietet hier eine repräsentative Selektion aus der Fülle einschlägiger Publikationen.

24.2 Grundverhältnis und Problemfelder

Das Arzt-Patienten-Verhältnis ist im Kern vertragsrechtlicher Natur, obschon seine Ausgestaltung nach Rechten und Pflichten im Einzelnen stark durch die öffentlichrechtliche Gesetzgebung sowie das einschlägige Standesrecht bestimmt ist. In Deutschland ist das Dienstvertragsrecht (§§611 ff., ab 2013 gilt der gesetzliche Begriff des Behandlungsvertrags als Unterkategorie des Dienstvertrags gemäß §630a ff. D-BGB), in der Schweiz das Auftragsrecht (Art. 394 ff. CH-OR) maßgebend. Die Anknüpfung an zwei unterschiedliche, wenn auch ähnliche Figuren des Privatrechts, hat historische Gründe und beruht im Wesentlichen auf einer je eigenständigen Rezeption der römisch-gemeinrechtlichen Traditionslinie.

Der Arztvertrag beruht auf einem zweiseitigen Austauschverhältnis von Rechten und Pflichten. Seitens des Arztes ist ein bestimmtes Tätigwerden im Hinblick auf einen Heilungserfolg geschuldet. Der Patient verpflichtet sich zur Bezahlung des Honorars. Der Arzt schuldet nicht ein bestimmtes Ergebnis, also nicht den Heilungserfolg selbst. Darin unterscheidet sich der Arztvertrag qua Dienstvertrag bzw. Auftrag grundlegend vom Werkvertrag (differenzierend mit Bezug auf werkvertragsähnliche Behandlungsverhältnisse und Frage der Nachbesserung bzw. Nacherfüllung, s. ▶ Abschn. 24.16.1).

Zwar ist zumeist das Ausbleiben des Heilungserfolgs bzw. die Enttäuschung über ein bestimmtes Ergebnis der Anlass für Schadenersatzklagen. Davon zu unterscheiden ist indessen die Schadenersatzpflicht. Hierfür bedarf es namentlich einer Sorgfaltspflichtverletzung bzw. der Verletzung einer einschlägigen Schutznorm. Eine solche Verletzungshandlung oder Unterlassung muss zudem adäquat-ursächlich zu einem manifesten, substantiiert vorgebrachten und bezifferbaren (sofern noch nicht bezifferten) Schaden sein. Je nach der Haftungsgrundlage (Vertrags- oder Delikthaftung) ist zudem ein Verschulden nachzuweisen.

- **Die ärztliche Handlungspflicht und entsprechende Nebenpflichten**

Die Handlungspflicht
- umfasst dem Grundsatz nach ein Tätigwerden nach den aktuellen Regeln der ärztlichen Kunst unter Beachtung der maßgeblichen Sorgfaltspflicht;
- ist andererseits geprägt durch
  - den Grundsatz der Therapiewahlfreiheit, was ein Behandlungsermessen impliziert (dazu ▶ Abschn. 24.8.1 und ▶ Abschn. 24.13). Wesentliche Anhaltspunkte für eine sachgemäße Ermessensbetätigung geben die fachspezifischen Leitlinien (s. ▶ Abschn. 24.14) und Richtlinien (Leitlinien sind Praxisempfehlungen der zuständigen Fachgesellschaften, nach systematischen Grundsätzen entwickelte »Entscheidungshilfen«).

> **Cave**
> - Das dem Arzt zugestandene Behandlungsermessen setzt einen bestimmten Aus- und Weiterbildungsstand voraus (ärztliche Dignität).
> - Richtlinien lassen (im Unterschied zu Leitlinien) nur einen geringen Ermessensspielraum zu (vgl. http://www.bundesaerztekammer.de).

> Ein Heilungserfolg muss angestrebt werden, ist aber als solcher nicht geschuldet. Geschuldet ist vielmehr ein Tätigwerden im objektiven Heilungsinteresse des Patienten, welches dem von der ärztlichen Kunst vorgegebenen objektivierten Handlungsmaßstab zu genügen hat. Daran bemisst sich die erforderliche Sorgfaltspflicht (s. ▶ Abschn. 24.13).

Tragweite und Grenzen des Behandlungsermessens
Der auf Schadenersatz klagende Patient hat grundsätzlich den Vollbeweis für das Vorliegen einer Sorgfaltspflichtverletzung zu erbringen. In Anbetracht des ärztlichen Behandlungsermessens ist demnach vorausgesetzt, dass die betreffende Behandlung als *nicht mehr vertretbar erscheint und außerhalb dessen liegt, was dem aktuellen Stand der ärztlichen Wissensstand entspricht* (vgl. u. a. BGE 120 Ib E. 411 E. 4a).

Das ärztliche Ermessen ist andererseits durch spezifische gesetzliche und vertragliche Pflichten näher bestimmt und eingegrenzt. Insbesondere ist die Wahl der Behandlungsmethode nach den Kriterien der *Wirksamkeit, Zweckmäßigkeit und Wirtschaftlichkeit* zu treffen (▶ Abschn. 24.17).

Bei Vorliegen eines schweren Behandlungsfehlers obliegt dem Arzt der *"Beweis für die Nicht-Ursächlichkeit des Behandlungsfehlers für die eingetretene Gesundheitsschädigung"* (BGH, Urteil vom 10.05.1983, E. 4 Ingress). An diese Rechtsprechungstradition knüpft auch der neue §630h Abs. 1 D-BGB an. Er lautet: *Ein Fehler des Behandelnden wird vermutet, wenn sich ein allgemeines Behandlungsrisiko verwirklicht hat, das für den Behandelnden voll beherrschbar war und das zur Verletzung des Lebens, des Körpers oder der Gesundheit des Patienten geführt hat.*

Im Streitfall sind fallspezifisch erstellte ärztliche Fachgutachten für den Nachweis einer adäquat-kausalen Sorgfaltspflichtverletzung maßgebend (▶ Abschn. 24.11). Diese Gutachten basieren naturgemäß auf den vorliegenden Krankenakten, welche daher nicht nur für die behandelnden Ärzte, sondern unter Umständen auch für einen unabhängigen Experten nachvollziehbar und verständlich sein müssen (zur Dokumentationspflicht sogleich).

Aus Dokumentationsmängeln ergeben sich beim klägerischen Patienten u. U. Beweisschwierigkeiten oder gar eine sog. **Beweisnot**. Es gilt aber der Grundsatz der prozessualen Waffengleichheit. Infolgedessen kann dem Patienten nicht in jeder Hinsicht der Vollbeweis zugemutet und aufgebürdet werden, was je nach den konkreten Umständen – namentlich beim Nachweis der relevanten Kausalkette – zu Gunsten des Patienten eine Beweismaßreduktion oder gar eine faktische Beweislastumkehr zur Folge haben kann (▶ Abschn. 24.8).

Während der Nachweis für die Sorgfaltspflichtverletzung dem Grundsatz nach dem klägerischen Patienten

24.2 · Grundverhältnis und Problemfelder

obliegt, hat der behandelnde Arzt gegebenenfalls zu beweisen, dass die (rechtfertigende) Einwilligung des Patienten vorliegt und dass der Patient hinreichend hinsichtlich aller relevanten Risiken aufgeklärt worden ist (vgl. §630h Abs. 2 D-BGB). Dem liegt in materieller Hinsicht das Grundrecht des Patienten auf körperliche Integrität sowie dessen Recht auf körperliche Selbstbestimmung (vgl. Art. 2 Abs. 2 GG) zu Grunde. Fehlt daher eine entsprechende Zustimmung des Patienten, besteht eine Haftung für jeden Schaden, auch wenn der Eingriff *lege artis* durchgeführt wurde (vertiefter s. ▶ Abschn. 24.3). Da der Nachweis einer Sorgfaltspflichtverletzung und des maßgeblichen Kausalzusammenhangs oft bedeutend schwerer zu erbringen ist, dienen entsprechende Aufklärungsdefizite häufig der subsidiären Anknüpfung und sind nicht selten geradezu das Einfallstor im Arzthaftungsprozess.

▪ Datenschutzgesetzgebung

Der Datenschutz ist Ausfluss des Individualrechts auf Schutz der Persönlichkeits- und Privatsphäre. Patientendaten beschlagen die Privat- und Geheimsphäre und weisen einen bestimmten Sensibilitätsgrad auf. Neben der Datenschutzgesetzgebung im engeren Sinn (s. unten) ist ein relativ umfassender Schutz personenbezogener Daten insbesondere auch durch folgende Grundlagen gewährleistet: vertragliche Treue- und Geheimhaltungspflichten (vgl. §622 ff., insb. 630a ff. D-BGB; Art. 394 ff. CH-OR), zivilrechtlicher Persönlichkeitsschutz (vgl. Art. 28 CH-ZGB), strafrechtlich geschütztes Berufsgeheimnis (§203 D-StGB, Art. 321 CH-StGB), verfassungsrechtlicher Persönlichkeitsschutz.

Neben Individualinteressen werden mit dem Datenschutz auch grundlegende öffentliche Interessen geschützt. **Materielle Grundlage** des öffentlich-rechtlichen Datenschutzes ist:

in Deutschland
- das Bundesdatenschutzgesetz (D-BDSG [=Umsetzung der EU-Richtlinie 95/46/EG, ABl. Nr. L 281 vom 23/11/1995 S. 0031–0050]):
- Die Normadressaten des D-BDSG sind
  - **öffentliche Stellen** (konkret die Gesundheitsbehörden und öffentlichen Krankenhäuser) sowie
  - **nichtöffentliche Stellen**, soweit diese entsprechende Daten verarbeiten. Vom Anwendungsbereich erfasst sind somit auch
    - die privatärztliche Tätigkeit (Arztpraxen, private Krankenhäuser)

in der Schweiz
- das Bundesgesetz über den Datenschutz (DSG) und
- die kantonalen Datenschutzgesetze:
- Normadressaten des CH-DSG sind die Bundesbehörden und Private, i.c. selbständig tätige Ärzte (Art. 2 Abs. 1 CH-DSG).

- Normadressaten des kantonalen Datenschutzrechts sind
  - i.c. die öffentlichen Spitäler der Kantone
  - Beispiele für diese Gesetzgebung sind
    - das Gesetz über die Information und den Datenschutz des Kantons Zürich (ZH-IDG) oder
    - das Gesetz über die Information der Öffentlichkeit, den Datenschutz und das Archivwesen des Kantons Aargau (AG-IDAG, mit zugehörigen Verordnungen).

Der wesentliche Inhalt des gesetzlichen Datenschutzes besteht
- im **Schutz personenbezogener Daten**
  Auf der Handlungsseite ist tatbestandsmäßig erfasst:
  - das Erheben, Speichern, die Organisation, die Aufbewahrung, die Anpassung oder Veränderung, das Auslesen, das Abfragen, die Benutzung, die Weitergabe durch Übermittlung, die Verbreitung oder jede anderen Form der Bereitstellung, die Kombination oder die Verknüpfung sowie das Sperren, Löschen oder Vernichten (repräsentative Aufzählung gemäß Art. 2 lit. b EU-Richtlinie 95/46/EG)
- in der **strikten Zweckbindung** der Datenbearbeitung (Art. 6 Abs. 1 EU-RL95; §9 ZH-IDG).
  - Anm.: Mit Bezug auf das Arzt-Patienten-Verhältnis heißt dies, dass Daten ausschließlich im Hinblick auf die von der expliziten oder mutmaßlichen Einwilligung des Patienten umfassten Behandlung und Heilung erhoben und verarbeitet werden dürfen (Einwilligung, dass Daten erhoben werden sowie Zweckbindung der Datenerhebung und Datenbearbeitung, vgl. §4a Abs. 3 D-BDSG, Art. 7 EU-RL95, §13 Ziff. 3 D-BDSG).

▪▪ Besondere Hinweise

- Eine Datenbearbeitung für andere Zwecke (z. B. Forschungsprojekte außerhalb der konkreten Heilbehandlung, s. ▶ Abschn. 24.6, 24.6.1) verlangt das explizite (ggf. zusätzliche) Einverständnis des Patienten hinsichtlich dieser Zwecke.
  - **Weitere Voraussetzungen** sind ggf.:
    - ein ausgewiesenes **öffentliches Interesse** (z. B. Abwehr erheblicher Nachteile für das Gemeinwohl, Zweck der Gesundheitsvorsorge, der medizinischen Diagnostik, der Gesundheitsversorgung oder Behandlung oder für die Verwaltung von Gesundheitsdiensten);
    - die Datenerhebung und Bearbeitung hat durch ärztliches oder sonstiges Fachpersonal zu erfolgen, welches unter einer vergleichbaren Geheimhaltungspflicht steht.

Eine strikte einschlägige Zweckbindung (u. U. von der Ethikkommission bewilligter und ausgewiesener Forschungszweck) ist insbesondere in Bezug auf eine Datenerhebung im Rahmen der wissenschaftlichen Forschung beachtlich. Die Datenerhebung ist in solchen Fällen zulässig, wenn

- sie im Hinblick auf die Zweckerreichung **geeignet** (strikte Zweckorientierung) und
- sie **erforderlich** ist (kein »milderes« Mittel ist verfügbar; d. h. der Zweck der Forschung nicht auf andere Weise oder nur mit unverhältnismäßigem Aufwand erreicht werden kann) sowie
- das wissenschaftliche Interesse (maßgeblicher Erkenntnisgewinn) gegenüber dem konkreten Interesse des Betroffenen an einer strikten Geheimhaltung (bzw. nicht Erhebung der Daten) erheblich überwiegt.

- Bei einer Datenbearbeitung zu einem nicht personenbezogenen Zweck, d. h., wenn nicht das Behandlungsinteresse des Patienten als solches zweckbestimmend ist, besteht eine zwingende Pflicht zur **Anonymisierung** der erhobenen Daten (vgl. §9 Abs. 2 IDG, vgl. CH: im Zweifelsfall ist die Vorlegung zur Prüfung an den sachlich zuständigen Datenschutzbeauftragten empfehlenswert).

- **Dokumentation**

Die Dokumentationspflicht ist zivilrechtlich Teil der umfassenden vertraglichen Rechenschafts- und Herausgabepflichten (vgl. Art. 400 Abs. 1 CH-OR, grundrechtliche Drittwirkung von Art. 1 Abs. 1, Art. 2 Abs. 1 D-GG, §630f D-BGB, §810 D-BGB, §241 Abs. 2 BGB, D: neues Gesetz zur Verbesserung der Rechte von Patientinnen und Patienten tritt demnächst in Kraft). Sie steht zudem in einem engen sachlichen Zusammenhang mit den Aufklärungspflichten (ausführlicher in ▶ Abschn. 24.3).

Die Pflicht zur lückenlosen und widerspruchsfreien Dokumentation ist zudem grundrechtlich und persönlichkeitsrechtlich fundiert.

Die Einhaltung gewisser Dokumentationsstandards ist ein grundlegendes Erfordernis der Qualitätssicherung und liegt aus gesundheitspolitischen Gründen zudem im öffentlichen Interesse. Entsprechende Konkretisierungen finden sich daher in der öffentlich-rechtlichen Gesundheitsgesetzgebung.

Was muss aufgezeichnet werden? Im Lichte der »**erheblichen Gefahrneigung ärztlicher Tätigkeit**« sollen all jene Behandlungsmaßnahmen aufgezeichnet werden, die mit einiger Wahrscheinlichkeit medizinische Folgen zeitigen und beispielsweise ein gewisses Risiko einer Verletzung in sich bergen (Urteil des schweizerischen Bundesgerichts vom 25.09.2008, 9C.567/2007, E. 4.2, s. § 630f Abs. 2 D-BGB).

Wie muss aufgezeichnet werden? »*Um ihren Zweck zu erfüllen, muss die Krankengeschichte vollständig sein. Sie darf keine Lücken aufweisen und sie muss so abgefasst sein, dass über die wirklichen Geschehnisse informiert wird und Irreführungen und Missverständnisse vermieden werden*« (BGE C. 378/1999, 23.11.2004).

Im Einzelnen gilt Folgendes:

- Der Patient hat das Recht, zu jeder Zeit umfassend Einblick in die über ihn gesammelten Daten zu erhalten bzw. zu nehmen (Einsichtsrecht gemäß §630g D-BGB; zur Datenschutzgesetzgeben s. vorn, vgl. z. B. §19 ZH-PatG, §13 Abs. 4 ZH-GesG; in der Regel besteht ein Herausgabeanspruch oder ein Anspruch auf Herausgabe der Kopien, falls die Originaldokumentation als solche im Eigentum der Institution bleibt (§18 ZH-PatG).
- Die Herausgabe der Dokumentation oder bestimmter Teile derselben kann aus schutzwürdigen Interessen Dritter beschränkt oder verweigert werden (vgl. z. B. §630g D-BGB, Art. 19 ZH-PatG, Art. 13 Abs. 4 ZH-GesG in fine).
- Zu beachten sind auch die vertraglich und gesetzlich geregelten Rechenschaftspflichten gegenüber dem privaten und/oder öffentlichen Krankenversicherer (vgl. ▶ Abschn. 24.17).
- Die Aufzeichnungen können
  - **schriftlich** und/oder
  - **elektronisch** erfolgen (vgl. § 630f Abs. 1 D-BGB). **Cave**: In der Regel ist es sinnvoll, die Aufzeichnungen **chronologisch** zu gliedern.
- Die Dokumentationspflicht umfasst im Wesentlichen (detailliert: s. § 630f Abs. 2 D-BGB):
  - die Diagnosestellung,
  - die Patientenaufklärung,
  - durchgeführte Untersuchungen,
  - die Therapie und Pflege.
- Die Dokumentation
  - muss verständlich sein;
    - gemeint ist **Verständlichkeit für andere Fachpersonen**, d. h. für Zuweiser, nachbehandelnde Ärzte, aber auch für unabhängige Gutachter (vgl. u. a. Urteil des schweizerischen Bundesgerichts vom 25.09.2008, 9C.567/2007, E. 4.2)
  - muss datiert sein,
  - darf nicht abänderbar sein (dazu § 630f Abs. 1 D-BGB, sogleich),
  - muss jederzeit abrufbar sein.
- Die Urheberschaft der Aufzeichnungen muss ersichtlich sein (vgl. hierzu §17 Abs. 3 ZH-PatG, §13 Abs. 2 ZH-GesG; vgl. auch § 630f Abs. 1 D-BGB).
- Berichtigungen und Änderungen sind gemäss § 630f Abs. 1 D-BGB zulässig, wenn der ursprüngliche Inhalt erkennbar bleibt.

24.2 · Grundverhältnis und Problemfelder

■■ Besondere Hinweise

- Beim Tod oder Verlust der Handlungsfähigkeit des Arztes müssen Patientendokumentationen unter Wahrung des Berufsgeheimnisses zugänglich bleiben (§13 Abs. 5 ZH-GesG).
- Die **Aufbewahrungsfrist** beträgt
  - CH: 10 Jahre (vgl. z. B. §630f AG3 D-BGB18 ZH-PatG, §13 Abs. 2 ZH-GesG).
    - Die maßgebliche Frist ergibt sich auch aus den einschlägigen gesetzlichen Grundlagen und dem allgemeinen Vertragsrecht.
  - D: 10 Jahre (§ 630f Abs. 3 D-BGB) Beachte auch die 30-jährige Verjährungsfrist (§197 D-BGB).
    - Es empfiehlt sich in Deutschland (im eigenen Interesse), u. U. die längere 30-jährige Aufbewahrungsfrist einzuhalten.

❶ Cave

- Die Dokumentation
  - bildet die unabdingbare Grundlage für jede zusammenhängende **Folgebehandlung,**
  - hat auch den Zwecken einer vorhersehbaren Folgebehandlung zu genügen.
- Weist eine Dokumentation **wesentliche Lücken** auf und/oder ist sie funktional unzureichend, ist für den Patienten die Erstellung bzw. Rekonstruktion des rechtserheblichen Sachverhalts eventuell erschwert (Beweisnot).
- Im Streitfall, namentlich im Zusammenhang mit der Beweiswürdigung, würde sich eine für die Beweisführung relevante Lückenhaftigkeit zu Lasten des Arztes auswirken. In diesem Fall würde von der (widerlegbaren) Tatsachenvermutung ausgegangen, dass eine nicht dokumentierte Maßnahme tatsächlich auch nicht getroffen worden ist (vgl. hier die neue Bestimmung §630h Abs. 3 D-BGB).
- Prozessual hat die (vom Arzt zu verantwortende und gerichtlich anerkannte) **Beweisnot** folgende Wirkung:
  - Reduktion des Beweismaßes zu Gunsten des klägerischen Patienten (s. dazu ▶ Abschn. 24.8) (statt Vollbeweis Genügen der überwiegenden Wahrscheinlichkeit für den Nachweis einer natürlichen Kausalkette).
  - Bei schwerwiegenden Dokumentationsmängeln und ausgewiesener Beweisnot ist von einer **Beweislastumkehr** zu Lasten des Arztes auszugehen (s. ▶ Abschn. 24.8). Der Arzt hat dann die Folgen der Beweislosigkeit zu tragen, d. h. er haftet dann grundsätzlich für jeden Schaden, unabhängig davon, ob eine Sorgfalts-

pflichtverletzung vorliegt bzw. nachgewiesen werden kann. Eine Entlastung ist u. U. durch manifeste Drittursächlichkeit denkbar, wobei eine teilweise Drittursächlichkeit i.d.R. nicht genügen dürfte.

- Zur Lückenlosigkeit der Dokumentation folgende Präzisierung: »*Eine Dokumentation, die aus medizinischer Sicht nicht erforderlich ist, ist auch aus Rechtsgründen nicht geboten*« (OLG Oldenburg, 30.01.2008). Gestützt auf diesen Entscheid stellt auch ein lediglich stichwortartig abgefasster Operationsbericht keinen Dokumentationsmangel dar, wenn er aus medizinischer und therapeutischer Sicht als vollständig und widerspruchsfrei und somit für die konkrete Behandlung als geeignet und hinreichend angesehen werden kann.

Prägend auf das Arzt-Patienten-Verhältnis wirkt insbesondere das Straf- und Strafprozessrecht, dies namentlich deshalb, weil Eingriffe in die körperliche Integrität ohne die (nachweisliche) Einwilligung des Patienten strafrechtlich relevant sind (zur weiteren Relevanz der Körperverletzungsdoktrin s. Aufklärung ▶ Abschn. 24.3). Vgl. in dieser Hinsicht u. a. folgende Tatbestände des Kernstrafrechts sowie der Nebenstrafgesetzgebung:

- **Körperverletzung**, inkl. Tötungsdelikte (zur Frage der Einwilligung als Rechtfertigungsgrund bei einem Behandlungseingriff, s. Aufklärung ▶ Abschn. 24.3) in Form einer vorsätzlichen (inkl. eventualvorsätzlichen) Tatbegehung:
  - Grundtatbestand (Art. 123 Ziff. 1 CH-StGB, §223 StGB) und
  - qualifizierte Tatbestände (Art. 122, Art. 123 Ziff. 2 CH-StGB, §224, §226 D-StGB);
- In Form einer fahrlässigen Tatbegehung:
  - Grundtatbestand (Art. 125 Abs. 1 CH-StGB;§229 D-StGB);
  - qualifizierter Tatbestand (Art. 125 Abs. 2 CH-StGB).
- Hinweise
  - Qualifizierte und schwere Formen werden *von Amtes wegen* verfolgt (§226 D-StGB i.V.m. §230 D-StGB e contrario).
  - Leichte Formen werden lediglich *auf Antrag* verfolgt (Antragsfrist 3 Monate ab Bekanntwerden des Täters, vgl. Art. 31 Satz 2 CH-StGB; Art. 77b Abs. 2 D-StGB).
- Weitere potentiell relevante Straftatbestände:
  - **Unterlassung der Nothilfe** (§323c D-StGB, Art. 128 CH-StGB)
  - **Berufsgeheimnisverletzung** (§203 D-StGB, Art. 321 Ziffer 1 CH-StGB)

- Berufsgeheimnis in der medizinischen Forschung
    - CH: Art. 321 bis CH-StGB mit Bezug auf Personen, die nicht physisch Patienten behandeln, aber durch ihre Forschungstätigkeit in Berührung mit sensiblen Personendaten kommen.
- Tatbestände des **Vermögensstrafrechts** (im Arbeitsverhältnis und im Gesellschaftsverhältnis potentiell relevant im Zusammenhang mit Leistungsabrechnungen); vgl. insbesondere folgende Tatbestände:
    - Betrug im engeren Sinn (§263 D-StGB Art. 146 CH-StGB setzt eine besonders qualifizierte Form der Täuschung bzw. Irreführung des Opfers voraus),
    - betrugsähnliche Vermögensdelikte:
        - CH: Veruntreuung (Art. 138 CH-StGB, subsidiärer Auffangtatbestand: Art. 137 CH-StGB)
        - D: Unterschlagung (§246 D-StGB, setzt im Unterschied zum Betrug keine Vermögensschädigung voraus),
    - Diebstahl (§242 D-StGB, Art. 139 CH-StGB, D und CH gemeinsam: Diebstahl setzt im Gegensatz zur Unterschlagung und der Veruntreuung einen Gewahrsamsbruch voraus; Art. 139 CH-StGB verlangt zudem eine Bereicherungsabsicht des Täters).
    - **Korruption** (geldwerte Vorteile an Ärzte):

D: Die Strafbarkeit verpönter Zuwendungen von Pharmafirmen an selbständige Kassenärzte ist im Augenblick noch kontrovers. D. h. die Tatbestandsmäßigkeit von §299 D-StBG gemäß einem Beschluss des BGH vom 29.3.2012, GSST 2/2011, mit Bezug auf §73 Abs. 2 SGB V wurde (einstweilen) abgelehnt, da die betreffenden Kassenärzte weder als Amtsträger im Sinne von §11 Abs. 1 Nr. 2 lit. C StGB noch als Beauftragte der gesetzlichen Krankenkassen im Sinne von §299 StGB angesehen worden waren. Es gibt politische Vorstöße zur Änderung dieser **Gesetzeslücke**.

- CH: **Nebenstrafgesetzgebung (Verwaltungsstrafrecht)** betr. Versprechen und Annehmen geldwerter Vorteile (Art. 33 CH-HMG): Personen, die Arzneimittel verschreiben oder abgeben, und Organisationen, die solche Personen beschäftigen, dürfen für die Verschreibung oder die Abgabe eines Arzneimittels geldwerte Vorteile weder gewährt noch angeboten noch versprochen werden. Die Strafbarkeit ergibt sich aus Art. 87 Abs. 1 lit. B CH-HMG.
- **Datenschutzdelikte** (inkl. spezialgesetzlicher Normen der patienten- und gesundheitsrechtlichen Gesetzgebung)
- **Titelbetrug und Titelanmaßung**
    - Titelanmaßung erfüllt gegebenenfalls den Tatbestand des Missbrauchs von Titeln, Berufsbezeich-

nungen und Abzeichen im Sinne von D-132a StGB und/oder ist relevant unter dem Gesetz gegen den unlauteren Wettbewerb (UWG); bisweilen relevant im Zusammenhang mit Vermögensdelikten (namentlich im Sinne einer Irreführung beim Betrug);
- Gemäß Art. 58 CH-MedBG wird mit *Buße bestraft, wer:*
    - (1) vorgibt, ein Diplom oder einen Weiterbildungstitel nach diesem Gesetz zu besitzen, ohne dieses oder diesen rechtmäßig erworben zu haben;
    - (2) ohne die Aus- oder Weiterbildung nach diesem Gesetz erfolgreich abgeschlossen zu haben, eine Bezeichnung verwendet, die den Eindruck erweckt, er habe die betreffende Aus- oder Weiterbildung nach diesem Gesetz absolviert.

Besondere Hinweise

- Ungeachtet der ärztlichen Schweigepflicht besteht die Pflicht, der Polizei unverzüglich Meldung zu erstatten bei
    - **außergewöhnlichen Todesfällen**, insbesondere infolge eines Unfalls, Delikts oder einer Fehlbehandlung, einschließlich ihrer Spätfolgen sowie bei Selbsttötung;
    - Wahrnehmungen, die auf die vorsätzliche **Verbreitung gefährlicher übertragbarer Krankheiten** bei Mensch und Tier schließen lassen (vgl. explizit Art. 15 Abs. 3 ZH-GesG).
- Berufsgeheimnisträger sind grundsätzlich berechtigt und ggf. verpflichtet, ohne eine entsprechende Bewilligung oder Einwilligung den zuständigen Behörden Wahrnehmungen zu melden, die auf ein Verbrechen schließen lassen gegen
    - Leib und Leben,
    - die öffentliche Gesundheit,
    - die sexuelle Integrität (maßgeblich ist die lokale Spezialgesetzgebung).
- Es besteht eine generelle Pflicht, die Ermittlungsbehörden bei der Identifikation von Leichen zu unterstützen (vgl. beispielsweise Art. 15 Abs. 4 ZH-GesG e contrario bzw. die jeweilige lokale Spezialgesetzgebung).

> - **Verdächtige Hämatome**
>   - **Eine behördliche Meldung ist gerechtfertigt, besonders wenn sie auf körperliche Übergriffe zurückgeführt werden können.**
> - **Weitergabe der Krankengeschichte an vor- und nachbehandelnde Ärzte**

- Zustimmung des Patienten wird **vermutet**, soweit das Vorgehen objektiv im Interesse des Therapieerfolgs ist (vgl. hierzu §16 ZH-PatG; §15 Abs. 2 ZH-GesG ZH), es sei denn, der Patient hätte sich ausdrücklich dagegen ausgesprochen.
- Hinweis betr. Tatsachenvermutung (vgl. zum Beweisrecht ▶ Abschn. 24.8)
  Eine Tatsache wird solange als gegeben angenommen, bis nicht das Gegenteil erwiesen bzw. nachgewiesen ist. Vermutungen können daher widerlegt bzw. umgestoßen werden. Oftmals bestimmen Tatsachenvermutungen im Prozess die Beweislastverteilung.
- Datenschutz- und strafrechtlichen Diskretions- und Geheimhaltungspflichten werden durch das zivil- und strafprozessuale **Aussage** bzw. **Zeugnisverweigerungsrecht** der betreffenden Normadressaten komplementiert (vgl. §53 D-StPO, Art. 171 CH-StPO).
- Hinweis: U.U. Durchbrechung des Aussageverweigerungsrechts im Insolvenzverfahren des Arztes: So der BHG, Beschluss vom 5.2.2009 – IX ZB 85/08 (in Bestätigung eines Beschlusses des LG Bayreuths) in E. 10: »*Das Bedürfnis nach Offenlegung der Patientendaten gegenüber dem Insolvenzverwalter hat Vorrang vor dem Anspruch des Patienten auf Schutz seiner Daten. Dies folgt aus dem vorrangigen Interesse der Insolvenzgläubiger an der Transparenz der Einnahmen ihres Schuldners.*«

Standes- und Disziplinarrecht der Berufsorganisationen (»*soft law*«) regelt die Grundsätze der ärztlichen Tätigkeit zumeist in Konkretisierung der vertragsrechtlichen Grundbeziehung sowie relevanter öffentlich-rechtlicher Normen, vgl. Berufspflichten gemäß dem CH-MedBG, D: landesrechtliche ärztliche Berufsordnungen). Es ist zumindest von mittelbarer Bedeutung für das Arzt-Patienten-Verhältnis.

Weitere Hinweise
- D: Bundesärztekammer (http://www.bundesaerztekammer.de), Landesärztekammern, Bundeszahnärztekammer (BZÄK), Musterberufsordnungen (MBO) für Ärzte und Zahnärzte (1997, aktuelle Fassung 2011), umgesetzt durch die Ärztekammern;
- CH: Standesrecht der FMH-Vereinigung (http://www.fmh.ch); medizinisch-ethische Richtlinien der schweizerischen Akademie der medizinischen Wissenschaften (SAMW).

24.3 Aufklärungspflichten

24.3.1 Grundlegendes und Übersicht

Die zentrale Bedeutung der Aufklärungspflicht, insbesondere bei Eingriffen (Eingriffsaufklärung), ergibt sich vor dem Hintergrund der unabdingbaren Einwilligung des Patienten im Sinne einer essentiellen Voraussetzung für den ärztlichen Eingriff in die körperliche Integrität (vgl. das grundrechtlich geschützte Selbstbestimmungsrecht des Menschen, Art. 2 Abs. 1 und 2 D-GG; Art. 28 Abs. 2 CH-ZGB; §630d, e D-BGB, §228 D-StGB, Art. 32 CH-StGB; vgl. BGE 117 Ib 197, S. 202, BGE 124 IV 258; BGH, 14.2.1989 VI ZR 65/88 NJW 1989, S. 1533).

In **strafrechtlicher** Hinsicht gilt auch der medizinisch indizierte und lege artis durchgeführte Eingriff in die körperliche Integrität als tatbestandsmäßig (zu den möglichen Körperverletzungstatbeständen, s. ▶ Abschn. 24.2). Ärztliches Handeln bedarf deshalb eines **Rechtfertigungsgrundes (Legitimierungsgrundes)**, welcher vornehmlich in der expliziten oder mutmaßlichen **Einwilligung** des Patienten oder der für medizinische Fragen zuständigen Betreuungsperson besteht (▶ Abschn. 24.4 und 24.7). Vor allem bei Notfällen ist u. U. auch ein rechtfertigender Notstand bzw. eine implizite, stillschweigende oder konkludente (d. h. bei besonderer zeitlicher Dringlichkeit) Einwilligung von Bedeutung (vgl. Art. 14 ff. CH-StGB, §228 D-StGB).

An der sog. **Körperverletzungsdoktrin** ist in der Lehre bereits mehrfach grundlegende Kritik geübt worden, vor allem mit dem Hinweis, dass ein Heilungseingriff seiner Intention entsprechend nicht als deliktisch angesehen werden könne (eingehend u. a. Honsell 1990, die zivilrechtliche Haftung des Arztes, in ZSR 1990, I, S. 135–150). Die Rechtsprechung hält aber auch aus grundrechtlichen Überlegungen (Schutz der körperlichen Integrität und Selbstbestimmung) an diesem Ansatz fest (Hinweise, u. a. bei Katzenmeier, S. 112, Anm. 224, zu den maßgeblichen Leitentscheiden in Deutschland, für die Schweiz stellvertretend: BGE 117 Ib 197, 124 IV 258).

- **Form und Inhalt der Aufklärung**
- Sämtliche **relevanten Risiken** (zur Aufklärungsbedürftigkeit sogleich unter *Risikoaufklärung*) und Perspektiven sind zu thematisieren in
  - einem **persönlichen (vertraulichen) Gespräch** sowie
  - in der erforderlichen Ausführlichkeit und Deutlichkeit.

- **Umfang der Aufklärung**
- Sie erstreckt sich von der ersten Befunderhebung bis zum Abschluss der Behandlung.

> **! Cave**
> - Der Arzt wird »seiner vertraglich geschuldeten Beratungspflicht nur dann gerecht, wenn er *nach den Umständen sicher sein darf, dass der Patient die fraglichen Hinweise auch verstanden hat*« und sich der maßgeblichen Risiken bewusst geworden ist (vgl. BGH, 27.6.1995, a.a.O., NJW 2408, Hervorhebung vom Schreibenden). Dies setzt insbesondere voraus, dass sich der Arzt auf dem aktuellen Stand des Wissens befindet und über die erforderliche Kenntnis der einschlägigen Fachliteratur verfügt (vgl. Urteil des Oberlandesgerichts Stuttgart vom 26. Juni 2001, 14 U 81/2000, Hinweis bei Müller 2012, S. 317; http://link.springer.com/article/10.1007%2Fs00350-002-0804-4?LI=true).

Die wesentlichen inhaltlichen Aspekte der Aufklärung, wie sie von der Rechtsprechung des deutschen Bundesgerichtshofs erarbeitet worden sind, hat der deutsche Gesetzgeber in einer Novelle des BGB in §630e Abs. 1 D-BGB wie folgt zusammengefasst (vgl. insbesondere BGH, 14.2.1989 VI ZR 65/88 NJW 1989, S. 1533): Es ist aufzuklären über

- sämtliche für die Einwilligung wesentlichen Umstände,
- Art, Umfang, Durchführung,
- zu erwartende Folgen,
- spezifische Risiken,
- die Notwendigkeit und
- Dringlichkeit,
- die konkrete Eignung des Eingriffs zur Diagnose oder zur Therapie,
- die Erfolgsaussichten des Eingriffs im Hinblick auf Diagnose oder Therapie sowie über
- Behandlungsalternativen, wenn mehrere Behandlungsmethoden zu wesentlich unterschiedlichen Belastungen, Risiken oder Heilungschancen führen können.

> **❯**
> - Das Aufklärungsgespräch ist hinreichend zu dokumentieren, so dass eine sachliche Rekonstruktion des Inhalts und Verlaufs dieses Gesprächs jederzeit problemlos möglich ist (vor allem im Streitfall wichtig).
> - Auch eine vollständige und lückenlose Dokumentation ersetzt das eingehende Aufklärungsgespräch nicht, erleichtert aber im Streitfall die Beweisführung.
> - Vorgefertigte Aufklärungsbögen dienen zwar der rationellen Durchführung der Aufklärung und haben eine wichtige unterstützende Funktion. Sie sind also solche aber nur bedingt geeignet, den vollständigen Nachweis für eine in allen wesentlichen Punkten erfolgte Aufklärung zu bieten, selbst wenn sie vom Patienten unterzeichnet worden sind (vgl. u. a. OLG Köln, Urteile vom 27.11.2002, 19.03.2003). Im Einzelfall können daher entsprechende Ergänzungen unabdingbar sein.

> **■■ Besondere Hinweise**
> - Die Aufklärung stellt eine **vertragliche Nebenpflicht** dar, bei deren Ungenügen eine selbständige Vertragsverletzung vorliegt.
> - Den Nachweis, dass die Aufklärung hinreichend erfolgt ist, hat der behandelnde Arzt zu erbringen (**Beweislast auf Seiten des Arztes**).
> - Fehlt die Aufklärung ganz oder hinsichtlich wesentlicher Risiken, haftet der Arzt für jeden Schaden (im Einzelnen zu differenzieren).
>   Ausnahme: Es kann aufgrund wesentlicher Umstände vorausgesetzt werden, dass die maßgebliche Einwilligung konkludent erteilt worden ist. Dies ist ggf. vom Arzt zu beweisen (Beweispflicht hinsichtlich der die mutmaßliche Einwilligung begründenden maßgeblichen Tatsachen und Umstände).

> **Dokumentation**
> - Das Aufklärungsgespräch ist **hinreichend zu dokumentieren** (vgl. auch §630f D-BGB; evtl. auf der Patientenkarte festzuhalten oder elektronisch jederzeit abrufbar zu machen).
> - In Deutschland besteht die gesetzliche Pflicht, dem Patienten eine Kopie des unterzeichneten Aufklärungsbogens überlassen (§630e Abs.2 Ziff. 2 Satz 2 BGB). Entsprechendes ist (im eigenen Interesse) zu dokumentieren.
> - Bei hinreichender Dokumentation der vom Patienten bestrittenen Aufklärung bleibt die Beweislast hinsichtlich deren Durchführung im Streitfall zwar grundsätzlich beim Arzt, jedoch hätte die vollständig vorliegende Dokumentation immerhin zur Folge, dass dem klagenden Patienten eine erhöhte Behauptungs-, d. h. Substantiierungslast aufgebürdet würde. Dies betrifft sowohl die Tatsache, dass die Aufklärung also solche erfolgt ist, als auch die Tatsache, dass das Gespräch korrekt dokumentiert ist.

Risikoaufklärung Es besteht eine grundlegende Unterscheidung zwischen
- **aufklärungsbedürftigen** Risiken, d. h.
  - eingriffsimmanenten Risiken, welche sich aufgrund eines atypischen Kausalverlaufs selbst bei Beachtung der wesentlichen Sorgfaltspflichten verwirklichen können. Als Beispiel seien einzelne Risiken genannt, auf die bei einer Implantat-

setzung grundsätzlich hingewiesen werden sollte (vgl. hierzu u. a, auch Harneit 2011, S. 248). Es handelt sich namentlich um das Risiko

- einer Nervenschädigung,
- eines Kieferbruchs,
- einer Implantatabstoßung,
- einer Osteomyelitis (Risiko eher selten).

— Bei einer Weisheitszahnentfernung sollte aufgeklärt werden über die Möglichkeit einer
- Nervenschädigung,
- Unterkiefer: Frakturgefahr (Mund-Antrum-Verbindung),
- Oberkiefer: Öffnung der Kieferhöhle,
- Gefühlsstörung (Zunge),
- Verletzung von Nachbarzähnen,
- Osteomyelitis (Infekt), Blutung. (Die genannten Aufzählungen haben beispielhaften Charakter. Sie sind weder als bindend noch als abschließend zu verstehen).

— **nichtaufklärungsbedürftigen** Risiken,
— deren Verwirklichung aufgrund von statistischen Erhebungen und des konkreten Sachzusammenhangs als eher unwahrscheinlich erscheint (vgl. BGH, 14.2.1989 – VI ZR 65/88, NJW 1989, S. 1533). Beispiele:
- Bei einer manifesten Fettembolie nach einem plastischem Eingriff am Gesicht kann die Aufklärungsbedürftigkeit verneint werden, wenn die Eintrittswahrscheinlichkeit des Risikos als statistisch gering gilt. Kann zudem angenommen werden, dass der Patient auch im Wissen um das betreffende (geringe) Risiko eingewilligt hätte, liegt eine hypothetische Einwilligung vor, weshalb ein Aufklärungsfehler zu verneinen wäre.
- Betr. einer Le Fort-I-Osteotomie: Eine allfällige Erblindung stellte kein aufklärungsbedürftiges eingriffsimmanentes Risiko dar, da in der Fachliteratur eine entsprechende Ursächlichkeit im Zeitpunkt des Eingriffs noch nicht im erforderlichen Maß beschrieben und belegt worden war (Urteil des OLG Stuttgart vom 26. Juni 2001, 14 U 81/2000, Hinweis bei Müller 2012, S. 317). oder
— die mit jeder Operation einhergehen, vgl. z. B. Wundinfektion (vgl. BGH VersR 86, 342).

> **! Cave**
> **Auch bei einem Vorliegen von nichtaufklärungsbedürftigen Risiken ist stets vorausgesetzt, dass der Patient im Rahmen einer Grundaufklärung über Art und Schweregrad des Eingriffs personen- und sachgerecht in Bild gesetzt worden ist**

(BGHZ 106, 391, 399). Dies impliziert, dass der Patient hinreichend über die Belastungen für seine Integrität und Lebensführung aufgeklärt worden ist und im Stande ist, sich ein adäquates Bild zu machen (BGH 12.03.1991; IV ZR 232/90).

Die **Aufklärung über seltene Risiken ist dann** erforderlich, wenn diese sich **im Einzelfall besonders gravierend auswirken**:

Beispiel: bei der Implantatsetzung besteht das Risiko einer Schädigung des N. lingualis von lediglich 1–2 Promille (Harneit 2011, S. 246). Ins Gewicht fällt ein solches Risiko trotz seiner statistischen Seltenheit aber namentlich bei einem Querflötenspieler (ebenda).

Individuell und unter Berücksichtigung der konkreten Anamnese aufzuklären ist auch über die **Risiken und Nebenwirkungen abgegebener Medikamente** (BGH, Urteil vom 15. März 2005 – VI ZR 289/03).

> **! Cave**
> **Gemäß dem *therapeutischen Privileg* darf bzw. muss in Ausnahmefällen die Aufklärung ganz oder teilweise unterbleiben. Voraussetzung hierfür ist, dass die Aufklärung voraussichtlich für den Patienten manifeste gesundheitsschädigende Auswirkungen hat (vgl. BGE 117 Ib 197, S. 203, Art. 14 ZH-PatG) und/ oder ein ausdrücklicher Verzicht vorliegt (§ 630e Abs. 3 D-BGB).**
>
> — **Die Bezeichnung therapeutisches Privileg ist problematisch, stellt dieses doch kein Vorrecht des Arztes, sondern ein Schutzrecht des Patienten dar. Im Zweifelsfall muss dem objektiven Informationsanspruch des Patienten vollumfänglich Rechnung getragen werden (vgl. auch Art. 1, Art. 2 Abs. 2 GG). Dies geschieht auch mit guten Gründen zum Selbstschutz des Arztes. Unter Umständen hat der behandelnde Arzt sein Aufklärungsgespräch der psychischen und physischen Konstitution des Patienten anzupassen und ggf. eine psychologische oder psychiatrische Fachperson beizuziehen.**
>
> **Hinsichtlich der Aufklärung über Behandlungsalternativen ist die aktuelle Situation des Patienten möglichst umfassend zu berücksichtigen (Gesamtbetrachtung); eine sorgfältige Anamnese ist hier unumgänglich. Mögliche Kriterien sind**
> — **das Alter,**
> — **der Gesundheitszustand,**
> — **frühere (evtl. fehlgeschlagene) Behandlungen),**
> — **die finanziellen Verhältnisse und die Versicherungsdeckung**
> — **(vgl. ▶ Abschn. 24.17 ff.).**

■ ■ Besondere Hinweise

─ Bei einem Tumorpatienten kann beispielsweise die Möglichkeit einer Bestrahlung und/oder Chemotherapie anstelle eines operativen Eingriffs in Erwägung gezogen werden (eine einzelfallgerechte eingehende Abwägung ist unumgänglich). Statt eines Implantats kann u. U. auch eine Brücke empfehlenswert sein (z. B. bei manifester unzureichender Mundhygiene).

─ Gerade in Fällen, in denen die Anwendung einer neuen Technik (beispielsweise die Zuhilfenahme einer digitalen Volumentomographie, DVT) nachweislich zu einer signifikanten Risikoverminderung führt, hat der Arzt eine entsprechende Aufklärungspflicht, dies gilt selbst dann, wenn feststeht, dass die soziale Krankenkasse eine entsprechende Untersuchung nicht übernimmt (vgl. Harneit 2011, S. 250).

Zeitliche Aspekte

■ Grundsatz

─ Eine **adäquate Willensbildung** muss möglich sein (konkrete Verhältnisse, wie Schwere des Eingriffs und Konstitution des Patienten sind maßgebend). Dies hat insbesondere folgende Konsequenzen:
  ═ Es muss die Möglichkeit bestanden haben, relevante Behandlungsalternativen in Erwägung zu ziehen (anstatt vieler vgl. BGH, Urteil vom 15.03.2003, VI ZR 131/02).
  ═ Bei großen Eingriffen hat die Aufklärung so frühzeitig wie möglich zu erfolgen, z. B. im Zeitpunkt der Diagnosestellung und Befunderläuterung, was zeitlich mit der Planung der Operation zusammenfallen und im Idealfall mehrere Wochen vor dem geplanten Eingriff erfolgen dürfte (BGH, NJW 1992, 2351; OLG Celle vom 10.07.1978).
  ═ Das schweizerische Bundesgericht lässt bei leichten Eingriffen die Aufklärung am Vortag genügen. Bei schweren Eingriffen sieht es demgegenüber für die Willensbildung eine Zeitspanne von mindestens drei Tagen als erforderlich an (nicht publizierter BGE vom 28.04.2003, 4P.265/2002).
  ═ Bei leichten diagnostischen und ambulanten Eingriffen ist es in der Regel zulässig, das Aufklärungsgespräch am Behandlungstag durchzuführen.

■ ■ Besondere Hinweise

─ Zum Teil sind einschlägige Spezialgesetze zu konsultieren. Als Beispiel dienen:
  ═ Art. 6 Abs. 3 CH-FMedG: *»Zwischen dem Beratungsgespräch und der Behandlung muss eine angemessene Bedenkfrist liegen, die in der Regel vier Wochen dauert.«*
  ═ Art. 14 IV CH-GUMG enthält den unbestimmten (im konkreten Fall auslegungsbedürftigen) Hinweis auf eine »angemessene Zeit«.

─ Grundsätzlich **nicht erheblich** und daher **keine Rechtfertigungsgründe** für ein zeitlich zu knapp angesetztes Aufklärungsgespräch sind namentlich
  ═ eine länger anhaltende psychische Belastung,
  ═ das mutmaßliche Vergessen oder Verdrängen des Patienten der Diagnose und des Inhalts des Aufklärungsgesprächs.
  ═ Es empfiehlt sich,
    – das Aufklärungsgespräch (sofern angezeigt) zu wiederholen und
    – dem Patienten eine Kopie des unterzeichneten Aufklärungsbogens mitzugeben (In D. gesetzliche Pflicht, s. § 630f Abs. 2 Ziff. 2 Satz 2 D-BGB).
  ═ In der arbeitsteilig organisierten Klinik ist sicherzustellen, dass das Aufklärungsgespräch
    – rechtzeitig und
    – durch einen fachlich hinreichend kompetenten Arzt durchgeführt wird (vgl. u. a. BGH, Urteil vom 7.04.1992, a.a.O.).

─ Behauptet der Patient schlüssig und substantiiert, er sei nicht rechtzeitig aufgeklärt worden,
  ═ kann ihm der Arzt den Tatbestand der hypothetischen Einwilligung entgegenhalten.
  ═ Der Patient muss dann
    – »substantiiert« darlegen, dass ihn die (fehlende oder unter Umständen) späte Aufklärung in seiner Entscheidungsfreiheit beeinträchtigt hat sowie
    – plausibel machen, dass er, wenn ihm rechtzeitig die Risiken der Operation verdeutlicht worden wären, vor einem echten Entscheidungskonflikt gestanden hätte bzw. in die fragliche Operation nicht eingewilligt hätte (vgl. u. a. BGE 117 Ib 197ff., BGH, Urteil vom 15.03.2003, VI ZR 131/02).
    – 5 *»An die Substantiierungspflicht zur Darlegung eines solchen Konflikts dürfen keine zu hohen Anforderungen gestellt werden«* (BGH, Urteil vom 15.03.2003, VI ZR 131/02, mit weiteren Hinweisen; hinsichtlich der Beweislastverteilung in Bezug auf die Aufklärung u. a. auch BGH 27.6.1995 VI ZR 32/94, NJW 2407 f). Vor diesem Hintergrund ist auf Seiten des Patienten das erforderliche Beweismaß, d. h. die konkrete Behauptungslast, deutlich gemildert.

─ Andererseits kann bei einer derartigen Ex-post-Beurteilung gerade nicht primär auf eine nachträgliche subjektive Meinungsäußerung des Patienten, er hätte sich gegen den Eingriff ausgesprochen, wäre ihm das betreffende Risiko bewusst gewesen, abgestellt werden. Vielmehr wäre in einem solchen Fall die mutmaßliche Willensbildung im Aufklärungszeitpunkt

24.3 · Aufklärungspflichten

anhand von objektiven Umständen und Gegebenheiten zu rekonstruieren.

- Bei einer **Planungsänderung** während eines Eingriffs ist
  - die Operation grundsätzlich zu **unterbrechen**,
  - die maßgebliche Aufklärung (nach Abklingen der Narkosewirkung) ggf. **nachzuholen**,
  - dem Patienten im Rahmen des medizinisch Sinnvollen ausreichend **Zeit zur maßgeblichen Willensbildung** einzuräumen.
  - Ausnahme der Unterbrechungspflicht sind
    - medizinische Kontraindikationen:
      Ist die Unterbrechung des Eingriffs medizinisch kontraindiziert und liegt eine Operationserweiterung im objektiven Heilungsinteresse des Patienten, kann dies zivilrechtlich ggf. als *Geschäftsführung ohne Auftrag* (vgl. Art. 419 ff. CH-OR, §§677 ff. D-BGB) qualifiziert werden. Haftungsrechtlich liegt ggf. ein Notstand oder eine notstandsähnliche Situation (Art. 52 CH-OR) bzw. strafrechtlich ein rechtfertigender Notstand (Art. 17 CH-StGB) vor (vgl. BGE 127 IV 154 S. 157, E. 3a; vgl. BGE 99 IV 208, S. 210, E. 4).
- Auch eine mutmaßliche Einwilligung bezieht sich nur auf eine *lege artis*, also auf eine unter Beachtung sämtlicher Sorgfaltspflichten durchgeführte Behandlung.
- Eine hypothetische Einwilligung wird zudem nur bei zeitlicher Unaufschiebbarkeit des Eingriffs und unter eingeschränkten Voraussetzungen angenommen (*Notstandssituation*; vgl. BGE 124 IV 258, E. 2; vgl. Katzenmeier 2002, a.a.O., S. 348, mit weiteren Hinweisen). Insbesondere kann nicht allein aufgrund der Tatsache von einer hypothetischen oder konkludenten Einwilligung ausgegangen werden, dass sich der Patient einer Nachbehandlung durch den betreffenden Arzt unterzogen hat (BGE 124 IV 258, S. 260).
- Eine besondere Regelung gilt hinsichtlich der erforderlichen Zustimmung bei der Organentnahme (vgl. Art. 8 Abs. 2 CH-TPG, §8 D-TPG, Transplantationsgesetz).

Wirtschaftliche Aspekte

■ Allgemeines

Wirtschaftliche Aspekte sind in doppelter Hinsicht relevant:

- Gegenüber dem Patienten mit Bezug auf die Frage, ob für die ärztliche Leistung eine Versicherungsdeckung besteht bzw. (falls keine Versicherungsdeckung besteht) welches die Kosten sind, die der Patient selber zu tragen hat (Kostenvoranschlag), und somit auch ob für den Patienten die betreffende ärztliche Leistung voraussichtlich wirtschaftliche tragbar ist.

- Gegenüber dem Versicherer hinsichtlich der Frage, ob eine Behandlung wirksam, zweckmäßig und wirtschaftlich vertretbar ist (vgl. dazu Art. 630e Abs. 1 BGB; Art. 32, 56 CH-KVG, vorn Ziff. 2.) (► Abschn. 24.17).

■ ■ Besondere Hinweise

- In der **Schweiz** hat die Aufklärung in wirtschaftlicher Hinsicht (z. B. mittels eines verbindlichen Kostenvoranschlags) insbesondere angesichts der **gesetzlich eingeschränkten Übernahme von zahnärztlichen Leistungen** eine besondere Bedeutung (vgl. ► Abschn. 24.17ff.). Mit Bezug auf **Deutschland** ist auf die **Mehrkostenvereinbarungen** in Bereich von zahn- und kieferprothetischen Behandlungen hinzuweisen.

- Aus D-SGB V wird eine entsprechende Aufklärungspflicht hinsichtlich prognostizierbarer Kosten und der maßgeblichen Behandlungsalternativen abgeleitet (diese Information wird zweckmäßigerweise im Rahmen eines Heilungs- und Kostenplans vermittelt, vgl. Harneit 2011, S. 247).

- D: Gemäß einem neuen Abs. 8 zu §192 D-VVG (vom Bundestag am 31.01.2013 verabschiedet) ist eine Auskunftspflicht der Versicherung gegenüber dem Versicherten (bzw. ein entsprechendes Recht desselben) über den Umfang des Versicherungsschutzes vorgesehen, wenn die Kosten für die Heilbehandlung voraussichtlich EUR 2.000 überschreiten (Fristen: 4 Wochen, bei Dringlichkeit unverzüglich, nicht mehr als 2 Wochen). *Auf einen vom Versicherungsnehmer vorgelegten Kostenvoranschlag und andere Unterlagen ist dabei einzugehen. Ist die Auskunft innerhalb der Frist nicht erteilt, wird bis zum Beweis des Gegenteils durch den Versicherer vermutet, dass die beabsichtigte medizinische Heilbehandlung notwendig ist.*

■ Diagnoseaufklärung

Beinhaltet folgende Elemente:

Eine personen- und sachgerechte Information und Orientierung des Patienten über

- einen bestimmten Befund,
- die Prognose,
- die Erfolgsaussichten der Hauptbehandlung sowie
- Alternativbehandlungen. Dies beinhaltet
  - Vor- und Nachteile gegenüber der Hauptbehandlung in medizinischer wie wirtschaftlicher Hinsicht.
- Die Aufklärung über die Prognose bei einem Behandlungsverzicht.

■ ■ Besondere Hinweise

- Der Patient muss in die Lage versetzt werden, sich auf seine aktuelle Situation einzustellen und seinen konkreten Lebensvollzug auf eine wirksame Therapie hin auszurichten (vgl. auch §630c D-BGB).

‒ Aufzuklären ist vor allem auch über Risiken, die mit der Befunderhebung (bzw. einem entsprechenden Eingriff) als solcher verbunden sind (BGH, 4.4.1995 – VI ZR 95/94, NJW, 1995, S. 2410 ff.).

▪ ▪ Sicherungsaufklärung /therapeutische Aufklärung (§630c BGB)

‒ Die Sicherungsaufklärung oder therapeutische Aufklärung (postoperative Aufklärung) umfasst
  – eine Verhaltensinstruktion
    – mit dem Ziel der Gefahrenabwehr und
    – der Verhinderung von Komplikationen,
  – die Instruktion hinsichtlich der Einnahme von Arzneimitteln. Dies beinhaltet
    – die Wahl des richtigen Medikaments sowie
    – die korrekte Dosierung.

▪ ▪ Besondere Hinweise

Die Sicherungsaufklärung hat auch die Funktion einer situativen Aufklärung im Fall von Komplikationen. Es geht insbesondere darum, gestützt auf eine aktuelle Bestandsaufnahme den Patienten im Hinblick auf rechtzeitige adäquate Korrekturmaßnahmen umgehend aufzuklären.

> **⓵ Cave**
> **Eine fehlende oder ungenügende Sicherungsaufklärung (s. ▶ Abschn. 24.8 und 24.11) kann bei einem manifesten Schaden hinsichtlich des Kausalitätsnachweises eine Beweislastumkehr zu Lasten des Arztes zur Folge haben. Pro memoria: Der Arzt hat stets den Beweis zu erbringen, dass die Aufklärung hinreichend erfolgt ist (vgl. §630h Abs. 2 D-BGB). Bei Misslingen dieses Beweises hätte der Arzt somit zusätzlich den Entlastungsbeweis zu erbringen, dass der betreffende Schaden unabhängig von der behaupteten Unzulänglichkeit der Sicherungsaufklärung eingetreten bzw. auf einen von der fraglichen *Compliance* des Patienten a priori unabhängigen atypischen Kausalverlauf zurückzuführen wäre.**

24.4 Urteilsfähigkeit als persönliche Voraussetzung

24.4.1 Bei Erwachsenen

▪ Sachlage

Die **Urteilsfähigkeit** (mit Blick auf die Einwilligung in medizinische Eingriffe)

‒ **CH**: wird bei verbeiständeten Erwachsenen (Art. 390 ff. CH.ZGB; vgl. unterschiedliche Arten von

Beistandschaften und Abstufungen der Verbeiständung gem. Art. 398 CH-ZGB) oder

‒ bei (D) **betreuten** Personen (vgl. §§282 ff. D-FamfG, §1896 D-BGB) grundsätzlich **vermutet (d. h. es wird davon ausgegangen, dass diese Personen urteilsfähig sind, wenn nicht relevante Indizien dagegen sprechen)**.

Maßgeblich ist ein **Wissens- und ein Willensmoment**, d. h. die intellektuelle Fähigkeit, eine bestimmte Sachlage zu erkennen und andererseits die Fähigkeit, entsprechend dieser Einsicht zu handeln.

Auch Handlungsunfähigen kommt deshalb im Rahmen ihrer Urteilsfähigkeit die ausschließliche Entscheidungsgewalt zu (Katzenmeier 2002, S. 339, R. 129, mit Hinweisen auf die Rechtsprechung des BGHZ; vgl. §2 Abs. 2 D-GG, Art. 27ff. CH-ZGB, Art. 16 CH-ZGB zum Begriff der Urteilsfähigkeit; §283 des österreichischen ABGB zur Höchstpersönlichkeit).

Urteilsunfähige Patienten:

‒ Bei Vorliegen einer Patientenverfügung (vgl. ▶ Abschn. 24.7):
  Zu überprüfen ist die
  – Authentizität sowie die
  – inhaltliche Tragweite und Relevanz für den konkreten medizinischen Sachzusammenhang (so Art. 370 Abs. 1 CH-ZGB, sinngemäß §1901a Abs. 1 D-BGB),
  – die personelle Kompetenzdelegation, wenn
    – die Patientenverfügung eine natürliche Person bezeichnet, die im Fall der Urteilsunfähigkeit mit dem behandelnden Arzt die medizinischen Maßnahmen besprechen und in ihrem Namen entscheiden soll (so Art. 370 Abs. 2 CH-ZGB, sinngemäß §1901a D-BGB).

‒ Bei **Nichtvorliegen einer Patientenverfügung**:
  – Der behandelnde Arzt plant unter Beizug der zur Vertretung bei medizinischen Maßnahmen berechtigten Person die erforderliche Behandlung (Art. 377 CH-ZGB, §1901a D-BGB).
    – CH: Wer zur Vertretung berechtigt ist, ergibt sich aus Art. 378 Abs. 1 CH-ZGB.
    – D: Eine zwangsweise Unterbringung bedarf einer gerichtlichen Entscheidung (vgl. §1906 D-BGB).

> **⓵ Cave**
> **Die Urteils- und Einwilligungsfähigkeit stellt bei Patienten, die wegen Geistesschwäche und/oder Geisteskrankheit verbeiständet (bevormundet) sind, die Ausnahme dar (vgl. Art. 398 CH-ZGB). Hier wird die Urteilsunfähigkeit vermutet. Dementsprechend ist die Urteils- und Einwilligungs-**

24.6 · Besonderheit: Aufklärung bei Studien

fähigkeit fallweise mit Bezug auf die konkrete Sachlage festzustellen bzw. zu begründen.

24.4.2 Bei Kindern und Jugendlichen

- **Sachlage**
- Grundsatz: Der konkret geäußerte Wille ist zu respektieren, soweit der Minderjährige urteilsfähig ist.
- Der Begriff *Urteilfähigkeit* ist relativ zu verstehen: Der Minderjährige muss in der Lage sein, seinen aktuellen Gesundheitszustand bzw. seine Verletzung/Krankheit und die vorgeschlagene Behandlung richtig einzuschätzen. Maßgeblich sind die voluntative und die sachliche Komponente, mithin die Fähigkeit zur Willensbildung in Hinsicht auf einen konkreten einwilligungsbedürftigen medizinischen Sachverhalt.

  Beispiel: Verletzung des Selbstbestimmungsrechts einer 13-jährigen jugendlichen Patientin infolge rektaler Behandlung durch einen Osteopathen trotz unmissverständlichen Widersetzens der Patientin (BGE 134 II 235, Urteil vom 02.04.2008, E. 4.3.2; vgl. Art. 19 Abs. 2 CH-ZGB; ferner: BGH, Urteil vom 16.01.1959, IV ZR 179/57)
- Die Meinung von Inhabern der elterlichen Gewalt ist nur insoweit maßgeblich, als in objektiver Hinsicht Zweifel bestehen, ob der Minderjährige zu einer entsprechenden Willensbildung in der Lage ist. Das schweizerische Bundesgericht weist namentlich darauf hin, dass der Gesetzgeber kein festes Alter festgelegt habe, ab welchem ein Minderjähriger als urteilsfähig einzustufen sei (BGE 134 II 235, Urteil vom 02.04.2008, E. 4.3.3.).
- In der Praxis ist es oft hilfreich (aber keinesfalls zwingend), von folgenden Regeln bzw. Annahmen auszugehen (keine explizite gesetzliche Grundlage):
  - bei Kindern unter 12 Jahren: meist Fehlen der Urteilsfähigkeit,
  - bei Kindern zwischen 12–16 Jahren: Urteilsfähigkeit je nach Sachverhalt gegeben (Eruierung im Einzelfall),
  - bei Jugendlichen ab 16 Jahren: Urteilsfähigkeit (i.d.R.) vorhanden.

- **Besondere Hinweise**
- Medizinische Eingriffe sind Eingriffe in die körperliche Integrität und das Selbstbestimmungsrecht eines Menschen (Art. 28 CH-ZGB, Art. 2 Abs. 2 D-GG). Ob Vertretung gänzlich ausgeschlossen oder partiell möglich ist, bestimmt sich danach, ob ein relativ oder absolut höchstpersönliches Recht betroffen ist (Art. 28 Abs. 2 CH-ZGB). Letzteres ist absolut vertretungsfeindlich. Die medizinische Heilbehandlung

gehört zu den relativ höchstpersönlichen Rechten. Unter eingeschränkten gesetzlichen Voraussetzungen ist daher eine Vertretung im Zusammenhang mit einer Heilbehandlung möglich.
- Die gesetzliche Grundlage für eine stellvertretende Einwilligung ergibt sich aus dem Recht über den **Erwachsenenschutz** (Art. 360ff. CH-nZGB) bzw. aus dem Recht über die Vormundschaft (§§1773ff. D-BGB). Hinsichtlich Patientenverfügungen s. §1901a D-BGB, Art. 370, insbesondere Abs. 2 und Art. 377 CH-nZGB betreffend die Vertretung hinsichtlich der Einwilligung in eine Behandlung im Falle von Urteilsunfähigkeit (dazu ▶ Abschn. 24.7).

24.5 Verweigerung und Unterlassung des Aufklärungsgesprächs (vgl. § 630f Abs. 3 D-BGB)

- **Verweigerung**
- Die Verweigerung des Aufklärungsgesprächs durch den Patienten ist
  - zu respektieren,
  - zu dokumentieren und (wenn möglich)
  - unterschriftlich bestätigen zu lassen.

- **Unterlassung**
- Eine Unterlassung der Aufklärung kann im objektiven gesundheitlichen Interesse des Patienten liegen (vgl. sog. Therapeutisches Privileg; vgl. hier bspw. die Bestimmung im Zürcher Patientengesetz, gemäß welcher das Unterlassen der Aufklärung gesetzlich gebilligt wird und u. U. als geboten erscheint, *wenn Gründe zur Annahme bestehen, dass die Aufklärung der Patientin oder dem Patienten Schaden zufügen würde*, § 14 Abs. 1 PatG ZH, vgl. ▶ Abschn. 24.3 betr. Risikoaufklärung.
- Eine entsprechende Unterlassung der Aufklärung ist zu dokumentieren.

24.6 Besonderheit: Aufklärung bei Studien

24.6.1 Good Clinical Practise (GCP)

- **Maßgebliche Quellen (Leitlinien und Rechtsquellen)**
- **Helsinki-Deklaration**/WMA Declaration of Helsinki – Ethical Principles for Medical Research Involving Human Subjects, »*Gute Klinische Praxis/Good Clinical Practice*«;
- Publikationen der **European Medicines Agency** (EMEA);

352 Kapitel 24 · Arzt-Patienten-Beziehung und ärztliches Handeln in rechtlicher Perspektive – grundlegende Aspekte

- **EU-Richtlinien**:
  - RL 2001/20/EG: über die Anwendung der guten klinischen Praxis,
  - RL 2005/28 EG: über die Grundsätze und Leitlinien der guten Praxis;
- D: zwölfte Änderungsgesetz zum Arzneimittelgesetz (D-AMG) und die GCP-Verordnung;
- CH: Art. 53 Abs. 2 des schweizerischen Heilmittelgesetzes, CH-HMG, mit entsprechenden Verweisen; beeinflusst durch die »harmonised tripartite guideline for good clinical practice« E6, entstanden im Rahmen der »International conference on harmonisation of technical requirements for registration of pharmaceuticals for human use«.

▪▪ Besondere Hinweise

- Schweiz: Grundlegend sind insbesondere die medizinisch-ethischen Richtlinien der *Schweizerischen Akademie der Medizinischen Wissenschaften (SAMW)* über Forschungsuntersuchungen am Menschen.
- Hinsichtlich der Erhebung und Auswertung von Daten ist zu differenzieren, ob es sich um
  - eine **wissenschaftlich anerkannte** Behandlungsmethode oder um
  - eine **neue, (noch) nicht** wissenschaftlich anerkannte Behandlungsmethode handelt. Hier sind für die generelle Zulässigkeit folgende Beurteilungskriterien maßgebend:
    - die schwere des körperlichen Eingriffs,
    - die konkreten Risiken für den Patienten,
    - der konkrete Mehrwert für den Patienten als Individuum (ggf. kritisches Abwägen des individuellen Patienteninteresses gegenüber dem Allgemeininteresse an der Erkenntnisgewinnung erforderlich).

> - **Erfolgt die Studieneinbindung im Rahmen einer Patientenbehandlung, ist aufzuklären**
>   - **über die relevanten Behandlungsrisiken, welche auf gesicherte wissenschaftliche Erkenntnisse abzustützen sind,**
>   - **über die herkömmlichen Methoden der Behandlung, was der zwingend erforderlichen Aufklärung über in Frage kommende Alternativbehandlungen entspricht.**

❶ Cave
- **Im Falle einer Studienteilnahme hat die Patientenaufklärung besonderen inhaltlichen und formellen Erfordernissen zu genügen.**

▪ Grundsätze

Folgende Grundsätze und Voraussetzungen sind zu beachten (§40 D-AMG, Art. 54 CH-HMG):

- **Persönliche Voraussetzungen:**
  - Volljährigkeit,
  - umfassende (schriftliche) Einwilligung.
- **Sachliche/inhaltliche Voraussetzungen**: Der Patient muss
  - transparent über **Zweck und Ziel** der Studie informiert werden:
    - es muss ihm eine allgemein **verständliche Aufklärungsunterlage** ausgehändigt werden,
    - es muss eine **Einwilligung** vorliegen in Kenntnis von Wesen, Bedeutung und Tragweite der klinischen Studie.
- Exemplarischer Hinweis auf Art. 54 Abs. 1 lit. A CH-HMG: Dieser bestimmt Folgendes:
  - die Versuchspersonen haben aus freiem Willen **schriftlich oder mit schriftlicher Bescheinigung** ausdrücklich in den Versuch eingewilligt, nachdem sie insbesondere aufgeklärt worden sind über:
    - die Art und den Zweck des Versuchs,
    - sämtliche mit dem Versuch zusammenhängende Vorgänge und Untersuchungen,
    - das Bestehen anderer Behandlungen,
    - die voraussichtlichen Risiken, Unannehmlichkeiten und Vorteile,
    - ihren Anspruch auf Entschädigung bei versuchsbedingten Schäden,
    - ihr Recht, die Einwilligung jederzeit und ohne Beeinträchtigung ihrer therapeutischen Betreuung zu widerrufen.

      Betr. Datenschutz: Einwilligung des Patienten mit Bezug auf die Erhebung und Verarbeitung von gesundheitsspezifischen Daten (explizit dazu §40 D-AMG).

      Hinweis: Grundlegend ist hier Art. 17 des Europäischen Übereinkommens zum Schutz der Menschenrechte und der Menschenwürde im Hinblick auf die Anwendung von Biologie und Medizin (dazu Botschaft des schweizerischen Bundesrates zum Heilmittelgesetz, nachfolgend: Botschaft CH-HMG, S. 3536).
- **Fachliche Anforderungen: Die Aufklärung** hat durch eine qualifizierte Fachperson zu erfolgen (Prüfarzt/Prüfer; Arzt oder bei zahnmedizinischer Prüfung Zahnarzt gemäß §40 Abs. 2 D-AMG; vgl. Art. 53 Abs. 2 CH-HMG auch Ziffer 4.3.1. GCP EMEA 2006).
  - schriftliche Bescheinigung der Einwilligung (Art. 54 Abs. 1 lit. a CH-HMG, §41 D-AMG).
- Die Einwilligungserklärung

24.7 · Patientenverfügung und Vorsorgevollmacht

- muss vom Teilnehmer der Studie **und** vom Prüfarzt eigenhändig unterzeichnet sein,
- muss zeitlich **vor** dem tatsächlichen Einbezug des Teilnehmers in die Studie vorliegen.
- Dem Studienteilnehmer ist eine Kopie der Patienteninformation und der unterschriebenen Einwilligungserklärung zu überlassen. Das Original ist im Prüfarztordner aufzubewahren.
- Jederzeitiges **Widerrufsrecht**:
  - Diese kann schriftlich oder mündlich ausgeübt werden (vgl. dazu Art. 54 Abs. 1 lit. a Ziff. 6 CH-HMG)
  - Der Hinweis auf das Widerrufsrecht ist obligatorisch.
  - Der betroffenen Person dürfen durch einen Widerruf keine Nachteile entstehen (§40 Abs. 2 D-AMG, Art. 54 Abs. 1 lit. a Ziff. 6 CH-HMG).
    - CH: Zustimmung der zuständigen **Ethikkommission** (Art. 54 Abs. 1 lit. c HMG)
    - CH: Meldepflicht an Swissmedic (schweizerisches Heilmittelinstitut; Art. 54 Abs. 3 HMG; Botschaft CH-HMG, a.a.O., 3538). Vorzulegen ist die Zustimmung der zuständigen Ethikkommission (Art. 54 Abs. 1 lit. c HMG)

▪▪ Besondere Hinweise
- Eine wesentliche Kontrolle zum Schutz der Patienten und Versuchspersonen wird von Gesetzes wegen durch die zuständigen **Ethikkommissionen** ausgeübt.
  - CH: vgl. Art. 54 lit. c CH-HMG, Botschaft CH-HMG, a.a.O. S. 3535;
  - D: siehe Ethikkommissionen der Ärztekammern der einzelnen Länder, nationale Ethikkommission: http://www.zentrale-ethikkommission.de/
- **Schadenersatz:** Vorgesehen ist eine vollumfängliche Entschädigung von Versuchspersonen für Schäden, die sie bei der Durchführung des Versuchs erlitten haben (vgl. Art. 54 lit. B CH-HMG).
  Anzuwenden sind grundsätzlich haftpflichtrechtliche Prinzipien.
  - CH: Im Schadensfall wird für eine möglichst unbürokratische Entschädigung plädiert (Botschaft CH-HMG, a.a.O. S. 3535). Diesbezüglich haben sich Sponsor und Prüfer gegenüber der zuständigen Ethikkommission auf die erforderliche Mittelbereitstellung zu verständigen (vgl. Botschaft CH-HMG, a.a.O. S. 3535).
  - In der Schweiz hat die interkantonale Kontrollstelle für Heilmittel ein entsprechendes Reglement erlassen (Reglement der IKS).
  - Je weniger ein unmittelbarer therapeutischer Nutzen für den Studienteilnehmer nachweislich vorhanden ist, desto eher ist eine pauschale Vorab-

entschädigung für die Teilnahme an sich sowie für potentielle Nebenwirkungen gerechtfertigt.

24.7 Patientenverfügung und Vorsorgevollmacht

24.7.1 Patientenverfügung

Grundsatz (vgl. ► Abschn. 24.4.1)
Eine Patientenverfügung bezeichnet eine **Willenskundgebung** einer
- mündigen (§1901a Abs. 1 D-BGB, Art. 370 Abs. 1 CH-ZGB erwähnt die Mündigkeit nicht) und
- urteilsfähigen Person (§1901a D-BGB, Art. 370 Abs. 1 CH-ZGB) hinsichtlich
- vorzunehmender oder zu unterlassener medizinischer Maßnahmen für den Fall der Urteilsunfähigkeit (§1901a Abs. 1 D-BGB, Art. 370 Abs. 1 CH-ZGB).

Alternativ oder kumulativ besteht die Möglichkeit einer:
- **medizinischen Vertretungsvollmacht**/(suspensiv bedingte) Handlungsvollmacht an eine natürliche Person (§1901a Abs. 2 D-BGB, Art. 370 Abs. 2, bei Nicht-Äußerung in der Patientenverfügung ergibt sich die Vertretungsbefugnis aus Art. 377 Abs. 1 i.V.m. Art. 378 CH-ZGB) sowie
- von entsprechenden **Ersatzverfügungen**, für den Fall, dass die bezeichnete Person den Auftrag nicht annimmt oder ihn kündigt (Art. 370 Abs. 3 CH-ZGB).

▪ Gültigkeitsvoraussetzungen
Gültigkeitsvoraussetzungen im Zeitpunkt der Errichtung von Patientenverfügungen
- **Persönliche** Voraussetzungen sind
  - Volljährigkeit (§1901a Abs. 1 D-BGB) und
  - Einwilligungsfähigkeit (§1901a Abs. 1 D-BGB, Art. 370 Abs. 1 CH-ZGB).
- **Sachliche** und **formelle** Voraussetzungen sind
  - Schriftlichkeit (Art. 371 Abs. 1 ZGB, §1901a Abs. 1 D-BGB; NB: Verlangt ist nicht Eigenhändigkeit hinsichtlich des gesamten Texts (S. dagegen Vorsorgeauftrag gemäß Art. 361 CH-ZGB, dort ist die *eigenhändige Errichtung* oder *öffentliche Beurkundung* erforderlich),
  - die eigenhändige Unterzeichnung unter Beifügung von Ort und Datum (hinreichendes Erfordernis, vgl. Art. 371 Abs. 1 ZGB, §1901a Abs. 1 D-BGB).
- **Zeitliche** Voraussetzungen, insbesondere folgende:
  - die Untersuchungen bzw. Heilbehandlungen stehen im Zeitpunkt der Errichtung der Patientenverfügung noch nicht unmittelbar bevor (§1901a Abs. 1 D-BGB).

Kapitel 24 · Arzt-Patienten-Beziehung und ärztliches Handeln in rechtlicher Perspektive – grundlegende Aspekte

■ Inhaltliche Erfordernisse
– Präzise Umschreibung der relevanten Lebens- und Behandlungssituation (Behandlungsfall), in Bezug auf welche die Patientenverfügung Wirkungen entfalten soll.
– Bestimmung
  – der (noch nicht unmittelbar bevorstehenden) Untersuchungen des Gesundheitszustands sowie
  – der geplanten Heilbehandlungen oder ärztlichen Eingriffe und
  – der Einwilligung oder Untersagung dieser Untersuchungen.

❯ – **Eine Patientenverfügung kann von Gesetzes wegen jederzeit formlos widerrufen werden (§1901a D-BGB Abs. 1 in fine).**
– **Patienten ist zur physischen Vernichtung einer Patientenverfügung im Falle eines Widerrufs zu raten.**
– **Unter Umständen drängt es sich (zusätzlich) auf, ein entsprechendes Dokument explizit als ungültig zu bezeichnen.**

■■ Besondere Hinweise
– **Keine Verpflichtung/Bedingung:** Niemand kann zur Errichtung einer Patientenverfügung verpflichtet werden. Die Errichtung oder Vorlage einer Patientenverfügung darf nicht zur Bedingung eines Vertragsschlusses gemacht werden (§1901a Abs. 4 D-BGB).
– **D: Formloser Widerruf** ist **jederzeit** möglich (§1901a Abs. 1 D-BGB).
– **CH:** Widerruf hat **schriftlich**, durch **Vernichten** der Urkunde oder durch **neue Patientenverfügung** zu erfolgen, sofern diese nicht als Ergänzung der früheren anzusehen ist (Art. 371 Abs. 3 i.V.m. 362 CH-ZGB).
– **Die Reichweite und Verbindlichkeit** der Patientenverfügung werden nicht auf bestimmte Phasen einer Erkrankung beschränkt. Vom Regelungsumfang erfasst sind vielmehr alle Fälle von Urteilsunfähigkeit.

24.7.2 Vorsorgeauftrag und Vorsorgevollmacht

■ Vorsorgeauftrag
– Betreffend Vermögensvorsorge und Vertretung im Rechtsverkehr: eine natürliche oder juristische Person kann beauftragt werden (vgl. Art. 360ff. CH-ZGB, Botschaft zur Änderung des Schweizerischen Zivilgesetzbuches (Erwachsenenschutz, Personenrecht und Kindesrecht; 06.063, S. 7012).
– In Deutschland wurde das frühere Vormundschaftsrecht im Rahmen des Betreuungsgesetzes (BtG) vom

12. September 1990 komplett revidiert. Implementiert wurde diese Revision insbesondere durch entsprechende Anpassungen des BGB (sowie zahlreicher anderer Gesetze).
– Betreffend **medizinische Behandlung**: Art. 370 Abs. 2, 377 CH-ZGB, §1901a Abs. 5 D-BGB.

❗ Cave
– **Vorsorgeaufträge sind nicht unproblematisch, da die beauftragte Person das in sie gesetzte Vertrauen missbrauchen oder den Auftrag in guten Treuen missverstehen und somit anders ausüben kann, als dies vom Auftraggeber beabsichtigt war. In Zweifelsfällen müsste aufgrund relevanter Indizien der mutmaßliche Wille rekonstruiert werden. Wie hätte sich der Patient entschieden, wäre er im Zeitpunkt der Entscheidfällung urteilsfähig gewesen? Hier ergeben sich nicht zu unterschätzende Auslegungs- und Deutungsprobleme. Zu berücksichtigen ist hier aber auch (und immerhin) die differenzierende Regelung bezüglich der Bestimmung des Aufgabenkreises eines Betreuers gemäß §1896 BGB. Vor diesem Hintergrund sollten auch Vorsorgeaufträge im Zweifelsfall restriktiv ausgelegt werden.**
– **Bei dauernder Urteilsunfähigkeit kann der Auftrag naturgemäß nicht mehr widerrufen werden. Ein bestimmtes Maß an behördlichen Eingriffsmöglichkeiten muss deshalb bestehen bleiben (vgl. Art. 363 und 368 CH-ZGB). Auch bei Patientenverfügungen muss unter bestimmten Umständen eine behördliche Intervention möglich sein (vgl. Art. 373 CH-ZGB).**

■■ Besondere Hinweise
– Ein Spannungsverhältnis ergibt sich aufgrund dieser antizipierten Bevollmächtigung, betrifft diese doch eine Entscheidung über ein höchstpersönliches Recht, sind doch die Auswirkungen dieser Bevollmächtigung im Teitpunkt der Entscheidfällung i.d.R. noch ungewiss.
– Namentlich ist die technische, wissenschaftliche und therapeutische Entwicklung in vielen Bereichen schwer vorhersehbar. Ein entsprechender Entscheidungsspielraum müsste daher fallweise offen gelassen werden. Einer Patientenverfügung müsste demnach eine sehr eingehende und sachgerechte Aufklärung vorausgehen, was naturgemäß nur in beschränktem Maß möglich ist (vgl. zur Diskussion differenzierend u. a. Seelmann 2002, a.a.O. S. 572ff.).
– §1901b D-BGB legt die Grundsätze für die Ermittlung des Patientenwillens fest; ggf. sind die Angehörigen und Vertrauenspersonen beizuziehen.

24.8 Beweislast und Beweismaß

24.8.1 Beweislast im Zivilrecht

■ Grundsatz

Der voll aufgeklärte Patient hat das krankheitsbedingte Eingriffsrisiko selber zu tragen. Der klagende Patient trägt die **Behauptungslast**, d. h. er hat die entscheiderheblichen Tatsachen substantiiert vorzutragen, sowie die **Beweislast** hinsichtlich des Vorliegens

- des Schadens,
- des rechtserheblichen (»adäquaten«) Kausalzusammenhangs,
- der Widerrechtlichkeit,
- ggf. des Verschuldens (im Fall eines außervertraglichen/deliktischen Haftungstatbestandes).

■■ Besondere Hinweise

- Ein Verschulden (Vorsatz, Eventualvorsatz, leichte oder grobe Fahrlässigkeit) ist nur bei der deliktischen Haftung positiv nachzuweisen (Hinweis: Der Verschuldenstatbestand ist gegenüber dem Strafrecht objektiviert). Bemerkung: Unter dem Titel der Sorgfaltspflichtverletzung erweist sich die Abgrenzung zwischen Verschulden und Widerrechtlichkeit bisweilen als schwierig.
- Bei Vorliegen einer Vertragsverletzung (vertraglicher Haftungstatbestand) wird von einem Verschulden des Arztes ausgegangen (Vermutung zu Lasten des Arztes mit entsprechender Exkulpationsmöglichkeit).
  - Besonderheit **CH**: Bei der **kausalen Freistellungshaftung** im Zusammenhang mit öffentlich-rechtlichen Haftungsfällen ist kein Verschulden nachzuweisen (Näheres ergibt sich aus den kantonalen Haftungs- und Verantwortlichkeitsgesetzen i.V.m. Art. 61 CH-OR).
  - Im öffentlich-rechtlichen Verfahrenskontext gelten im Gegensatz zum Zivilprozess (wenn nicht wie zumeist im öffentlichen Arzthaftungsprozess explizit auf die zivilprozessualen Grundsätze verwiesen wird) die **Untersuchungs- und Offizialmaxime**, d. h. die rechtserheblichen Tatsachen werden in diesem Fall von Amtes wegen untersucht; die entsprechende Behauptungs- und Beweislast obliegt dem Grundsatz nach dem Staat (z. B. der Verwaltung oder Staatsanwaltschaft). Unter Umständen besteht eine Mitwirkungspflicht seitens der von einer Untersuchung betroffenen Privaten (vgl. dazu ▶ Abschn. 24.10).
- Schadensbezifferung
  - Im Zeitpunkt der Klageeinleitung zeigen sich diesbezüglich klägerischerseits oftmals bedeutende Schwierigkeiten (vgl. hierzu die rechnerische Extrapolation mittels Barwerttafeln).
  - Je nach Prozessrecht kann gestützt auf eine zureichende Begründung die Bezifferung bestimmter Schadenspositionen zum Zeitpunkt der Klageeinleitung offengelassen werden. Es wird in einem solchen Fall eine unbezifferte Forderungsklage unter Angabe eines Mindestwerts (des vorläufigen Streitwerts) eingereicht (vgl. Art. 85 CH-ZPO).
  - Eine Schadensschätzung durch das Gericht ist in begründeten Fällen zulässig und wirkt sich faktisch als Beweiserleichterung aus (vgl. Art. 42 Abs. 2 CH-OR).
  - Festsetzung des Schadens gestützt auf **Sachverhaltshypothesen**, z. B. beim sog. Haushaltsschaden (Näheres dazu und zur Rechtsprechung bei Landolt 2011, S. 89); Bei zukunftsgerichteten Schadensermittlungen: Vgl. die Relevanz von Barwerttafeln.
  - Bei komplexen Schadensermittlungen wird das Prozessthema bisweilen zunächst auf die Frage der Haftbarkeit als solche beschränkt.

■ Beweiswürdigung

- Behauptete Tatsachen unterliegen der **freien richterlichen Beweiswürdigung** (vgl. Art. 157 CH-ZPO, §286 f. D-ZPO; zur Grundsatzdiskussion im deutschen Recht, s. Katzenmeier 2002, a.a.O. S. 506ff.).
- **Gutachten** sind (in der Regel) unentbehrlich für die Beurteilung der Sachlage, müssen aber kritisch gewürdigt werden (BGH, 2.3.1993 – VI ZR 104/92, NJW 1993, S. 2378). Es gilt auch in Bezug auf Gutachten die freie richterliche Beweiswürdigung.
- Das **Beweismaß** bestimmt den Grad der Überzeugung, die beim Gericht hinsichtlich der entscheiderheblichen Tatsachen vorliegen muss, damit dieses zu Gunsten einer Partei einen Entscheid fällen kann. Im Zivilprozess gelten die Dispositions- und Verhandlungsmaxime. (Gemäß der Dispositionsmaxime kann das Gericht einer Partei nicht mehr und nichts anderes zusprechen, als diese verlangt oder die Gegenpartei anerkannt hat, vgl. u. a. Art. 58 CH-ZPO. Nach der Verhandlungsmaxime müssen die Parteien Tatsachen, auf die sie sich berufen, substantiiert behaupten und die Beweismittel angeben, vgl. u. a. Art. 55 CH-ZPO; das Gegenstück zur Verhandlungsmaxime ist die Offizialmaxime.)
- Im Grundsatz ist im ordentlichen Zivilprozess der sog. **Vollbeweis (=Beweismaß der an Sicherheit grenzenden Wahrscheinlichkeit bzw. der annähernden Sicherheit)** verlangt (vgl. §286 D-ZPO), d. h. das Gericht muss von einer behaupteten Tatsache weitgehend überzeugt sein.

- Im summarischen Verfahren sowie in bestimmten Ausnahmefällen wird von einem reduzierten Beweismaß (z. B. »Glaubhaftigkeit«) ausgegangen (zur Beweisnot sogleich).
- Beweisprobleme für den Patienten stellen sich namentlich aufgrund des Umstands, dass diese über die Fakten unzureichend informiert ist und in der Regel nicht über die maßgeblichen Fachkenntnisse verfügt (Urteilsunfähigkeit während der Operation, Lücken in der Dokumentation, vgl. exemplarisch Urteil CH-BGer vom 23.11.2004, 4C.378/1999, E. 6; Problematik vertiefend dargestellt u. a. bei Landolt 2011, S. 85 ff.).
- Erleichterungen in der Beweisführung zu Gunsten des Patienten (vgl. vertiefend u. a. Landolt 2011, S. 86ff.):
  - eine verschärfte richterliche Fragepflicht,
  - eine herabgesetzte Substantiierungspflicht,
  - die prozessuale Mitwirkung des Arztes,
  - ein reduziertes Beweismaß,
  - eine Beweislastumkehr,
  - eine weitere Herabsetzung des Beweismaßes als Folge einer manifesten Beweisnot.
- Maßgeblich ist, ob in objektiver Hinsicht eine vom Arzt zu vertretende **Beweisnot** des Patienten vorliegt (vgl. dazu auch vorn **Dokumentationspflicht**) (vgl. im Weiteren auch BGH NJW 1980, S. 1333, mit dem Hinweis auf die »erheblichen Gefahrneigung ärztlicher Tätigkeit«).
- Wird der klägerische Patient zu einem Vollbeweis angehalten, obschon er dazu infolge einer unzureichenden Dokumentation, fehlender eigener Fachkenntnisse etc. a priori gar nicht in der Lage ist (*Beweisnot*), steht er vor einem unlösbaren Dilemma, welches nur im Lichte des grundrechtlichen Anspruchs auf ein »faires Verfahren« aufgelöst werden kann. Es stellt sich hier die Frage der objektiven Zumutbarkeit einer Beweisführung vor dem Hintergrund des Gebots der »Waffengleichheit« sowie der »Rechtsanwendungsgleichheit« (vgl. exemplarisch: BVerfG vom 25.07.1979, 2 BvR 878/74, in: NJW 1979, 1925 E. B,I, 1b).
- **Beweiserleichterungen** bis hin zur **Beweislastumkehr** sind insbesondere dann gerechtfertigt, wenn die fragliche »Beweisnot« auf einer ärztlichen Pflichtverletzung (Verletzung der Dokumentationspflicht, dazu vorn Ziff. 1) beruht. Achtung: Nicht jede Beweisschwierigkeit rechtfertigt eine Beweiserleichterung; vorausgesetzt ist ein rechtsmissbräuchliches Verhalten des Beweisinhabers (eingehend Landolt 2011, S. 87).
- Bei **objektiver Unzumutbarkeit** der Führung eines Vollbeweises (Beweisnot) kann eine Herabsetzung des Beweismaßes angeordnet werden (vgl. u. a.

BGE 47 II 272 E. 5 S. 293; 59 II 434 E. II/5 S. 451ff.; 76 II 307 E. 6 S. 319, BGE 130 III 321, BGE 132 III 715).
- "(Bei) einer nachgewiesenen Teil- oder Vollkausalität (tritt) eine Haftungsvermutung für den gesamten Schaden ein. Es spielt dabei keine Rolle, ob eine andere Haftungsursache oder eine »neutrale« Schadenursache den Schaden vergrößert haben" (Landolt 2011, S. 92).

■■ Besondere Hinweise zum Anscheinsbeweis (prima facie-Beweis)

Je nach Beweislage (z. B. auch bei einer lückenhaften Dokumentation oder bei besonders komplexen Sachverhalten) rechtfertigt sich das Genügen eines sog. Anscheinsbeweises. Hinsichtlich der Kausalität ist hier das *Beweismaß der überwiegenden Wahrscheinlichkeit* relevant, *gemäß welchem ein Beweis als erbracht (gilt), wenn für die Richtigkeit der Sachbehauptung nach objektiven Gesichtspunkten derart gewichtige Gründe sprechen, dass andere denkbare Möglichkeiten vernünftigerweise nicht als maßgeblich in Betracht fallen«* (BGE 130 III 321 E. 3.3 S. 325).

Gesetzliche Grundlage für einen Anscheinsbeweis bilden auch die neuen Vermutungstatbestände gemäß §630h Abs. 4 und 5 D-BGB.

In der Regel setzt der Anscheinsbeweis (**prima facie-Beweis**) voraus, dass
- ein typischer Geschehensablauf vorliegt,
- die erforderliche Kausalität aufgrund wissenschaftlicher Erkenntnisse mit hoher Wahrscheinlichkeit bzw. typischerweise gegeben ist.

Beispiel (vgl. BGE 120 II 248): Intraartikuläres Spritzen eines Kortisonpräparats: Infolge einer daraufhin manifesten Gelenksinfektion ging das Gericht von der überwiegenden Wahrscheinlichkeit eines Mangels bei der Sterilisation aus. »*Die Vorinstanz durfte [...] von einer objektiven Sorgfaltspflichtverletzung des Beklagten ausgehen, obwohl sein Vorgehen bei der Injizierung der Kortisonpräparate nicht in allen Einzelheiten beweismäßig abgeklärt werden konnte*« (ebenda, S. 251). Ferner BGE C. 378/1999, 23.11.2004: Betr. misslungenen endoskopischen Eingriff: Sorgfaltswidrigkeit und relevante Ursächlichkeit für eine manifeste Hirnschädigung wurden angenommen, obschon sie (infolge teilweiser Beweismittelvernichtung und Versterben des Zeugen) nicht restlos nachweisbar waren. Im konkreten Fall wurde die Haftung im Grundsatz bejaht und das Beweismaß zu Gunsten der Klägerseite reduziert, da die volle Beweisführung infolge fehlender, widersprüchlicher und irreführender Dokumentation de facto verunmöglicht worden war (namentlich wurden Operationsvideos entgegen der gesetzlichen Aufbewahrungspflicht vernichtet, vgl. Dokumentation ▶ Abschn. 24.2).

24.9 Gutachten als wesentliches Beweismittel

- **Allgemeines**
- Gutachten haben im Rahmen der Sachverhaltserstellung und Beweisführung eine wesentliche Unterstützungsfunktion.
  - Auch der medizinisch versierte und einschlägig belesene Richter ist grundsätzlich gehalten und in der Regel gut beraten, seine juristische Einschätzung der Sachlage auf fallspezifische Gutachten abzustützen (vgl. BGH 8.6.1993 – VI ZR 192/92, NJW 1993, S. 2378ff., 2380ff. Andernfalls müsste die für die Auswertung der Fachliteratur erforderliche medizinische Sachkunde aktenkundig sein).
- Fachgutachten sind hingegen keine Urteile, sondern repräsentieren Expertenmeinungen. Sie sind entsprechend **kritisch zu würdigen**. Zu unterscheiden sind:
  - **Privatgutachten** (zivilprozessual als Parteienbehauptungen zu qualifizieren),
  - **Sachverständigengutachten** (vom Gericht in Auftrag gegeben, z. B., aber nicht zwingend, auf Antrag einer Partei oder im Sinne eines Obergutachtens namentlich bei sich widersprechenden Parteiengutachten, vgl. besondere Hinweise; §404 ff. D-ZPO; Art. 183 CH-ZPO).

- ■ ■ **Besondere Hinweise**
- »Haben beide Parteien zu Fragen eines bestimmten medizinischen Fachgebietes Privatgutachten kompetenter Sachverständiger vorgelegt, die einander in wesentlichen Punkten widersprechen, darf der Tatrichter, der über keine eigene Sachkunde verfügt, grundsätzlich nicht ohne Erhebung eines gerichtlichen Sachverständigengutachtens dem einen Privatgutachten zu Lasten eines anderen den Vorzug geben« (BGH 11.05.1993 – VI ZR 243/92, NJW 1993, S. 2382).
- Ein neues Sachverständigengutachten/Obergutachten §412 Abs. 1 D-ZPO/Art. 183 CH-ZPO wird vom Gericht angeordnet, wenn entsprechende Parteiengutachten sich in wesentlichen Punkten widersprechen und/oder keine eindeutigen Schlüsse zulassen und/oder wenn ein Sachverständiger auf Antrag der anderen Partei erfolgreich abgelehnt worden ist.

24.10 Parallelität des Strafverfahrens

- **Allgemeines**
- Haftungsprozesse werden bisweilen parallel zu Strafverfahren geführt. Hier obliegt die Beweisführung (von gewissen Ausnahmen abgesehen) den Strafverfolgungsbehörden (Untersuchungsmaxime, Offizialmaxime).
- Beweisrechtlich: Es gilt der Grundsatz der freien richterlichen Beweiswürdigung im Zivil- wie im Strafprozess. Beweiserhebungen im Strafverfahren können auch im Zivilverfahren relevant sein. Dies ist insbesondere dann relevant, wenn der Zivilprozess adhäsionsweise zum Strafprozess geführt wird sowie gegebenenfalls umgekehrt.

- **Grundrechte und Verfahrensgrundsätze**
- Prinzip der Verhältnismäßigkeit
  - D. h. jede Untersuchungsmaßnahme muss geeignet und erforderlich sein (**Geeignetheit und Erforderlichkeit**).
- Eingriffszweck und Eingriffswirkung müssen in einem vertretbaren Verhältnis zueinander stehen.
- Informationsanspruch
  - Es besteht ein Anspruch des Angeschuldigten, über die erhobenen Vorwürfe umfassend und rasch unterrichtet zu werden.
- Verteidigungsrechte
  - Es gilt der Anklagegrundsatz, gemäß welchem die angeschuldigte Personen einen grund- bzw. verfassungsrechtlichen Anspruch hat, möglichst rasch und umfassend über die gegen sie erhobenen Beschuldigungen unterrichtet zu werden. Entsprechendes ist für die Wahrnehmung der Verteidigungsrechte essentiell (vgl. Art. 32 Abs. 2 CH-BV, Art. 6 Ziff. 3 lit. A EMRK).
  - Die Rechtsweggarantie impliziert den Anspruch auf Beurteilung durch eine **richterliche** Behörde (Art. 6 Ziff. 3 lit. a und e EMRK) [Europäischen Menschenrechtskonvention], Art. 14 Abs. 3 lit. a und f IPBPR [Internationaler Pakt über die Bürgerlichen und Politischen Rechte, Uno-Pakt II], Art. 29a, 30 CH-BV [schweizerische Bundesverfassung], Art. 20 Abs. 3 D-GG (deutsches Grundgesetz).
  - Es gilt die Unschuldsvermutung (Art. 6 Abs. 2 EMRK, Art. 20 Abs. 3, 28 Abs. 1 D-GG, Art. 32 CH-BV), d.h. jeder gilt als unschuldig, solange er nicht rechtskräftig verurteilt worden ist.

- **>** Es besteht keine Verpflichtung zur Selbstbelastung (»nemo tenetur se ipsum accusare.«, vgl. Art. 14 Ziff. 3 lit. g IPBPR, Art. 6 Abs. 1 EMRK, Art. 113 Abs. 1 CH-stop, detailliert vor allem hinsichtlich der Anwendung unzulässiger Untersuchungsmethoden auch §136a D-StPO). Andererseits besteht grundsätzlich eine Pflicht, *sich den gesetzlich vorgesehenen und somit rechtstaatli-*

chen Zwangsmaßnahmen zu unterziehen (exemplarisch Art. 113 Abs. 2 CH-StPO).

— **Beweislosigkeit wirkt sich zu Gunsten des Angeschuldigten (Angeklagten) aus (Grundsatz: »in dubio pro reo«) und führt je nach Verfahrensstand**
- **zur Einstellung des Verfahrens (vgl. Art. 319ff. CH-StPO, §170 D-StPO) oder**
- **zum Freispruch (bei bereits durchgeführtem Untersuchungs- und Gerichtsverfahren).**

> **❗ Cave**
> **Strafverfolgungsbehörden sind bei Vorliegen ausreichender einschlägiger Verdachtsmomente grundsätzlich zu zielgerichteten Untersuchungshandlungen verpflichtet (Legalitätsprinzip als Gegenpol zum Opportunitätsprinzip).**
> **Zwischen dem Grundsatz, dass der Angeschuldigte sich nicht selber belasten muss (*Nemo-tenetur-Prinzip*), und der freien richterlichen Beweiswürdigung besteht unter Umständen insofern ein Spannungsverhältnis, als sich eine fehlende Kooperation im Rahmen der Untersuchung mit Blick auf die spätere Beweiswürdigung auch negativ für den Angeschuldigten bzw. Angeklagten auswirken kann. Ein potentielles Spannungsverhältnis besteht auch zwischen dem *Nemo-tenetur-Prinzip* und dem Anklagegrundsatz.**

24.11 Rechtserheblicher Kausalverlauf

24.11.1 Natürlicher und adäquater Kausalzusammenhang

Für einen Anspruch auf Schadenersatz ist insbesondere vorausgesetzt, dass neben dem Vorliegen eines Schadens und der Widerrechtlichkeit sowie ggf. des Verschuldens (so bei der Deliktshaftung) der *rechtserhebliche (adäquate) Kausalzusammenhang* geben ist (=rechtlich zurechenbare natürliche Kausalkette, zur Frage der Beweislast und des Beweismaßes, ▶ Abschn. 24.8). Ursächlich kann namentlich eine aktive Handlung oder eine Unterlassung sein. Im letzteren Fall wird von einer **hypothetischen Kausalität** ausgegangen. Diese beruht auf der hypothetischen Annahme (Fiktion) der Vermeidbarkeit des eingetretenen Schadens bei pflichtgemäßem Handeln.

— Der natürliche Kausalzusammenhang bezeichnet eine aus konkreten Ereignissen zusammengesetzte Ursachenkette. Es handelt sich um ein *tatsächliches Bedingungsverhältnis; diese stellt eine notwendige, aber nicht hinreichende Grundlage für die Haftung* dar (vgl. Landolt 2011, S. 84).

— Der rechtserhebliche/adäquate Kausalzusammenhang bezeichnet die rechtliche Relevanz bzw. rechtliche Zurechenbarkeit des natürlichen Kausalzusammenhangs (Rechtserheblichkeit/Adäquanz des natürlichen Kausalzusammenhangs). Rechtserhebliche Ursachen sind bestimmte
  — sorgfaltswidrige Handlungen oder
  — Unterlassungen gebotener Handlungen (hypothetischer Kausalzusammenhang).

Die Abgrenzung zwischen natürlichem und adäquatem bzw. rechtserheblichem Kausalverlauf ist insofern bedeutsam, als aufgrund einer schicksalhaften Unberechenbarkeit und Unbeherrschbarkeit des menschlichen Organismus die rechtliche Zurechenbarkeit nur in spezifischen Fällen angenommen werden kann. Entsprechend der vom schweizerischen Bundesgericht geprägten sog. Adäquanzformel erfolgt eine Zurechnung, wenn die betreffende Handlung oder Unterlassung *nach dem gewöhnlichen Lauf der Dinge und der allgemeinen Erfahrung geeignet ist, den eingetretenen Erfolg zu bewirken* (zit. nach BSK OR I-Schnyder zu Art. 41, Rz. 16; in vergleichbarer Weise äußert sich der deutsche Bundesgerichtshof, vgl. BGH NJW 1969, S. 553). Die rechtserhebliche Kausalität steht insbesondere in einer gewissen sachlichen Nähe zur Sorgfaltspflichtverletzung.

— Der natürliche Kausalzusammenhang bezieht sich auf eine Tatfrage, der adäquate (rechtserhebliche, rechtlich zurechenbare) Kausalzusammenhang auf eine Rechtsfrage.

— Haftungsrelevant sind aber nicht nur Handlungen, sondern auch pflichtwidrige Unterlassungen. Zu prüfen ist hier die hypothetische Kausalität. *«Der hypothetische Kausalzusammenhang ist insoweit Rechtsfrage, als der Richter seine Lebenserfahrung zur Anwendung bringt»* (Landolt 2011, S. 84, Anm.: 19 mit Verweis auf Urteil des CH-BGer vom 22.12.2008, 4A_464/2008, E. 3.3.1).

— Die Unterscheidung zwischen Tat- und Rechtsfragen ist insbesondere prozessual von Bedeutung:
  — Tatsächliches muss substantiiert behauptet und bewiesen werden (Behauptungs- und Beweislast); die rechtliche Würdigung obliegt dem Gericht (*iura novit curia*).
  — Aufgrund der Eventualmaxime bestehen je nach Prozessordnung hinsichtlich des Vorbringens neuer Tatsachen (sog. **echte und unechte Noven**) sowohl im erstinstanzlichen wie in Berufungsverfahren einschlägige Beschränkungen (vgl. Art. 229, 317 CH-ZPO; §§296, 529, 530, 531 D-ZPO). Je nach Verfahrenstyp gibt es zudem Beweismittelbeschränkungen.

24.11.2 Atypischer Kausalverlauf

Einerseits führt die Beschränkung von zulässigen Noven (=Behauptungen neuer Tatsachen im Prozess) zu einer beachtlichen Behauptungs- und Beweislast seitens der klägerischen Partei im Rahmen der erstinstanzlichen Einleitung eines Prozesses. Andererseits mildern spezifische Beweiserleichterungen (Beweismaß **der überwiegenden Wahrscheinlichkeit**, Beweislastumkehr beim sog. **voll beherrschbaren Bereich**, ▶ Abschn. 24.15, vgl. ferner Organisationsverschulden, ▶ Abschn. 24.16.4) de facto diese Behauptungs- und Beweislast (vgl. BGE 120 II 248, vgl. zum Begriff vorne Ziffer 4.1.).

24.11.2 Atypischer Kausalverlauf

● **Allgemeines**

 ▬ Ungünstige Folgen eines schicksalhaft eingetretenen atypischen Kausalverlaufs liegen grundsätzlich in der Risikosphäre des Patienten und begründen somit per se keine Haftung des behandelnden Arztes. Dies ergibt sich namentlich aus der Prämisse der Unbeherrschbarkeit des menschlichen Organismus (vgl. u. a. BGE 120 II 248, S. 250, mit weiteren Hinweisen; BGH NJW 1969, 553; 1977, 1102, 1103; 1978, 1681; 1980, 1333; 1981, 2002, 2004; 1991, 1540).

 ▬ Die Grenzen zwischen einem atypischen Kausalverlauf und einer Sorgfaltspflichtverletzung als Schadensursache sind in der Praxis oft nicht leicht zu ziehen, was vor allem das Einholen von Gutachten (dazu ▶ Abschn. 24.9) und deren anschließende kritische Würdigung unabdingbar macht.

 ▬ Behandlungsfehler müssen **in rechtserheblicher Weise ursächlich** für den konkreten Schaden (bzw. die gesundheitliche Beeinträchtigung) sein, was

   ▬ insbesondere dann nicht der Fall ist, wenn anderen Einflussfaktoren ein erheblich größeres Gewicht zukommt oder wenn der Schaden auch ohne das behauptete Fehlverhalten eingetreten wäre (vgl. OLG Karlsruhe Urteil vom 12.10.2005, 7 U 132/04, E.d).

     – Beispielsweise lässt sich eine »Läsion der im Eingriffs- bzw. Anästhesiegebiet verlaufenden Nerven nicht mit letzter Sicherheit vermeiden« (Harneit 2011 S. 245, mit Hinweis auf Gaisbauer, VersR 1995, S. 12, 13); ferner Entscheid des Landgerichts Rottweil, Urteil vom 18.04.2002 (-7 O 425/00-), bestätigt durch das OLG Stuttgart mit Entscheid vom 13.08.2002: Eine Verletzung des **N. lingualis** bei einer Leitungsanästhesie lässt sich auch bei einem *lege artis* durchgeführten Eingriff nicht mit Sicherheit vermeiden, da dieser

im Bereich liegt, der mit der Injektionsnadel erreicht werden soll (keine zurechenbare/adäquate Kausalität).

▬ ■ **Besondere Hinweise**

 ▬ Eine gewisse Klärung vor allem im Hinblick auf eine adäquate Beweislastverteilung bringen die neuen Vermutungstatbestände gemäß §630h Abs. 4 und 5 D-BGB hinsichtlich der Ursächlichkeit beim Übernahmeverschulden sowie bei groben Sorgfaltspflichtverletzungen im Rahmen der Behandlung und Befunderhebung.

 ▬ **Leitlinien** können hier ebenfalls ausschlaggebend sein, wiewohl ein entsprechendes Abweichen (wenn der Arzt nicht die »sicherste« Methode angewendet hat, vgl. BGH NJW 177, S. 1103) noch nicht gegen die Maßgeblichkeit eines atypischen Kausalverlaufs spricht und insofern auch keine Beweislastumkehr zu Lasten des Arztes nach sich zieht (vgl. auch ▶ Abschn. 24.8, 24.11.1 und ▶ Abschn. 5.2.2).

 ▬ Wird von etablierten Leitlinien abgewichen, ist ein solches Vorgehen allerdings in der Regel begründungsbedürftig, ansonsten zumindest der Anschein einer Sorgfaltspflichtverletzung erweckt wird (Anscheins- oder prima facie-Beweis).

 ▬ Im Prozessfall kann dies die Position des beklagten Arztes beachtlich schwächen, vor allem dann, wenn er dadurch in einen Erklärungsnotstand gerät.

   ▬ Je nach Fakten- und Beweislage dürfte sich dann zudem das dem beweispflichtigen Kläger obliegende Beweismaß proportional vermindern (anstelle des Vollbeweises gilt derjenige der überwiegenden Wahrscheinlichkeit, s. oben), was vor allem dann gilt, wenn der Behandlungsfehler geeignet ist, einen Schaden von der Art des vorliegenden zu bewirken (vgl. u. a. BGH NJW 1969, S. 553, BGE 120 II 248, S. 250).

 ▬ Die Ursächlichkeit einer Sorgfaltspflichtverletzung braucht nicht ausschließlich zu sein, d. h.:

   ▬ Mit-Ursächlichkeit

     – genügt grundsätzlich (vgl. auch Harneit 2011, S. 246); diese

     – wirkt sich insofern wie eine Beweislastumkehr zu Lasten des Arztes aus, als dieser sich *»den gesamten Schaden zurechnen lassen (muss), wenn nicht feststeht, dass der Behandlungsfehler nur zu einem abgegrenzten Teil des Schadens geführt hat«* (Harneit 2011; S. 246, Landolt 2011, S. 91).

   ▬ Zur Differenzierung zwischen **haftungsbegründender** und **haftungsausfüllender Kausalität**: Bsp.: Haftung des Ersteingriffbehandlers für die

Folgen eines Zweiteingriffs, der nötig wurde, weil diesem ein Fehler unterlaufen war. »*Bei der Prüfung des Kausalzusammenhangs ist zwischen der haftungsbegründenden und der haftungsausfüllenden Kausalität zu unterscheiden. Die haftungsbegründende Kausalität betrifft den Zusammenhang zwischen dem Behandlungsfehler und der Rechtsgutsverletzung, d. h. dem ersten Verletzungserfolg im Sinne einer Belastung der gesundheitlichen Befindlichkeit des Patienten (Primärschaden). Hingegen bezieht sich die haftungsausfüllende Kausalität auf den ursächlichen Zusammenhang zwischen der Rechtsgutsverletzung und weiteren Gesundheitsschäden des Patienten*« (BGH, Urteil vom 22. Mai 2012, VI ZR 157/11, E. 2 I b) aa) mit weiteren Hinweisen auf die Rechtsprechung).

24.12 Haftungssubjekt (Wer haftet?)

Für die Anknüpfung wesentlich ist das vertragliche oder außervertragliche Grundverhältnis der Arzt-Patienten-Beziehung, wodurch insbesondere die sachliche Zuständigkeit des Gerichts fixiert wird (vgl. ZR 107 (2008) N. 34). Zahlreiche länderspezifische Besonderheiten sind im Einzelnen zu beachten. Nachfolgend werden die Anknüpfungskriterien ansatzweise dargestellt:

- **Anknüpfungskriterien**
- Berufliche Selbständigkeit:
  - Praxisinhaber/Niedergelassener
  - selbständiger Belegarzt in einer Belegarztklinik
  - liquidationsberechtiger Arzt in leitender Stellung (gilt nur bedingt als beruflich selbständig; zu beachten sind länderspezifische Unterschiede)
- Unselbständigkeit:
  - Der Arzt ist Angestellter eines Krankenhauses oder eines anderen selbständigen Praxisinhabers. Es liegt eine für das Arbeitsvertragsverhältnis charakteristische Subordination vor. Für die prozessuale Anknüpfung ist das Rechtssubjekt der Trägerschaft maßgeblich, je nachdem, ob es sich um
    - ein öffentliches Krankenhaus (öffentlich-rechtliche Trägerschaft) oder um
    - eine private Klinik (privatrechtliche Trägerschaft) handelt.

- **Besondere Hinweise**
- Bei Privatbehandlungsverhältnissen ist grundsätzlich der behandelnde Arzt Haftungssubjekt. Zu beachten ist hier aber auch die Besonderheit der haftungsbegründenden und haftungsausfüllenden Kausalität (BGH, Urteil vom 22. Mai 2012, VI ZR 157/11, E. 2 I b) aa), ▶ Abschn. 24.11).
- Die Haftungsgrundlage ergibt sich aus
  - dem Behandlungsvertrag und/oder
  - den außervertraglichen Haftungstatbeständen (vgl. §823 D-BGB, Art. 41 CH-OR).
- Beachtlich ist ferner die Haftung für Erfüllungs- und/oder Verrichtungsgehilfen (§§278, 823, 831, 839 D-BGB; Art. 55, 101 CH-OR, §31 D-BGB, Art. 55 CH-ZGB betr. Organhaftung einer juristischen Person; vgl. ▶ Abschn. 24.16.3) betr. »Übernahmeverschulden«).
- Beim Erfüllungsgehilfen ist nicht zwingend ein Subordinationsverhältnis vorausgesetzt (vgl. §278 D-BGB; Art. 101 CH-OR; dies im Gegensatz zum Verrichtungsgehilfen nach Art. 55 CH-OR bzw. §831 D-BGB bei der außervertraglichen Geschäftsherrenhaftung; vgl. BGE 122 III 108; BGH 20.9.1988 – VI ZR 296/87, NJW 1989, S. 769).
- Handelt es sich beim Dritten um einen ausgewiesenen Spezialisten, der lediglich nach Rücksprache mit dem Patienten und in dessen grundsätzlichem Interesse beigezogen wird, haftet der Hauptbehandler in der Regel lediglich für gehörige Auswahl und Instruktion (vgl. Art. 399 Abs. 2 CH-OR, Art. 831, Satz 2 D-BGB).
- Bei der Haftung für Hilfspersonen ist zwar zu unterscheiden, ob hinsichtlich der Haftbarkeit des Verantwortungsträgers an vertragliche oder außervertragliche (deliktische) Haftungstatbestände wird (vgl. Art. 55 CH-OR im Vergleich zu Art. 101 CH-OR; gemäß §278 D-BGB besteht eine Haftung für jedes Verschulden des Gehilfen ohne Exkulpationsmöglichkeit).
- Im Einzelfall muss die Haftbarkeit des Verantwortungsträgers (Hauptbehandlers) anhand der maßgeblichen Zurechnungskriterien geprüft werden:
  - Liegt ein entsprechender Anknüpfungstatbestand vor, wird das konkrete Verhalten des Erfüllungsgehilfen objektiv an demselben Sorgfaltsmaßstab gemessen, der auch für den Hauptbehandler gilt (BGE 116 II 519 ff.).
  - Andererseits hat eine im Verhältnis zum Hauptbehandler höhere fachliche Qualifikation des Erfüllungsgehilfen keine entsprechende Anpassung des Haftungsmaßstabs für den Hauptbehandler zur Folge.

24.12 · Haftungssubjekt (Wer haftet?)

■ Beispiele

– Mit-Verantwortlichkeit eines Chefarztes für Fehler von Ärzten im Subordinationsverhältnis einer Notfallstation, für welche dieser die Oberverantwortung inne hatte (BGH 20.9.1988 – VI ZR 296/87, NJW 1989, 771; vgl. zur zurechenbaren Kausalität auch BGH NJW 1980, S. 1333); i.d.R. ist aber von der primären Haftung des mit dem konkreten Fall befassten Arztes auszugehen.

– Haftungszurechnung gestützt auf die Pflicht eines Behandlers, einen (noch) unerfahrenen und unterdurchschnittlich befähigten Verrichtungsgehilfen (einen auszubildenden Arzt) sachgerecht einzusetzen und zu überwachen (BGH NJW 1978, S. 1681).

– NB: (D) Bei der vertraglichen Gehilfenhaftung im Sinne von §278 BGB gibt es grundsätzlich keine Exkulpationsmöglichkeit.

■■ Deutschland

– Beim **gespaltenen Spitalaufnahmevertrag** sowie beim **totalen Spitalaufnahmevertrag mit Arztzusatzvertrag** (Krankenhaus mit Belegabteilung) tritt neben die individuelle Haftung des Behandlers die Haftung der Trägerschaft (vgl. u. a. BGH NJW 1981, S. 2003; zur Haftung der Trägerschaft, u. a. BGH NJW 1991, S. 1540 ff., bez. leichter Fahrlässigkeit einer Krankenschwester in Verbindungen mit einem Organisationsverschulden; ferner OLG Stuttgart, 20.8.1992 – 14 U 3/92, NJW 1993, S. 2385). Je nach Trägerschaft ist ein Bundesland (so z. B. bei einer Universitätsklinik) oder eine spezifische, privat- oder öffentlich-rechtlich organisierte Körperschaft Haftungssubjekt.

– Beim totalen Spitalaufnahmevertrag steht die körperschaftliche Haftung im Vordergrund. Haftungskonkurrenzen ergeben sich namentlich aus einer gewissen Parallelität von ärztlicher Sorgfaltspflichtverletzung und Organisationsverschulden des Krankenhauses.

■■ Passivlegitimation und Haftungsgrundlagen

– Wird ein Kunstfehler als (schwere) vorsätzliche Körperverletzung qualifiziert, sind auch Ansprüche gestützt auf das Opferentschädigungsgesetz (D, vgl. Landessozialgericht Nordrhein-Westfalen Az.: L10VG6/07) bzw. das Opferhilfegesetz (CH) zu prüfen.

– CH: Ob letztlich das Gemeinwesen (kausale Freistellungshaftung) oder eine (private) Berufshaftpflichtversicherung für einen Schaden einstehen muss, bestimmt sich wesentlich danach, ob die Behandlung
  – **gewerblich** (Tätigkeit niedergelassener Praxisärzte) oder

  – **hoheitlich** (Zugehörigkeit des behandelnden Arztes zu einem öffentlichen Spital; Staat (Kanton) Haftungssubjekt
    erfolgt ist.

Besondere Hinweise

– **Schweiz:** Das Bundesrecht enthält in Art. 61 Abs. 1 CH-OR einen Vorbehalt zu Gunsten einer kantonalen öffentlich-rechtlichen Haftungsordnung (z. B. Haftungsgesetz des Kantons Zürich, ZH-HG).

– Gemäß §6 Abs. 1 ZH-HG gilt der Grundsatz der **kausalen Freistellungshaftung** gestützt auf kantonales öffentliches Haftungsrecht.
  – Dementsprechend ist der **Staat (Kanton) Haftungssubjekt** und nicht der behandelnde Arzt. Das Gemeinwesen ist somit im Haftungsprozess formell Beklagter. NB: Der Instanzenzug bestimmt sich nach dem öffentlichen Prozessrecht. Ansonsten bestehen aufgrund entsprechender Verweise weitgehende Ähnlichkeiten mit dem zivilprozessualen Haftungsprozess. Dies gilt namentlich hinsichtlich der Beweislastverteilung und des Beweismaßes. Bei der kausalen Freistellung ist zwar kein Verschulden nachzuweisen, eine wesentliche Hürde besteht aber im Nachweis der Widerrechtlichkeit qua Sorgfaltspflichtverletzung. Der Nachweis einer Sorgfaltspflichtverletzung kommt hier häufig einem Verschuldnachweis gleich.
  – Der im Außenverhältnis haftende Staat kann im Innenverhältnis unter gewissen Voraussetzungen (i.d.R. bei grober Fahrlässigkeit oder bei Vorsatz) gegen einen fehlbaren angestellten Arzt Regress nehmen (Näheres gestützt auf die kantonalen und bundesrechtlichen Verantwortlichkeits-, Haftungs- und Personalgesetze).
  – Disziplinarische und/oder standesrechtliche Maßnahmen bzw. Konsequenzen bleiben vorbehalten.

– **CH:** Das Rechtsverhältnis bei einer Behandlung im Krankenhaus ist immer dann öffentlich im Sinne dieser Haftungsordnung:
  – wenn ein staatlicher Versorgungsauftrag vorliegt (funktionaler Ansatz; vgl. anstatt vieler BGE 112 Ib 322 E. 1b).
    – Hinsichtlich der privatärztlichen Nebenerwerbstätigkeit kann die Abgrenzung (zumindest aus Sicht des klagenden Patienten) bisweilen schwierig sein.

– Im Zweifelsfall ist m.E. daher zu Gunsten des Patienten (als der schwächeren Partei) eine Staatshaftung zu bejahen, vgl.:
  – BGE 101 II 177 E. 2a; BGE 102 II 45 2d. BGE 112 Ib 334 ff./BGE 115 Ib 175 E. 2. Passivlegitimation des

Kantons Zürich bejaht, dies unabhängig davon, ob zuvor bereits eine privatrechtliche Arzt-Patienten-Beziehung bestanden hat.

— Wird ein Kunstfehler als (schwere) vorsätzliche Körperverletzung qualifiziert, ist in Deutschland die Möglichkeit eines Entschädigungsanspruchs gestützt auf das Opferentschädigungsgesetz bejaht worden (vgl. Landessozialgericht Nordrhein-Westfalen Az.: L10VG6/07). Entsprechendes ist in der Schweiz gestützt auf das hiesige Opferhilfegesetz ebenfalls möglich.

> **Privatliquidierenden Spitalärzten ist in Zweifelsfällen zu raten, die Versicherungsdeckung hinsichtlich ihrer privaten ärztlichen Tätigkeit sorgfältig überprüfen zu lassen.**

■ **Privatversicherungsrechtliche Aspekte (Haftpflichtversicherung)**

— **D**

　— Faktisch begründet §149 D-VVG ein direktes Forderungsrecht des Geschädigten gegenüber dem Haftpflichtversicherer. Gemäß dieser Norm subrogiert der Versicherer in die Stellung des Haftpflichtigen, wodurch dem Geschädigten direkte Schadenersatzansprüche gegen den Versicherer eingeräumt werden.

— **CH**

　— Nach geltendem Recht hat der Geschädigte nur dann ein direktes Forderungsrecht, wenn hierfür eine explizite gesetzliche Grundlage besteht (z. B. Art. 65 CH-SVG, Art. 19 CH-KHG), ansonsten hat der Geschädigte gegenüber dem Haftpflichtversicherer ein gesetzliches Pfandrecht an der Ersatzforderung des Versicherungsnehmers (Art. 60 Abs. 1 CH-VVG).

　— Im Zuge der Totalrevision des schweizerischen Versicherungsvertragsgesetzes ist ein direktes Forderungsrecht mit Einredenausschluss vorgesehen (Art. 91 E-CH-VVG; vgl. zur Thematik auch u. a. Fuhrer, Schweizerisches Privatversicherungsrecht, Rz. 20.26).

24.13 Sorgfaltspflicht – grundlegende Aspekte

— Es besteht ein einheitlicher Haftungsmaßstab unabhängig von den rechtlichen Grundlagen des Arzt-Patienten-Verhältnisses, also unabhängig davon, ob privates Vertrags- oder außervertragliches Deliktsrecht oder öffentlich-rechtliches Haftungsrecht zur Anwendung kommt (CH: BGE 122 III 101 E. 2a/aa, D:

§76 Abs. 4 D-SGB V mit ausdrücklichem Verweis auf den Sorgfaltsmaßstabs gemäß den vertraglichen Haftungsgrundsätzen; ferner OLG Karlsruhe, Leitsatz des Urteils vom 12. Oktober 2005, 7 U 132/04).

— Bei Vorliegen einer Sorgfaltspflichtverletzung obliegt es dem Arzt nachzuweisen, dass der betreffende Schaden auch eingetreten wäre, wenn die Behandlung *lege artis* bzw. rechtmäßig erfolgt wäre.

■ **Bemessungskriterien**

— Die Sorgfaltspflicht bemisst sich »*nach dem medizinischen Standard des jeweiligen Fachgebiets*« (OLG Karlsruhe, a.a.O., BGE 120 Ib 411 E. 4a, S. 413).

— Zu berücksichtigen ist die **ärztliche Therapiewahlfreiheit** und der damit verbundene **Ermessensspielraum** (Auswahl- und Entschließungsermessen).

　— Hinweis: Der mit der Therapiewahlfreiheit verbundene Ermessensspielraum ergibt sich insbesondere aus der grundsätzlichen Individualität und Unbeherrschbarkeit des menschlichen Organismus (vgl. demgegenüber den grundsätzlich fehlenden Ermessensspielraum in Bezug auf die Einhaltung von Qualitätsstandards beim »*voll beherrschbaren Bereich*«; dazu ▶ Abschn. 24.15, s. auch Adäquanz/Rechtserheblichkeit des Kausalzusammenhangs). Infolgedessen ist *eine Pflichtverletzung (…) nur dort gegeben, wo eine Diagnose, eine Therapie oder ein sonstiges ärztliches Vorgehen nach dem allgemeinen fachlichen Wissenstand nicht mehr als vertretbar erscheint und damit außerhalb der objektivierten ärztlichen Kunst steht* (vgl. BGE 120 Ib 411 E. 4a, S. 413).

　　«Ob ein **schwerer** *Behandlungsfehler vorliegt, richtet sich nach den tatsächlichen Umständen des Einzelfalles. Die Würdigung liegt deshalb weitgehend im tatrichterlichen Bereich. Jedoch muss diese Würdigung erkennen lassen, dass nicht schon ein Versagen genügt, wie es einem hinreichend befähigten und allgemein verantwortungsbewussten Arzt zwar zum Verschulden gereicht, aber doch ‚passieren' kann«. Es muss vielmehr ein Fehlverhalten vorliegen, das zwar nicht notwendig aus subjektiven, in der Person des Arztes liegenden Gründen, aber aus objektiver ärztlicher Sicht bei Anlegung des für einen Arzt geltenden Ausbildungs- und Wissensmaßstabes nicht mehr verständlich und verantwortbar erscheint, weil ein solcher Fehler dem behandelnden Arzt aus dieser Sicht ‚schlechterdings nicht unterlaufen darf'. Das kann etwa der Fall sein, wenn auf eindeutige Befunde nicht nach gefestigten Regeln der ärztlichen Kunst reagiert wird, oder wenn grundlos Standardmethoden zur Bekämpfung möglicher, bekannter Risiken nicht angewandt wer-*

24.16 · Erscheinungsformen der Sorgfaltspflichtverletzung

den, und wenn besondere Umstände fehlen, die den Vorwurf des Behandlungsfehlers mildern können« (Senatsurteil, a.a.O. S. 135).

■ ■ Besondere Hinweise

Ein grober Behandlungsfehler führt zu einer Beweislastumkehr zu Lasten des Arztes hinsichtlich des Kausalzusammenhangs zwischen dem Behandlungsfehler und dem Schaden (BGH, Urteil vom 10. Mai 1983 – VI ZR 270/81, E. 4 Ingress).

24.14 Leitlinien und Richtlinien

■ Allgemeines

- Leitlinien haben grundsätzlich eine **deklaratorische** und somit nicht eine konstitutive Bedeutung im Hinblick auf die Haftungsbegründung.
- Ein Abweichen von Leitlinien begründet per se noch keine haftungsrelevante Sorgfaltspflichtverletzung.
- Ein entsprechendes Abweichen bildet unter Umständen aber die Grundlage für einen Anscheinsbeweis zu Gunsten des Patienten. Dies bewirkt
  - in der Regel zwar nicht eine eigentliche Beweislastumkehr,
  - aber auf Seiten des Arztes einen gewissen Begründungs- und Rechtfertigungsdruck hinsichtlich der konkret gewählten Behandlungsmethode. Eine Begründungsunfähigkeit hinsichtlich wesentlicher Behandlungselemente kann zur Befürwortung einer Sorgfaltspflichtverletzung führen.

■ ■ Besondere Hinweise

- Leitlinien können Gutachten, welche im Haftungsprozess fallspezifisch in Auftrag gegeben werden (müssen), nicht ersetzen. Sie dienen allerdings als wichtige Hilfestellung bei der Beurteilung der maßgeblichen Sorgfaltspflicht und bieten bisweilen auch eine Grundlage im Hinblick auf eine kritische Würdigung von Gutachten.
- Im Kontext des sog. **»voll beherrschbaren Bereichs«** (dazu ▶ Abschn. 24.15) haben einschlägige Leitlinien indessen den Charakter von **Richtlinien**. Sie stellen insofern nicht lediglich Empfehlungen, sondern konstitutive Anweisungen dar. Hier bewirkt ein Abweichen im Schadensfall nebst einer eingehenden Begründungsbedürftigkeit eine Beweislastumkehr. Der Arzt hat also gegebenenfalls den Nachweis zu erbringen, dass der Schaden unabhängig vom betreffenden Abweichen eingetreten bzw. ohne die betreffende Sondermaßnahme gar noch größer gewesen wäre.

24.15 Besonderheit: Der »voll beherrschbare Bereich«

Entsprechend der Prämisse, dass die Einhaltung vorgegebener Qualitätsstandards die vollständige Beherrschung **relevanter** Gefahren ermöglicht, begründet ein entsprechendes Abweichen im Schadenfall grundsätzlich eine adäquat-kausale Sorgfaltspflichtverletzung (vgl. zur Anwendung von §282 D-BGB). Soweit die Vorhersehbarkeit gegeben ist, dürfte darunter auch die personelle Planung fallen (Dienst-, Einsatz- und Operationspläne). Soweit daher Schäden auf entsprechende Fehlplanungen zurückzuführen sind, ist auch hier von haftungsrelevanten Sorgfaltspflichtverletzungen auszugehen.

■ Hinweise zur Kasuistik

Betr. Hygienestandard, BGHZ 171, 358, 363; Eignung der verwendeten Materialien, Reinheit des Desinfektionsmittels, BGH NJW 1978, 1683; der Tatbestand ist erweiterbar, BGH NJW 1991, 1543, 1544; Infektion hätte durch die gebotene hygienische Vorsorge verhindert werden können, BGH NJW 1991, 1541, 1542; mangelnde personelle Ausstattung, OLG Stuttgart 20.8.1992 – 14 U 3/92, NJW 1993, 2384, 2386; bzw. eines Operationsteams, OLG Köln VersR 1992, 452, 453; bei Fehlern des Pflegedienstes BGH NJW 1971, 241, 243; BGH NJW 1991, 1540, 1541.

Es zeigen sich gewisse Verbindungen zur groben Fahrlässigkeit (Sorgfaltspflichtverletzung) und zum Organisationsverschulden, nämlich insbesondere insofern, als eine schädigende Wirkung bei einer Verletzung elementarer Grundsätze der Sorgfalt als vorhersehbar und vermeidbar eingestuft wird (e contrario aus: OLG Karlsruhe Urteil vom 12.10.2005, 7 U 132/04, betr. verspätete Behandlung eines Prostatakarzinoms, Kausalität verneint).

Zum Organisationsverschulden vgl. ▶ Abschn. 24.16.4.

Der Hinweis auf einen atypischen Kausalverlauf scheidet hier als Verteidigungsargument a priori aus (als Folge einer fehlenden Voruntersuchung wurde ein falsches Arzneimittel verabreicht, BGH NJW 1959, 1583 ff.).

24.16 Erscheinungsformen der Sorgfaltspflichtverletzung

24.16.1 Behandlungs- und Therapiefehler

Die bereits erwähnten Abgrenzungsschwierigkeiten zwischen dem nicht-haftungsrelevanten atypischen Kausalverlauf und dem rechtserheblichen adäquaten Kausalzusammenhang führen in der Praxis auch hinsichtlich der Beurteilung der Sorgfaltspflicht zu subtilen Differenzierungen. Welche Läsionen gehören per se zum eingriffsimmanenten Risikopotential und sind daher (eher) Zeichen für einen atypischen Kausalverlauf, welche deuten hingegen schwergewichtig auf eine Sorgfaltspflichtverletzung hin? Eine gewisse Klärung brachten die neuen Vermutungstatbestände gemäß §630h Abs. 4 und 5 D-BGB. §630 h Abs. 5, 1. Satz lautet: *Liegt ein grober Behandlungsfehler vor und ist dieser grundsätzlich geeignet, eine Verletzung des Lebens, des Körpers oder der Gesundheit der tatsächlich eingetretenen Art herbeizuführen, wird vermutet, dass der Behandlungsfehler für diese Verletzung ursächlich war.*

■ Kasuistik

Bei einer Leitungsanästhesie gehören beispielsweise Schädigungen von Nerven zum eingriffsimmanenten Risikopotential. Die Verwirklichung dieses Risikos lässt also nicht per se auf einen haftungsrelevanten Behandlungsfehler schließen (atypischer Kausalverlauf). Hingegen ist in folgenden Fällen bspw. von einer Sorgfaltspflichtverletzung auszugehen:

- »Wenn die Nervenschädigung durch ein weiteres schuldhaftes Verhalten des Zahnarztes verursacht wird« (Harneit 2011, S. 245, mit weiteren konkreten Hinweisen).
- Wenn die Operation nicht sofort abgebrochen wird, obschon der Operateur erkannt hat, dass er einen Nerv getroffen hat (OLG Hamm, Urteil vom 19.10.1987).
- Wenn »ungeeignete (bruchgefährdete, zu kurze) Kanülen verwendet werden oder bei sonstigen Fehlern im Rahmen der Injektionstechnik« (Harneit 2011, S. 246).
- Bei einer (fehlerhaften) Verwendung eines zu langen Implantats, dies namentlich im Verhältnis zur vorhandenen Knochenstärke.
- Wenn die ungünstige Ausgangslage bereits aufgrund der »präoperativen Röntgendiagnostik« erkennbar gewesen wäre (Harneit 2011, S. 246).
- Wenn im Operationsgebiet eine Borerspitze zurück bleibt (OLG Stuttgart VersR 1989, 632, 633).
- Im Fall einer unzureichenden Gerätesterilisation beim intraartikulären Spritzen eines Kortisonpräparats; als sehr wahrscheinliche Ursache einer Gelenksinfektion angenommen (BGE 120 II 248, herabgesetztes Beweismaß).
- Wenn eindeutige Anweisungen des Operateurs von einem anderen Arzt missachtet werden.
- Wenn eine notwendige Operation nicht angeordnet oder verzögert wird (OLG Karlsruhe MedR 1993, 148ff.)
- Wenn nach einem operativen Eingriff keine hinreichende Überwachung erfolgt (BGH NJW 1967, 1508, 1509).

- Bei fehlender oder unzureichender röntgenologischer Kontrolle nach einem Eingriff.

■■ Besondere Hinweise

- Ein nicht korrektes Einbringen eines Implantats (falsche Lage) ist grundsätzlich als Behandlungsfehler zu werten (Harneit 2011, S. 246). Ein großer zeitlicher Abstand zwischen der Behandlung und der Schadenfeststellung kann den maßgeblichen Kausalzusammenhang allerdings unterbrechen (▶ Abschn. 24.11.1). Unter Umständen ist dann von einem atypischen Kausalverlauf auszugehen (▶ Abschn. 24.11.2).
- Ein nicht korrektes Einbringen eines Implantats betrifft namentlich »*auch Fälle, in denen das Implantat zu dicht an der Knochenwand eingebracht wurde, so dass es durch die Schleimhaut tastbar oder gar sichtbar wird. Wird ein solcher Mangel trotz Funktionsfähigkeit des Implantats nach längerer Zeit gerügt, ist natürlich immer zu prüfen, ob nicht auch ein nachträglicher Knochenabbau hierfür verantwortlich sein kann*« (Harneit 2011, a.a.O., S. 246).
- Bei Komplikationen während der Behandlung, namentlich wenn sich ein *korrigierbarer* atypischer Kausalverlauf zeigt, sind entsprechende Korrekturmaßnahmen umgehend zu treffen (BGH, 7.7.1988 – VI ZR 277/87, NJW 1989, S. 771). Je nach den Umständen besteht auch eine spezifische Fragepflicht des Arztes, bei deren Verletzung von einem Behandlungsfehler auszugehen ist.
- Zwar kann von einem niedergelassenen Arzt nicht erwartet werden, dass er über die modernsten technischen Apparaturen verfügt. Andererseits muss der Behandelnde die Grenzen seiner Möglichkeiten in handwerklicher und technischer Hinsicht kennen bzw. erkennen und ggf. rechtzeitig die erforderliche Überweisung an einen fachkompetenten Spezialisten (bzw. eine Zentrumsklinik) unter Ausstellung eines zureichenden Arztberichts (Überweisungsschreiben) vornehmen.
- Bei einem **werkvertragsähnlichen** Austauschverhältnis (z. B. Implantatsetzung) stellt sich (im deutschen Recht) die Frage, ob der Patient, bevor er ein Begehren auf Schadenersatz stellt, Nachbesserung bzw. Nacherfüllung verlangen muss (vom OLG-Frankfurt differenzierend mit Bezug auf §281 Abs. 1 Satz 1 BGB zunächst bejaht, Urteil vom 22.04.2010, 22 U 153/08, E. 3.2ff.). Demgegenüber impliziert die jederzeitige Möglichkeit des Patienten, den Behandlungsvertrag zu kündigen, die Möglichkeit einer konkludenten Kündigung durch Aufsuchen eines anderen Behandlers. Dies schließt auch eine Obliegenheit des Patienten aus, Nacherfüllung beim bisherigen Behandler zu verlangen (vgl. OL Jena).

24.16.2 Diagnosefehler

■ Allgemeines

Ein Diagnosefehler ist nicht per se durch eine unrichtige Diagnose (»Fehldiagnose«) gegeben, wiewohl eine Fehldiagnose auf einem Diagnosefehler beruhen kann. Vielmehr liegt ein Diagnosefehler erst dann vor, wenn im Rahmen der Diagnosestellung »nicht alle gebotenen Untersuchungsmethoden angewendet« worden sind beziehungsweise dann, wenn bei der Diagnosestellung nicht *lege artis* gehandelt worden ist (BGE 64 II 200 E. 4a; BGE 105 II 284; BGE 43 II S. 32ff.).

Relevant ist auch, welche Diagnose vom Arzt zu erwarten ist. Namentlich ist von einem groben Diagnosefehler auszugehen, wenn dieser auf einem Defizit beim fachrelevanten Basiswissen beruht. «Wohl als Folge der häufig gegebenen Mehrdeutigkeit von Befunden ist die Rechtsprechung im Ergebnis (…) im reinen Diagnosebereich (Verkennung der objektiven Befunde) mit der Bewertung «*grob fehlerhaft*» zu Recht zurückhaltender als im Therapiebereich« (Geiss u. Greiner, Rz. 265). Bei einem entsprechend groben Diagnosefehler wird neu die Ursächlichkeit für den Schadenseintritt vermutet (§630 Abs. 5, 2. Satz D-BGB), was eine entsprechende Beweislastumkehr nach sich zieht.

Diagnosefehler liegen in folgenden Fällen vor:

- In methodischer Hinsicht werden unzureichende Mittel angewendet: Beispiel:
  - Das Nicht-Berücksichtigen von Laborbefunden,
  - Fehlinterpretation von MRI/MRT oder PET/CT,
  - unzureichende Durchführung einer Ultraschalluntersuchung, z. B. unter Verwendung ungeeigneter Schallköpfe oder infolge generell ungeeigneter Handhabung.
- Ein klares Krankheitsbild wird nicht erkannt,
  - d. h. Befund wird falsch interpretiert, weil namentlich keine hinreichende Differentialdiagnose durchgeführt worden ist.
- Es wird von unzutreffenden Prämissen ausgegangen, die fahrlässigerweise nicht mehr hinterfragt werden:
  - Beispiel: die Diagnose »bösartiger Tumor« wird gestellt, ohne dass der zu Grunde gelegte Befund durch eine histologische Untersuchung gesichert worden wäre.
  - Sowohl der ursprüngliche Fehler bei der Befunderhebung, als auch die unzutreffende Diagnose und ggf. weitere auf dieser Basis eingeleitete Behandlungsschritte stellen gesonderte Haftungsgründe dar (BGE 117 Ib 197, S. 204; ferner BGE 105 II 284 ff., in diesem Fall allerdings verneint; falsche Therapiewahl infolge unzureichender Anamnese, vgl. BGE 108 II 422ff.).

- Ein Befund wird nicht rechtzeitig erhoben,
  - vgl. in diese Richtung gehend: BGH, 8.11.1988 – VI ZR 320/87, NJW 1989
- Die erforderliche Einbestellung zur Kontrolle erfolgt nicht oder zu spät.

■■ Besondere Hinweise

- Wird als Folge eines Diagnosefehlers eine unzutreffende oder – fälschlicherweise – gar keine Therapie angeordnet, ist von einem Therapiewahlfehler auszugehen.
- Diagnosefehler stehen bisweilen auch im Zusammenhang mit einer Verletzung der Aufklärungspflicht (▶ Abschn. 24.3).
- Es besteht hier eine Schnittstelle zum Übernahmeverschulden (▶ Abschn. 24.16.3).

24.16.3 Übernahmeverschulden

❯ **Wird eine Behandlung von einer Person vorgenommen, die**
  - **nicht bzw. noch nicht über den erforderlichen Ausbildungsstand sowie ggf.**
  - **nicht/noch nicht über die erforderliche Erfahrung und Weiterbildung verfügt,**

und ist diese Behandlung sowie das entsprechende Defizit ursächlich (zum maßgeblichen Kausalverlauf s. ▶ Abschn. 24.3) für einen Schaden, steht ein Übernahmeverschulden zur Debatte. Zur Frage des Kausalitätsnachweises vgl. den neuen Vermutungstatbestand: §630h Abs. 4 D-BGB: *War ein Behandelnder für die von ihm vorgenommene Behandlung nicht befähigt, wird vermutet, dass die mangelnde Befähigung für den Eintritt der Verletzung des Lebens, des Körpers oder der Gesundheit ursächlich war.*

■ Allgemeines

- Hinsichtlich des Aus- und Weiterbildungstands kann weitgehend auf objektive, gesetzlich und standesrechtlich geregelte Kriterien zurückgegriffen werden. Maßgebend ist namentlich die
  - staatliche Zulassung/Approbation sowie das Erfüllen der relevanten
  - Weiterbildungskataloge.
- Übernahmeverschulden stehen häufig im Zusammenhang mit Mängeln in:
  - der Organisationsstruktur,
  - der maßgeblichen Dienstpläne,
  - der konkreten Prozessabläufe.
    Diesbezüglich besteht eine Nähe zum Organisationsverschulden (▶ Abschn. 24.16.4)

Mit Blick auf die Lebenswirklichkeit in Krankenhäusern ist im Zusammenhang mit einem Übernahmeverschulden zumeist auch die Haftung eines Hauptverantwortlichen unter dem Titel der Hilfspersonenhaftung aktuell (▶ Abschn. 24.12).

24.16.4 Organisationsverschulden

- **Allgemeines**
- Das Krankenhaus hat sämtliche organisatorischen Vorkehrungen zu treffen, die für eine ordnungsgemäße Behandlung nach den aktuellen Regeln der ärztlichen Kunst erforderlich sind (vgl. OLG Hamm, 16.9.1992, – 3 U 283/91, S. 2387 ff. betr. einer unzureichenden personellen Besetzung einer Krankenhausstation; vgl. hierzu auch Sorgfaltspflichtverletzung beim **voll beherrschbaren Bereich** ▶ Abschn. 24.15). Dazu gehört:
  - das Erstellen und Implementieren der erforderlichen **Dienstpläne** und weiterer Prozessabläufe für das ärztliche wie für das nicht-ärztlich Fachpersonal (vgl. auch OLG Hamm, a.a.O), vgl. auch die Problematik von Übermüdungserscheinungen infolge mangelhaft koordinierter Arbeitseinsätze und eines generellen Personalmangels;
  - die Sicherstellung, dass stets die erforderlichen Fachpersonen in der notwendigen Anzahl verfügbar sind.
- Hinsichtlich der Belegarztklinik gilt zudem, dass der zuständige Belegarzt die grundsätzliche Pflicht hat, hinsichtlich der maßgeblichen Abläufe adäquate Anweisungen zu erteilen. Diese individuelle Verantwortlichkeit ändert im Grundsatz aber nichts an einer eigenständigen Haftung der betreffenden Klinikträgerschaft für entsprechende Fehler und Defizite in der Organisationsstruktur. Diesbezüglich bestimmte das Oberlandesgericht Stuttgart Folgendes (20.8.1992 – 14 U 3/92, NJW 1993, S. 2384 ff.): »*Bei einem Belegkrankenhaus ist der Krankenhausträger verantwortlich dafür, dass alle organisatorischen Maßnahmen im pflegerischen Bereich getroffen werden, um die ärztliche Versorgung der Patienten auch in seinen Belegarztabteilungen sicherzustellen. Er muss erforderlichenfalls auf den Belegarzt einwirken, dass dieser dem Pflegepersonal ausreichende Anweisungen gibt.*«
- Vermeidbarkeit eines Todessturzes, der sich infolge eines postoperativen Verwirrtheitszustandes ereignete (Organisationsverschulden gegeben; ausführlicher Sachverhalt gemäß Urteil vom 15. März 2004 des Verwaltungsgerichts des Kantons Bern). Zur mangelhaften postoperativen Überwachung, vgl. auch BGH NJW 1967, 1508, 1509.

24.16.5 Fehler bei der therapeutischen Sicherungsaufklärung

- **Allgemeines**
- Die Sicherungsaufklärung bildet ein Bindeglied zwischen
  - der Behandlung,
  - der erforderlichen Nachbehandlung und
  - der notwendigen Mitwirkung (»Compliance«) des Patienten.
- Die Patienten müssen Bescheid wissen über
  - den zu erwartenden Behandlungs- und Heilungsverlauf sowie
  - die von ihnen geforderten Verhaltensweisen (auch im Hinblick auf entsprechende Nachbehandlungen).
- Die Nichtbeachtung der ärztlichen Anweisungen liegt in der Eigenverantwortung des Patienten. Sofern der maßgebliche Kausalverlauf zwischen Nicht-Beachtung und Schadenseintritt gegeben ist, kann nicht der Arzt für einen etwaigen Behandlungsmisserfolg verantwortlich gemacht werden. Unter Umständen würde in einem solchen Fall mit Bezug auf die ärztliche Haftbarkeit auch von einer Unterbrechung des haftungsbegründenden Kausalzusammenhangs ausgegangen.

🛈 **Cave**
Der Arzt muss ggf. den Nachweis für eine adäquat durchgeführte Sicherungsaufklärung erbringen.

24.16.6 Fehler bei telefonischen Auskünften

- **Allgemeines**
- In Deutschland ist vor allem als Folge des Versorgungsstrukturgesetzes in ländlichen Gebieten mit einem Ausbau der Telemedizin zu rechnen.
- Erfolgt eine medizinische Beratung (Anamnese, Diagnosestellung, Sicherungsaufklärung etc.) telefonisch, gelten grundsätzlich die gleichen Anforderungen an die ärztliche Sorgfaltspflicht wie bei der physischen Anwesenheit eines Patienten.
- Im Zweifelsfall ist ein Hausbesuch durchzuführen oder der Patient ist in die medizinische Praxis einzubestellen (vgl. Jäger u. Schweiter 2006, S. 42).

24.17 Leistungserbringung durch die Krankenversicherung

24.17.1 Grundlegendes zu den Vergütungssystemen

▪ Allgemeines
- Von der sozialen Krankenversicherung finanziell übernommen wird die medizinische **Grundversorgung** entsprechend dem aktuellen **Leistungskatalog**.
- Umfasst sind klar definierte ambulante Leistungen sowie eine stationäre Behandlung in der Allgemeinen Abteilung eines öffentlichen Spitals.
- Übrige ärztliche Leistungen sind ggf. durch eine privatrechtliche Versicherungspolice gedeckt (Versicherung nach VVG).
- Eine wesentliche Rechtsgrundlage in Deutschland ist
  - das **Sozialgesetzbuch V** (SGB V, insb. §§69 ff.)
  - Spezifische Neuerung ergeben sich aus
    - dem Vertragsarztrechtsänderungsgesetz (VÄndG, Inkrafttreten 01.01.2007),
    - dem Arzneimittelmarktneuordnungsgesetz (AMNOG),
    - dem GKV-Finanzierungsgesetz (GKV-FinG),
    - dem GKV-Versorgungstrukturgesetz (GKV-VstG, Inkrafttreten 01.01.2012).
- Wesentliche Rechtsgrundlagen für die Schweiz sind
  - das Krankversicherungsgesetz vom 18. März 1994 (KVG bis 2012 novelliert, SR 832.10),
  - die Verordnung über die Krankenversicherung (SR 832.102),
  - die Krankenpflege-Leistungsverordnung (SR 832.112.31),
  - das Versicherungsvertragsgesetz (SR 221.229.1).
- Bei der Vergütung von medizinischen Leistungen des **Grundkatalogs** durch die soziale Krankenversicherung sind folgende Behandlungsprinzipien zu beachten: Die medizinische Leistung muss
  - CH: **wirksam, zweckmäßig und wirtschaftlich** sein (Art. 32 Abs. 1 CH-KVG, betr. der Leistungsvergütung vgl. insb. Art. 56 CH-KVG),
  - D: **ausreichend, zweckmäßig und wirtschaftlich** sein;
  - (D): darf **das Maß des Notwendigen nicht übersteigen** (vgl. §2 i.V.m. §27 D-SGB V. Entsprechendes dürfte sinngemäß auch für die Schweiz gelten vgl. hinsichtlich des österreichischen Rechts: AU §133 Abs. 2 ASVG.
  - (D): Die Wirksamkeit, Zweckmäßigkeit und Wirtschaftlichkeit werden **periodisch überprüft** (vgl. §136 SGB V (Qualitätsprüfung anhand von »Stichproben«), Art. 32 Abs. 2 CH-KVG).

▪▪ Besondere Hinweise
- Die Wirksamkeit muss nach **wissenschaftlichen Methoden** nachgewiesen sein.
- Maßgebliche Kriterien zur **Qualitätsbeurteilung** werden aufgestellt
  - in Deutschland durch den **Gemeinsamen Bundesausschuss**,
  - in der Schweiz durch die **Eidgenössische Leistungskommission**.
- Bei Nicht-Erfüllen der erwähnten Leistungskriterien kann der Versicherer gegenüber dem Arzt als Leistungserbringer auf **Rückerstattung der Kosten** klagen (vgl. Art. 56 CH-KVG).
- Hinsichtlich der Wirtschaftlichkeit anerkennt die schweizerische Rechtsprechung eine gewisse Toleranzgrenze (20–30 %, vgl. Urteil des schweizerischen Bundesgerichts vom 25.09.2008, 9C.567/2007, E. 1.2., mit weiteren Hinweisen, RKUV 2003 Nr. KV 251, S. 226).
- Die Beweislast für eine entsprechende Nichtkonformität obliegt (grundsätzlich) dem Versicherer. Es besteht eine Mitwirkungs- sowie entsprechende Dokumentationspflicht des Arztes (!); (CH: Bekanntgabe der relevanten Daten an den Vertrauensarzt der Versicherung gemäß Art. 42 Abs. 4 und 5 CH-KVG), was faktisch zur Folge hat, dass sich der Leistungserbringer bei entsprechendem Verdacht zu exkulpieren hat (vgl. Art. 89 Abs. 5 KVG; Urteil des Bundesgerichts vom 25.09.2008, 9C.567/2007, E. 1.3 (Kieser 2001, S. 130 ff.).

> ❯ **Zu beachten ist die grundsätzliche Freiheit des Arztes bei der Wahl der Behandlungsmethoden** (▶ Abschn. 24.13).

▪ Leistungsvergütung
Hinsichtlich der Leistungsvergütung wird skizzenhaft auf folgende staaten- bzw. länderspezifischen Aspekte und Besonderheiten hingewiesen:
- **Deutschland**: es gilt das **Sachleistungsprinzip**:
  - Formell schulden die gesetzlichen Krankenkassen die Behandlung qua Dienstleistung, obschon diese durch die zugelassenen Vertragsärzte (Kassenärzte) erbracht wird (vgl. in §13 D-SGB V vorausgesetzt; vgl. §140 D-SGB V betr. Zulassung von Eigeneinrichtungen; besondere Ausnahme gemäß §72a D-SBG V zwecks Erhaltung der öffentlichen Versorgung). Die Vorleistungspflicht des Patienten beschränkt sich auf wenige gesetzlich definierte Ausnahmefälle (vgl. §13 ebenda). Gestützt auf einen neuen §13 Abs. 3a SGB V wird den Krankenkassen eine Frist von drei Wochen nach Antragseingang auferlegt (bei Beteiligung des medizi-

nischen Dienstes Verlängerung auf fünf Wochen). Bei einer Fristversäumnis besteht mit Möglichkeit einer Ersatzbeschaffung durch den Patienten mit nachträglicher Rechnungseinreichung. Erforderlich ist, dass der Krankenkasse eine angemessene Frist gesetzt wurde.

- Hinweis:
  - Davon zu unterscheiden ist der gegenüber dem privaten Versicherer bestehende Kostenerstattungsanspruch.
  - Es bestehen öffentlich-rechtliche Gesamtverträge zwischen den Krankenkassen und den kassenärztlichen Bundesvereinigungen (§§82 ff. D-SGB V) zwecks Erfüllung der erwähnten gesetzlichen Sachleistungspflicht.
- Die Leistungsvergütung erfolgt durch die Krankenkassen nach einem bestimmten Schlüssel in Form einer :
  - Pauschalvergütung auf der Grundlage der Gesamtverträge (§85 D-SGB V).
  - Das einzelne Arzthonorar wird nach Maßgabe eines von der kassenärztlichen Vereinigung festgelegten Verteilschlüssels auf der Basis dieser Gesamtvergütung ausbezahlt (§§82 Abs. 2, 85 Abs. 4 D-SGB V; vgl. betr. Teilnahme an der ärztlichen Versorgung: §95 Abs. 1 D-SGB V).
  - §95 Abs. 2 D-SGB V bestimmt als Voraussetzung für die Zulassung als Vertragsarzt den Nachweis der Eintragung in ein Arzt- oder Zahnarztregister (Arztregister).
- Arztregister
  - werden von den Kassenärztlichen Vereinigungen für jeden Zulassungsbezirk geführt.
  - Die Eintragung erfolgt auf entsprechenden Antrag.
  - Durch die Eintragung wird dadurch ein öffentlich-rechtliches Mitgliedsverhältnis begründet.
- Die kassenärztlichen Vereinigungen verpflichten sich
  - zur Sicherstellung der kassen- bzw. vertragsärztliche Versorgung,
  - zu Behandlungseinsätzen zu den sprechstundenfreien Zeiten (Notdienst), nicht jedoch zur notärztlichen Versorgung in Form eines Rettungsdienstes.
- Hinweis:
  - Es besteht die Möglichkeit, von dieser Regelung landesrechtlich abzuweichen.
- Für die Schweiz bestimmt Art. 42 CH-KVG, dass
  - die Patienten (Versicherten) den Ärzten (Leistungserbringern) die Vergütung schulden (im Unterschied zur deutschen Sachleistungspflicht des Versicherers),
  - ein gesetzlicher Anspruch auf Rückerstattung (System **Tiers Garant**) besteht,

- bei der stationären Behandlung der Versicherer die Vergütung an den Leistungserbringer direkt vornimmt (System **Tiers Payant**).

■ ■ Besondere Hinweise
- Von den erwähnten Grundsätzen der Rückerstattung bzw. Direktzahlung kann durch eine entsprechende Vereinbarung abgewichen werden.
- Patienten können ihren Anspruch gegenüber der Versicherung dem leistungserbringenden Arzt abtreten (vgl. Art. 42 Abs. 1 CH-KVG).
- Eine Übereinkunft zwischen dem Versicherer und Leistungserbringer im Hinblick auf eine direkte Vergütung (System Tiers Payant) ist ebenfalls nicht ausgeschlossen.

■ Abrechnungssystem
- Die Rechnungsstellung an den Patienten hat detailliert und nachvollziehbar zu sein (Art. 42 Abs. 3 CH-KVG).
- Maßgeblich für die Honorarnote ist (in der Regel) das einheitliche Tarifsystem TARMED (in Kraft seit 1. Januar 2004), welches besondere Taxpunktwerte je nach
  - dem zeitlichen Aufwand,
  - der Schwierigkeit und
  - der erforderlichen Infrastruktur vorsieht.
- Unterschieden wird zwischen der ärztlichen und der technischen Leistung.

■ ■ Besondere Hinweise
- Die anwendbaren Taxpunktwerte unterscheiden sich je nach Kanton.
  - Sie sind dort tiefer, wo Ärzte gemäß der lokalen Gesetzgebung direkt Medikamente abgeben dürfen.
- Maßgeblich für die Anwendung der einzelnen Leistungspositionen zwecks Abrechnung mit der Krankenversicherung ist die qualitative **Arzt-Dignität** (fachliche Qualifikation gemäß der Weiterbildungsordnung, Facharztausweis, Spezialisierungen, Fähigkeitsausweise).

24.18 Besonderheiten bei der Vergütung von Leistungen im Bereich der Kieferchirurgie (Schweiz)

■ Allgemeines
Hinsichtlich der Deckung durch die soziale Krankenversicherung weisen Leistungen im Bereich der Kieferchirurgie z. T. Besonderheiten auf. Grundsätzliches: Mund-, kiefer-

und gesichtschirurgische Eingriffe, deren zahnärztliche Implikationen lediglich marginal sind und deren Ursache in einem Leiden mit Krankheitswert im Sinne von Art. 25 KVG besteht, sind in der Regel von der allgemeinen Versicherungsdeckung erfasst.

- Es stellen sich zahlreiche **Abgrenzungsfragen**, namentlich zwischen
  - kieferchirurgischen Eingriffen infolge eines Leidens mit **Krankheitswert** im Sinne von Art 1a Abs. 2 lit. a i.V.m. Art. 3 ATSG i.V.m. **Art. 25 KVG** und Eingriffen, denen schwergewichtig eine ästhetische Komponente beigemessen wird, und denen demnach kein Krankheitswert im Sinne von Art. 25 KVG zukommt;
  - KVG-gedeckten kieferchirurgischen Eingriffen mit Krankheitswert und zahnärztlichen Behandlungen, welche per definitionem von der KVG-Deckung nicht erfasst sind (zu den spezifischen Ausnahmen sogleich).
- **Tumorchirurgie** und damit zusammenhängende rekonstruktive Eingriffe (vgl. Art. 31 Abs. 1 lit. B KVG) sind von der KVG-Deckung erfasst.
- Betr. **orthogonate Chirurgie** sowie der **Kieferorthopädie**: Hier stellt sich m.E. die Vorfrage, ob ein Leiden mit Krankheitswert gemäß KVG vorliegt. Dies wird i.d.R. verneint, womit man auf die Grundlage für die Ausnahmeregelung gemäß Art. 31 KVG verwiesen wird.
- Gemäß **Art. 31 KVG** übernimmt die obligatorische Krankenpflegeversicherung die Kosten der zahnärztlichen Behandlung, wenn diese (Absatz 1)
  - *durch eine schwere, nicht vermeidbare Erkrankung des Kausystems bedingt ist* oder
  - *durch eine schwere Allgemeinerkrankung oder ihre Folgen bedingt ist;* oder
  - *zur Behandlung einer schweren Allgemeinerkrankung oder ihrer Folgen notwendig ist.*
    (Absatz 2 verweist auf unfallbedingte Schäden des Kausystems.)
- Im Falle von Leistungen zahnärztlicher Natur ist daher fallweise eine Übernahmepflicht gestützt auf den umfassenden und abschließenden **Ausnahmekatalog** von Art. 31 CH-KVG i.V.m. Art. 17 bis 19a Krankenpflege-Leistungsverordnung (KLV) zu prüfen (vgl. mit Bezug auf die Tumorchirurgie Art. 17 KLV).

Bezüglich weiterer Einzelheiten wird insbesondere auf den ausführlichen Verordnungstext verwiesen.

■■ Besondere Hinweise
Die Erfahrung zeigt, dass sich die sozialen Krankenversicherungen v. a. bei orthogonaten Eingriffen (gestützt auf die interessengebundene Einschätzung ihrer Vertrauensärzte) einer Kostenübernahme weitgehend widersetzen.

In Bezug auf **Umstellungsosteotomien** ist die Sachlage dadurch bestimmt, dass diese gemäß Art. 19a CH-KLV (in der Regel) nur dann übernommen werden, wenn sie auf ein Geburtsgebrechen zurückzuführen sind. Gestützt auf eine kephalometrische Beurteilung sind v. a. folgende Kriterien ausschlaggebend:

- Vorliegen einer Diskrepanz der sagittalen Kieferbasenregulation
  - mit einem Winkel ANB von mindestens –1 Grad,
  - mindestens zwei Antagonistenpaare der zweiten Dentition befinden sich in frontaler Kopf- oder Kreuzbissrelation oder
  - +1 Grad und weniger bei Kombination mit einem Kieferbasenwinkel von mindestens 37 Grad und mehr respektive 15 Grad und weniger (Art. 19a Abs. 2 Ziff. 22 KLV).

In kieferchirurgischen Einzelfällen drängt sich immerhin die Frage auf, ob eine seitens der Versicherung als zahnärztlich bezeichnete Behandlung in Tat und Wahrheit als unabdingbare Behandlung des Kausystems zwecks Beseitigung eines Leidens mit Krankheitswert im Sinne von Art. 25 KVG i.V.m. Art. 3 ATSG zu qualifizieren wäre.

Eine Leistungspflicht gestützt auf Art. 17 bis 19a KLV könnte in einem solchen Fall im Sinne einer Eventualbegründung vorgebracht werden (vgl. auch den Entscheid des Eidgenössischen Versicherungsgerichts (EVG) 9. April 2002/BGE 124 V 185).

Kontrovers ist die Frage, ob und unter welchen Voraussetzungen zu erwartende Kiefergelenksbeschwerden bereits einen vorwirkenden Krankheitswert darstellen und ggf. die Kostenübernahmen einer Umstellungsosteotomie durch die soziale Krankenversicherung rechtfertigen. (Vgl. dazu auch den Entscheid des Eidgenössischen Versicherungsgericht, a.a.O., dort E. 6 unter Berufung auf Art. 31 Abs. 1 lit. a CH-KVG in Verbindung mit Art. 17 lit. d Ziff. 1 CH-KLV). Eine entsprechende Prognose dürfte allerdings in beweistechnischer Hinsicht mit grundlegenden Problemen behaftet sein.

24.19 Exkurs: Health Technology Assessments (HTA)

Unter der Bezeichnung Health Technology Assessment (HTA) wird die Überprüfung des medizinischen Mehrwerts von Behandlungsmethoden verstanden. In der Schweiz ist die eidgenössische Leistungskommission (ELK) für die Prüfung neuer Verfahren hinsichtlich deren Zweckmäßigkeit, Wirksamkeit und Wirtschaftlichkeit im Sinne von Art. 32 KVG zuständig. Sie gibt zu Händen des Eidgenössischen Departementes des Innern (EDI) entsprechende Empfehlungen hinsichtlich der Aufnahme in den Leistungskatalog der obligatorischen Krankenversicherung ab. Im Sinne einer Ausweitung der kritischen Methodenbegutachtung werden derzeit verschiedene Modelle geprüft. Dem aktuellen Zürcher Modell mit der Bezeichnung *Medical Board* wurde Vorbild- und Modellcharakter attestiert. Überlegungen gehen dahin, die Zürcher Einrichtung unter gemeinsamer Trägerschaft der Schweizerischen Konferenz der kantonalen Gesundheitsdirektoren (GDK) und des Swiss Medical Board als HTA-Konzept der Schweiz zu etablieren.

In Deutschland hat, gestützt auf §139a–c SGB V, das *Institut für Qualität und Wirtschaftlichkeit im Gesundheitswesen* mit Sitz in Berlin eine entsprechende Kontroll- und Überprüfungsfunktion (IQWiG; Trägerin ist hier eine Stiftung). Von wesentlicher Bedeutung ist der empirische Nachweis der Wirksamkeit und des Nutzens von Pharmazeutika (»Positivlisten«) sowie der Behandlungsmethoden. Pharmaunternehmen sind verpflichtet, den Zusatznutzen für neue Arzneimittel nachzuweisen (Gesetz zur Neuordnung des Arzneimittelmärkte, D-AMNOG, in Kraft seit 1.1.2011, konkretisiert durch eine Rechtsverordnung). §35a AMNOG regelt die Einzelheiten der angestrebten Bewertung des Nutzens von Arzneimitteln durch den Gemeinsamen Bundesausschuss. Hieraus ergibt sich wiederum eine Verhandlungsbasis für die Festlegung des Medikamentenpreises. Kommt innerhalb eines Jahres mit der gesetzlichen Krankenkasse keine Einigung zu Stande, entscheidet eine zentrale Schlichtungsstelle mit Wirkung ab dem 13. Monat nach Markteinführung über den Arzneimittelpreis (§35a AMNOG).

Vergleichbare Institutionen gibt es namentlich in Großbritannien mit dem **National Institute for Health Research** (NIHR) und dem **National Institute for Health and Clinical Excellence** (NICE), in Frankreich u. a. mit der **Haute Autorité de Santé** (HAS). In Österreich ist das **Ludwig Boltzmann Institut für Technologiefolgenabschätzung** der Österreichischen Akademie der Wissenschaften (LBI-HTA) meinungsbildend. In den USA ist die Überprüfung von Qualität und Wirtschaftlichkeit dem **United States Department of Health and Human Services** angegliedert.

Auch dort, wo die Analysen und Stellungnahmen, welche im Rahmen eines Health Technology Assessment (HTA) gemacht werden, als solche keine bindende Wirkung hinsichtlich der Entschädigung durch die Krankenversicherer haben, ist deren mittelbare Wirkung in gesundheitspolitischer Hinsicht nicht zu unterschätzen.

Literatur

Geiss K., Greiner H-P (2006) Arzthaftpflichtrecht, 6. Aufl. Beck, München

Harneit (2011) In: Der MKG-Chirurg Nr. 3. Springer, Berlin, S. 248

Hofer M, Schmid-Geene S (2002) Die Haftung privatisierter Spitäler – ein Überblick. HAVE (seit 2002) Schulthess, Zürich, Basel, Genf, S. 196–204

Honsell H (1990) Die zivilrechtliche Haftung des Arztes. ZSR (seit 1852), Helbing & Lichtenhahn, Basel, S. 135–150

http://link.springer.com/article/10.1007†%†2Fs00350-002-0804-4?LI=true)

Jäger P, Schweiter A (2006) Rechtsprechung des Bundesgerichts zum Arzthaftpflicht- und Arztstrafrecht, 2. Aufl. Schulthess, Zürich, Basel, Genf

Katzenmeier Ch (2002) Arzthaftung. Mohr Siebeck, Tübingen

Kieser U (2001), Formelle Fragen der pauschalen Rückforderung, in: Wirtschaftlichkeitskontrolle in der Krankenversicherung, Schriftenreihe des Instituts für Rechtswissenschaft und Rechtspraxis; Bd 2, Universität St. Gallen, S. 130

Kuhn M, Gächter Th (Hrsg) (2007) Arztrecht in der Praxis, 2. Auflage. Schulthess, Zürich, Basel, Genf

Landolt H (2009) Aktuelle Rechtsprechung zu ausgewählten Problembereichen der Arzthaftung. HAVE (seit 2002) Schulthess, Zürich, Basel, Genf, S. 329–349

Landolt H (2011) Beweiserleichterungen und Beweislastumkehr im Haftungsprozess, I.–IV. In: Haftpflichtprozess 2011, Fellmann Walter, Weber Stephan (Hrsg). Schulthess, Zürich, Basel, Genf, S. 81 ff

Lange W (2009) Inhalt und Auslegung von Patientenverfügungen, Nomos, Baden-Baden

Laufs A (1993) Arztrecht, 5. Aufl. Beck, München

Müller M (2012) Der MKG-Chirurg. Springer, Berlin, S 316 ff

Naef J, Baumann-Hölzle R, Ritzenthaler-Spielmann D (2012) Patientenverfügungen in der Schweiz. Schulthess, Zürich, Basel, Genf

Ott WE (2003) Medizinische und rechtliche Abklärung von Ärztehaftpflichtfällen. HAVE (seit 2002) Schulthess, Zürich, Basel, Genf, S. 275–290

Schmid M (2009) Dokumentationspflichten der Medizinalpersonen – Umfang und Folgen ihrer Verletzung. HAVE (seit 2002) Schulthess, Zürich, Basel, Genf, S. 350–361

Seelmann K. (2002). in: Strafrecht, Strafprozessrecht und Menschenrechte, Festschrift Stefan Trechsel zum 65. Geburtstag. Schulthess, Zürich, Basel, Genf, S. 572 ff

Steiner I (2006) Der Dualismus von öffentlichem und privatem Recht in der Arzthaftung und seine Auswirkungen auf die Prozessführung. ZBJV (seit 1864) Stämpfli, Bern, S. 101–150

Weidinger P (2010) Die Praxis der Arzthaftung. Deutscher Ärzte-Verlag, Köln

Stichwortverzeichnis

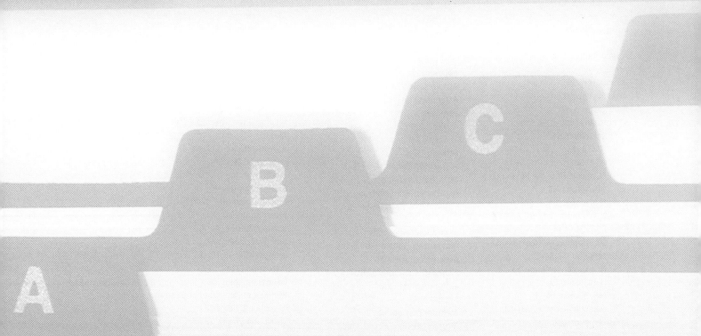

A

A. maxillaris 12
A. ophthalmica 10
A. radialis 290
Abszess 83
Abt-Letterer-Siwe-Erkrankung 166
Abwehrreaktion 82
ACS 36
Addisonsche Krankheit 129
Adenom
– pleomorphes 191
Adrenalin 39
Agranulozytose 33
Akanthosis nigricans 129
Akute Rhinosinusitis
– akute 177
ambulante Pflege 309
Ameloblastom 103, 104, 108, 109
– desmoplastisches 109
– Diagnostik 110
– Histologie 110
– intraossäres 110
– klarzellhaltiges 115
– Klinik 110
– metastasierendes 114
– peripheres 109
– solides multizystisches 109
– Therapie 111
– unizystisches 109, 110
Amelogenin 110
Aminoglykoside 93
Amiodaron 39
Anaphylaxie 32
Anästhesie
– Komplikationen 54
– Oberkiefer 52, 53
  – AMSA 53
  – ASA 52
  – N. maxillaris in der Fossa ptery-
    gopalatina 53
  – N. nasopalatinus 52
  – N. palatinus major 52
  – PSA 52
  – supraperiostale Injektion 52
– Unterkiefer 53, 54
  – N. alveolaris inferior 53
  – N. buccalis 53
  – N. mentalis 54
  – zusätzliche Techniken 54
Anästhesievorstellung
– verspätet 308
anatomische Dissektion
– A. radialis 291
– anterolateraler Oberschenkellap-
  pen 292
– Crista iliaca 278, 284
– Facial Artery Musculo-Mucosal
  Lappen 295
– Fibula 281
– M. latissimus dorsi 294
– M. pectoralis major 288
– M. rectus abdominis 293

– M. temporalis 289
– M. temporalis mit Calvarium 281
– Rippen 279
– Scapula 287
– Schädel 279
– Tibia 280
angemeldete Leitlinien 335
Angiographie 20
Ankylose
– Kiefergelenk 221
Anodontie 68
Anonymisierung 342
Anosmie 176
Anscheinsbeweis 356
Anschlussbehandlung 309
Antealveolie
– mandibulär 231
Antemandibulie 231
anteriore Plagiozephalie 261
anterolateraler Oberschenkellap-
  pen 292
Antibiotikagabe 312
Antikoagulation
– oral 311
Antrozystektomie 101
Antrozystostomie 101
Aphasie 39
Aphthen
– Bednar 131
– rezidivierende 130
– solitäre 131
apparent diffusion coefficient 20
Arnold-Chiari-Malformation 262
Arteriolenkonstriktion 82
Arthrose
– Typ I 219
– Typ II 219
Articain 33
Arzneimittelexanthem 32
ärztliche Handlungspflicht 340
Arzt-Patienten-Beziehung 337
– rechtliche Perspektive 337
Arztrecht 339
– Problemfelder 339
Arztvertrag 340
Aspergillom 178–180
ästhetische Chirurgie 310
– Vorgespräch 310
Asystolie 39
Atemdepression 41
Atropin 36
atypische Mykobakterien 324
Aufbewahrungsfrist 343
Aufklärung
– Form und Inhalt 345
– Umfang 345
Aufklärungsbögen 346
Aufklärungsgespräch 346
– Verweigerung und Unterlas-
  sung 351
Aufklärungspflicht 345
– wirtschaftliche Aspekte 349
– zeitliche Aspekte 348

Aufnahmeuntersuchung 309
Auftragsrecht 339
Augenlid 7
Augenverletzung 202, 207
AV-Block 36

B

Baller-Gerold-Syndrom 265
Basalzellnävussyndrom 113, 114
Begleitsialadenitis 187
Behandlungsermessen 340
Behandlungsermessen:Grenzen 340
Behandlungsfehler 340, 359
Behandlungsvertrag 339
Behçet's Disease 131
Bell-Parese 304
Berufsgeheimnis 344
Berufsgeheimnisverletzung 343
Beweislast 355
– im Zivilrecht 355
Beweislastumkehr 343
Beweismaß 355
Beweisnot 340
Bichat 296
Bildgebung
– intraoperative 20
Bindegewebslappen 78
Bindegewebstransplantat 78
Bindegewebstransplantation 68
Binder-Syndrom 267
Biotyp
– gingivaler 68, 71, 76
Bisphosphonattherapie 74
Biss
– frontoffener 199, 205
– offener 199, 213
Bleomycin 146
Blepharoplastik 9
Blocktransplantat 77
Blutstillung 96
Bohrschablone 74, 75
Brachyzephalie 261
Bradykardie 33, 35
Bruxismus 71
Bündelknochen 68
Bundesgesetzes über den Daten-
  schutz (DSG) 341
Bursa pharyngea 106

C

Calcitonin Nasenspray 104
Calvarium 280
Cancer of unknown primary (CUP)
  Syndrom 154
Candidose 128
Carnoy-Lösung 100, 103, 111, 113
Carpenter-Syndrom 264
Chemotaxis 82

Stichwortverzeichnis

Cherubismus 163
Chinolone 94
chirurgische Korrektur
– äußeres Ohr 275
– frontoorbitalenKomplexes 275
– große Hart- und Weichgewebe-
  defizite 276
– Mandibula 275
– Mittelgesicht 275
– Neurokranium 274
Chondrosarkom 147
Chorda tympani 5
Chordom 182
Chrondrom 182
CIST-Protokoll 70, 79
Computertomographie 21, 22
Cormack und Lehane 41
Craig-Zyste 104
Crista iliaca 278, 284
CT 19, 21, 26
– Vorteile 22
CUP-Syndrom 25
Cytomegalie 324

D

Daten 341
Datenerhebung 341
Datenschutz 341
Datenschutzdelikte 344
Datenschutzgesetzgebung 341
Debridement 97
Defektheilung 82
Defibrillator 37
Demyeliniserung 302
Dentes
– natales 250
– neonatales 250
Dermoid 19
Dermoidzyste 105
Dermoidzyste (zystisches Tera-
  tom) 263
Deutsche Gesellschaft für Mund-,
  Kiefer- und Gesichtschirurgie
  (DGMKG) 334
Deutsche Gesellschaft für Zahn-,
  Mund- und Kieferheilkunde
  (DGZMK) 334
Diagnose
– pränatal 250
Diagnosefehler 365
Diagnosis Related Groups (DRG) 313
Diazepam 36, 40
DICOM 16
Diebstahl 344
Dienstvertragsrecht 339
Differentialdiagnostik 315
Digitale Volumentomographie 16
Discus articularis 12
Dish-face 205, 209
Diskopathien 218

Diskusverlagerung
– mit Reposition 218
– ohne Reposition 218
Distraktion
– typischer Behandlungsablauf 240
Distraktionsosteogenese 74
Distraktionsosteoneogenese 240
Dokumentationsmängel 340
Dokumentationspflicht 342
Doppelbilder 203, 204, 209, 214
Drahtösenschiene 197, 198
DRF 26, 27
Ductus lacrimalis 8
Ductus parotideus 5
Ductus thoracicus 4
Ductus thyreoglossus 105
Duplikatur 263
Dupuytren-Zeichen 100
Duraleck 211
Duraplastik 209
Durarepair 211
DVT 16, 17, 19, 21, 26
Dysgnathie 214, 228
– interdisziplinäre Behandlung 233
– Klassifikation 228
– Korrektur 235
– operative Verfahren 235
Dysphagie 84
Dysphonie 105
Dysplasie
– (zemento-)ossifizierend 160
– fibrös 160, 161
  – maligneTransformation 161
  – Mazabraud-Syndrom 161
  – McCune-Albright-Syndrom 160
Dyspnoe 36, 40, 105

E

Ebstein-Barr-Virus 323
echter Riesenzelltumor 165
Eingriff
– aufsteigender Unterkieferast 236
– Kiefergelenk 238
– Kinn 238
– Mittelgesicht 239
– Oberkiefer 239
– seitlicher Unterkieferrand 238
– Unterkiefer 236
– Unterkieferalveolarfortsatz 237
– Unterkieferkörper 237
Ektropium 47
Elongation
– hemimandibulär 232
Empyem 83
Enophthalmus 180, 202–204, 213, 214
Enopthalmus 203
enorale Schleimhautschwellung 316
entzündliche Reaktion
– Autoimmunerkrankungen 325
– immunologisch vermittelte Erkran-

kungen 325
Entzündung
– Kardinalsymptome 83, 96
Enukleation 109
Epidermoid 19, 20
Epidermolysis bullosa dystrophi-
  cans 140
Epistaxis 205
Epithesen 69
Epstein pearls 101
Epstein-Barr-Virus 126
Epulis 144
Erkrankung
– blasenbildend 320
Eugnathie 228
EUROCLEFT-Projekt 251
Evidenzbewertung 56
Evidenzlevel 334
Evidenzniveau 334
Evidenzstufen 334
Ewing-Sarkom 147
Exophthalmus 203, 213
Exsudat 83, 84
extrakapsuläre Infiltration 151
Extravasationszysten 106

F

Facial Artery Musculo-Mucosal Lappen (FAMM) 295
Facialis-cross-face-Anastomose 304
Facialisparese 304
– idiopathisch 304
– peripher 304
Facialisrekonstruktion
– Operation 305
Faktoren
– unterkieferschwächende 196
FAMM (Facial Artery Musculo-Mucosal Lappen) 295
Fehlbildung
– fazial 266
– kraniofazial 262
– nichtsyndromal fazial 266
– nichtsyndromal kraniofazial 263
– syndromal fazial 267
– syndromal kraniofazial 263
Fernröntgenseitbild 73
Fett 296
Fibrodentinom
– ameloblastisches 117
Fibrodentinosarkom
– ameloblastisches 120
Fibrom 144
– (zemento-)ossifizierend 160
– ameloblastisches 103, 117
– peripher ossifizierend 144
Fibrom, odontogenes
– Diagnostik 121
– Klassifikation 121
Fibrom. odontogenes 120

Fibroodontom
- ameloblastisches 117
Fibroodontosarkom
- ameloblastisches 120
Fibrosarkom 147
- ameloblastisches 120
Fibrose
- orale submuköse 139
- zystische 176
Fibula 281
- Knochenrekonstruktion 281
fiducials 26–28
Finish 235
Fixation
- intermaxilläre 41, 197–199, 205
FNP (Feinnadelaspirationscytologie) 326
Foramen infraorbitale 8
forced-duction-test 204
Fosfomycin 93
Frakturheilung
- gestörte 201
Frakturzeichen
- sichere 196
- unsichere 196
Frey-Syndrom 191

G

Gadolinium 18
Galea aponeurotica 12
Gardener-Syndrom 118, 119
Gaumensegel
- Funktion 248, 249
  - Beurteilung 249
- Sprachqualität 249
Gaumensegelspalte 248
Gaumenspalte
- Ausprägungsformen 247
- funktionelle Aspekte 248
- Klinik 247
- knöcherner Gaumen 248
- Neugeborene 248
- submukös 248
- Symptome 247
Gaumenverschluss 252
Gefäßpermeabilität
- erhöhte 82
Geflechtknochen 68
Geisterzellen 103
Geisterzelltumor, dentinogener 120
- Diagnostik 120
- Klassifikation 120
Gesichtsskelettanomalie
- asymmetrisch 231
- symmetrisch 229
Glandula lacrimalis 10
Glaukomanfall 34
gliale Heterotopie 263
Gliom
- nasales 182

Glucagon 36, 43
Glykopeptide 93
Good Clinical Practise (GCP) 351
Gorlin-Goltz-Syndrom 113, 114
Gorlin-Zyste 119
Gougerot-Sjörgen-Syndrom 190
Granulationsgewebe 82, 95
Granulom
- eosinophil 166
- pyrogen 144
Grenzdosis
- Lokalanästhetika 51
Grundrechte 357
Grünholzfraktur 213
G-Spalte 246
Gürtelrose 126
Gutachten
- wesentliches Beweismittel 357

H

H U 21
Haftpflichtversicherung 362
Haftungsgrundlagen 361
Haftungssubjekt 360
Hämagiom 19
Hämangiom 145
Hamartome 118
Hämatosinus 207
Hämatozele 181
Hämochromatose 129
Hand-Fuß-Mund-Krankheit 323
Handlungsunfähige 350
Hand-Schüller-Christian-Erkrankung 166
Hautlappen 296
Health Technology Assessments (HTA) 369
Heerfordt-Syndrom 190
Heilungserfolg 340
hemifaziale Atrophie 266
hemifaziale Mikrosomie 268
Herausgabeanspruch 342
Herpes zoster 126
Herpesviren 126
Herzdruckmassage 37
HHV 6 323
Hirndruckzeichen 262
Histamin 32
Histiozytose X 166
HIV 127
HIV (Human Immunodeficiency Virus) 325
HIV-Infektion 188
Hochstetter-Epithelmauer 103
Holoprosenzephalie 246
Horner-Syndrom 11
Hounsfield unit 21
Hounsfield-Einheit 16, 21
HPV 137
Human Immunodeficiency Virus 127

Hypermobilitätsstörungen 218
Hyperoxämie 39
Hyperparathyreoidismus 3, 5, 7, 9, 11, 161–163, 219, 221
Hyperplasie
- fibröse 112
- hemimandibulär 232
- mandibulär 229
- maxillär 229
Hypertonie 35
Hyperventilation 34
Hypodontie 68
Hypoglossus-Facialis-jump-Anastomose 304
Hypoglykämie 34
Hypoplasie
- mandibulär 229
- maxillär 229
Hyposmie 176
Hyposphagma 207
Hypothermie 39

I

Implantateinheilung
- gedeckte 78
- offene 78
Implantationsverfahren 75
Implantationszeitpunkt 75
Implantatplanung 73
IMRT (Intensity Modulated Radiotherapy) 155
Inaktivitätsatrophie 68
Infekt 318
- bakterielle Mischinfekte 318
- viral 319
Infiltration
- extrakapsulär 151
Inhalationstrauma 46
Intensity Modulated Radiotherapy (IMRT) 155
International Headache Society (IHS) 303
intraoraler Weichteillappen 295
- Bichat 296
- Hautlappen 296
- Zunge 295
Invasion
- perineural 151

J

Janetta-Konzept 303

K

kantonalen Datenschutzgesetze 341
Kariesprophylaxe 253

Stichwortverzeichnis

Kartagener-Syndrom 176
Karzinom
- adenoid-zystisches 192
- lymphoepithelial 148
  - Differenzierungsgrad 148
Karzinom, ameloblastisches 114
- Diagnostik 115
- Therapie 115
Karzinom, geisterzellhaltiges 116
- Diagnostik 116
- Therapie 116
Karzinom, klarzellhaltiges 115
- Diagnostik 115
- Therapie 116
Karzinom, primär intraossäres 115
- Diagnostik 115
- Therapie 115
Karzinom, sklerosierendes odontogenes 117
Katzenkratzkrankheit 324
Kaueffektivität 71
kausale Freistellungshaftung 361
Kausalverlauf
- atypisch 359
- rechtserheblich 358
Kausalzusammenhang
- natürlicher und adäquater 358
Kawasaki-Syndrom (Mukokutanes Lymphknotensyndrom, MCLS) 325
KEOT 112
Keratitis 47
Keratozyste 100
Ketoazidose 43
Ketolide 93
Kiefer
- zentrales Granulom 161
Kieferfraktur 79
Kiefergelenk
- Innervation 12
- Tumor 222
Kiefergelenkarthritis 220
Kiefergelenkarthrose 219
Kiefergelenkerkrankung
- Kindesalter 223
Kiefergelenksrekonstruktion 238
Kieferklemme 86, 88, 89, 91, 206
kieferorthopädische Planung
- Leitlinien 255
Kieferpseudozysten 104
Kieferspalten 68
Kieferspaltosteoplastik 254
Kieferwinkel 280
Kiemenbogensyndrom 267
Klassifikation
- externe Ohranomalie nach Meurman 269
- Nervrekonstruktion bei Verletzung des N. facialis 304
- Nervverletzung 302
Kleeblattschädel (coverleaf skull) 261
Knochen
- Erkrankungen 159
Knochenerkrankung 319

Knochenersatzmaterial 76
Knochenlamelle 68
Knochenlevel
- periimplantärer 73
Knochenrekonstruktion 278
- Crista iliaca 284
- freie Knochen 278
- Kieferwinkel 280
- Scapula 286
- Tibia 280
Knochenresorption 68, 74
Knochenzyste
- aneurysmale 104
- aneurysmatisch 163
Kohlenmonoxidvergiftung 46
Kollagensynthese 95–97
Kollateralödem 85, 90, 91
Kollimation 21
Komplementsystem 34
Komplikation
- Oberkieferosteotomie 241
- operative Therapie 241
- Unterkieferosteotomie 241
Konditionen
- prämaligne 138
Kondylektomie 238
Koniotomie 43
Kontaktdermatitis 32
Kontrastmittel 18
Kopfhaut 12
Koronektomie 17
Körperverletzung 343
Körperverletzungsdoktrin 345
Korruption 344
KOT 112
Kranialisation 12
kraniofaziale Spalte 270
- Diagnostik 273
- Operationsplanung 274
- Operations-Timing 274
- Therapie 274
kraniofrontonasale Raumforderungen 263
Kraniosynostosen 260
Krankengeschichte
- Weitergabe 344
Krankenversicherung
- Leistungserbringung 367
- Vergütungssystem 367
Kritierien nach Aiken 163
Kürettage 109
Küttner-Tumor 189

L

Langerhans-Zell-Histiozytose 166
Längsmagnetisierung 17, 18
Läsion
- entwicklungsbedingt 318
- fibroossär 160, 319
- fibroossäre 110

- gemischt 330
- periapikal 328
- reaktiv 318
Le Fort-III-Osteotomie 240
Le Fort-II-Osteotomie 240
Le Fort-I-Osteotomie 239
Leistungskatalog 367
Leistungsvergütung 367
- Abrechnungssystem 368
- Kieferchirurgie 368
Leitlinien 333, 363
- angemeldet 335
- Arbeitskreis Krankenhaus- und Praxishygiene 335
- AWMF-Arbeitsgemeinschaft der wissenschaftlichen Medizin 335
- Deutsche AIDS-Gesellschaft (DAIG) 335
- Deutsche Dermatologische Gesellschaft 334
- Deutsche Gesellschaft für Hals-, Nasen- und Ohrenheilkunde, Kopf- und Halschirurgie 334
- Deutsche Gesellschaft für Kardiologie- Herz- und Kreislaufforschung 335
- Deutsche Gesellschaft für Mund-, Kiefer- und Gesichtschirurgie 334
- Deutsche Gesellschaft für Neurologie (DGN) 335
- Deutsche Gesellschaft für Psychosomatische Medizin und ärztliche Psychotherapie 335
- Deutsche Gesellschaft für Radioonkologie (DEGRO) 335
- Deutsche Gesellschaft für Rechtsmedizin 335
- Deutsche Gesellschaft für Unfallchirurgie (DGU) 335
- Deutsche Gesellschaft für Zahn-, Mund- und Kieferheilkunde 334
- Deutsche Interdisziplinäre Vereinigung für Schmerztherapie (DIVS) 335
- Einteilung 334
- Empfehlungsgrad 334
Leitungsanästhesie 52
Leukoplakie 132, 137
Lichen ruber planus 135
Lidmuskeln 9
Ligamentum suspensorium Lockwood 10
Lincosamide 93
Lingua plicata 132
Linksverschiebung 83
Lipidtherapie
- adjuvante 34
Lipom
- intraoral 144
Lippen- und Kieferspalte 247
- funktionelle Aspekte 247
- Klinik 247
- Symptome 247

Lippen-Kiefer-Gaumen-Spalte 72
– Checkliste Erstinformation für Eltern 250
– chirurgische Maßnahmen 252
– HNO (Audiometrie) 253
– kieferorthopädische Frühbehandlung 252
– konservative Maßnahmen 251
– Logopädie 253
– Primärbehandlung 251
– Problematik der Therapieprogramme 251
– Sekundärbehandlung 254
– Therapieablauf 251
– Therapieprinzipien 250
– Zahnmedizin und Kieferorthopädie 253
– Zahnstellungsanomalien 254
Lippenverschluss 252
Liquorleck 202, 209, 211
Liquorrhö 203, 209, 210, 212
LK(G)-Spalte 246
Logenabszess 84
Lokalrezidiv 155
Low-grade-Mukoepidermoidkarzinom 102
Lupus erythematodes 134
– diskoider 135
– subakut-kutaner 135
– systemischer 135
Lymphangiom 146
Lymphknoten
– faziale 3
– jugulodigastrische 3
– Sonographie 326
– submandibuläre 3
– submentale 4
Lymphknotenexstirpation 327
Lymphknoten-Level 149
Lymphknotenschwellung 321
– Anamnese 322
– anamnestische Leit- und Risikofaktoren 321
– Ätiologie 321
– infektiöse Ursachen 321
– Klassifikation 321
– klinische Befunde 322
– nichtinfektiöse Ursachen 321
Lymphknotentuberkulose 324
Lymphknotenvergrößerung
– Castleman-Syndrom (Castlemans Disease) 326
– Diagnosefindung 326
– infektassoziierte Erkrankung 322, 323
– Kikuchi-Lymphadenopathie 326
– maligne Erkrankung 323
– Medikamente als Ursache 326
– Rosai Dorfmann Lymphadenopathie 326
– systemische maligne Erkrankungen 326
Lysetherapie 39

M

M. latissimus dorsi 294
M. Paget 165
M. pectoralis major 288
M. rectus abdominis 293
M. sternocleidomastoideus 105
M. temporalis 280, 289
Magnetresonanztomographie 17, 18
Maintenance 79
Makroglossie 42, 133
Makrolide 93
Makromandibulie 231
Malassez-Epithel 102, 111, 115
Malassez-Epithelreste 103, 104
Malformation 145
– arterio-venöse 22
Malformationen
– arterio-venöse 20
malignes Melanom
– Mundschleimhaut 147
Mallampati 41
Mandibuladefekte 278
Marie-Scheuthauer-Sainton-Syndrom 266
Marsupialisation 101–103
Masern 324
Maßnahmen
– perioperativ 310
– postoperativ 310
Matrix 21
Mayfield-Kopfhalterung 26, 27
Mazabraud-Syndrom 161
McCune-Albright-Syndrom 160
Medikamente
– Bisphosphonate 171
– Denosumab 171
– knochenresorptionshemmend 171
Medizinproduktegesetz 79
Medizinrecht 339
– Problemfelder 339
Melanom
– malignes 130
Melkersson-Rosenthal-Syndrom 133
Meningoenzephalozele 263
Metastasierung 149
– hämatogen 150
– lymphogen 149
Metastasierungsschema
– Kavatyp 150
– Lebertyp 150
– Lungentyp 150
– nach Walter 150
– Pfortadertyp 150
midline deficiency 247
Mikrochirurgie
– Aspekte 296
– intraoperative Maßnahmen 297
– postoperative Maßnahmen 297
– präoperative Planung 296
Mikromandibulie 229
Mikromaxillie 230
Mikroorganismen 82

Mikrostomie 47
Mikrozirkulation 82
Miliartuberkulose 128
Minderjährige 351
Miosis 10
Mischinfekt
– bakteriell 318
Mittellinienagenesie/-aplasie 263
Morbus Apert 264
Morbus Behçet 131
Morbus Crouzon 263
Morbus Pfeiffer 265
Morbus Saethre-Chotzen 264
MRI 17
MRT 17, 22, 26
– Vorteile 23
mucosaler Lappen 295
Muenke-Syndrom 265
Mukoepidermoidkarzinom 192
Mukoperiostlappen 74, 75
Mukosalappen 78
Mukositis 79, 156
Mukozele 180, 181
Multidetektor-CT 22
Mumps 187
Mundbodenhämatom 196, 200
Mundöffnung 84, 86, 89, 198, 206
Mundschleimhaut
– malignes Melanom 147
musculomucosaler Lappen 295
Mykose 178
– invasive 179
Myxom, odontogenes 121
– Diagnostik 121
– Therapie 122
Myzetom 179

N

N. abducens 11
N. accessorius 3, 4
N. alveolaris 302
N. alveolaris inferior 302
N. facialis 2, 6
N. lingualis 302
N. oculomotorius 11
N. vagus 3
N. lingualis 302
Nahtentfernung 310
Nahttechnik 302
Narbenkorrektur 95
Nasennebenhöhlenaufnahme 73
Naso-alveolar molding 252
Navigation 17
– flexible Instrumente 28
– Grundablauf 26
– intraoperative 25
– Unterkiefer 27, 28
– Vorgehen 27
– Weichteile 28
Nävuszellnävus 130

Stichwortverzeichnis

Neck Dissection 2, 19, 115
- anteriore Grenze 4
- Begrenzung 2
- elektiv 152
- extended radical (ERND) 153
- kraniale Grenze 2
- modifiziert radikal (MRND) 153
- posteriore Grenze 3
- radikal 153
- selektiv (SND) 153
- selektive 5
Nekrosen 82
Nervaufbau 302
Nervenstimulator 2, 3
Nervheilung 302
Nervläsionen 17, 301
- Verletzungsgefahren 302
Nervverletzung
- Einteilung nach Seddon 302
- Einteilung nach Sunderland 302
- Klassifikationen 302
Neunerregel 45
Neurinom 145
Neurofibrom 182
Neurofibromatose 145
- Typ 1 145
- Typ 2 145
Neurokranium 213
nichtsyndromale Mittelgesichtshypo-
 plasien 266
Nikolski-Phänomen 133
Nitroimidazole 94

O

Oberflächenanästhesie 52
Oberkieferasymmetrie
- unilateral 233
Oberkieferhyperplasie 231
Oberkieferosteotomie
- Komplikation 241
Oberkiefersegmentosteotomie
- frontal 239
Odontoameloblastom 119
- Diagnostik 119
Odontom 108
Odontom, komplexer Typ 118
- Diagnostik 118
Odontom, zusammengesetzter
 Typ 118
- Diagnostik 119
Odontome 103
Odontosarkom
- ameloblastisches 117
OK-432 146
Okklusionsprüfung 213
Okklusionsstörung 196, 199
Okklusionsstörungen 196, 198, 200,
 208
Okklusionstörungen 205, 209
Oligodontie 68

OMENS-Klassifikation 269
Operationsverfahren 235
operatives Vorgehen
- Weisheitszahnentfernung 63
Operatives Vorgehen
- hohe Kondylektomie 238
- Le Fort-III-Osteotomie 240
- Le Fort-I-Osteotomie 239
- sagittale Spaltung der aufsteigen-
 den Unterkieferäste 236
- totale Unterkieferalveolarfortsatz-
 osteotomie 238
- Unterkieferfrontblockosteoto-
 mie 237
orale Chirurgie 49
- Anästhesiedauer 51
- Lokalanästhetika 50
- Techniken 51
Orbitabodenfraktur 19
Orbitafraktur 8
Orbitainhalt 11
Organisationsverschulden 366
Orthodontie 234
Orthopantomogramm 72, 328
Osteom 182
Osteomyelitis 168
- Formen 166–169
- SAPHO-Syndrom 168
- Therapieoptionen 166, 167, 169
Osteonekrose 171
- bisphosphonatassoziiert
 (BRONJ) 172
Osteoneogenese 76
Osteoradionekrose 170
Osteosarkom 147
Osteosynthese 236
Osteotomie
- operative Zugangswege 235
Oxazolidinone 94
Oxyzephalie 261

P

Panda-Gesicht 205, 209
Papillomvirus
- humanes 137
Parallelität des Strafverfahrens 357
Parodontalstatus 71
Parotidektomie 5
Parotitis 6
Parotitis epidemica 187
Passavant Wulst 250
Passivlegitimation 361
Patient
- älter 154
- immunsupprimiert/organtrans-
 plantiert 153
Patientenmanagement 313
Patientenverfügung 353
Pemphigoid
- bullöses 134

Pemphigus vulgaris 133
Periimplantitis 69, 79
perineurale Invasion 151
PET 23
PET / CT 24, 26
- Indikationen 25
- klinischer Einsatz 24
PET / MR 24
Peutz-Jeghers-Syndrom 129
Phlegmone 83
Pierre Robin Sequenz 269
Pierre-Robin-Sequenz 248
Pilzsinusitis 178, 179
Pindborg-Tumor 163
Plattenepithelkarzinom 147
- basaloid 148
- sarkomatoid 148
- verukös 148
Platysma 2
Plummer-Vinson-Syndrom 139
Pneumatozele 181
Pointer 6, 25–27
Positronen-Emissions-Tomogra-
 phie 23
Positronenzerfall 23
posteriore Plagiozephalie 261
präoperative Indikation
- EKG 313
- Rö-Thorax 313
Präzession 17
privatversicherungsrechtliche
 Aspekte 362
Procain 33
Prognathie 42
Protonendichte 18
Pseudozyste 182
Pseudozysten 100
Pupillenmotorik 10
Pyogene 83
Pyozele 181

Q

Qualitätsstandard
- Einhaltung 363
Quermagnetisierung 17, 18

R

Radioluzenz
- multilokulär 329
- perikoronar 329
- unilokulär 329
Radionuklid 23
Radionuklide 24
Radioopazität
- unilokulär 330
Radioopazitäten 328
Rathke-Tasche 106
rechtliche Perspektive

378 Stichwortverzeichnis

– Arzt-Patienten-Beziehung 337
Referenz
– dynamische 26
Reflex
– okulokardialer 203, 204, 214
Rekonstruktion 277
– intraoraler Weichteillappen 295
– Knochenrekonstruktion 278
– multiplanare 22
Remodellierung
– kondylär 242
Resorption 242
Restbezahnung 71
Retainer 19
Retention 235
Retentionszyste 182
Retentionszysten 106
Retroalveolie
– mandibulär 229
Retromandibulie 229
Retromaxillie 230
Rezidiv 242
Rhabdomyosarkom 146
Rhinosinusitis
– akute 176
– chronische 176, 177
Richtlinien 363
Riesenzellgranulom
– peripher 144
– zentral 163
Riesenzelltumor
– echt 165
Rippen 279
Risikoaufklärung 346
Röntgenkontrastmittel 22
Röteln 324
Rückerstattung der Kosten 367
Ruhespeichel
– Bestandteile 186

S

Sachverhaltserstellung 357
Samter-Trias 177
SAPHO-Syndrom 168
Sarkoidose 190
Sarkom 146
– Chondrosarkom 147
– Ewing-Sarkom 147
– Fibrosarkom 147
– Osteosarkom 147
– Rhabdomyosarkom 146
Scaphozephalie 260
Scapula 286
Scapula alata 3
Schädel 279
Schadenersatz 353
Schadenersatzpflicht 340
Schalleitungsstörungen 253
Schluckbeschwerden 86, 88, 89, 91
Schneider-Papillom 182

Schock
– anaphylaktischer 32
Schrägfrakturen 198
Schuchardtschiene 197, 198, 205, 206, 209
Schuchardt-Zeichen 89
Schwannom 145
SCUAD 176
Sekundärbehandlung
– Kieferspaltosteoplastik 254
– kombiniert-kieferorthopädisch-chirurgische Maßnahmen 255
– Nase 256
– Nasenstegverlängerung bei bilateralen Spalten 256
– oronasale Fisteln 256
– totale (Septo)rhinoplastik 256
– unbefriedigende Lippenform/-funktion 256
– ungenügende Gaumensegelfunktion 256
Sentinel-Lymphknoten 152
Septumdeviation 176, 180
Septumhämatom 201, 214
Sialadenose 189
Sialendoskopie 189
Sialographie 19
Sialolithiasis 188
Sialometaplasie
– nekrotisierende 190
Sicherungsaufklärung 366
Silent-Sinus-Syndrom 180
Simonart-Band 250
Sinus cavernosus 90
Sinusbodenelevation 73, 75, 77
Sinusitis 73, 176
– odontogene 178
Sinuszyste 181
skelettale Fehlstellung
– Diagnose 233
– Planung 233
SMAS 6
SNUC 182
Socket-Preservation 68, 74
SOP (Standard Operating Procedures) 308
Sorgfaltspflicht
– Bemessungskriterien 362
– Ermessensspielraum 362
– grundlegende Aspekte 362
Sorgfaltspflichtverletzung 340, 359
– Behandlungsfehler 363
– Diagnosefehler 365
– Erscheinungsformen 363
– Fehler bei telefonischen Auskünften 366
– Fehler bei therapeutischer Sicherungsaufklärung 366
– Organisationsverschulden 366
– Therapiefehler 363
– Übernahmeverschulden 365
Spalten
– mit Lippenbeteiligung 246

Spaltformen 246
– Häufigkeit 247
– Registrierung 246
Speicheldrüsen
– Einteilung 186
Speicheldrüsentumoren 19
– maligne 192
Speichelfunktion 187
Speichelproduktion 186
Speichelstein 87
Speichelsteine 188
– Therapie 189
Spindelzellkarzinom 148
Spiral-CT 21
Splintherstellung 235
Sprachproduktion 71
Sprechmuster 71
Stadieneinteilung
– UICC 149
Staging-Systeme
– sinunasaler Komplex 183
Standard Operating Procedures (SOP) 308
Stationsarbeit
– präoperativ 308
Stichinzision 84
Stickler-Syndrom 270
Stomatitis aphthosa 323
Straf- und Strafprozessrecht 343
Strahlenbelastung 23
Strahlentherapie 155
Stridor 42
Sulfonamide 94
Supraorbitalsyndrom 9
Symphyseal 280
Symphysis mandibulae 2
Syndrom
– aurikulotemporales 7
Synkope
– vasovagale 34
synoviale Chondromatose 221
Syphilis 139
Systemerkrankung 320

T

T 1-Wichtung 18
T 2-Wichtung 18
Telecanthus 202, 210
Tenon-Kapsel 10
Teratom 19
Terminalanästhesie 52
Tetrazykline 93
Therapie
– Lippen-Kiefer-Gaumen-Spalte 250
– Logopädie 253
– Lymphabflussgebiet 152
Therapiemöglichkeiten
– Nervläsionen 301
Therapiewahlfreiheit 340
Tibia 280

Titaniummesh 204
Titelanmaßung 344
Titelbetrug 344
TNM 149
Todesfall
- außergewöhnlich 344
Toxoplasmose 323
Tracer 23, 24
trap door phenomenon 214
Trauma 318
Treacher-Collins-Syndrom 267
Trigeminusneuralgie 303
Trigonozephalie 260
Tuberanästhesie 91
Tuberkulose 128
Tularämie 324
Tumor 143
- adenomatoider odontogener 112
- ameloblastischer 117
- benigne 144, 319
- kalzifizierender odontogener zystischer 116
- keratozystisch-odontogener 104
- Kiefergelenk 222
- maligne 146, 319
- Nachsorge 156
- nichtodontogen 319
- systemisch 319
Tumor, adenomatoider odontogener 112
- Diagnostik 112
- Therapie 112
Tumor, kalzifizierender odontogener 112
- Diagnostik 112
- Therapie 112
Tumor, kalzifizierender zystischer odontogener 119
Tumor, keratozystisch-odontogener 112
- Diagnostik 113
- Klassifikation 113
- Therapie 113
Tumor, squamöser odontogener 111
- Therapie 111
Tumornachsorge 156
Tumorpatient 311
Tumor-Staging 311
- Bildgebung 311
- Konsilien 311
Tzanck-Test 133

U

Übernahmeverschulden 365
Umbau
- bindegewebiger 82
Unilockplatte 201
Unterbrechungspflicht
- Ausnahmen 349
Unterkiefer

- Eingriffe 236
Unterkieferalveolarfortsatzosteotomie
- totale 237
Unterkieferfrontblockosteotomie 237
Unterkieferhyperplasie
- unilateral 232
Unterkieferhypoplasie
- unilateral 231
Unterkieferosteotomie
- Komplikation 241
Unterlassung der Nothilfe 343
Urteilsfähigkeit
- bei Erwachsenen 350
- bei Kindern und Jugendlichen 351
Uvula bifida 247

V

Varizella-zoster-Virus 126
vaskuläre Malformation 145
- Unterteilung 145
Vasokonstriktoren 50
velocardiofaciales Syndrom (VCFS) 269
Velummuskulatur 248
Veränderungen
- vaskulär 145
Verfahrensgrundsätze 357
Verhältnismäßigkeit 357
Verteidigungsrechte 357
Virussialadenitis 187
Volumenmangel 35
Volumenzunahme der Mundschleimhaut
- Ursachen 318
Vorsorgeauftrag 354
Vorsorgevollmacht 353, 354
Voxel 16, 21

W

Wangenabszess 85
Wangenatherom 85
Wasser
- steriles 85–87, 89–92
Weichgewebsaugmentation 78
Weichteilrekonstruktion 288
- A. radialis 290
- anterolateraler Oberschenkellappen 292
- M. latissimus dorsi 294
- M. pectoralis major 288
Weisheitszahnentfernung 59
- Indikationen 61
- Klassifikation 60
- operative Entfernung 62
- Therapie 62
Widal-Trias 177
Windpocken 324

Wundbehandlung
- offene 84, 96
Wunden
- chemische 94
- mechanische 94
- thermische 94
Wundserom 96
Wundversorgung 97
Wurzelfüllung 57
Wurzelspitzenresektion 54
- Diagnose 54
- Entscheidungsfindung 56
- Operation 57, 58
  - Ablauf 58
  - vorbereitende Maßnahmen 57
- Prognose 59
- Untersuchung 55

X

Xeroderma pigmentosum 140
Xerostomie 69, 190

Z

Zahnretention 17
Zahnstellungsanomalie 254
Zementoblastom 122
- Diagnostik 122
zentrale Neurofibromatose 145
Zoster oticus 126
Zunge 295
- Innervation 5
Zungenbeweglichkeit 87
Zustände 320
- hormonassoziiert 320
Zweckbindung der Datenbearbeitung 341
Zyanose 40
Zystadenolymphom 191
Zyste 319
- botryoid-odontogene 102
- globulomaxilläre 103
- mukoepidermoid-odontogene 102
- nasoalveoläre 103
- sialo-odontogene 102
Zystektomie 100
Zysten
- odontogene 112
Zystenbalg 100
Zystostomie 100
Zytomegalie 188
β-Lactamantibiotika 92

Printing: Ten Brink, Meppel, The Netherlands
Binding: Ten Brink, Meppel, The Netherlands